U0317899

实用急危重症
诊断与处理

周曙俊等◎主编

吉林科学技术出版社

图书在版编目（CIP）数据

实用急危重症诊断与处理 / 周曙俊等主编. -- 长春：
吉林科学技术出版社，2019.5
ISBN 978-7-5578-5561-1

Ⅰ. ①实… Ⅱ. ①周… Ⅲ. ①急性病－诊疗②险症－
诊疗 Ⅳ. ①R459.7

中国版本图书馆CIP数据核字(2019)第108498号

实用急危重症诊断与处理

SHIYONG JIWEI ZHONGZHENG ZHENDUAN YU CHULI

主　　编	周曙俊等
出 版 人	李　梁
责任编辑	郑　旭　解春谊
封面设计	长春市阴阳鱼文化传媒有限责任公司
制　　版	长春市阴阳鱼文化传媒有限责任公司
幅面尺寸	185mm×260mm
字　　数	497 千字
印　　张	26
印　　数	1—300 册
版　　次	2019年5月第1版
印　　次	2020年1月第1版第2次印刷

出　　版	吉林科学技术出版社
发　　行	吉林科学技术出版社
地　　址	长春市净月区福祉大路5788号出版大厦A座
邮　　编	130021
发行部电话/传真	0431-81629530
储运部电话	0431-8605911
编辑部电话	0431-8162951
网　　址	www.jlstp.net
印　　刷	北京虎彩文化传播有限公司

书　　号	ISBN 978-7-5578-5561-1
定　　价	105.00元

前　言

急危重症医学诞生于 20 世纪下半叶，目前已经形成了一个完备的理论体系，具有明确的医疗任务与研究方向。急危重症医学的研究对象包括急症、多器官功能衰竭、心肺复苏、多种类型的休克以及危重状态下的其他疾病。急危重症所囊括的疾病并非单一学科能够概括。无论何种系统的疾病，当这种状态发生的时候，都有可能使得其他器官产生病理变化。这些变化是多样的，但是又有其规律性。

发展急危重症医学的意义在于，这门学科的研究能够在患者发病的时候医护人员能够采取最为有效的急救措施，迅速做出正确的诊断和有效救治。依据这一基本的科研方向，急危重症医学虽然创立只有几十年，但是发展非常快，已经成为医学领域发展最为活跃的一个学科。对于临床医师来说，临床中必须要善于学习和把握急危重症的规律，掌握新的技术，增长新的才敢，更好地造福患者。针对这一情况，我们组织编写了这本《实用急危重症诊断与处理》一书。

全书共分八个章节，内容上囊括了急危重症症状、心血管系统急危重症、呼吸系统急危重症、神经系统急危重症、内分泌系统急危重症、血液系统急危重症、消化系统急危重症、泌尿系统急危重症等内容。

在编写的过程中，参考和引用了国内外许多专家学者的研究成果，在此表示诚挚的谢意。

虽然在研究方面下了很大的功夫，但是由于编委的才力有限，对相关方面的研究还不够深入细致，书中还有一些漏洞与缺憾，恳请专家、学者和同行批评指教。

编者

2019 年 7 月

目　录

第一章 常见急危重症症状学

第一节 发热

一、概述

发热是多种疾病的常见症状。高热（high fever）在临床上属于危重症范畴。小儿正常体温常以肛温 36.5℃~37.5℃，腋温 36℃~37℃衡量。通常情况下，腋温比口温（舌下）低 0.2℃~0.5℃，肛温比腋温约高 0.5℃左右。肛温虽比腋温准确，但因种种原因常以腋温为准。若腋温超过 37.4℃，且一日间体温波动超过 1℃以上，可认为发热。所谓低热，指腋温为 37.5℃~38℃、中度热 38.1℃~39℃、高热 39.1℃~40℃、超高热则为 41℃以上。发热时间超过两周为长期发热。

人体体温调节中枢位于下丘脑。其前部为散热中枢，后部为产热中枢，这两种调节中枢机能彼此相互制约，保持动态平衡，维持体温相对稳定。小儿年龄愈小，体温调节中枢机能愈不完善，可致体温升高。新生儿汗腺发育相对不足，通过汗液蒸发散热受到限制，故天气炎热时，也可致体温增高。

发热与病情轻重有时不一定平行。婴幼儿对高热耐受力较强，即使体温高达 40℃，一般情况仍相当好，热退后很快恢复。相反，体弱儿、新生儿即使感染很严重，体温可不高甚或不升。年长儿体温较稳定，若体温骤然升高，全身情况较差，常常反映有严重疾病存在。

热型分为稽留热、弛张热、间歇热和双峰热等。在一定范围内，热型对疾病的诊断具有重要的参考价值。由于小儿对疾病的反应与成人不同，其热型的表现不如成人典型。加之，近年来抗生素与皮质激素的广泛应用于临床，热型随之发生变化，因而热型的特点，在疾病的鉴别诊断中已失去其原有的重要性。

发热是机体的一种防御反应。发热可使吞噬细胞活动性增强，抗体生成增多，白细胞内酶的活力及肝脏的解毒功能增强，抵御疾病的侵袭，促进机体恢复。因此，如发热不是太高，一般情况尚好，不应盲目或急于降温治疗。但是发热过久或高热持续不退，对机体有一定危害性。可使代谢加快、耗氧量增加、脂肪代谢发生紊乱而致酮血症，发生自身蛋白质的破坏而致消瘦，脑皮质兴奋、抑制功能失调，消化液分泌减少，消化酶活力降低，胃肠功能紊乱等，出现一系列严重症状，加重病情，影响机体恢复，因此应尽快查明原因。

二、病因

（一）急性高热

1.感染性疾病　急性传染病早期，各系统急性感染性疾病。

2.非感染疾病　暑热症、新生儿脱水热、颅内损伤、惊厥及癫痫大发作等。

3.变态反应　过敏，异体血清，疫苗接种反应，输液、输血反应等。

（二）长期高热

1.**常见病** 败血症、沙门氏菌属感染、结核、风湿热、幼年类风湿症等。

2.**少见病** 如恶性肿瘤（白血病、恶性淋巴瘤、恶性组织细胞增生症）、结缔组织病。

高热是一些疾病的前驱症状，引起发热的病因可分为急性感染性疾病和急性非感染性疾病两大类。前者最为多见，如细菌、病毒引起的呼吸道、消化道、尿路及皮肤感染等，后者主要由变态反应性疾病如药物热、血清病以及自主神经功能紊乱和代谢疾病所引起。

发热是人体患病时常见的病理生理反应。不同的疾病，在发热时常有不同的其他症状，大体地说有如下几种情况。

（1）发热伴寒战，可能是肺炎、急性胆囊炎、急性肾盂肾炎、流行性脑脊髓膜炎或败血症等。

（2）发热伴咳嗽、吐痰、胸痛、气喘等，可能是肺炎、胸膜炎、肺结核或肺脓肿。

（3）发热伴头痛、呕吐，可能是上呼吸道感染、流行性脑脊髓膜炎、流行性乙型脑炎等。

（4）发热伴上腹痛、恶心、呕吐，可能是急性胃炎、急性胆囊炎等。

（5）发热伴下腹痛、腹泻、里急后重脓血便等，可能是细菌性痢疾。

（6）发热伴右上腹痛、厌食或黄疸等可以是病毒性肝炎或胆囊炎。

（7）发热伴关节肿痛，可能是风湿热或败血症等。

（8）发热伴腰痛、尿急、尿刺痛，可能是尿路感染、肾结核等。

（9）发热伴有局部红肿、压痛，可能是脓肿、软组织感染等。

（10）间歇性发热伴寒战、畏寒、大汗等，可能是疟疾或伤寒等病。

（11）发热伴皮下出血及黏膜出血，可能是流行性出血热、重症病毒性肝炎、败血症或急性白血病等。

三、诊断步骤

发热是许多疾病的常见症状，故对发热患者须多方面调查分析，才能查明病因。一般须从以下几方面进行。

（一）详细准确采集病史

注意年龄、发病季节、流行病史，传染病接触史，预防接种史，起病缓急，病种长短，热型和伴随的主要症状。

新生儿可有脱水热。婴幼儿于南方，夏季酷热时可发生暑热症。冬春季以呼吸道感染、流行性脑脊髓膜炎、麻疹等多见；夏秋季以急性肠炎、菌痢、乙型脑炎、伤寒等较多见。传染病常有流行病学史，应仔细询问接触史等。

小儿呼吸道感染、急性传染病等常起病较急，病程较短。结核病、伤寒、血液病、风湿热、暑热症、细菌性心内膜炎等起病稍缓，病程较长，常超过两周。败血症、急性粟粒性肺结核、深部脓肿等呈弛张热；伤寒、副伤寒、斑疹伤寒为稽留热；疟疾多为间歇热；白血病、结缔组织病、恶性肿瘤等，热型不一，无一定规律。热型，在尚未应用抗生素、皮质激素等特殊药物治疗时，对发热的诊断非常重要，但对小婴儿、新生儿诊断价值较小。

询问发热的同时要注意询问各系统的特异性临床表现，如呼吸道感染常有咳嗽、气急。消化道感染常有恶心、呕吐、腹痛、腹泻。泌尿系感染有尿频、尿急、尿痛等。中枢神经疾患，多有呕吐、惊厥、昏迷等。发热伴黄疸常见肝脏的细菌或病毒性炎症，肿瘤；伴多汗者常见于结缔组织病，败血症等；伴寒战者多为细菌感染如败血症，深部脓肿等。早期无特殊性明显临床表现和体征者，结合病史特点考虑伤寒、败血症、结核病等。

（二）全面仔细体格检查

检查要详细全面，结合病史及症状，再做深入检查。

口腔在不少发热患儿中，常见有病理改变。如扁桃体炎可见扁桃体红肿或有脓性分泌性；疱疹性咽炎在咽部等处可见疱疹及溃疡；麻疹早期颊黏膜有科氏斑；白喉可见咽及扁桃体有白色假膜等。

注意皮疹的分布与形态。金葡菌败血症、链球菌感染常见有猩红热样的皮疹；血液病、流行性脑脊髓膜炎、流行性出血热等皮肤可有出血点；风湿热可见环形红斑；病毒感染、结缔组织病、败血症、细菌性心内膜炎、组织细胞增生症、皮肤黏膜淋巴结综合征及许多药物都可出现皮疹，但其形态和出现规律各异。

高热时精神状态良好者，常轻度感染。如嗜睡、精神萎靡、神志不清、有脑膜刺激征者，提示颅内感染。婴儿颅内感染早期，脑膜刺激征常不明显，但表现神志淡漠、嗜睡、烦躁不安、囟门紧张或饱满等，须警惕颅内感染。

肝脾肿大常见于白血病、结缔组织病、肝胆系统的炎症、伤寒、败血症、疟疾、肿瘤等。周身淋巴结肿大可见于血液病、传染性单核细胞增多症、支原体感染、皮肤黏膜淋巴结综合征等。局部淋巴结肿大、压痛，应注意查找邻近部位有无炎性病灶。

（三）实验室检查

先作一般检查，根据一般性筛选结果，再决定进一步检查项目，尽量避免无目的"撒网"式检查。

血、尿、粪常见检查为筛选的首选项目。白细胞总数和中性粒细胞分类增高，多考虑为细菌性感染；减低者则偏重于病毒或杆菌感染。若怀疑败血症、肠道及泌尿道感染，需分别送血、粪、尿培养。各种穿刺液除常规检查外，有时需送培养或涂片检查。如流行性脑脊髓膜炎患者皮肤淤点及脑脊液涂片检查可找到脑膜炎双球菌，疟疾患儿血涂片可查找疟原虫，白喉伪膜涂片检查白喉杆菌。

必要时检查肥达氏反应、外斐氏反应、嗜异性凝集试验、冷凝集试验等，有助于鉴别诊断。风湿热或类风湿病分别进行抗链球菌溶血素"O"或类风湿因子检查。疑病毒感染有条件者，可行免疫学方面的早期快速诊断检查。免疫缺陷病致反复感染者可作血清免疫球蛋白及细胞免疫与补体测定。血液病宜做骨髓象检查。怀疑结核病需进行结核菌素试验。怀疑胆管感染者做十二指肠引流液的检查与培养，经常可获得有意义的结果。总之，可按病情需要进行有关检查，但需注意分析检查结果时，要摒除由于取样或操作过程等误差与污染而致的假阳性或假阴性。

（四）X 线及其他检查

胸部 X 线检查有助于肺与胸部疾病的诊断。其他如恶性肿瘤，可根据部位选作 CT、核磁共振、血管造影、放射性同位素型超声波、活体组织等检查，也属必要。

四、鉴别诊断

（一）急性发热

1.呼吸道病毒性感染　本组疾病占急性呼吸道疾病的 70%~80%。由鼻病毒、流感病毒后流感病毒、腺病毒、呼吸道合胞病毒。ECHO 病毒、柯萨奇病毒等引起，其临床特点为多种表现。上呼吸道感染症状大多较轻，而细支气管炎和肺炎的症状较重。诊断主要依据临床表现、白细胞计数和 X 线检查及对抗生素的治疗反应等。近年由于诊断技术的进展，可用免疫荧光法和酶联免疫吸附试验（ELISA）快速诊断方法可确定病原。常见有流行性感冒，普通感冒，腺、咽结膜热，疱疹性咽峡炎，细支气管炎，肺炎等。须与呼吸道细菌性感染鉴别。

2.严重急性呼吸综合征（severe acute respiratory syndrome，SARS）　该病于 2002年 11 月首发在我国广东省，是一种由冠状病毒引起的以发热、呼吸道症状为主要表现的具有明显传染性的肺炎，重症患者易迅速进展为急性呼吸窘迫综合征（ARDS）而死亡。对于有 SARS 流行病学依据，有发热、呼吸道症状和肺部体征，并有肺部 X 线、CT 等异常影像改变，能排除其他疾病诊断者，可以做出 SARS 临床诊断。在临床诊断的基础上，若分泌物 SARS 冠状病毒 RNA（SARS COV RNA）检测阳性，或血清 SARS COV抗体阳转，或抗体滴度 4 倍及以上增高，则可确定诊断。SARS COV 分离是确立病原学诊断的"金标准"，但其分离只允许在防护严密的 p3 实验室进行，且体外细胞培养分离方法复杂且烦琐，不适合临床实验室作为诊断的手段。具备以下三项中的任何一项，均可诊断为重症 SARS：①呼吸困难，成人休息状态下呼吸频率>30 次/min，且伴有下列情况之一：胸片显示多叶病变或病灶总面积在正位胸片上占双肺总面积的 1/3 以上，48h内病灶面积增大>50%且在正位胸片上占双肺总面积的 1/4 以上；②出现明显的低氧血症，氧合指数<40kPa（300mmHg）；③出现休克或多器官功能障碍综合征（MODS）。

3.肾综合征出血热（HFRS）　主要依据：

（1）流行病学资料，除新疆、西藏、青海、台湾外，其他省市均有报告，高度散发，有明显季节性，多数地区（野鼠型）在 10~12 月为大流行高峰，部分地区在 5~7 月小流行，褐家鼠型发病高峰在 3~5 月。有直接或间接与鼠类及其排泄物接触史；

（2）临床特点，具有发热、出血、肾损害三大主症及五期经过（发热期、低血压休克期、少尿期、多尿期、恢复期）；

（3）白细胞计数增高，可有类白血病反应，病后五 1~2d 出现异形淋巴细胞（≥7%），血小板减少，蛋白尿且短期急剧增加，若有膜状物可明确诊断；

（4）HFRS 抗体 IgM 1：20 阳性，用于早期诊断，病后 1~2d 出现，4~5d 阳性率达89%~98%，双份血清 HFRS 抗体 IgG，恢复期比早期有 4 倍以上增长也可确诊。

4.传染性单核细胞增多症　由 EB 病毒引起，全年均可散发，见于青少年。特点是发热、咽峡炎、颈后淋巴结肿大、肝脾肿大。白细胞计数正常或稍低，单核细胞增高并伴有异形淋巴细胞（>10%），嗜异性凝集试验 1：64 阳性，抗 EBV IgM 阳性，可明确诊断。

5.流行性乙型脑炎　有严格季节性，绝大多数病例集中在 7、8、9 月。以 10 岁以下儿童为主，近年成人和老年人发病率较前增高，可能与儿童普遍接受预防接种有关。特点为起病急、高热、意识障碍、惊厥、脑膜刺激征、脑脊液异常等。结合流行季节，一般诊断较易。不典型者依靠脑脊液检查、流行性乙型脑炎特异性抗体办、流行性乙型脑炎病毒抗原检测进行诊断。

6.急性病毒性肝炎　甲型、戊型肝炎在黄疸前期，可出现畏寒、发热，伴有上呼吸道感染症状，类似流行性感冒，易于误诊。但特点是具有明显消化道症状和乏力，如食欲缺乏、恶心、呕吐、厌油、腹胀、肝区痛、尿黄、肝功能明显异常，以助鉴别。

7.斑疹伤寒　轻型流行性斑疹伤寒与地方性斑疹伤寒须与其他发热疾病鉴别。主要表现是起病急、稽留型高热、剧烈头痛，病后 3~5d 出现皮疹等。变形杆菌 OX19 凝集试验（外斐反应）≥1∶160 或恢复期较早期滴度上升 4 倍以上可确诊。

8.急性局灶性细菌性感染　此类疾病共同特点是高热、畏寒或寒战，伴有定位性症状。

（1）急性肾盂肾炎：常见于生育期女性患者，有腰痛、尿频及尿痛。如尿检查有脓尿，可以成立诊断，病原学诊断有待细菌培养证实。症状严重者，应注意与肾周围蜂窝织炎、肾周围脓肿相鉴别，及时进行 B 型超声或 CT 检查。必要时肾区诊断性穿刺可明确诊断。

（2）急性胆管感染伴有胆绞痛：若不明显者而体检胆囊区有明显压痛，有助诊断。

（3）细菌性肝脓肿。

（4）膈下脓肿：通常并发于腹腔手术后或有腹腔化脓性感染（急性阑尾炎）、十二指肠溃疡穿孔、胆囊或脾切除术后。当出现寒战、高热、白细胞增高，又未找到其他感染灶时，应想到此病。以右侧多见，患侧上腹部有显著的搏动性疼痛，在深呼吸或转位时加重。下胸部有压痛、叩击痛与局部皮肤水肿。听诊呼吸音减弱或消失。X 线检查发现患侧膈肌上升且活动受限，反应性胸膜炎等。及时进行 B 超、CT 或核磁共振（MRI）等检查可早期明确诊断。腹腔内脓肿可位于膈下、结肠旁、阑尾周围、腹膜后等部位，形成包裹性脓肿。

9.败血症　在患有原发性感染灶，出现全身性脓毒血症症状，并有多发性迁徙性脓肿时有助于诊断。应警惕的是原发感染灶可很轻微或已愈合。故当遇到原因不明的急性高热，伴有恶寒或寒战、出汗，全身中毒症状重，白细胞增高与核左移，血中无寄生虫发现，无特殊症状体征，应考虑到本病。及时做血培养，找感染灶与迁徙性病灶（肺、皮肤等）。其致病菌以金黄色葡萄球菌为多见，次为大肠杆菌及其他肠道革兰氏阴性杆菌。近年真菌所致者有所增加，也遇到罕见的致病菌。

（1）金黄色葡萄球菌败血症：有原发皮肤感染（如挤压疮疖、切开未成熟脓肿），后出现毒血症症状，皮疹、迁徙性病灶，考虑本病的可能性很大。若未发现感染灶，或以某一脏器受损症状为主，诊断较难。及时做血培养及骨髓培养可明确诊断。既往认为以凝固酶阳性为判断葡萄球菌致病性的依据，血培养表皮葡萄球菌阳性（凝固酶阴性）多为污染。近年报告，该菌可引起免疫缺陷者院内感染（如伤口感染，插管感染及败血症）。考虑本病的条件是：必须血培养 2 次以上阳性；分离的表皮葡萄球菌的生物型和抗生素型相似；临床症状在用适当抗生素治疗后病情好转。

（2）大肠杆菌败血症：常见于肝、胆管、泌尿生殖道、胃肠道感染、肝硬化、腹部术后、尿道手术后（包括导尿）。特点为双峰热、高热伴相对缓脉，早期出现休克（约 1/4~1/2 患者）且持续时间较长。大多数白细胞增高，少数可正常或减少（但中性粒细胞高）。迁徙性病灶少见。

（3）厌氧菌败血症：致病菌主为脆弱拟杆菌，次为厌氧链球菌产气荚膜杆菌等。厌氧菌常与需氧菌混合感染。特点是：黄疸发生率较高（10%~40%），可能与其内毒素直接损害肝脏，和（或）产气荚膜杆菌α毒素的溶血作用有关；局部或迁徙性病灶中有气体形成（以产气荚膜杆菌显著）；分泌物有特殊腐败臭味；引起脓毒性血栓性静脉炎而有腹腔、肺、胸腔、脑、心内膜、骨关节等脓肿；可有溶血性贫血及肾衰竭。

（4）真菌性败血症：常见有白色念珠菌（占大多数）、曲菌、毛霉菌等。一般发生于原有严重疾病后期、长期用皮质激素或广谱抗生素的过程中。临床表现较细菌性败血症轻。无发热或低热，常为原发病症状掩盖进展较慢。血培养可检出致病真菌，咽拭子、痰、粪、尿等培养可获相同真菌生长。

（5）少见的败血症：如摩拉菌败血症常见于免疫缺陷者、6岁以下儿童。诊断的关键是对摩拉菌的鉴定。不动杆菌败血症多见于老年人和婴儿，特别是糖尿病、癌症者最易发生院内感染。其感染源主要是呼吸器、静脉插管和医护人员的手。紫色杆菌败血症，致病菌为革兰氏阴性杆菌，为唯一产生紫色素的杆菌。可通过皮肤破损、胃肠道、呼吸道进入体内。局部可出现淋巴结炎、蜂窝组织炎，迅速发展为败血症，可伴有迁徙性脓肿，主靠细菌学检查确诊。

（二）长期高热

1.感染性疾病

（1）结核病：以发热起病者有急性血行播散型肺结核、结核性脑膜炎、浸润型肺结核等。原因不明的长期发热，如白细胞计数正常或轻度增高，甚至减少者，应考虑到结核病。原发病变大多在肺部，及时做X线检查以助诊断。

急性血行播散型肺结核（急性粟粒型结核）多见青少年，儿童，尤其未接种过卡介苗者发生机会更多。近年也见到老年患者及患过原发感染后的成人。特点是起病急，高热呈稽留热或弛张热，持续数周数月，伴有畏寒、盗汗、咳嗽、少量痰或痰中带血、气短、呼吸困难、发绀等。婴幼儿及老年人症状常不典型。患者多表现衰弱，有些病例有皮疹（结核疹），胸部检查常无阳性体征，可有肝脾轻度肿大。此病早期（2周内）难诊断的原因是肺部X线检查常无异常，结核菌素试验也可阴性（约50%），尤其老年及体质差者多为阴性。痰结核杆菌（聚合酶链反应，PCR）及血结核抗体测定有助诊断。眼底检查可发现脉络膜上粟粒结节或结节性脉络膜炎，有利于早期诊断。

（2）伤寒副伤寒：以夏秋季多见，遇持续性发热1周以上者，应注意伤寒的可能，近年伤寒不断发生变化，由轻症化、非典型化转变为病情重、热程长、并发症多、耐氯霉素等，在鉴别诊断中须注意。多次血培养或骨髓培养阳性是临床诊断的依据。肥达反应可供参考。

（3）细菌性心内膜炎：凡败血症（尤其金黄色葡萄绿菌所致）患者在抗生素治疗过程中突然出现心脏器质性杂音或原有杂音改变，或不断出现瘀斑或栓塞现象，应考虑到本病可能。大多数原有先天性心脏病（室间隔缺损、动脉导管未闭等）或风湿性心脏瓣膜病史，少数偏前有拔牙、扁桃体摘除、严重齿龈感染、泌尿道手术史，出现持续发热1周以上，伴有皮肤及黏膜游点、心脏杂音改变、脾肿大、贫血、显微镜血尿等，血培养有致病菌生长，超声心动图可发现赘生物所在的部位。

（4）肝脓肿：①细菌性肝脓肿主要由胆管感染引起，多见于左右两叶，以左叶较多见，感染来自门静脉系统者，右叶多见，特点是寒战、高热、肝区疼痛、肝大、压痛、叩击痛，典型者诊断较易，遇有长期发热而局部体征不明显时诊断较难，近年肝脏 B 超检查，诊断符合率达 96%；②阿米巴肝脓肿，是阿米巴痢疾最常见的重要并发症，表现为间歇性或持续性发热，肝区疼痛，肝大压痛、消瘦和贫血等，以单发、肝右叶多见，肝穿刺抽出巧克力色脓液，脓液中找到阿米巴滋养体，免疫血清学检查阳性，抗阿米巴治疗有效，可确诊。

2.非感染性疾病

（1）原发性肝癌：国内原发性肝癌 80%以上合并肝硬化。临床特点是起病隐袭，早期缺乏特异症状，一旦出现典型症状则多属晚期。近年由于诊断方法的进展，可早期诊断小肝癌（>5cm），主要表现为肝区痛、乏力、腹胀食欲缺乏、消瘦、进行性肝大（质硬、表面不平）黄疸、消化道出血等。一般诊断较易。当以发热为主诉者诊断较难，表现为持续性发热或弛张热，或不规则低热，少数可有高热（如炎症型或弥漫性肝癌）易误为肝脏肿或感染性疾病。及时检测甲胎蛋白（AFP），其灵敏性、特异性均有利于早期诊断。凡 ALT 正常，排除妊娠和生殖腺胚胎癌，如 AFP 阳性持续 3 周，或 AFP>200ng/mL 持续 2 月即可确诊。若 AFP>升高而 ALT 下降，动态曲线分离者肝癌可能性大。此外，r-谷氨酸转肽酶（r-GT）碱性磷酸酶（AKP）增高也有辅助诊断价值。B 超、CT、放射性核素显像均有助于定位诊断。选择性肝动脉造影（或数字减影肝动脉造影）可发现 1cm 的癌灶，是目前较好的小肝癌定位的方法。

（2）恶性淋巴瘤：包括霍奇金病和非霍奇金淋巴瘤。多见于 20~40 岁，以男性多见。临床无症状或有进行性淋巴结肿大、盗汗、消瘦、皮疹或皮肤瘙痒等。凡遇到未明原因的淋巴结肿大按炎症或结核治疗 1 个月无效者，不明原因的发热，均应考虑本病的可能。确诊主要依靠病理，可以做淋巴结活检、骨髓穿刺、肝穿、B 超、CT 等检查，并与传染性单核细胞增多症、淋巴结结核、慢性淋巴结炎、转移癌、风湿病及结缔组织病等鉴别。

（3）恶性组织细胞病：本病临床表现复杂，发热是常见的症状。有的病例似败血症、伤寒。结核病、胆管感染等，但经过临床系统检查治疗均无效，至晚期才确诊。与其他急性感染性疾病鉴别要点是：①临床似感染性疾病，但找不到感染灶，病原学与血清学检查均为阴性；②进行性贫血、全血细胞减少显著；③肝脾肿大与淋巴结肿大的程度显著；④随病程进展，进行性恶病质；⑤抗生素治疗无效。对有长期发热原因不明，伴有肝脾肿大，淋巴结肿大，而流行病学资料、症状、体征不支持急性感染且有造血功能障碍者，须想到本病的可能。如骨髓涂片或其他组织活检材料中找到典型的恶性组织细胞和大量血细胞被吞噬现象，并排除其他疾病，则诊断基本可以成立。因此骨髓涂片检查是诊断本病的重要依据。由于骨髓损害可能为非弥漫性，或因取材较少，故阴性时不能除外，必要时多次多部位检查。浅表淋巴结因病变不明显，故阴性也不能排除。

本病须与反应性组织细胞增多症鉴别，如伤寒、粟粒型结核、病毒性肝炎、风湿病、SLE。传染性单核细胞增多症等，其骨髓中可出现较多组织细胞，甚至血细胞被吞噬现象。应注意：①有原发病；②所见组织细胞形态较正常，无多核巨型组织细胞；③随原发病治愈，组织细胞反应也随之消失。

（4）急性白血病：可有发热，经血涂片、骨髓检查可以确诊。不典型白血病仅表现为原因不明的贫血与白细胞减少，易误为急性再生障碍性贫血，骨髓涂片有异常改变，可以诊断。故临床遇有发热、贫血、乏力、齿龈肿痛、出血、粒细胞减少者，及时进行骨髓涂片检查。

（5）血管-结缔组织病：①SLE：长期发热伴有两个以上器官损害，血象白细胞减少者应考虑到本病。多见于青年女性。临床特点是首先以不规则发热，伴关节痛，多形性皮疹（典型者为对称性面颊鼻梁部蝶形红斑，60%~80%）多见。伴日光过敏、雷诺现象、浆膜炎等。血沉增快，丙种球蛋白升高，尿蛋白阳性。血狼疮细胞阳性，抗核抗体（ANA）阳性，抗双链去氧核糖核酸（抗 ds-DNA）抗体阳性，抗 Sm（Smith 抗原）抗体阳性。应注意 SLE 在病程中可始终无典型皮疹，仅以高热表现的特点；②结节性多动脉炎：表现为长期发热，伴肌痛、关节痛、皮下结节（下肢多，沿血管走向分布，或成条索状）、肾损害、血压高、胃肠症状等。诊断主要依据皮下结节与肌肉（三角肌或祥肠肌）活检；③类风湿性关节炎：典型病例较易诊断。少年型类风湿性关节炎（Still 病），可有畏寒、发热、一过性皮疹，关节痛不明显、淋巴结肿大、肝脾肿大、虹膜睫状体炎、心肌炎、白细胞增高、血沉增快但类风湿因子阴性，抗核抗体与狼疮细胞均阴性；④混合性结缔组织病（MCTD）：多见于女性，特点是具有红斑狼疮、硬度病、皮肌炎的临床表现，肾脏受累较少，以发热症状明显。高滴度核糖核酸蛋白（RNP）抗体阳性，抗核抗体阳性有助诊断。

（三）长期低热

腋窝温度达 37.5℃~38℃，持续 4 周以上为长期低热，常见病因如下。

1.结核病 结核病为低热的常见病因，以肺结核多见，早期无症状体征，及时进行胸部 X 线检查。其次为肺外结核，如肝、肾、肠、肠系膜、淋巴结、盆腔、骨关节结核等。除局部症状外，常有结核病的中毒症状，血沉增快，结核菌素试验强阳性，抗结核治疗有确切疗效，有助于诊断。老年肺结核起病症状不明显，其肺部并发症多，结核菌素试验阴性，易诊为慢性支气管炎或哮喘。故遇老年人长期持续咳嗽、咳痰，易感冒，用抗炎药治疗无效，低热、乏力及食欲缺乏者，应及时查痰结核菌（涂片或 TB-PCR）及胸部 X 线检查。老年肺结核易合并肺外结核，如结核性脑膜炎，胸膜炎，腹膜炎，骨、肾、淋巴结结核等。

2.慢性肾盂肾炎 慢性肾盂肾炎为女性患者常见低热原因。可无明显症状、体征，甚至尿检查无异常，以低热为唯一表现。及时检测尿 Addi 细胞计数、清晨第一次中段尿培养及菌落计数，如尿白细胞>5/HP，细菌培养阳性，菌落计数>105，可以确定诊断。

3.慢性病灶感染 如鼻旁窦炎、牙龈脓肿、前列腺炎、胆管感染、慢性盆腔炎等。以不规则低热多见，常伴有局部症状体征，当病灶清除后症状消失。

4.艾滋病（AIDS） 艾滋病是由人免疫缺陷病毒（HIV）侵犯和破坏人体免疫系统，损害多个器官的全身性疾病。可通过血液和体液传播、性传播。临床表现复杂，其基本特征是 HIV 造成人体细胞免疫受损，使机体处于严重的、进行性的免疫缺陷状态，从而并发各种机会性感染和恶性肿瘤。表现为长期不规则发热，慢性腹泻超过 1 个月，对一般抗生素治疗无效，消瘦，原因不明全身淋巴结肿大，反复细菌、真菌、原虫等感染，结合流行病学资料及时进行抗 HIV、p24 抗原检测。

5.巨细胞病毒感染　可持续低热，类似传染性单核细胞增多症、病毒性肝炎，依据抗 CMV IgM 检测诊断。

6.甲状腺功能亢进　早期表现低热伴心悸、脉搏快、多汗、食欲亢进、消瘦、手颤、甲状腺肿大，局部杂音等。检测 T_3、T_4、rT_3 等。对无突眼的甲状腺功能亢进需进行 ^{131}I 摄取试验，以除外甲状腺炎时激素外溢引起血中 T_3、T_4 水平升高。

7.恶性肿瘤　中年以上者有不明原因低热，血沉增快，应注意肿瘤检查，如原发性肝癌、肺癌、肾癌及结肠癌等。

8.神经功能性低热　多见于青年女性，夏季明显。一日间体温相差<0.5℃。清晨上午体温升高，下午低，常伴有神经官能症症状，一般情况良好，体重无变化，虽经各种药物治疗无效，可自愈。其诊断主要依据动态观察，排除各种器质性疾病。

9.感染后低热　急性细菌性或病毒性感染控制后，仍有低热、乏力、食欲缺乏等，与患者自主神经功能紊乱有关。

除以上病因外，还可有伪热。

（四）反复发热

1.布氏杆菌病　流行病学资料是诊断的重要依据，如发病地区，职业，与病畜（羊、牛、猪）接触史，饮用未消毒牛、羊奶，进食未煮熟的畜肉史。临床表现为反复发作的发热，伴有多汗、游走性关节痛、神经痛、睾丸炎、肝脾及淋巴结肿大等。血、骨髓培养阳性，血清凝集试验 1∶100 以上，免疫吸附试验 1∶320 以上，可助诊断。

2.疟疾　疟疾以间日疟、三日疟较常见。遇阵发性寒战、高热、大汗，间日或间 2 日周期发作者，及时查血涂片找疟原虫，可确诊。

3.淋巴瘤　病变在内脏者，常表现为周期性发热（Pel-Ebstein 热型）见于霍奇金病。有的浅表淋巴结肿大不显著，而以深部淋巴结肿大压迫邻近器官出现的症状，如纵隔淋巴结肿大引起肺不张及上腔静脉综合征等。及时进行骨髓涂片检查，找到 Reed-Sternberg 细胞或骨髓活检均有助诊断。

4.回归热　临床表现为周期性发热、起病急、寒战高热，持续 2~9d 后体温骤降，大汗，无热期持续 7~9d，又突然高热，症状再出现，反复 2~3 次。全身酸痛、肝脾肿大，重者有出血倾向、黄疸，结合发病季节，有体虱存在或有野外生活蜱叮咬史，须考虑到本病。根据血、骨髓涂片找到回归热螺旋体即可确诊。

五、处理

对高热患者应及时适当降温，以防惊厥及其他不良后果。对既往有高热惊厥史或烦躁不安者，在降温同时给予镇静药。发热待诊者，尽可能查明原因，可暂不给予特殊治疗，否则改变热型，模糊临床征象，延误诊断。

（一）降温措施

1.物理降温　将患儿置放于环境安静、阴凉、空气流通处。用冷温毛巾或冷水袋，敷头额、双腋及腹股沟等部位，或用布包裹的冰袋枕于头部或放置于上述部位。亦可用冷水（28℃~30℃）或酒精（30%~50%）于四肢、躯干两侧及背部擦浴。擦浴时如患儿出现皮肤苍白或全身皮肤发凉应立即停止。也可用冷生理盐水（30℃~32℃）灌肠，对疑为中毒型菌痢者更为适宜，既可降温，又便于取粪便标本送检。

2.针刺降温　常用穴位为曲池、合谷、大椎、少商、十宣等。

3.药物降温　对未成熟儿，小婴儿与体弱儿一般不用解热剂降温。常用的解热剂有APC5~10mg/（kg·次），或阿鲁散1~2岁婴儿每次1~2片（每片含阿司匹林0.06g，鲁米那0.015g）。也可用小儿退热栓（扑热息痛栓），1~6岁，1粒/次，一日1~2次，将栓剂塞入肛门。

（二）其他对症处理

高热时不显性水分丢失增多，加之食欲减退，应及时补充水分和电解质。口服有困难者给予静脉补液，并注意热量的供给，使用1：4（含钠液：葡萄糖液）液，可适当予以钾盐等。

对伴烦躁不安、反复惊厥或一般降温措施效果不著者，可酌情选用氯丙嗪与异丙嗪。

（三）病因治疗

对于由感染引起的高热，应根据病情选用有效抗生素治疗。对局部感染病灶要及时清除。因非感染性疾病所致的高热，也需根据不同病因采取相应的治疗措施。

（刘江辉）

第二节　意识障碍

一、定义

昏迷（coma）是觉醒状态与意识内容以及躯体运动均完全丧失的一种极严重的意识障碍，对强烈的疼痛刺激也不能觉醒。意识障碍的最严重阶段，意识清晰度极度降低，对外界刺激无反应，程度较轻者防御反射及生命体征可以存在，严重者消失。

二、病因

昏迷既可由中枢神经系统病变引起（占70%），又可以是全身性疾病的后果，如急性感染性疾病、内分泌及代谢障碍、心血管疾病、中毒及电击、中暑、高原病等均可引起昏迷。

三、临床表现

昏迷是严重的意识障碍，表现为意识持续的中断或完全丧失。按其程度可分为：①轻度昏迷：意识大部分丧失，无自主运动，对声、光刺激无反应，对疼痛刺激尚可出现痛苦的表情或肢体退缩等防御反应，角膜反射、瞳孔对光反射、眼球运动、吞咽反射等可存在；②中度昏迷：对周围事物及各种刺激均无反应，对剧烈刺激可出现防御反射，角膜反射减弱，瞳孔对光反射迟钝，眼球无转动；③深度昏迷：全身肌肉松弛，对各种刺激全无反应，深、浅反射均消失。

某些部位的病变可出现一些特殊的昏迷：①醒状昏迷，又称去皮质状态，两侧大脑半球广泛性病变；②无动性缄默症，网状结构及上行激活系统病变；③闭锁综合征。桥脑腹侧病变。

四、鉴别诊断

昏迷应与嗜睡、意识模糊、昏睡及木僵等鉴别。昏迷时常有生命体征的急剧变化。

1.嗜睡　是最轻的意识障碍，是一种病理性嗜睡，患者陷入持续的睡眠状态，可被唤醒，并能正确回答和做出各种反应，但当刺激去除后很快又再入睡。

2.意识模糊 是意识水平轻度下降，较嗜睡为深的一种意识障碍，患者能保持简单的精神活动，但对时间、地点、人物的定向能力发生障碍。

3.昏睡 是接近于人事不省的意识状态。患者处于熟睡状态，不易唤醒，虽在强烈刺激下可被唤醒，但很快又再入睡，醒时答话含糊或答非所问。

4.木僵 一种以缄默、随意运动明显减低或丧失，以及精神活动缺乏反应为特征的状态，可有意识紊乱（主要依病因而定），可见于器质性脑病、分裂症（特别是紧张型）、抑郁症、癔症性精神病和急性应激反应。

五、治疗

1.昏迷患者应尽快住院查明原因，对因治疗。

2.暂时不能入院者，可在门诊先行对症治疗。

（1）保持呼吸道通畅，吸氧，呼吸兴奋剂应用，必要时气管切开或插管行人工辅助通气（呼吸）。

（2）维持有效血循环，给予强心、升压药物，纠正休克。

（3）颅压高者给予降颅压药物如 20%甘露醇、速尿、甘油等，必要时进行侧脑室穿刺引流等。

（4）预防或抗感染治疗。

（5）控制高血压及过高体温。

（6）止抽搐用安定、鲁米那等。

（7）纠正水、电解质紊乱，补充营养。

（8）给予脑代谢促进剂，如 ATP、辅酶 A、胞二磷胆碱、脑活素等。

（9）给予促醒药物，如醒脑静、安宫牛黄丸等。

（10）注意口腔、呼吸道、泌尿道及皮肤护理。

（刘江辉）

第三节 抽搐与惊厥

一、定义

抽搐是指骨骼肌痉挛性痫性发作及其他不自主的骨骼肌发作性痉挛。

二、发病原因

病因可概括为以下 4 类.

（一）颅内疾病导致抽搐与惊厥

1.脑先天性疾病 如脑穿通畸形、小头畸形、脑积水、胎儿感染各种遗传性代谢病以及母亲妊娠期药物毒性反应及放射线照射等引起的获得性发育缺陷。

2.颅脑外伤 颅脑产伤是新生儿或婴儿期抽搐的最常见病因，成人闭合性颅脑外伤的抽搐发生率为 0.5%~5%，开放性损伤为 20%~50%，绝大多数病例在外伤后 2 年内出现。

3.脑部感染　各种脑炎脑膜炎、脑脓肿及脑寄生虫病。

4.脑血管病　脑血管畸形、脑蛛网膜下隙出血、脑栓塞、脑动脉硬化、脑血栓形成、颅内静脉窦及静脉血栓形成。

5.颅内肿瘤　常见于小脑幕上肿瘤，尤以少突胶质细胞瘤最多见（60%以上），其次为脑膜瘤和星形细胞瘤，各种转移瘤也可导致抽搐。

6.脑部变性疾病　如结节性硬化症、Alzheimer病和Pick病等。

7.中枢脱髓鞘疾病　如Schilder病、多发性硬化急性播散性脑脊髓炎等。

（二）颅外疾病导致抽搐与惊厥

1.脑缺氧　如窒息、休克、急性大出血、一氧化碳中毒、吸入麻醉等。

2.代谢内分泌疾病

（1）氨基酸代谢异常如苯丙酮尿症等。

（2）脂质代谢障碍如脂质累积症。

（3）糖代谢病如低血糖半乳糖血症。

（4）水电解质紊乱如低钠血症高钠血症水中毒低血钾低血镁高碳酸血症等。

（5）维生素D缺乏甲状旁腺功能低下。

（6）维生素缺乏及依赖症如维生素B_6维生素B_{12}及叶酸缺乏症。

3.中毒

（1）药物：如中枢兴奋药（尼可刹米戊四氮樟脑）过量，抗精神病药（氯丙嗪三氟拉嗪氯普噻吨等）剂量过大，突然停用抗惊厥药或中枢神经抑制药等。

（2）重金属中毒如铅汞中毒。

（3）食物农药中毒及酒精戒断等。

4.心血管疾病　如Adams-Stokes综合征高血压脑病。

5.过敏或变态反应性疾病　如青霉素普鲁卡因过敏偶可成为病因。

（三）神经官能症

癔症性抽搐。

（四）高热

常是婴幼儿抽搐的主要原因。

三、发病机制

抽搐的发生机制极其复杂，可以是中枢神经系统功能或结构异常，也可以是周围神经乃至效应器的异常，或两者兼而有之，按异常电兴奋信号的来源不同可分为两种情况。

（一）大脑生理功能及结构异常

正常情况下，发育完善的脑部神经元具有一定的自身稳定作用，其兴奋与抑制系统处于相对平衡，许多脑部或全身疾病破坏了这一平衡导致神经元兴奋阈降低和过度同步化放电，因而引发抽搐。

1.神经元兴奋阈降低　神经元的膜电位稳定取决于膜内外离子的极性分布和结构完整.颅内外许多疾病可通过不同途径影响膜电位的稳定，如低钠血症、高钾血症直接引起膜电位降低，（神经元兴奋阈降低）使神经元自动去极化而产生动作电位；缺血、缺氧、低血糖、低血镁及洋地黄中毒等影响能量代谢或高热使氧葡萄糖三磷腺苷过度消耗，均可导致膜电位下降；此外脑部感染或颅外感染的毒素直接损伤神经元膜而使其通透性增高，低血钙使细胞对钠离子通透性增高均可使细胞外钠内流而致神经元自动去极化。

2.脑神经元及其周围结构受损 各种脑器质性病变（如出血肿瘤挫裂伤脑炎脑脓肿等）可以导致神经元稀疏膜结构受损、树突变形胶质细胞增生和星形胶质细胞功能异常，导致钾离子流失从而使神经元膜难以维持相对稳定的极化状态易形成自发性长期的电位波动。

3.神经递质改变 当兴奋性神经递质过多，如有机磷中毒时胆碱酯酶活性受抑制致兴奋性递质乙酰胆碱积聚过多即可发生抽搐，反之，抑制性神经递质过少，如维生素 B_6 缺乏时谷氨酸脱羧酶的辅酶缺乏影响谷氨酸脱羧转化为抑制性递质γ-氨基丁酸的生成；再如肝性脑病早期因脑组织对氨的解毒需要谷氨酸致使γ-氨基丁酸合成的前体谷氨酸减少，其结果均导致抽搐。

4.精神因素 精神创伤可引起大脑皮质功能出现一时性紊乱，失去对皮质下中枢的调节和抑制，引发抽搐如癔症性抽搐。

5.遗传因素 高热惊厥和特发性癫痫大发作有明显的家族聚集性，这些提示遗传因素在抽搐发生中的作用，即遗传性神经元兴奋性降低。

（二）非大脑功能障碍

主要是脊髓的运动或周围神经，如破伤风杆菌外毒素选择性作用于中枢神经系统（主要是脊髓脑干的下运动神经元）的突触，导致持续性肌强直性抽搐，士的宁中毒引起脊髓前角细胞兴奋过度发生类似破伤风样抽搐。

低血钙或碱中毒除了使神经元膜通透性增高外常由于周围神经和肌膜对钠离子通透性增加而兴奋性升高引起手足搐搦。

四、临床表现

可分为两大类及伴发症状。

（一）抽搐的类型

由于病因不同抽搐的形式也不一样。

1.全身性抽搐 为全身骨骼肌收缩，如癫痫大发作，表现为强直-阵挛性抽搐；破伤风则是持续强直性抽搐。

2.局限性抽搐 为躯体或颜面某一局部的连续性抽动，如局限性运动性癫痫，常表现为口角、眼睑、手或足等的反复抽搐；若抽搐自一处开始按大脑皮质运动区的排列形式逐渐扩展即自一侧拇指始渐延及腕臂肩部则为 Jackson 癫痫，而手足搐搦症则呈间歇性四肢（以上肢手部最显著），强直性肌痉挛典型者呈"助产士"手。

（二）抽搐伴随的症状

临床上引起抽搐的疾病颇多.部分抽搐类型相似，故分析其伴随的症状对病因诊断具有重要意义。癫痫大发作常伴有意识丧失和大小便失禁；破伤风有角弓反张、牙关紧闭、苦笑面容和肌肉剧烈疼痛；感染性疾病常伴全身感染中毒症状；脑肿瘤常伴有颅内高压及局部脑功能障碍症状；心血管肾脏病变内分泌及代谢紊乱等均有相应的临床征象。颅后凹小脑等部位的肿瘤或小脑扁桃体成影响了脑干功能，可出现间歇性去皮质强直。

五、诊断与鉴别诊断

（一）诊断

依据病史和体格检查提供的线索选择实验室，检查的项目除了血尿粪常规外有：血液生化（血糖电解质等），血气分析，心、肝、肾功能测定及内分泌等检查，脑脊液常规生化及细胞学检查有助于中枢感染伴发抽搐的病因学诊断。

1.内科方面　当临床提示抽搐是全身疾病引起时，应根据提供的线索选择相应的检查，包括毒物分析、心电图、超声心动图、B超等。

2.神经系统方面　一旦怀疑神经系统病变，应根据临床提示的病变部位和性质选择相应的检查。疑为癫痫大发作可选择脑电图、SPECT扫描和PET扫描。颅内占位性病变可通过头颅X线摄片、脑CT和MRI检查进行定位及定性诊断；脑血管病变可选择脑血管功能检测仪、颅多普勒以及造影（空气脑室脑血管造影）。脊髓或周围神经伴发抽搐可选用肌电图、椎管造影辅助诊断。体感诱发电位、脑干诱发电位（听觉视觉诱发电位）对脑脊髓或周围神经及肌肉病变的定位诊断具有重要意义。

（二）鉴别诊断

1.癔症　癔症发作者常以情绪激动为诱因。与抽搐不同的是患者无神志丧失，且绝大多数无大小便失禁、咬舌、跌伤等。常出现过度换气及长时间屏气。体格检查神经系统无异常，经他人劝导或药物镇静后可终止。

2.晕厥　主要是由于各种原因所致大脑供血、供氧不足而引起头晕、心慌、出汗、黑蒙等症状，单纯晕厥患者并无抽搐，经平卧休息、吸氧后可逐渐缓解。

3.精神性疾病　抽搐患者一般仅在发作过程中出现意识障碍，对发作过程不能回忆，但发作间期内精神正常。如神游症、恐慌症等。

六、急诊处理

（一）急性发作期的处理

以及时缓解抽搐为首要原则，而后查明病因，针对病因治疗。

1.强直-阵挛性抽搐

（1）将患者平卧于空气流通处，使头偏向一侧以防误吸，并解开衣扣。

（2）用压舌板及纱布垫置于上、下臼齿之间，以防舌、颊咬伤。

（3）保持呼吸道通畅，给予氧气吸入。

（4）立即肌注抗痫药，可选用地西泮10mg静注，或苯巴比妥0.1g肌内注射。

（5）发作控制后，应嘱长期服用抗痫药，可选用苯妥英钠0.1g/次，3次/日；或丙戊酸钠0.2g/次，3次/日或卡马西平0.1g/次，3次/日。

2.局限性阵挛性抽搐

（1）立即肌注地西泮10mg或苯巴比妥0.1g，必要时2~4h重复。

（2）控制发作后，长期服用抗癫痫药，同强直-阵挛性抽搐。

3.抽搐持续状态

（1）立即静脉注射抗痫药，以迅速控制发作可选用地西泮10~20mg静注或异戊巴比妥钠（阿米妥钠）0.5g，以25%葡萄糖液20mL稀释后，缓慢静脉注射，同时密切注意其呼吸抑制的副作用，发作控制后即停止注射，将剩余药量改作肌注。每2~4h重复。

（2）苯巴比妥钠0.2g，肌注，每6~8h重复一次，可与安定或异戊巴比妥钠交替使用，发作控制24h后逐渐减量。

（3）鼻饲或喂服抗痫药，同强直-阵挛性抽搐。

（4）处理脑水肿，以25%甘露醇250mL快速静脉滴注，15~30min滴完，每6~8h

一次。

（5）纠正代谢障碍和水电解质紊乱。

（6）吸氧。

（7）应用全麻药：硫喷妥钠0.5g加0.9%生理盐水20mL缓慢静注，时间不少于15min，或者硫喷妥钠0.5g加0.9%生理盐水500mL缓慢静滴，滴速一般为35滴/分。

4.保持气道通畅

（1）定时吸痰、雾化。

（2）化痰解痉药物：如氨茶碱、二羟丙茶碱等。

（3）气管插管：一般在患者血氧饱和度低于80%时，应考虑经口（鼻）气管插管。

（4）气管切开：主要用于经口（鼻）气管插管困难者，如破伤风发作所致的气道狭窄。

5.对症营养支持、纠正内环境紊乱

（二）病因治疗

如颅内感染时选择可透过血脑屏障的抗生素；脑出血时应积极脱水、降颅压；脑血管先天畸形可考虑外科手术。

（刘江辉）

第四节　头痛

一、定义

头痛是指额、顶、颞及枕部的疼痛，是头部以及相邻的面、颈部痛觉纤维受物理或化学刺激所产生的动作电位向脑部传导而致。

二、病因

（一）理化因素

颅内外致痛组织受到炎症、损伤或肿物的压迫、牵引、伸展、移位等因素而致头痛。

1.血管被压迫、牵引，伸展或移位导致的头痛　常见于：

（1）颅内占位性病变：如肿瘤、脓肿、血肿等使血管受压迫、牵引，伸展或移位。

（2）颅内压增高：如脑积水、脑水肿、静脉窦血栓形成、脑肿瘤或脑囊虫压迫堵塞。

（3）颅内低压：如腰穿或腰麻或手术、外伤后，脑脊液丢失较多，导致颅内低压。

2.各种原因引起颅内、外动脉扩张导致的头痛　如颅内、外急性感染时，病原体毒素可以引起动脉扩张；代谢性疾病如低血糖、高碳酸血症与缺氧；中毒性疾病如一氧化碳中毒、酒精中毒等；脑外伤、癫痫、急性突发性高血压（嗜铬细胞瘤、急性肾炎等）。

3.脑膜受到化学性刺激

（1）细菌性脑膜炎：如脑膜炎双球菌、肺炎双球菌、链球菌、葡萄球菌、大肠杆菌、绿脓杆菌、弯形杆菌、淋球菌、产气杆菌、肺炎杆菌、结核杆菌、布氏杆菌等。

（2）病毒性脑膜炎：如肠道病毒、疱疹病毒、虫媒病毒、流行性腮腺炎病毒。

（3）其他生物感染性脑膜炎：如隐球菌、钩端螺旋体、立克次体、弓形虫病、阿米巴、囊虫病、血吸虫等。

（4）血性脑脊液：如蛛网膜下腔出血、腰穿误伤血管及脑外伤等引起硬、软脑膜炎及蛛网膜发生炎症反应。

（5）癌性脑膜炎：如癌症的脑膜转移、白血病、淋巴瘤的脑膜浸润。

（6）反应性脑膜炎：如继发于全身感染、中毒以及耳鼻感染等。

（7）脑室或鞘内注射药物或造影剂：无论是水深性或非水深性作为化学因素，动物试验证实均致脑膜炎反应。

4.头颈部肌肉持久的收缩　如头颈部肌肉持续收缩、颈部疾病引起反射性颈肌紧张性收缩，如颈椎骨性关节病、颈部外伤或颈椎间盘病变等。

5.脑神经、颈神经及神经节受压迫或炎症常见三叉神经炎、枕神经炎、肿瘤压迫等。

6.眼、耳、鼻、鼻旁窦、牙齿等处的病变　可扩散或反射到头面部引起的放射性疼痛。

（二）内分泌因素

常见于女性偏头痛初次发病常在青春期，有月经期好发、妊娠期缓解、更年期停止的倾向。紧张性头痛在月经期、更年期往往加重。更年期头痛，使用性激素类药物可使发作停止。

（三）精神因素

常见于神经衰弱、癔症或抑郁症等。

三、鉴别诊断

（一）偏头痛

多见于年轻女性，约 2/3 的患者有家庭遗传背景；10%患者发作前有明显的视觉感觉异常、轻瘫失语等先兆症状；疼痛部位多在一侧，呈周期性发作，每次发作时性质相似，伴有汗出、眩晕、心慌、面色苍白或潮红，甚则腹痛腹泻等自主神经功能紊乱症状，血管收缩剂麦角胺使用后效果显著，大部分患者经历数年数十年至绝经期后，症状逐渐减轻或消失。

（二）丛集性头痛

多见于中年男性，发作前无先兆症状，突发于夜间或睡眠时，疼痛剧烈呈密集性发作，而迅速达到高峰，从一侧眼部周围或单侧面部开始，而快速扩展甚则波及同侧肩颈部，呈跳痛或烧灼样痛，站立可减轻，伴同侧眼面潮红、流泪、鼻塞流涕等疼痛，持续数 10min 至 2h，无明显神经系统阳性体征，必要时作组胺试验可协助诊断。

（三）鼻窦炎疼痛

常位于前额及鼻根部，晨起加重伴鼻塞流脓涕等；部分患者因继发性肌肉收缩而出现颈部疼痛和后头痛，检查鼻腔可见有脓性分泌物病变、鼻窦部位压痛明显。

（四）神经性头痛

神经性头痛是其常见的临床表现，部位游走而不固定，一般表现为头部紧束感、重压感、麻痛、胀痛、刺痛等程度与情绪波动、劳累失眠等密切相关，通常病程较长，病情起伏较大，常伴有心悸、肌肉颤动、多汗、面红、四肢麻木、发凉等自主神经功能紊乱症状。

四、治疗

头痛的治疗要根据前述不同的头痛类型而不同。诸如由于一些病因明确的疾病引起的头痛，应先控制病情，以缓解疼痛。如果是紧张性头痛或偏头痛，应分别注意避免其诱发因素，例如光线、失眠、作息不规律等。

在原发性头痛（主要是紧张性头痛，偏头痛和丛集性头痛）发作时，临床上最常用的是非甾体抗炎镇痛药，包括对乙酰氨基酚、布洛芬、双氯酚酸钾等。商品名称包括芬必得酚咖片新头痛装、芬必得布洛芬缓释胶囊、散利通、百服宁、泰诺林等。主要应该注意芬必得胶囊和芬必得酚咖片的区别，芬必得胶囊主要成分为布洛芬，而芬必得酚咖片的主要成分是对乙酰氨基酚和咖啡因，为复合制剂，效果提高37%，并且对头痛的针对性强，起效快，更安全。

芬必得酚咖片等非甾体抗炎镇痛药的主要原理是通过在中枢抑制前列腺素的合成，因为原发性头痛的主要原因就是中枢神经系统内致痛因子的改变，其中主要是前列腺素的增加。

（刘江辉）

第五节　眩晕

一、定义

眩晕是主观症状，是一种运动幻觉或运动错觉，是患者对于空间关系的定向感觉障碍或平衡感觉障碍，患者感到外界环境或自身在旋转、移动或摇晃，是由前庭神经系统病变所引起。其与头晕不同，一般来说头晕并无外界环境或自身旋转的运动觉，即患者主诉的头重脚轻、头脑不清楚等。

二、临床表现

眩晕是门诊患者中常见的主诉之一。几乎每个人，在一生中早晚均会有此种体验，有此种症状者，在耳科初诊患者中占7%，在神经外科住院患者中占6.7%。

当患者诉说其周围物体或自身旋转，或向一个方向运动时，在临床上确定"眩晕"相对较容易。但患者的叙述往往并不如此明确，而是波动感、方向转换感、拉向一侧或拉向地面感，好似有种磁力在吸引样，地板或墙好像倾斜、下沉或翘起感。查体发现闭目时向一侧过指。这些均为静-动系统受累的特征。

眩晕常伴出汗、苍白、流涎、恶心、呕吐。患者常因眼球震颤，而觉得周围物体好像在节律地运动。一般行走时步履维艰，重者完全不能行走。有些患者因突然眩晕发作而猝然倒地，开始并不觉得眩晕，倒地后才感觉到眩晕。重者卧床不起，患者发现只有在某一体位（常为侧卧）、闭眼才能使眩晕、恶心减轻，头稍活动就会使眩晕加重。Barany良性体位性眩晕仅发生于躺下或坐起后几秒钟之内。轻度患者，只有在行走时才觉不平衡。稍重，则步态不稳，倾向一侧。与眩晕相伴的共济失调（眩晕性共济失调）并非由于肢体和躯干有病，而是由于控制它们的平衡系统有问题。大部分患者个别肢体运动的协调良好，提示其病变并不在小脑。

眩晕按性质可分为两类：一种是以旋转感为主的"真性眩晕"，另一种是不具明确旋转感的"假性眩晕"。眩晕按神经解剖部位又可分为两类：自内耳迷路到前庭神经核前（不包括前庭神经核）病变所致的周围性眩晕和由前庭神经核到前庭的皮质代表区间病变所致的中枢性眩晕。真性眩晕多见于静-动系统，尤其是周围性病变。假性眩晕多见于静-动系统中枢的或静-动系统以外的病变。

三、诊断和鉴别诊断

（一）诊断

1.首先应详细询问病史　了解究竟是眩晕还是头昏，记录诱发因素及伴随症状。

2.躯体检查　做详细的内科查体，并做有关疾病相应的实验室检查。

3.鉴别　根据病史、查体所见等资料，初步定位是中枢性还是周围性眩晕。

4.耳科检查　周围性眩晕应做详细的耳科检查：鼓膜、中耳、内耳、电测听、旋转试验、变温试验、眼震电图等。

5.神经系统检查　详尽的神经系统查体，头颅 X 线摄片，包括侧位相、乳突相、内听道相、颞骨岩部相，必要时查脑电图，视觉、脑干和体感诱发电位。

6.体位试验　把患者固定在可调的倾斜台上，若有条件连接心电图、脑电图、眼震电图，必要时测血压。先让患者仰卧，片刻后嘱转头（向左或右等）。而后患者取仰卧位，调节倾斜台，于不同角度的头位作有关记录。若有体位性低血压，则应做相应的自主神经功能检查及神经药理检查。

7.脑脊液检查　必要时腰穿，除了解压力、常规外，若疑有神经系统本身的自身免疫性疾病，则应查脑脊液免疫球蛋白合成率、IgG 组分区带，病毒和其抗体的定量和定性测定。

8.颅脑 CT　甚至作颅脑 CT 和 NMR，以利进一步定位，甚至定性。

（二）鉴别诊断

1.中枢性和周围性眩晕的鉴别

（1）伴随症状：在周围性病变中，因前庭和耳蜗结构相近而易同时受损，故前庭（眩晕）和耳蜗（耳鸣）症状相平行。多起病急、眩晕重，常有恶心、呕吐、多汗等伴随症状。在脑干病变中，由于脑干中前庭和耳蜗体纤维分开，故此种患者常仅有眩晕而不伴耳鸣；若前庭和耳蜗两者功能均受累，提示其病变部位广泛，则常有脑干其他结构受累之临床表现。

（2）眼震方向：垂直性眼球震颤常提示脑干病变。水平向眼球震颤的方向，在中枢性病变中指向病侧，在周围性病变中则背离病侧。但例外者也不少见，如梅尼埃综合征等。

（3）对体位试验的反应：其眼球震颤，周围性的有潜伏期（2~20s），持续时间短（短于 1min），有易疲劳性（若反复采取诱发体位，则其眩晕和眼球震颤渐减轻），眼球震颤为单一方向（常为旋转性、背离病灶侧），眩晕严重，发生于单一诱发体位；中枢性的无潜伏期，持续时间长（长于 1min），无易疲劳性，眼球震颤方向随体位不同而异，眩晕较轻，多个体位均可诱发眩晕。

（4）其他：中枢性眩晕常伴其他脑干结构受累的临床表现，如脑神经、感觉和运动传导束受累的表现等。

2.头昏或其他假性眩晕　头昏或其他假性眩晕常被描述为：摇摆感，头重脚轻，游泳感或在空气中行走感，觉"头脑失常"，跌倒。以焦虑发作为特征的精神患者常有这种体验。过度换气可诱发，同时有心慌、气短、震颤和出汗。

3.假性眩晕的其他症状　较不肯定，可能有头痛或压迫感，尤为受累的耳区。假性眩晕多为全身疾病的一种表现，如严重贫血时、体位改变和用力，可能致头重脚轻、疲乏、无力。肺气肿患者，用力时常伴无力、头部特殊感觉；咳嗽时，可能因回心血量减少而致眩晕，甚至晕厥（咳嗽性晕厥）。高血压常伴眩晕，可能是由于焦虑，或脑血供障碍。体位性眩晕常由血管运动反射异常、脑供血障碍所致。常见于老年人和卧床不起、体弱无力者。由卧或坐位突然起立时有摇晃、视物模糊和眼前冒金星，历时约几秒钟。患者常被迫站立不动，扶住附近的物体，直到眩晕缓解或消失。若眩晕伴意识丧失，则应想到晕厥和癫痫等，应进一步查明其原因。

四、治疗措施

很多疾病可引起眩晕，眩晕又可有多种伴随症状，故治疗应具体病例具体分析。于此，以梅尼埃综合征为例，介绍一些可能有共性的治疗措施。

1.苯海拉明　可减少对迷路的刺激，每次 25mg，每天 2~3 次。

2.2%赛罗卡因　2~3mL 稀释于 20%葡萄糖 20mL 中，静脉注射。女性用 2mL，男性用 3mL，大致相当于 1mg/kg。注射当时可能会有耳堵、头迷糊感，但一般平卧约 5min 后即消失。对眩晕、眼球震颤、恶心、呕吐等，均相当有效。

3.舒必利　是一种抗精神病药物。它作用于前庭神经元和脑干网状结构的突触。可能是通过提高前庭感受阈值，而使其向网状结构或更高级中枢发放的冲动减少；所以，它对周围性和中枢性眩晕均有效。一般每次 25mg，每天 3 次。有人把它用以治疗 127 例外伤性眩晕患者效果良好，且对前庭反应正常或增高患者的疗效，较对前庭反应低者的疗效为好。未发现有明显不良反应。

4.Innovar　是由亲精神药物氟哌啶（Droperidol）与麻醉剂芬太尼（Fentanyl）以 50∶1 相配而成的合剂。据报道适用于难治性眩晕，能缓解许多周围性眩晕患者的症状和体征。对前庭有完全性、暂时性抑制作用。静脉注射，一次不超过 2mL。一般于静脉注射后 1~10min 内，眼球震颤消失。对周围性眩晕作用较好且持久（大于 170min），对中枢性眩晕作用较差且短暂（短于 90min）。不良反应不常见，主要有晕厥，疲劳感，可伴短时期的睡眠；未见到有呼吸抑制、心动过缓和锥体外系等不良反应。有人主张应缓慢静脉注射，最好事先做好辅助呼吸的准备。

（刘江辉）

第六节　咯血

一、定义

咯血是指喉以下呼吸道任何部位的出血，经口排出。呕血是上消化道疾病（指屈氏韧带以上的消化器官，包括食管、胃、十二指肠、空肠上段、肝、胆、胰疾病）或全身性疾病所致的急性上消化道出血，血液经胃从口腔呕出。鼻腔、口腔、咽喉等部位出血吞咽后呕出或呼吸道疾病引起的咯血，不属呕血，应当加以区别。

二、病因

以呼吸系统和循环系统疾病为主。

（一）支气管疾病

多见于支气管扩张症、支气管肺癌、支气管内膜结核、慢性支气管炎等；少见的有支气管腺瘤、支气管结石等。

（二）肺部疾病

常见于肺结核、肺炎、肺脓肿等；其次是肺梗死、肺吸虫等。肺结核咯血原因有毛细血管通透性增高，血液渗出，空洞内小动脉瘤破裂或继发的结核性支气管扩张形成的小动静脉瘘破裂；前者咯血较少，后者可引起致命性大咯血。

（三）循环系统疾病

主要是二尖瓣狭窄，其次为房间隔缺损、动脉导管未闭等先天性心脏病并发肺动脉高压。二尖瓣狭窄咯血原因有肺淤血致肺泡壁或支气管内膜毛细血管破裂，黏膜下层支气管静脉曲张破裂，肺水肿致血液渗漏到肺泡腔或并发出血性肺梗死。其咯血各有特点：小量咯血或痰中带血、大咯血、咯粉红色浆液泡沫样血痰或黏稠暗红色血痰。

（四）其他

血液病（如血小板减少性紫癜、白血病、再生障碍性贫血）、急性传染病（如流行性出血热、肺型钩端螺旋体病）、风湿病（如贝赫切特病、结节性多动脉炎、Wegener肉芽肿）、肺出血肾炎综合征等均可因出凝血机制障碍与血管炎性损坏而有咯血。子宫内膜异位症则因异位子宫内膜周期性增生脱落，定期咯血。

三、临床表现、伴随症状及临床意义

（一）临床表现

1.年龄　青壮年咯血多见于肺结核、支气管扩张症与风心病二尖瓣狭窄，40岁以上有长期大量吸烟史者，应高度警惕肺癌。

2.咯血量　日咯血量<100mL者为小量，100~500mL为中等量，>500mL（或一次300~500mL）为大量。大量咯血主要见于肺结核空洞、支气管扩张症和慢性肺脓肿，肺癌咯血特点是持续或间断痰中带血；慢性支气管炎咳嗽剧烈时，可偶有血性痰。

（二）伴随症状及临床意义

注意询问是否伴有发热、胸痛、咳痰情况和其他部位出血倾向等。

1.咯血伴发热　见于肺结核、肺炎、肺脓肿、流行性出血热等。

2.咯血伴胸痛　见于肺炎球菌肺炎、肺梗死等。

3.咯血伴脓痰　见于肺脓肿、支气管扩张症、空洞性肺结核并发感染等；部分支气管扩张症表现反复咯血而无脓痰，称干性支气管扩张。

4.痰血伴剧烈呛咳　见于肺癌、支原体肺炎。

5.咯血伴皮肤黏膜出血　应考虑血液病、流行性出血热、肺型钩端螺旋体病、肺血管炎等。

6.咯血伴黄疸　除钩端螺旋体病外，需注意肺炎球菌肺炎、肺梗死。

四、鉴别诊断

咯血需与口腔、鼻、咽部出血或消化道出血所致呕血进行区别。

咯血与呕血鉴别要点详见表 1-5-1。

表 1-5-1 咯血与呕血的鉴别要点

	咯血	呕血
病因	肺结核、支气管扩张症、肺炎、肺脓肿、肺癌、二尖瓣狭窄	消化性溃疡、肝硬化、急性糜烂性胃炎、胆管出血
出血前症状	咽喉痒、胸闷、咳嗽	上腹不适、恶心、呕吐
出血方式	咯出	呕出、可喷吐而出
血色	鲜红	棕黑、暗红、有时鲜血
血中混合物	泡沫、痰	胃液、食物残渣
酸碱性	碱性	酸性
黑便	除非咽下，否则没有	有，量多则为柏油样，呕血停止后仍持续数日
出血后痰性状	痰血数日	无痰

五、治疗

咯血急诊治疗的目的是：①制止出血；②预防气道阻塞；③维持患者的生命功能。

1.一般疗法

（1）镇静、休息和对症治疗。

（2）中量咯血者，应定时测量血压、脉搏、呼吸。鼓励患者轻微咳嗽，将血液咯出，以免滞留于呼吸道内。为防止患者用力大便，加重咯血，应保持大便通畅。对大咯血伴有休克的患者，应注意保温。对有高热患者，胸部或头部可置冰袋，有利降温止血。须注意患者早期窒息迹象的发现，做好抢救窒息的准备。大咯血窒息时，应立即体位引流，尽量倒出积血，或用吸引器将喉或气管内的积血吸出。

2.大咯血的紧急处理

（1）保证气道开放。

（2）安排实验室检查：包括全血计数、分类及血小板计数，血细胞容积测定，动脉血气分析，凝血酶原时间和不完全促凝血激酶时间测定，X 光胸片检查。

（3）配血：在适当时间用新鲜冰冻血浆纠正基础凝血病。

（4）适当应用止咳、镇静剂：如用硫酸可待因，每次 30mg，肌注，每 3~6h 一次，以减少咳嗽。用安定以减少焦虑，每次 10mg，肌注。

（5）应用静脉注射药物：慢性阻塞性肺疾患者用支气管扩张剂；如有指征，用抗生素。

3.止血药的应用

（1）垂体后叶素是大咯血的常用药。

（2）普鲁卡因用于大量咯血不能使用垂体后叶素者。

（3）安络血。

（4）维生素 K。

4.紧急外科手术治疗。

5.支气管镜止血。

（刘江辉）

第七节 呼吸困难

一、定义

呼吸困难是指患者主观上有空气不足或呼吸费力的感觉，而客观上表现为呼吸频率、深度及节律的改变，患者用力呼吸，可见辅助呼吸肌参与呼吸运动，严重者可呈端坐呼吸甚至发绀。

二、常见原因

呼吸运动的任何一个环节发生障碍都会导致呼吸困难，具体原因如下。

（一）呼吸系统疾病

1.气道阻塞 支气管哮喘、慢性阻塞性肺气肿及喉、气管与支气管的炎症、水肿、肿瘤或异物所致狭窄或梗阻。

2.肺脏疾病 如肺炎、肺脓肿、肺淤血、肺水肿、弥漫性肺间质纤维化、肺不张、肺栓塞、细支气管肺泡癌、急性呼吸窘迫综合征等。

3.胸廓疾患 如严重胸廓畸形、气胸、大量胸腔积液和胸部外伤等。

4.神经肌肉疾病 如脊髓灰质炎病变及颈髓、急性炎症性脱髓鞘性多发性神经病（格林-巴利综合征）和重症肌无力累及呼吸肌，药物导致呼吸肌麻痹等。

5.膈运动障碍 如膈麻痹、高度鼓肠、大量腹水、腹腔巨大肿瘤、胃扩张和妊娠末期。

（二）循环系统疾病

各种原因所致的心力衰竭、心包积液。

（三）中毒

如尿毒症、糖尿病酮症酸中毒、吗啡中毒、亚硝酸盐中毒和一氧化碳中毒等。

（四）血液病

如重度贫血、高铁血红蛋白血症和硫化血红蛋白血症等。

（五）神经精神因素

如颅脑外伤、脑出血、脑肿瘤、脑及脑膜炎症致呼吸中枢功能障碍，精神因素所致呼吸困难，如癔症。

三、临床常见类型与特点

（一）肺源性呼吸困难

肺源性呼吸困难系呼吸系统疾病引起的通气、换气功能障碍。导致缺氧和/或二氧化碳潴留。临床上分为两种类型。

1.吸气性呼吸困难 特点是吸气费力，重者由于呼吸肌极度用力，胸腔负压增大，吸气时胸骨上窝、锁骨上窝和肋间隙明显凹陷，称"三凹症"（三只是一个表明多的数字），常伴有干咳及高调吸气性喉鸣。

发生机制是各种原因引起的喉、气管、大支气管的狭窄与梗阻，如急性喉炎、喉水肿、喉痉挛、白喉、喉癌、气管肿瘤气管异物或气管受压（甲状腺肿大、淋巴结肿大或主动脉瘤压迫）等。

2.呼气性呼吸困难　特点是呼气费力，呼气时间延长而缓慢，常伴有哮鸣音。发生机制是肺泡弹性减弱和/或小支气管狭窄阻塞。常见于支气管哮喘、喘息型慢性支气管炎、慢性阻塞性肺气肿等。

（二）心源性呼吸困难

主要由左心和/或右心衰竭引起，两者发生机制不同，左心衰竭所致呼吸困难较为严重。

1.左心衰竭　发生机制为：①肺淤血使气体弥散功能降低；②肺泡张力增高，刺激牵张感受器，通过迷走神经反射兴奋呼吸中枢；③肺泡弹性减退，扩张与收缩能力降低，肺活量减少；④肺循环压力升高对呼吸中枢的反射性刺激。

左心衰竭所致呼吸困难的特点是活动时出现或加重，休息时减轻或缓解，仰卧加重，坐位减轻。因坐位时下半身回心血量减少，减轻肺淤血的程度；同时坐位时膈位置降低，运动加强，肺活量可增加 10%~30%，因此病情较重患者，常被迫采取端坐呼吸体位。

急性左心衰竭时，常出现阵发性夜间呼吸困难。其发生机制为：①睡眠时迷走神经兴奋性增高，冠状动脉收缩，心肌供血减少，降低心功能；②仰卧位时肺活量减少，下半身静脉回心血量增多，致肺淤血加重。发作时，患者突感胸闷气急而惊醒，被迫坐起，惊恐不安。轻者数分钟至数十分钟后症状逐渐消失，重者气喘、发绀、出汗，有哮鸣音，咳粉红色泡沫样痰，两肺底部有湿性啰音，心率加快。此种呼吸困难又称为心源性哮喘，常见于高血压性心脏病、冠心病、风湿性心脏瓣膜病、心肌炎、心肌病等。

2.右心衰竭　发生机制为：①右心房与上腔静脉压升高，刺激压力感受器反射地兴奋呼吸中枢；②血氧含量减少，酸性代谢产物增多，刺激呼吸中枢；③淤血性肝大、腹水和胸腔积液，使呼吸运动受限。临床上主要见于慢性肺心病。

（三）中毒性呼吸困难

在尿毒症、糖尿病酮症酸中毒和肾小管酸中毒时，血中酸性代谢产物增多，强烈刺激呼吸中枢，出现深而规则的呼吸，可伴有鼾声，称为酸中毒大呼吸（Kussmaul 呼吸）。急性感染和急性传染病时，体温升高及毒性代谢产物的影响，刺激呼吸中枢，使呼吸频率增加。某些药物和化学物质中毒如吗啡类、巴比妥类药物、有机磷中毒时，呼吸中枢受抑制，致呼吸变缓慢，可表现呼吸节律异常和 Cheyne-Stokes 呼吸或 Biots 呼吸。

（四）血源性呼吸困难

重度贫血、高铁血红蛋白血症或硫化血红蛋白血症等，因红细胞携氧量减少，血氧含量降低，致呼吸变快，同时心率加速。大出血或休克时，因缺血与血压下降，刺激呼吸中枢，也可使呼吸加速。

（五）神经精神性（呼吸中枢性）呼吸困难

重症颅脑疾患如颅脑外伤、脑出血、脑炎、脑膜炎、脑脓肿及脑肿瘤等，呼吸中枢因受增高的颅内压和供血减少的刺激，合呼吸变慢而深，并常伴有呼吸节律的异常，如呼吸遏制、双吸气等。

叹息样呼吸患者自述呼吸困难，但并无呼吸困难的客观表现，偶然出现一次深大吸气，伴有叹息样呼气，在叹息之后自觉轻快，属于神经官能症表现。

四、呼吸困难的临床意义

呼吸困难涉及多种病因，诊断时需详细询问病史，进行全面查体，同时进行必要的化验检查及特殊器械检查。呼吸困难的伴随症状对于病因诊断具有较大价值。

1.发作性呼吸困难伴有哮鸣音　见于支气管哮喘、心源性哮喘。

2.骤然发生的严重呼吸困难　见于急性喉水肿、气管异物、大块肺栓塞、自发性气胸等。

3.呼吸困难伴一侧胸痛　见于大叶性肺炎、急性渗透出性胸膜炎、肺梗死、自发性气胸、急性心肌梗死、支气管肺癌等。

4.呼吸困难伴发热　见于肺炎、肺脓肿、肺结核、胸膜炎、急性心包炎、神经系统疾病（炎症、出血）、咽后壁脓肿等。

5.呼吸困难伴有咳嗽、脓痰　见于慢性支气管炎、阻塞性肺气肿并发感染、化脓性肺炎、肺脓肿等；伴大量泡沫样痰，见于急性左心衰竭和有机磷中毒。

6.呼吸困难伴昏迷　见于脑出血、脑膜炎、休克型肺炎、尿毒症、糖尿病酮症酸中毒、肺性脑病、急性中毒等。

五、治疗方法

1.治疗呼吸困难的根本在于治疗原发病。在严重急性呼吸困难可能危及生命时，应首先保持气道通畅，吸氧，尽量保证机体的氧气供应。

2.病因治疗　积极的病因治疗是综合治疗的基础，如肺炎、肺脓肿等应积极抗感染治疗；心力衰竭时应积极强心、利尿、扩张血管治疗；严重贫血时可以输血和改善血液的携氧能力，根据病情合理纠正酸中毒等。

3.去除诱因　慢性阻塞性肺病者应控制呼吸道感染，体力活动引起心力衰竭发作的则要限制活动强度，必要时卧床休息，根据患者的心肾功能调整输液速度和输液量。

4.通畅气道　采取祛痰、吸痰等措施清除气道分泌物，去除气管内异物，解除呼吸困难。

（刘江辉）

第八节　紫绀

一、概念

狭义紫绀是指血液中还原血红蛋白增多，致皮肤、黏膜呈青紫颜色；广义上还包括少数因异常血红蛋白所致青紫。观察部位：皮肤较薄、色素较少和血流丰富处，如唇、舌、颊部、鼻尖与甲床。

二、发生机制

无论何种原因导致气体交换障碍，致血红蛋白氧合作用减低或心内及大血管之间存在右→左分流，使动脉血中还原血红蛋白含量增多，>50g/L（50g/100mL）；或末梢血流缓慢、瘀滞，使氧合血红蛋白被组织过多摄氧，还原血红蛋白增多，均可出现青紫。

因此，重度及极重度贫血（Hb<60g/L 者），即使重度缺氧，亦难见发绀。具体分度见表1-8-1。

表 1-8-1 贫血分度

	轻度贫血	中度贫血	重度贫血	极重度贫血
Hb（g/L）	>90	90~60	59~30	<30
RBC（×10^{15}/L）	4.0~3.0	3.0~2.0	2.0~1.0	<1.0

记忆技巧：Hb/30＝RBC

三、分类与临床表现

（一）血中还原血红蛋白增多

1.中心性发绀　特点是发绀分布于周身皮肤黏膜，皮肤温暖。又可分为两种。

（1）心性混血性发绀：见于有右→左分流的先心病如法洛四联症，其发绀产生是静脉血未经肺氧合即经异常通道分流混入体循环动脉血中。

（2）肺性发绀：见于各种严重呼吸系疾病，如呼吸道（喉、气管、支气管）阻塞、肺实质与间质疾病（肺炎、阻塞性肺气肿、弥漫性肺间质纤维化和心源性与非心源性肺淤血、肺水肿）、胸膜疾病（大量胸腔积液、气胸、严重胸膜肥厚）及肺血管疾病（如原发性肺动脉高压）等。其发生机制是肺活量降低，肺泡通气减少、肺通气/血流比例失调与弥散功能障碍，使肺氧合作用不足。

2.周围性发绀　特点是发绀见于肢体末梢与下垂部位（如肢端、耳垂、鼻尖）、皮温低，经按摩、加温可消失。又可分为两种。

（1）淤血性发绀：（体循环淤血）见于右心衰竭、缩窄性心包炎、局部静脉病变（上腔静脉综合征、血栓性静脉炎、下肢静脉曲张）等，发生机制是体循环（静脉）淤血、周围血流缓慢，氧被过多摄取。

（2）缺血性发绀：动脉供血不足：见于严重休克，或血栓闭塞性脉管炎、雷诺病、肢端发绀症、严重受寒等。原因，前者为心输出量减少，有效循环血容量不足，周围血管收缩、组织血流灌注不足、缺氧；后者是肢体动脉阻塞或小动脉强烈痉挛收缩所致。

3.混合性发绀　上述两类发绀并存，见于全心衰竭。

（二）异常血红蛋白

1.高铁血红蛋白血症　血红蛋白血症血红蛋白分子中的二价铁被三价取代即失去氧合能力，当血中高铁蛋白量达 30g/L（3.0g/100mL）时，即可发绀，其特点是急骤出现，暂时性，病性严重，氧疗无效，静脉血深棕色，接触空气不能转为鲜红，而静注亚甲蓝或大量维生素 C 可使发绀消退。

发生原因：①多为药物或化学物质（如伯氨喹、次硝酸铋、磺胺类、苯丙砜、硝基苯、苯胺等）中毒，"肠源性发绀症"即是因大量进食含有工业亚硝酸盐的变质蔬菜所致；②先天性高铁血红蛋白血症，患者自幼即有发绀，而无心、肺疾病及引起异常血红蛋白的其他原因。

2.硫化血红蛋白血症　此症很少见，硫化血红蛋白不存在于正常红细胞中。在便秘（因屎中含有硫化物）或服用硫化物条件下，凡能引起高铁血红蛋白血症的药物或化学物质，均能引起本症。特点是发绀持续时间长达数月或更长，血液呈蓝褐色，分光镜检查可以确定。

四、伴随症状及临床意义

1.发绀伴呼吸困难 见于重症心肺疾病、急性呼吸道梗阻和大量气胸等。高铁血红蛋白血症和硫化血红蛋白血症虽有明显发绀，但无呼吸困难。

2.发绀伴杵状指（趾） 主要见于发绀型先心病和重症肺化脓症。

3.急速发生的发绀伴意识障碍 见于药物或化学物质中毒休克和急性重症肺部感染。

五、鉴别诊断

（一）中心性发绀

此类发绀的特点表现为全身性、除四肢及颜面外，也累及躯干和黏膜的皮肤，但受累部位的皮肤是温暖的。发绀的原因多由心、肺疾病引起呼吸功能衰竭、通气与换气功能障碍、肺氧合作用不足导致 SaO_2 降低所致。一般可分为：

1.肺性发绀 即由于呼吸功能不全、肺氧合作用不足所致。常见于各种严重的呼吸系统疾病，如喉、气管、支气管的阻塞、肺炎、阻塞性肺气肿、弥漫性肺间质纤维化、肺淤血、肺水肿、急性呼吸窘迫综合征、肺栓塞、原发性肺动脉高压等。

2.心性混合性发绀 由于异常通道分流，使部分静脉血未通过肺循环进行氧合作用而人体循环动脉，如分流量超过心输出量的1/3，即可出现发绀。常见于发绀型先天性心脏病，如 Fallot 四联症、Eisenmenger 综合征等。

（二）周围性发绀

此类发绀常由于周围循环血流障碍所致。其特点表现在发绀常出现于肢体的末端与下垂部位。这些部位的皮肤是冷的，但若给予按摩或加温，使皮肤转暖，发绀可消退。此特点亦可作为与中心性发绀的鉴别点。此型发绀可分为：

1.淤血性周围性发绀 常见于引起体循环淤血、周围血流缓慢的疾病，如右心衰竭、渗出性心包炎心包填塞、缩窄性心包炎、血栓性静脉炎、上腔静脉阻塞综合征、下肢静脉曲张等。

2.缺血性周围性发绀 常见于引起心排出量减少的疾病和局部血流障碍性疾病，如严重休克、暴露于寒冷中和血栓闭塞性脉管炎、雷诺（Raynaud）病、肢端发绀症、冷球蛋白血症等。

（三）混合性发绀

中心性发绀与周围性发绀同时存在，可见于心力衰竭等。

六、处理

要迅速找出产生紫绀的病因，及时地给予治疗。对紫绀本身的治疗方法有以下几种。

1.可注射呼吸中枢兴奋药，以提高呼吸功能，如可拉明 0.375g、山莨菪碱 5~10mg、野靛碱 1.5mg 或回苏灵 8mg 肌内注射。

2.给患者吸氧以促进血红蛋白的氧合。

3.保持呼吸道的畅通，使空气能够进入肺里和血红蛋白接触，如用支气管扩张药，氨茶碱 0.1g，3 次/日、麻黄素 25mg，3 次/日或异丙肾上腺素 10mg 舌下含用，3 次/日，吸除痰液等，必要时进行人工呼吸、气管插管术或气管切开术抢救。

4.变性血红蛋白病的紫绀可用 1%彩美蓝溶液静脉注射（剂量是每千克体重用 1~2mg）或静脉注射维生素 C；针刺人中、合谷、印堂、涌泉等穴；紫苏、藿香各 50g，煎服。

（刘江辉）

第九节　胸痛

一、定义

胸痛主要是胸部疾病所引起，少数为其他部位的病变所致。因痛阈个体差异性大，故胸痛的程度与原发疾病的病情轻重并不完全一致。

二、原因

1.胸壁疾病　如急性皮炎、皮下蜂窝组织炎、带状疱疹、非化脓性肋软骨炎、肌炎流行性肌炎、肋间神经炎、肋骨骨折、多发性骨髓瘤、白血病神经压迫或浸润等。其特点为疼痛部位固定，局部有压痛。

2.心脏与大血管疾病　如心绞痛、急性心肌梗死、心肌病、急性心包炎、二尖瓣或主动脉瓣的病变、胸主动脉瘤、主动脉窦动脉瘤、肺梗死、心脏神经官能症等。

3.呼吸系统疾病　如胸膜炎、胸膜肿瘤、自发性气胸、支气管炎、肺癌等。

4.纵隔疾病　如纵隔炎、纵隔脓肿、纵隔肿瘤等。

5.其他　如食管炎、食管癌、食管裂孔疝、膈下脓肿、肝脓肿、脾梗死等（膈肌周围组织）。

三、临床表现

（一）发病年龄

青壮年胸痛，应注意胸膜炎、自发性气胸、心肌病、风湿性心脏病；在老年人则应注意心绞痛与心肌梗死。

（二）胸痛部位

胸壁的炎症性病变，局部可有红、肿、痛、热表现。带状疱疹是成簇的水泡沿一侧肋间神经分布伴神经痛，疱疹不超过体表中线。非化脓性肋骨软骨炎多侵犯第一、二肋软骨，呈单个或多个隆起，有疼痛但局部皮肤无红肿表现。食管及纵隔病变，胸痛多在胸骨后。心绞痛及心肌梗死的疼痛多在心前区及胸骨后或剑突下；自发性气胸、胸膜炎及肺梗死的胸痛多位于患侧的腋前线及腋中线附近。

（三）胸痛性质

带状疱疹呈刀割样痛或灼痛。食管炎则多为烧灼痛。心绞痛呈绞窄性并有窒息感，心肌梗死则痛更剧烈而持久并向左肩和左臂内侧放射。干性胸膜炎常呈尖锐刺痛或撕裂痛。肺癌常有胸部闷痛。肺梗死则表现突然的剧烈疼痛、绞痛，并伴有呼吸困难与发绀。

（四）影响胸痛因素

劳累、过强体力活动，精神紧张可诱发心绞痛发作，应用硝酸甘油片，可使心绞痛缓解而心肌梗死则无效。胸膜炎及心包炎的胸痛则可因用力呼吸及咳嗽而加剧。

反流性食管炎的胸骨后烧灼痛，在服用抗酸剂的促动力药物（如多潘立酮等）后可减轻或消失。

四、临床意义

对以胸痛为主诉而就医的患者，应详细询问病史，尤应注意上述的发病年龄、胸痛部位、胸痛性质以及胸痛的诱发和缓解因素，同时应当询问与胸痛所伴随的其他临床症状，如胸痛伴吞咽困难者提示食管疾病（如反流性食管炎）；胸痛伴有咳嗽或咯血者提示为肺部疾病，可能为肺炎、肺结核或肺癌；胸痛伴呼吸困难者提示肺部较大面积病变，如大叶性肺炎或自发性气胸、渗出性胸膜炎以及过度换气综合征等。

五、鉴别诊断

急性胸痛患者是急诊内科最常见的患者群，约占急诊内科患者的 5%~20%，三级医院约占 20%~30%。国外报道 3%急诊诊断为非心源性胸痛患者在 30 天内发生恶性心脏事件；而把预后良好的非心源性胸痛误诊为严重的心源性胸痛则会造成不必要的心理压力和经济损失。在各种胸痛中需要格外关注并迅速判断的是高危的胸痛患者，包括急性冠脉综合征、主动脉夹层、肺栓塞和张力性气胸等患者。

（一）急性冠脉综合征（20min 确诊）

急性冠脉综合征（ACS）是以冠状动脉粥样硬化斑块不稳定为基本病理生理特点，以急性心肌缺血为共同特征的一组综合征，包括不稳定心绞痛（UA）、非 ST 段抬高心肌梗死和 ST 段抬高心肌梗死。对于怀疑 ACS 患者，应该在患者到达急诊室 10min 内完成初步评价。20min 确立诊断：首先获取病史、体格检查、12 导联心电图和初次心脏标记物检测，将这些结果结合起来，判断患者是否确定有 ACS。对于怀疑 ACS，而其最初 12 导联心电图和心脏标记物水平正常的患者，15min 复查 ECG。症状发作后 6h，可再次做心脏标记物检查。

诊断 ST 段抬高心肌梗死需满足下列标准中的两项或两项以上。典型胸痛（心绞痛）持续时间 20min 以上；心电图两个或两个以上相连导联 ST 弓背向上抬高并且有动态变化；心肌坏死的生化标记物（CK、CKMB、肌钙蛋白等）动态演变。诊断一旦确立，早期再灌注治疗是改善心室功能和提高生存率的关键。治疗的目标是在数小时内开通闭塞的冠状动脉，实现和维持心肌水平的血流再灌注。

ST 段不抬高的急性冠脉综合征治疗的目的是在数小时至数日内稳定已破裂的斑块病变，使破裂的斑块逐渐愈合，变成稳定病变；处理危险因素（高血压、高血脂、吸烟和糖尿病），防止进一步发生斑块破裂。根据病史典型的心绞痛症状、典型的缺血性心电图改变（新发或一过性 ST 段压低≥0.1mV，或 T 波倒置≥0.2mV）以及心肌损伤标记物（cTnT、cTnI 或 CK-MB）测定，可以作出不稳定心绞痛与非 ST 段抬高心肌梗死诊断。

对于强化治疗基础上仍反复缺血发作、肌钙蛋白升高、ST 段压低、胸痛时心功能不全症状或体征、负荷试验阳性、UCG EF<0.40、血流动力学不稳定、持续性室性心动过速、6 个月内 PCI、CABG 术后等高危患者应该采用早期介入策略。同时，对不稳定心绞痛与非 ST 段抬高心肌梗死也应该早期给予强化的他汀类降脂治疗，并进行冠心病的二级预防。

（二）主动脉夹层（CT 扫描可确诊）

主动脉夹层是指主动脉内膜撕裂，血液经裂口入主动脉壁，使中层从外膜剥离，其死亡率很高。临床上常表现为撕裂样疼痛，且有血管迷走样反应，休克。有时夹层撕裂的症状与急性闭塞的动脉相关如脑卒中，心肌梗死或小肠梗死，到脊髓的血供受影响引起下肢轻瘫或截瘫，肢体缺血，这些表现类似动脉栓塞。主动脉 CT 扫描等影像学检查可以确立诊断。

主动脉夹层诊断一旦确立，应尽早开始药物治疗：积极给予镇静和镇痛治疗；迅速控制血压，通常联合应用硝普钠和β-阻滞剂，目标是将血压降到能维持足够的脑、心、肾的血流灌注的最低血压水平；控制心率和减慢左室收缩的速率，通常使用β受体阻滞剂。此外，所有主动脉近端的急性夹层撕裂均有手术指征，应该尽早手术。

（三）肺栓塞（特异性心电图助诊断）

急性肺动脉血栓栓塞（PE）首发表现为低氧血症。较大面积肺栓塞常见的临床表现有严重的呼吸困难，呼吸增快，胸痛，发绀，低氧血症甚至出现晕厥。肺栓塞急性期发病率、误诊率及病死率颇高，发病 1h 内猝死 11%，总死亡率为 32%。当怀疑急性肺栓塞时要及时做心电图（其形态为 SIQIIITIII倒置型，特征性改变为急性右心室负荷），抽血查 D-二聚体，做二维超声心动图和肺增强螺旋 CT 等检查。

大块肺栓塞，有血流动力学不稳定者可以考虑溶栓、外科手术取栓或者介入导管碎栓。对虽然抗凝治疗仍反复出现栓塞或有抗凝禁忌的患者，可以考虑安装下腔静脉滤器。

（四）张力性气胸（临床症状较典型）

张力性气胸则指受伤组织形成活瓣，空气"只进不出"，可严重危及心肺功能。临床上患者通常首先出现突发而剧烈的胸痛，呼吸困难，偶尔有干咳。疼痛可放射至同侧肩部，对侧胸部或腹部，可类似于急性冠脉综合征或急腹症。体征可以出现叩诊鼓音，语颤减弱或消失，患侧运动减弱。纵隔移位可表现为心脏浊音及心尖搏动移向健侧，呼吸音明显减低或消失。胸部 X 线显示肺外周部分空气、无肺纹理可以确诊。治疗上迅速排除空气是挽救生命的措施。

还有很多疾病也能引起胸痛，包括心包炎、大叶性肺炎、反流性食管炎、胸膜炎、纵隔肿瘤、膈疝、颈椎病、肋软骨炎、肋间神经痛、带状疱疹等，相对于前述疾病，它们属于低危胸痛。准确识别这些患者，把他们分流到门诊处理，可以节约有限的医疗资源，同时也避免对这些患者造成不必要的心理压力。

六、治疗

1.卧床休息，采取自由体位，如为胸膜炎所致者，朝患侧卧可减轻疼痛。

2.局部热敷。

3.口服止痛药物，可选用阿司匹林 0.3~0.6g，每日 3 次；扑热息痛 0.25~0.5g，每日 3 次，或消炎痛 25mg，每日 3 次。若加用安定 5mg，每日 3 次，效果更好。

4.若疑为心绞痛者，可舌下含服硝酸甘油或消心痛 5~10mg 或速效救心丸 10~14 粒。

5.心电图和 X 线检查确诊针对病因治疗。

（刘江辉）

第十节　心悸

一、定义

心悸（palpitation）指患者自觉心中净动，甚至不能自主的一类症状。发生时，患者自觉心跳快而强，并伴有心前区不适感。

二、病因

引起心悸的原因很多，大体可见于以下几类疾病。

1.心血管疾病常见于各种类型的心脏病，如心肌炎、心肌病、心包炎、心律失常及高血压等。

2.非心血管疾病常见于贫血、低血糖、大量失血、高热、甲状腺功能亢进症等疾病以及胸腔积液、气胸、肺部炎症、肺不张、腹水、肠梗阻、肠胀气等；还可见于应用肾上腺素、异丙肾上腺素、氨茶碱、阿托品等药物后出现的心悸。

3.神经因素自主神经（植物神经）功能紊乱最为常见，神经衰弱、更年期综合征、惊恐或过度兴奋、剧烈运动后均可出现心悸。

三、诊断和鉴别诊断

（一）诊断

本病的诊断需要排除器质性心脏病。另外还须注意本病有时伴随器质性心脏病，诊断时必须根据病史、临床表现及实验室检查等进行详细的分析、判断，以了解器质性心脏病的严重程度以及心脏神经官能症所占据的成分。

1.病史　心悸是许多疾病的一个共同表现，其中有一部分心悸的患者并无器质性病变，因而病史对于心悸的诊断尤为重要。如应仔细询问患者心悸的发生是否与体力活动、精神状态以及应用药物等因素有关。若心悸常在轻度体力活动后产生，则病变多为器质性的，应进一步询问既往有无器质性心脏病的病史，若心悸发生在剧烈运动之后，或在应用阿托品等药物之后，则为机体的一种生理反应。另外，心悸发作时间的长短也与病因有关。如突然发生的心悸在短时间内很快消失，但易反复发作，则多与心律失常有关，此时应详细追问心悸发作当时患者的主观感觉，如有无心跳过快、过慢或不规则的感觉，是否伴有意识改变及周围循环障碍，以便做出初步的诊断。若患者从幼年时即出现心悸，则多与先天性心血管疾病有关。

详细询问病史除对病因有一个初步判断外，还可以了解患者有无其他官能性诉述或表现，对以后的治疗也有很大的帮助。

2.体格检查　询问完病史之后，就应有针对性地进行体格检查。如怀疑患者有器质性心脏病时，应重点检查心脏有无病理性体征，即有无心脏杂音、心脏增大以及心律改变等，有无血压增高、脉压增大、水冲脉等心脏以外的心脏病体征。患者的全身情况如精神状态、体温、有无贫血、多汗及甲状腺肿大等也应仔细检查，避免遗漏。

3.实验室检查　若怀疑患者有甲状腺功能亢进、低血糖或嗜铬细胞瘤等疾病时可进行相关的实验室检查，如测定血清 T_3、T_4、甲状腺吸碘率、血糖、血尿儿茶酚胺等。怀疑贫血时可查血常规，必要时可进行骨髓穿刺检查骨髓涂片，以进一步明确病因。

4.器械检查　器械检查中最重要的是心电图检查，且方便、快捷，患者无痛苦。心电图检查不仅可以发现有无心律失常，还可以发现心律失常的性质。若静息时心电图未发现异常，可嘱患者适当运动，或进行 24h 动态心电图监测。对于怀疑有器质性心脏病的患者，为进一步明确病因，还可进行心脏多普勒超声检查，以了解心脏病变的性质及严重程度。

（二）鉴别诊断

1.心律失常

（1）过早搏动：过早搏动简称为早搏，分为房性、交界性和室性早搏三种，是临床上引起心悸最常见的原因。正常人中有相当一部存在早搏，常在情绪激动、劳累、消化不良、过度吸烟、饮酒及饮用大量刺激性饮料后诱发，常以心悸而就诊，心电图检查有时不易发现，动态心电图检查有助于诊断。器质性心脏病患者较易出现早搏，多发生于运动后，且较多表现为频发早搏，如频发室性早搏形成二联律、三联律，或出现多源性及多形性早搏。

早搏发生时患者常感觉突然心跳增强或心跳暂停，自己摸脉搏时突然漏跳一次。听诊发现心律不规则，第一心音多增强，早搏之后有长的间歇。

（2）心动过速：心动过速中常见的为阵发性心动过速，其特点为突然发作、突然中止，可持续数秒至数天不等，心律一般为规则的、快速的，心率常在 160~220 次/min 之间。发作可由情绪激动、饱餐、疲劳等因素引起，亦可无明显诱因。其症状轻重与发作时心室率的快慢及持续时间的长短、原发病的严重程度有关，轻者仅表现为心悸，重者还可出现烦躁、晕厥、心绞痛，甚至发生心力衰竭与休克。

阵发性心动过速包括室上性和室性两种。前者常见于无器质性心脏病者，用压迫眼球或颈动脉窦的方法可使其中止发作；而后者多见于器质性心脏病患者，且上述方法无效，但明确的诊断有赖于心电图检查。

另外，快速型心房颤动也较为常见，多发生于器质性心脏病的基础上。患者主要表现为明显的心悸，可发生心力衰竭，听诊心律极不规则，第一心音强弱不一，脉搏短绌。心电图表现为窦性 P 波消失，代之以形态不一、频率不等的细小的锯齿波，心室率极不规则。

（3）心动过缓：当心率过慢时也可以出现心悸，如病态窦房结综合征和高度房室传导阻滞，诊断主要依靠心电图。

2.高动力循环状态引起心脏收缩增强而产生的心悸

（1）生理性：这一类因素较易发现，如刚刚进行过剧烈运动、有大量吸烟、饮酒史，或有应用阿托品、氨茶碱、肾上腺素等药物史。一般情况下上述诱因去除后患者很快恢复正常。心电图及其他检查均正常，诊断不难成立。

（2）病理性：①发热：当患者体内存在某种致病菌感染时，随着体温的升高，心率往往也相应增快。此时患者可出现心悸乏力等症状，但随着感染的控制及体温的回落，心悸可慢慢消失。这类心悸的出现并不代表心脏的异常，心电图检查除心率较快外，并无其他异常；②贫血：各种原因所致的贫血，若红细胞数目在每立方毫米 300 万以下、血红蛋白在 70g/L 以下时，均可出现心悸。查体可见患者面色苍白，呈贫血貌，心率增快，心音增强，心尖部及肺动脉瓣区可闻及收缩期杂音，亦可出现毛细血管搏动、水冲脉等周围血管征。实验室查示红细胞、血红蛋白明显降低；③甲状腺功能亢进：甲状腺功能亢进的患者由于基础代谢率增高和交感神经功能亢进，常常出现心率加快、心搏增强，且早搏和心房颤动也易出现，因而患者常感心悸，许多患者往往以心悸而就诊。体格检查可发现患者有突眼征、甲状腺肿大，有震颤和杂音，第一心音亢进及心动过速等，本病诊断即可成立。另外，临床上还有一部分患者甲状腺功能亢进的症状和体征均不明显，而仅表现为反复发作的心动过速和心房颤动，此时应进一步测定患者血清甲状腺素或基础代谢率，以免漏诊；④低血糖症：低血糖症中大多数为功能性，女性多见，少部分为糖尿病患者应用大量胰岛素后。患者表现为面色苍白、心悸、多汗、烦躁等，查体发现心率增快、血压偏低，此时抽血测定血糖低于正常，进食后很快症状消失。本病常反复发作，每次持续约 15~20mm，多发生于餐后 2~4h。诊断根据典型的症状，结合血糖测定及进食或静脉注射葡萄糖后很快恢复而确诊；⑤嗜铬细胞瘤：本病主要临床表现为阵发性或持续性血压升高，收缩压往往很高，常达 26.6~40kPa（200~300mmHg），发作时突然出现头痛、心悸、恶心、呕吐、大汗、四肢冰冷等，严重者可发生急性左心衰竭或脑血管意外，表现为阵发性高血压者，一般能早期想到本病的可能，如为持续性血压升高者，须注意和原发性高寒、多汗、心悸、心动过速、烦躁、消瘦、直立性低血压等表现时，尤其是发生于儿童和青年人时，更应考虑到本病，可进一步测定血、尿儿茶酚胺，必要时可进行肾上腺 CT 扫描以协助诊断。

3.器质性心脏病　各种器质性心脏病如风湿性心脏病、高血压性心脏病、冠状动脉粥样硬化性心脏病、心肌病及某些先天性心脏病等疾病的患者在出现心脏扩大、心力衰竭之后，均可出现心悸。诊断时须结合病史、体格检查及一些必要的实验室检查，如怀疑风湿性心脏病时检测血沉、抗链"O"，怀疑冠状动脉粥样硬化性脏病时检测血脂等等，结合超声心动图进行综合判断，对于一些复杂的病例还可进行心导管检查。

4.心脏神经官能症　心脏神经官能症也叫作心血管神经官能症、神经性血循环衰弱症、焦虑性神经官能症等，是以心血管、呼吸和神经系统症状为主要表现的临床综合征。患者无论从临床上还是病理上均无器质性病变，属于功能性病变，但往往临床症状较多。本病多发生于青年女性，年龄在 20~40 岁之间，常有心悸、胸闷、呼吸困难、心前区针刺样疼痛及头疼、失眠、注意力不集中、紧张、四肢麻木等多种表现。体格检查可见心率增快、呼吸加快、心音有力，有时可有脉压增大、水冲脉、枪击音等表现。心电图检查可见窦性心动过速、过早搏动或非特异性 ST 段及 T 波的变化。X 线检查无异常发现。

本病是临床上引起心悸的常见原因之一，由于心电图上有时可出现类似心肌缺血的变化，易误诊为病毒性心肌炎和冠状动脉粥样硬化性心脏病。简单的鉴别诊断方法为普蒂洛尔试验，阳性者支持本病的诊断。另外，病毒性心肌炎患者发病前 2~4 周有一个明显的上呼吸道感染病史，发病 4 周内血清病毒抗体滴度往往增高 4 倍以上，心内膜活检可发现心肌的炎性改变；而冠状动脉粥样硬化性心脏病患者一般年龄较大，多在 50 岁以上，心前区疼痛呈压榨样，或为压迫感，持续时间多在 15min 之内，合服硝酸甘油可缓解。

（刘江辉）

第十一节 呕血

一、定义

呕血是上消化道疾病（指屈氏韧带以上的消化器官，包括食管、胃、十二指肠、空肠上段、肝、胆、胰疾病）或全身性疾病所致的急性上消化道出血，血液经胃从口腔呕出。鼻腔、口腔、咽喉等部位出血吞咽后呕出或呼吸道疾病引起的咯血，不属呕血，应当加以区别。

二、病因

呕血的常见病因如下。

1.食管疾病　食管静脉曲张破裂、食管炎、食管憩室炎、食管癌、食管异物、食管贲门黏膜撕裂、食管炎食管裂孔疝及食管外伤等。大量呕血常为门脉高压所致的食管静脉曲张破裂引起，食管异物戳穿主动脉可造成大量呕血，并常危及生命。

2.胃及十二指肠疾病　最常见为胃及十二指肠溃疡，其次为服用非甾体类消炎止痛药（如阿司匹林、消炎痛等）和应激所引起的急性胃黏膜病变。胃十二指肠息肉、癌、淋巴瘤、平滑肌肉瘤、血管性疾病及十二指肠炎伴糜烂等亦可引起出血。

3.肝、胆管疾病　肝硬化门静脉高压胃底及食管静脉曲张破裂出血，肝恶性肿瘤（如肝癌）、肝脓肿或肝动脉瘤破裂出血，胆囊、胆管结石、胆管寄生虫（常见为蛔虫）、胆囊癌、胆管癌及壶腹癌均可引起出血。大量血液流入十二指肠，可造成呕血。

4.胰腺疾病　急性胰腺炎合并脓肿破裂出血、胰腺癌。

5.血液疾病　血小板减少性紫癜、过敏性紫癜、白血病、血友病、霍奇金病、遗传性毛细血管扩张症、弥散性血管内凝血及其他凝血机制障碍（如应用抗凝药过量）等。

6.急性传染病　流行性出血热、钩端螺旋体病、登革热、暴发型肝炎。

7.其他　尿毒症、结节性多动脉炎、贝赫切特病。

呕血的原因甚多，但以消化性溃疡引起最为常见，其次为胃底或食管静脉曲张破裂，再次为急性胃黏膜病变。当病因未能明确时，也应考虑一些少见疾病，如血友病、原发性血小板减少性紫癜等。

三、临床表现

呕血前常有上腹不适及恶心，随后呕吐出血性胃内容物。呕出血液的颜色，视其出血量的多少及在胃内停留时间的久暂而不同。

出血量多且在胃内停留时间短，则血色鲜红或混有凝血块，或为暗红色；当出血量较少或在胃内停留时间长，则因血红蛋白与胃酸作用形成酸化血红蛋白（hematin），呕吐物可呈咖啡渣样棕褐色。呕血的同时可形成黑便。

成人消化道出血>5mL，可出现大便潜血阳性。出血达 50~70mL 可发生黑便。上消化道短时间内出血达 250~300mL，可以引起呕血。出血量不超过 400mL 循环血容量的减少可很快被肝脾贮血和组织液所补充，并不引起全身症状。出血量超过 400mL，<1000mL 时，常表现为头晕、乏力、出汗、四肢冷、心慌、脉搏快等表现。若出血量达全身血量的 30%~50%（1500~2500mL）即可出现急性周围循环衰竭，表现为脉搏频数微

弱、血压下降、呼吸急促及休克等。血液学改变，最初可不明显，随后由于组织液的渗出及输液等情况，血液被稀释，血红蛋白及红细胞可逐渐减少，故出血早期不能仅根据血液学的改变来判断出血量，血红蛋白测定、红细胞计数及红细胞比容只供估计出血量的参考。

四、治疗

1.绝对卧床休息，取平卧位，或将下肢抬高30°。

2.保持呼吸道通畅，防止呕血时吸入气管内发生窒息。

3.应用止血药物如云南白药0.3~0.6g，每日3次口服。

4.患者烦躁不安、情绪紧张时，可给予镇静剂如安定5~10mg肌注或口服对止血有用。

（刘江辉）

第十二节　便血

一、定义

消化道出血、血液由肛门排出称为便血。便血颜色可呈鲜红、暗红或黑色（柏油便），少量出血不造成粪便颜色改变，需经隐血试验才能确定者，称为隐血便。

二、病因

1.上消化道疾病　视出血量与速度的不同，可表现为便血或黑便。

2.小肠疾病　肠结核病、肠伤寒、急性出血性坏死性肠炎、Crohn病、小肠肿瘤、小肠血管畸形、空肠憩室炎或溃疡、Meckel憩室炎或溃疡、肠套叠等。

3.结直肠疾病　急性细菌性痢疾、阿米巴性痢疾、肠结核、溃疡性结肠炎、Crohn病、结肠息肉及息肉病、结肠癌、缺血性结肠炎、抗菌药物相关性肠炎、憩室炎、放射性肠炎、贝赫切特病、直肠孤立性溃疡、直肠肛门损伤、痔、肛裂、肛瘘等。

4.感染出血　肠伤寒、副伤寒、钩端螺旋体病、流行性出血热、重症肝炎、败血症、血吸虫病、钩虫病等。

5.全身性疾病　白血病、血小板减少性紫癜、过敏性紫癜、血友病、遗传性毛细血管扩张症、维生素C及K缺乏症、肝脏疾病等。

三、临床表现

便血的颜色、性状与出血的部位、出血量、出血速度及在肠道停留的时间有关。上消化道或高位小肠出血在肠内停留时间较长，红细胞破坏后，血红蛋白中的铁在肠道内与硫化物结合形成硫化铁，故粪便呈黑色，更由于附近有黏液而发亮，类似柏油，故又称柏油便。

若短时间（4小时内）出血量超过1000mL，则大便可呈暗红色，易与下消化道出血混淆；低位小肠或右半结肠出血，一般为暗红色或果酱色。若量少、速度慢，在肠道停留时间较长（超过14小时）时，大便亦呈黑色，注意不要误诊为上消化道出血；左半结肠出血，若量多，则呈鲜红色；若量少，停留时间长，则呈暗红色。粪便可全为血液或与粪便混合；血色鲜红不与粪便混合，仅黏附于粪便表面或于排便前后有鲜血滴出或喷射出者，提示为肛门或肛管疾病出血，如痔、肛裂或直肠肿瘤引起的出血；阿米巴性痢疾的粪便多为暗红色果酱样的脓血便；急性细菌性痢疾为黏液脓性鲜血便；急性出血性坏死性肠炎可排出洗肉水血样粪便，并有特殊的腥臭味。

细致观察血性粪便的颜色、性状及气味等对寻找病因及确立诊断有帮助。少量的消化道出血，无肉眼可见的粪便颜色改变者称为隐血便，隐血便需用隐血试验才能确定。可无自觉症状或仅有贫血。

食用动物血、猪肝等也可使粪便呈黑色，但免疫法查大便潜血为阴性。服用铋剂、铁剂、炭粉及中药等药物也可使粪便变黑，但一般为灰黑色无光泽，且隐血试验阴性，可资鉴别。

四、治疗

（一）止血药物

可应用抗纤溶药（如氨甲苯酸）、云南白药、凝血酶（口服或局部用）、巴曲酶等。经直肠镜或乙状结肠镜发现出血病灶，可局部应用止血药物。

（二）内镜下止血

包括直肠镜、乙状结肠镜下或纤维结肠镜下局部药物喷洒、电凝、激光等治疗，可防止造成穿孔。

（三）血管造影介入

经造影导管超选择性动脉灌注血管加压素或栓塞物可以有效止血，对出血原因尚不明确或经药物治疗无效的下消化道出血具有诊断价值。

（四）外科治疗

急诊手术仅用于患者出血量多，且其他治疗方法不能止血时。如诊断明确为结肠癌，应尽可能行择期手术。

（刘江辉）

第十三节 黄疸

一、定义

黄疸为一种常见的临床表现，是由于血清内胆红素浓度增高（高胆红素血症）使巩膜、皮肤、黏膜、体液和其他组织被染成黄色的现象。

正常血清总胆红素浓度为 $1.7~17.1\mu mol/L$，其中一分钟胆红素低于 $3.4\mu mol/L$。如总胆红素为 $34\mu mol/L$，临床上即可发现黄疸；如血清总胆红素超过正常范围而肉眼看不出黄疸，则称为隐性黄疸。

二、胆红素代谢

（一）正常胆红素的代谢

1.胆红素的来源 衰老红细胞所释放的血红蛋白为胆红素的主要来源，占 80%~85%，10%~15%胆红素来自骨髓中未成熟红细胞的血红蛋白（即无效造血），另

1%~5%来自肝的游离血红素及含血红素的蛋白质。正常成人每日生成胆红素总量为340~510μmol/L，平均425μmol/L。

2.胆红素的运输　上述胆红素是游离胆红素，又称非结合胆红素。游离胆红素于血循环中附着于血清蛋白上，形成胆红素-清蛋白复合物，运载到肝。

3.胆红素的摄取　在肝窦内，胆红素被肝细胞微突所摄取，并将清蛋白与胆红素分离，胆红素进入肝细胞后，由胞浆载体蛋白 Y 和 Z 所携带，并转运到光面内质网内的微粒体部分。

4.胆红素的结合　游离胆红素在微粒体内经葡萄糖醛酸转移酶催化，与葡萄糖醛酸基相结合，形成结合胆红素。主要为胆红素葡萄糖醛酸酯，约占结合胆红素总量的75%。

5.胆红素的排泄　可能经高尔基器运输到毛细胆管微突、细胆管、胆管而排入肠道。但无疑是主动转运、限速和耗能过程。结合胆红素进入肠腔后，由肠道细菌脱氢的作用还原为尿胆原，大部分随粪便排出，称为粪胆原；小部分回肠下段或结肠重吸收，通过门静脉血回到肝，转变为胆红素，或未经转变再随胆汁排入肠内，从肠道重吸收的尿胆原，有很多部分进入体循环，经肾排出。

（二）黄疸分类

1.溶血性黄疸

（1）病因和发生机制：凡能引起红细胞大量破坏而产生溶血现象的疾病，都能发生溶血性黄疸：①先天性溶血性贫血；②获得性溶血性贫血。

红细胞大量破坏时，生成过量的非结合胆红素，远超过肝细胞摄取、结合和排泄的限度，同时溶血性贫血引起的缺氧、红细胞破坏释出的毒性物质，均可削弱肝细胞的胆红素代谢功能，使非结合胆红素潴留于血中而发生黄疸。

（2）溶血性黄疸的特征：①巩膜多见轻度黄染，在急性发作时有发热、腰背酸痛，皮肤黏膜往往明显苍白；②皮肤无瘙痒；③有脾大；④有骨髓增生旺盛的表现；⑤血清总胆红素增高，一般不超过85μmol/L，主要为非综合胆红素增高；⑥尿中尿胆原增加而无胆红素，急性发作时有血红蛋白尿，呈酱油色，慢性溶血时尿内含铁血黄素增加，24小时粪中尿胆原排出量增加；⑦在遗传性球形细胞增多时，红细胞脆性增加，地中海贫血时脆性降低。

2.肝细胞性黄疸

（1）病因和发生机制：各种肝病肝细胞广泛损害而引起黄疸。因肝细胞病变，对胆红素摄取、结合和排泄功能发生障碍，以致有相当量的非结合胆红素潴留于血中，同时因结合胆红素不能正常地排入细小胆管，反流入肝淋巴液及血液中，结果发生黄疸。尿内有胆红素，尿胆原的排泄量视肝细胞损害和肝内淤胆的程度而定。

（2）肝细胞性黄疸的特征：①皮肤和巩膜呈浅黄至深金黄色，皮肤有时有瘙痒；②血中非结合和结合胆红素均增高；③尿中胆红素阳性，尿胆原常增加，但在疾病高峰时，因肝内淤胆至尿胆原减少或缺如，同样，粪中尿胆原含量可正常、减少或缺如；④血清转氨酶明显增高；⑤血中肝炎病毒标记物常阳性；⑥肝活组织检查对弥漫性肝病的诊断有重要意义。

3.胆汁淤积性黄疸

（1）病因和发病机制：①肝外阻塞性胆汁淤积：引起胆总管内阻塞的有胆石症、胆管蛔虫、胆管炎、癌肿浸润、手术后胆管狭窄；胆管外阻塞的有壶腹周围癌、胰头癌、肝癌、肝门或胆总管周围淋巴结癌肿转移等引起胆管压迫。阻塞上端的胆管内压力不断增高，胆管逐渐扩大，最后使肝内胆管因胆汁淤积而破裂，胆汁直接或由淋巴液反流入体循环，结果使血中结合胆红素增高；②肝内阻塞性胆汁淤积：包括肝内泥沙样结石、原发性肝癌侵犯肝内胆管或形成癌栓、华支睾吸虫病等；③肝内胆汁淤积：见于病毒性肝炎、药物性黄疸、原发性胆汁硬化及妊娠期复发性黄疸等。

肝内胆汁淤积分子细胞学上是指胆汁的生成和分泌减少，以及胆汁流淤滞和浓缩。

（2）胆汁淤积性黄疸的特征：①肤色暗黄，黄绿或绿褐色；②皮肤瘙痒显著，常发生于黄疸出现前；③血中胆红素增高，以结合胆红素为主，胆红素定性试验呈直接反应；④尿胆红素阳性，但尿胆原减少或缺如；⑤粪中尿胆原减少或缺如，粪便显浅灰色或陶土色；⑥血清总胆固醇、碱性磷酸酶、γ-谷氨酰转肽酶增高、脂蛋白-X 阳性。

4.先天性非溶血性黄疸　系指肝细胞对胆红素的摄取、结合及排泄有先天性酶缺陷所致。

（1）Gilbert 综合征：系因肝细胞摄取游离胆红素障碍及微粒体内葡萄糖醛酸转移不足所致。血清内非结合胆红素增高，肝功能试验正常，红细胞脆性正常，胆囊显影良好，肝活组织检查无异常。

（2）Dubin-Johnson 综合征：系因肝细胞对结合胆红素及其他有机阴离子向毛细胆管排泄障碍，致血清结合胆红素增高，但胆红素的摄取和结合正常。口服胆囊造影剂胆囊常不显影。肝外观呈绿黑色，肝活组织检查见肝细胞内有弥漫的棕褐色色素颗粒。

（3）Rotor 综合征：由于肝细胞摄取游离胆红素和排泄和排泄结合胆红素均有先天性缺陷，致血中结合胆红素增高为主，吲哚菁绿（ICG）排泄试验有减低。胆囊造影多显影良好，少数不显影。肝活组织检查正常，肝细胞内无色素颗粒。

（4）Crigler-Najjar 综合征：系由于肝细胞缺乏葡萄糖醛酸转移酶，致不能形成结合胆红素，因而血中非结合胆红素浓度很高，可并发核黄疸。预后很差。

（3）黄疸鉴别诊断，实验室及其他检查：肝功能、免疫学检查、血液学检查等。

三、诊断

黄疸的鉴别诊断应根据病史、体征、实验室和其他检查等所取得的结果，进行综合分析与判断，以期得到正确诊断。

（一）病史

1.年龄与性别　婴儿期黄疸有新生儿生理性黄疸、新生儿肝炎和先天性胆管闭锁，儿童时期至 30 岁以前，以病毒性肝炎为多见；40 岁左右所见的黄疸常由胆石症所致；30~50 岁的男性黄疸患者，应多考虑肝硬化或原发性肝癌；50~60 岁以上出现的黄疸，常见于癌肿，男性以胰头癌，女性以胆管癌为多见。

2.接触史　黄疸型病毒性肝炎患者常有与肝炎患者接触史，或有近期输血、血浆制品、注射史；服用氯丙嗪、甲睾酮、对乙酰氨基酚等药物或接触四氯化碳者，应考虑药物性肝病或中毒性肝炎，还应了解患者疫水接触史等。

3.家族史　家族中除肝炎外，要想到先天性溶血性及非溶血性黄疸和其他遗传性肝病。

4.过去史。

5.妊娠史。

6.饮酒史与冶游史。

7.病程 黄疸的病程可作为诊断的参考。

（二）症状

1.发热 病毒性肝炎在黄疸出现前常有低热，胆管炎的发热一般在中等度以上，多伴有寒战，肝癌因癌组织坏死或继发感染常有发热。

2.腹痛 肝区隐痛或胀痛，常提示病毒性肝炎，持续性胀痛见于慢性肝炎及肝癌。胆石症或胆管蛔虫症发作，常有右上腹阵发性绞痛，上腹及腰背痛提示胰头癌。

3.消化不良症状。

4.皮肤瘙痒 胆汁淤积性黄疸常有明显的皮肤瘙痒，肝细胞性黄疸可有轻度瘙痒，溶血性黄疸则无瘙痒。

5.体重是否改变。

6.尿、粪颜色的改变 胆汁淤积性黄疸时尿如浓茶，粪色浅灰或陶土色；肝细胞性黄疸时尿色加深，粪色浅黄；溶血性黄疸急性发作时可排出酱油色尿，粪便颜色亦加深。

（三）体征

1.黄疸的色泽 皮肤颜色主要由黄疸的种类与持续的时间来决定。溶血性黄疸皮肤呈柠檬色，肝细胞性黄疸呈浅黄或金黄色，胆汁淤积性黄疸持续时间较长者呈黄绿色、深绿色或绿褐色。

2.皮肤改变 除黄疸外，在肝硬化可见色素沉着、肝病面容、肝掌、蜘蛛痣或毛细血管扩张、出血点、腋毛脱落、腹壁静脉曲张及下肢水肿等。胆汁淤积性黄疸时可见皮肤瘙痒抓痕、色素沉着及眼睑黄瘤等。在溶血性黄疸常见皮肤苍白。

3.肝大 急性肝炎时，肝轻度或中度肿大，质地软而有压痛。肝硬化时肝常先大后小，质地明显变硬。肝癌时肝显著肿大，质坚硬并有压痛。表面有不规则结节。心功能不全时，肝大，质地中度，有压痛。急性肝坏死时，肝浊音界缩小。

4.脾大 肝硬化伴有门静脉高压时，脾中度或显著肿大，急性黄疸病毒性肝炎脾轻度肿大。

5.胆囊肿大 胰头癌、壶腹周围癌、胆总管癌引起肝外阻塞性胆汁淤积时的胆囊胀大，有表面平滑、可移动与无压痛等特点，即所谓 Courvoisier 征。在胆囊癌及胆囊底部巨大结石，肿大的胆囊坚硬而不规则。

（四）实验室及其他检查

1.肝功能试验

（1）胆红素代谢试验：包括胆红素定性和定量测定、尿胆红素和尿胆原测定。一分钟胆红素（1'B）相当于结合胆红素，一般约占总胆红素量（TB）的20%。溶血性黄疸时非结合胆红素显著增高，1'B/TB 比值<20%，尿胆红素阴性，尿胆原显著增加；肝细胞性黄疸时结合与非结合胆红素均中度增高，尿胆红素阳性，尿胆原增加、正常或减少；胆汁淤积性黄疸时结合胆红素显著增高，尿胆红素阳性，尿胆原视胆汁淤积程度而定，可有或无。

（2）血清蛋白测定与蛋白电泳：在慢性肝细胞性黄疸特别是晚期患者，血清总蛋白和清蛋白减少，球蛋白增高致清/球蛋白比值低于正常或倒置。在急性肝炎，血清蛋白电泳测定可见清蛋白轻度降低，β与γ-球蛋白轻度升高；肝硬化常有清蛋白显著降低，β及γ-球蛋白明显增高；在原发性胆汁性肝硬化，清蛋白降低，α2、β及γ-球蛋白增高；早期胆汁淤积性黄疸蛋白电泳无明显改变，以后α2及β球蛋白增高。

（3）血清酶活力测定：血清转氨酶 ALT（GPT）、AST（GOT）：急性黄疸型病毒性肝炎时，ALT 及 AST 活力明显增高，胆汁淤积性黄疸蛋的二者仅轻度升高。在重症肝炎患者，有时见转氨酶活力反而降低，血清胆红素明显升高，呈"胆酶"分离现象，提示预后险恶。

碱性磷酸酶（ALP）：在肝外、肝内阻塞性黄疸及肝内胆汁淤积，ALP 明显增高，其活力>正常值 3 倍，如无骨病存在，则高度提示有胆汁淤积。

γ-谷氨酰转肽酶（γ-GT）：急性肝炎可有γ-GT 轻度或中度增高，原发性肝癌及胆汁淤积黄疸则γ-GT 显著增高。

5'-核苷酸酶（5'-NT）：是 ALP 的一种同工酶，但在骨病和妊娠期酶活力无改变。原发性肝癌、癌性胆管阻塞时 5'-NT 活力增高。

乳酸脱氢酶（LDH）：大多数急性肝炎患者 LDH 增高，如 LDH 显著增高，应考虑癌肿阻塞引起的黄疸，单纯良性胆汁淤积时，LDH 一般仅轻度升高。

（4）血清总胆固醇、胆固醇酯、脂蛋白-X（LP-X）测定：在胆汁淤积性黄疸，总胆固醇含量增高；肝细胞性黄疸特点是有广泛肝坏死时，胆固醇酯降低。胆汁淤积性黄疸患者，血清中出现一种特殊的脂蛋白-X。正常人血清中无人 LP-X。

（5）血清铁和铜含量测定正常血清铁浓度为 14.3~23.3μmol/L，血清酮为 15.1~22μmol/L，铁/铜比值为 0.8~1.0。胆汁淤积性黄疸时血清铜增高，铁/铜比值<0.5；肝细胞性黄疸急性期的血清铁增高，铁/铜比>1。

（6）凝血酶原时间测定及其对维生素 K 的反应：即肝细胞性和胆汁淤积性黄疸时，凝血酶原生成减少，因而凝血酶原时间均延长。注射维生素 K2~4mg 后 24 小时复查凝血酶原时间，如较注射前有明显缩短，表示肝功能正常，黄疸可能为胆汁淤积性。如无改变，表示肝制造凝血酶原的功能受损，黄疸可能为肝细胞性。

（7）吲哚菁绿（ICG）排泄试验：正常人 ICG 平常潴留量为注射剂量的 10%，肝实质病变时潴留量增加。

2.免疫学检查 原发性胆汁性肝硬化时，除 IgM 明显增高外，血清内抗线粒体抗体阳性率可高达 90%~95%。在原发性肝癌，甲胎蛋白大多数阳性。

3.血液学检查 主要用于协助诊断溶血性黄疸。先天性溶血性黄疸时，有贫血、周围血中有晚幼红细胞和网织红细胞显著增多、骨髓红系统细胞明显增生活跃。遗传性球形细胞增多症，有红细胞脆性增加；地中海贫血时，红细胞脆性降低。抗人体蛋白试验在自身免疫性溶血性贫血及新生儿溶血性贫血时呈阳性反应。

4.超声显像 腹部超声检查显著地提高了黄疸的诊断水平，超声显像在鉴别胆汁淤积性和肝细胞性黄疸的准确率甚高，特别是对肝外胆管阻塞引起的黄疸与肝内胆汁淤积的鉴别很有帮助。

5.X 线检查

（1）食管吞钡、胃肠钡餐检查：发现食管或胃底静脉曲张，则可协助诊断肝硬化，十二指肠肠曲增宽提示胰头癌。Vater 壶腹癌时，利用十二指肠低张造影，可见十二指肠降部充盈缺损，呈反"3"型。

（2）胆囊造影术：可了解胆囊显影情况，静脉胆管造影时可了解胆管通畅与否、胆管有无增粗。

（3）经十二指肠镜逆行胰胆管造影（ERCP）：可区别肝外或肝内胆管阻塞及阻塞部位；通过十二指肠镜可直接察见壶腹区与乳头部有无病变，并可做活组织检查。

（4）经皮肝穿刺胆管造影（PTC）：能清楚显示肝内、外整个胆管系统，对胆管阻塞的部位、程度、病变范围等亦能准确了解。

（5）CT：上腹部 CT 检查能同时显示肝、胆管与胰腺等脏器的图像。

6.放射性核素检查　注射标记 ^{99m}Tc 的吡哆醛氨基酸类化合物作肝胆动态显像（ECT），除做出肝和胆管功能的评价外，主要是鉴别肝外胆管阻塞性黄疸和肝细胞性黄疸，放射性胶体单光子发射电子计算机断层扫描，对肝占位性病变的部位、大小和形态分辨率很高。

7.肝穿刺活组织检查与腹腔镜检查　肝活组织检查能协助诊断肝细胞性黄疸、肝内胆汁淤积及 Dubin-Johnson 综合征等。急性肝炎时，腹腔镜下可见大红肝、胆囊松弛、脾大；肝内胆汁淤积时，肝呈绿色花斑状，胆囊松弛。

8.治疗性试验

（1）泼尼松（龙）试验：患者口服泼尼松 10~15mg，3 次/日，共服 5~7 日，服药前、后检查血清胆红素。胆汁淤积型肝炎时，本试验可使胆红素浓度降低 50%以上，而在肝外阻塞性黄疸则不降低或下降甚微。有人应用本试验来鉴别肝内胆汁游积和肝外阻塞性黄疸。

（2）苯巴比妥试验：苯巴比妥对肝细胞微粒体酶与 Na^+-K^+-ATP 酶有诱导作用，促进胆汁输送排泄，可减轻肝内胆淤积。苯巴比妥 30~60mg 口服，可 3~4 次/日共 7 日，其临床意见与评价同泼尼松试验。

四、治疗
1.积极治疗原发病。
2.对症治疗。

（刘江辉）

第十四节　腹痛

一、定义

急性腹痛（abdominal pain）是指患者自觉腹部突发性疼痛，常由于腹腔内或腹腔外器官疾病所引起，前者称为内脏性腹痛，常为阵发性并伴有恶心、呕吐及出汗等一系列相关症状，腹痛由内脏神经传导，而后者腹痛是由躯体神经传导，故称躯体性腹痛，常为持续性，多不伴有恶心、呕吐症状。

二、病因与发生机制

（一）急性腹痛

有起病急、病情重和转变快的特点，常涉及是否手术治疗的紧急决策。

1.腹膜炎症　多为胃肠穿孔引起，少部分为自发性腹膜炎。

2.腹腔器官急性炎症　如急性胃炎、急性肠炎、急性胰腺炎、急性出血性坏死性肠炎、急性胆囊炎等。

3.空腔脏器阻塞或扩张　如肠梗阻、胆管结石、胆管蛔虫症、泌尿系结石梗阻等。

4.脏器扭转或破裂　如肠扭转、肠绞窄、肠系膜或大网膜扭转、卵巢扭转、肝破裂、脾破裂、异位妊娠破裂等。

5.腹腔内血管阻塞　如缺血性肠病、夹层腹主动脉瘤等。

6.胸腔疾病所致的腹部牵涉性痛　如肺炎、肺梗死、心绞痛、心肌梗死、急性心包炎、胸膜炎、食管裂孔痛。

7.腹壁疾病　如腹壁挫伤、脓肿及腹壁带状疱疹。

8.全身性疾病所致的腹痛　如腹型过敏性紫癜、腹型风湿热、尿毒症、铅中毒、血卟啉病等。

（二）发生机制

腹痛发生可分为三种基本机制，即内脏性腹痛、躯体性腹痛和牵涉痛。

1.内脏性腹痛　是腹内某一器官受到刺激，信号交感神经通路传入脊髓，其疼痛特点为：

（1）疼痛部位含混，接近腹中线。

（2）疼痛感觉模糊，多为痉挛、不适、钝痛、灼痛。

（3）常伴恶心、呕吐、出汗等其他自主神经兴奋症状。

2.躯体性腹痛　是来自腹膜壁层及腹壁的痛觉信号，经体神经传至脊神经根，反映到相应脊髓节段所支配的皮肤。其特点是：

（1）定位准确，可在腹部一侧。

（2）程度剧烈而持续。

（3）可有局部腹肌强直。

（4）腹痛可因咳嗽、体位变化而加重。

3.牵涉痛　是腹部脏器引起的疼痛，刺激经内神经传入，影响相应脊髓节段而定位于体表，即更多具有体神经传导特点，疼痛较强，程度剧烈，部位明确，局部有压痛、肌紧张及感觉过敏等。临床上不少疾病的腹痛涉及多种发生机制。阑尾炎早期疼痛在脐周，常有恶心、呕吐，为内脏性疼痛，持续而强烈的炎症刺激影响相应的脊髓节段或躯体传入纤维，使疼痛转移至右下腹麦氏点，出现牵涉痛；当炎症进一步发展波及腹膜壁层，则出现躯体性疼痛，程度剧烈，伴以压痛、肌紧张及反跳痛。

三、临床表现

（一）腹痛部位

一般腹痛部位多为病变所在。如胃、十二指肠疾病、急性胰腺炎疼痛多在中上腹部。胆囊炎、胆石症、肝脓肿等疼痛多在右上腹。急性阑尾炎痛在右下腹麦氏点。小肠疾病疼痛多在脐部或脐周。膀胱炎、盆腔炎症及异位妊娠破裂疼痛在下腹部。弥漫性或部位不定的疼痛见于急性弥漫性腹膜炎（原发性或继发性）、机械性肠梗阻、急性出血性坏死性肠炎、血卟啉病、铅中毒、腹型过敏性紫癜等。

（二）腹痛性质和程度

突发的中上腹剧烈刀割样痛、烧灼样痛多为胃、十二指肠溃疡穿孔。中上腹持续性剧痛或阵发性加剧应考虑急性胰腺炎。胆石症或泌尿结石常为阵发性绞痛，相当剧烈，致使患者辗转不安。阵发性剑突下钻顶样疼痛是胆管蛔虫症的典型表现。持续性、广泛性剧烈腹痛伴腹壁肌紧张或板样强直，提示为急性弥漫性腹膜炎。隐痛或钝痛多为内脏性疼痛，多由胃肠张力变化或轻度炎症引起。胀痛可能为实质脏器的包膜牵张所致。

（三）诱发因素

胆囊炎或胆石症发作前常有进滑腻食物。而急性胰腺炎发作前则常有酗酒、暴饮暴食史。部分机械性肠梗阻与腹部手术史有关。腹部受暴力作用引起的剧痛并有休克者，可能是肝、脾破裂所致。

（四）发作时间与体位的关系

餐后痛可能是胆胰疾病、胃部肿瘤或消化不良所致；饥饿痛发作呈周期性、节律性者见于胃窦、十二指导肠溃疡；子宫内膜异位者腹痛与月经周期相关；卵泡破裂者发作在月经间期。某些体位可使腹痛加剧或减轻，从中可获得诊断的线索。例如左侧卧位可使胃黏膜脱垂患者的疼痛减轻；膝胸或俯卧位可使十二指肠壅滞症的腹痛及呕吐等症状缓解；胰体癌者仰卧位时疼痛明显，而前倾位或俯卧位时减轻；反流性食管炎患者烧灼痛在躯体前屈时明显，而直立位时减轻。

（五）伴随症状

用腹痛伴有发热寒战者显示有炎症存在，见于急性胆管感染、胆囊炎、肝脓肿、腹腔脓肿，也可见于腹腔外疾病。腹痛伴黄疸者可能与胆系或胰腺疾病有关。急性溶血性贫血也可出现腹痛与黄疸。腹痛伴休克，同时有贫血者可能是腹腔脏器破裂（如肝、脾或异位妊娠破裂）；无贫血者则见于胃肠穿孔、绞窄肠梗阻、肠扭转、急性出血坏死性胰腺炎。腹腔外疾病如心肌梗死、肺炎也可有腹痛与休克，应特点警惕；伴呕吐者提示食管、胃肠病变，呕吐量大提示胃肠道梗阻；伴反酸、嗳气者提示胃十二指肠溃疡或胃炎；伴腹泻者提示消化吸收障碍或肠道炎症、溃疡或肿瘤。此外腹痛伴血尿者可能为泌尿系统疾病（如泌尿系结石）所致。

四、诊断与鉴别诊断

腹痛的诊断应根据详细的病史资料、腹痛的上述临床表现总结出腹痛的特点，分析其可能的病理本质，结合全面的体格检查特别是腹部检查发现，作为初步诊断，进一步部署必要的实验室内和特殊检查，一般不难确诊。对急性腹痛应特别注意其严重程度及威胁生命的体征，分清内科与外科治疗的限度；对慢性腹痛则应注意腹腔外或全身性病变引起腹痛的鉴别，以及注意器质性与功能性疾病的鉴别。对一时尚无明确诊断者，应密切随访观察，根据症状的轻重缓急，予以相应处理。切勿随意使用镇痛药，禁用麻醉剂，切忌听之任之。几种常见腹痛疾病的诊断要点详见表1-14-1。

表 1-14-1 腹痛疾病的诊断要点举例

疾病	病史	腹痛部位	性质	腹部体征	伴随症状	实验室检查	特殊检查
急性胃肠炎	饮食不洁暴饮暴食史	中上腹或全腹	持续胀痛阵发剧痛	局部压痛肠鸣活跃	恶心、呕吐、腹胀、发热等	白细胞增多，大便异常	
急性胰腺炎	暴饮暴食史、胆结石史	上腹偏左或正中	持续剧痛向左腰背放射	上腹压痛肌紧张轻重不等，重者腹胀、腹水征肠鸣音减少	恶呕、发热、休克等	血细胞增多、血尿、血尿淀粉酶↑、腹水淀粉酶↑	腹部平片，D型超声显示局部炎症腹胀、胆系结石
急性胆囊炎	中年女性多见，脂餐后发作，胆结石史	右上腹向右肩放射	胀痛、绞痛	右上腹压痛Mu-phy征阳性	恶呕、发热、可有黄疸	白细胞升高	B型超声可见胆石
急性阑尾炎	中青年多无诱因	转移性腹痛至右下腹	剧痛	麦氏点压痛肌紧张、反跳痛	早期恶心、呕吐、发热	白细胞增多	
胃十二指肠空孔	中年男性多见，溃疡病史，餐后发作	先上腹，迅即扩散全腹	剧烈刀割样	腹部压痛板样强直肝浊音区消失	休克	白细胞增多	X线示膈下游离气体，腹穿抽出渗液
肾输尿管结石	中青年多见	双腰或下腹部，向阴部大腿内侧放射	绞痛性质	肠鸣音消失输尿管区压痛	恶呕、尿路症状	白细胞增多尿常规异常	B型超声、腹部平片发现结石

五、处理

1.积极治疗原发病。

2.对症治疗。

(刘江辉)

第十五节 腹泻

一、定义

腹泻是指排便次数增加、粪便稀薄、带有黏液、脓血或未消化的食物。腹泻可分为急性与慢性腹泻两种，腹泻超过两个月者属慢性腹泻。

二、病因

1.肠道疾病 包括病毒、细菌、真菌、原虫、蠕虫等感染所引起的肠炎及急性出血性坏死性肠炎、Crohn 病或溃疡结肠炎急性发作、急性肠道缺血等。

2.全身性感染 如败血症、伤寒或副伤寒、钩端螺旋体病。

3.急性中毒 服食毒蕈、河豚、鱼胆及化学药物如砷、磷等引起的腹泻。

4.其他 如变态反应性肠炎、过敏性紫癜、服用某些药物，如 5-氟尿嘧啶、利血平及新斯的时等引起腹泻。

三、发生机制

（一）分泌性腹泻

由胃黏膜分泌过多的液体而引起。霍乱弧菌外毒素引起的大量水样腹泻即属于典型的分泌性腹泻。霍乱弧菌外毒素刺激脾性黏膜细胞内的腺苷酸环化酶，促使环磷酸腺苷（cAMP）含量增加，使水与电解质分泌到肠腔而导致腹泻。产毒素的大肠杆菌感染、某些胃肠道内分泌肿瘤，如促胃液素瘤、血管活性肽瘤（VIP）所致的腹泻也属分泌性腹泻。

（二）渗透性腹泻

是肠内容物渗透压增高，阻碍肠内水分与电解质的吸收而引起，如乳糖酶缺乏，乳糖不能水解即形成肠内高渗，或因服盐类泻药或甘露醇等。

（三）渗出性腹泻

是因黏膜炎症、溃疡、浸润性病变致血浆、黏液、脓血渗出，见于各种炎症。

（四）吸收不良性腹泻

由肠黏膜的吸收面积减少或吸收障碍所引起，如小肠大部分切除，吸收不良综合征等。

（五）动力性腹泻

肠蠕动亢进致肠内食糜停留时间少，未被充分吸收所致的腹泻，如肠炎、胃肠功能紊乱及甲状腺功能亢进症等。

四、临床表现

（一）起病及病程

急性腹泻起病多骤然，病程较短，多为感染或食物中毒所致。慢性腹泻起病缓慢，病程较长，多见于慢性感染、炎症、吸收不良、肠道肿瘤或神经功能紊乱。

（二）腹泻次数及粪便性质

急性腹泻，每天排便次数可多达 10 次以上，粪便量多而稀薄。如为细菌感染，则初为水样后为黏液血便或脓血便。肠阿米巴病的粪便呈暗红色（或果酱样）。慢性腹泻，多数每天排便数次，可为稀便，亦可带黏液、脓血，见于慢性细菌性或肠阿米巴性病，但亦可见于炎症性肠病及结肠、直肠癌。粪便中带大量黏液而无病理成分者常见于肠易激综合征。

（三）腹泻与腹痛的关系

急性腹泻常有腹痛，尤以感染性腹泻为明显。小肠疾病的腹泻疼痛常在脐周，便后腹痛缓解不显，而结肠疾病则疼痛多在下腹，且便后疼痛常可缓解或减轻。分泌性腹泻往往无明显腹痛。

（四）化验检查

应尽量采集新鲜标本作显微镜检查，以确定是否存在红、白细胞或阿米巴原虫及寄生虫卵等病理成分。粪便的细菌培养对确定病原体有重要意义。疑有血吸虫病者应作粪便孵化检查。疑有吸收不良者可作粪便脂肪定量测定等。

（五）X 线及结肠镜检查

慢性腹泻疑有结肠病变者可作钡剂灌肠 X 线检查。结肠镜检查对结肠病变所致腹泻的诊断有重要意义，可直接观察病变性质并作活检。

（刘江辉）

第十六节　血尿

血尿（hematuria）是指尿中带血，也是指红细胞在尿中的异常排出。正常人尿镜检每高倍镜视野可见到 0~2 个红细胞，血尿程度取决于尿中出血量的多少，当出血量超过 1ml/L 时，尿色呈洗肉色或血色，这时称肉眼血尿。当显微镜下发现红细胞≥3/HP 时称镜下血尿。

一、病因

大多数血尿是由泌尿系统疾病所引起的，占 98%，仅 2%是由全身或泌尿系统邻近器官病变所致。少数人在高热、剧烈运动后、久站和重体力劳动后也可能出现一过性的血尿。

（一）泌尿系统疾病

最常见原因有泌尿系结石、肿瘤、感染、结核、损伤、息肉、异物、肾下垂或游走肾和膀胱内子宫内膜异位症等。

（二）全身性疾病

如白血病、再生障碍性贫血等血液系统疾病；如系统性红斑狼疮、风湿热等免疫系统疾病；如败血症、流行性出血热等感染性疾病以及由药物和化学因素所引起的血尿。

（三）尿路邻近器官疾病

直肠或结肠癌和宫颈或卵巢癌的晚期浸润、急性阑尾炎、输卵管及附件炎和急性盆腔炎等。

（四）运动性血尿

往往是一过性血尿，常见于重体力劳动和剧烈运动后。

二、诊断与鉴别诊断

（一）首先要明确是真性血尿还是假性血尿

尿色呈红色不一定是血尿，如血红蛋白尿、肌红蛋白尿，某些食物或药物和染料都可以使尿液呈红色，此时尿镜检红细胞为阴性。

（二）区别是肾性血尿还是非肾性血尿

利用相差显微镜检查，尿红细胞形态和容积分布曲线有助于区别是肾小球性血尿还是非肾小球性血尿。如畸形红细胞大于 75%，畸形红细胞大于 8000/ml 时提示为肾性血尿；如红细胞形态正常一致则提示为非肾性血尿。

（三）血尿定位与定性的要点

1.年龄与性别　婴儿期的血尿常见于先天性的尿路畸形和肾胚胎瘤。肾小球性血尿常见于儿童和青少年；青壮年血尿以尿路感染、结石和慢性肾炎为多见；中老年女性血尿常见于尿路感染、尿石症和泌尿系肿瘤，而男性则多以膀胱肿瘤、前列腺增生或前列腺癌、泌尿系结石和感染等疾病所引起。

2.血尿的定位　如是肉眼血尿可将血尿与排尿的关系分为初血尿、终末血尿和全程血尿。如是镜下血尿可通过尿三杯实验来初步判断出血的部位。初血尿或第一杯镜下有较多红细胞常提示为前尿道出血，如结石、息肉、损伤和炎症等；终末血尿或第三杯镜下血尿多为后尿道、精囊、前列腺和膀胱三角区的出血，常见于炎症、肿瘤和结石等；全程血尿则提示膀胱颈部以上的出血，如膀胱、输尿管以及肾脏的结石、肿瘤和炎症的出血。血尿如伴有血凝块时，细长的血块常提示输尿管以上的上尿路出血；块状大而厚的血块常提示膀胱病变的出血。

3.血尿的定性　无痛性肉眼全程血尿，特别是老年患者，应高度怀疑泌尿系肿瘤出血，其他还见于前列腺增生症、多囊肾、结核和精囊等病变出血；血尿伴有肾绞痛、尿线分叉或排尿中断和排尿疼痛是泌尿系结石的特征；血尿伴有尿频、尿急和尿痛的膀胱刺激症状时常提示泌尿系有感染，也可见于结石、异物、肿瘤和结核等并发症；血尿伴有肾区肿块时应考虑肾肿瘤、多囊肾、大的肾囊肿和严重肾积水；血尿伴有高血压或浮肿时则提示为肾性血尿，常见于高血压肾病和肾炎等；约有 10% 的血尿患者经尿细胞学检查、B 超、影像学检查等均没有发现血尿的病因，偶尔在膀胱镜下发现一侧输尿管开口有出血，临床上将这类出血称为特发性出血。可能发生的原因有：肾小球损伤、肾血管异常如肾动静脉瘘、肾动静脉畸形和动脉瘤、微结石和坏死性乳头炎等。

4.实验室、影像学和内窥镜检查　常规的肾功能、免疫学检查和必要时肾活检可明确肾小球疾病的病理类型和病变程度；B 超检查是目前最常用的无创性的检查手段，它对于肾癌、肾错构瘤和肾囊肿有较高的诊断率。另外，它对肾结石及输尿管上段结石、肾积水及肾皮质厚度的判断、输尿管下段结石、膀胱病变及前列腺大小等都有很高的诊断价值。经直肠 B 超和尿道 B 超是近年来开展的新技术，它用来帮助诊断前列腺及精囊和尿道疾病；腹部平片（KUB）和静脉肾盂造影（IVP）是泌尿外科最基本的影像学检查方法，它可以良好的评价尿路的解剖学的变化，对于尿路结石、肾结核、肾盂输尿管交接处狭窄、肾盂及输尿管积液、多囊肾、慢性肾盂肾炎、膀胱肿瘤和肾功能的初步评价都有很好的诊断意义；逆行尿路造影（RGP）对于肾盂或输尿管肿瘤、阴性结石和输尿管狭窄的诊断有帮助；CT 与 MRI 对于肾实质性肿瘤、肾囊性病或高度怀疑恶变、尿路阴性结石、前列腺癌及精囊病变等可帮助明确诊断，近年来开展的 CTU 可替代 IVP 的作用；如有反复血尿而上述检查还无法明确诊断时，应做尿道膀胱镜检查，它对于尿道肿瘤、膀胱内翻性乳头状瘤及膀胱癌、膀胱憩室及伴有肿瘤、慢性膀胱炎及其他特殊的炎症如腺性膀胱炎或间质性膀胱炎等的诊断尤为重要，它不但可以明确病变的部位、肿瘤的大小、数量、浸润程度等，还可以进行活组织检查明确病变性质。近年来开展的输尿管镜，它包括输尿管硬镜和软镜，可以在直视下观测到输尿管和肾盂、肾盏的病变。

5.诊断与鉴别诊断的大概步骤 首先根据病史、体检和实验室检查来初步判断病变可能发生的部位和性质；其次要明确是肾内科的肾性血尿还是泌尿外科的非肾性血尿；先做基本常规检查如 B 超及 KUB 和 IVP 等检查，再做特殊检查；先做无创性检查再做有创性检查；经过上述检查仍不能明确血尿原因的患者应密切随访，可能为早期的肿瘤、微小结石、肾的微小局灶性感染和隐匿性肾炎，部分可能是严重疾病的早期表现。

（刘江辉）

第十七节 少尿与无尿

少尿是指 24 小时尿量在 400ml 以下，如在 100ml 以下为无尿或尿闭。少尿与无尿均提示肾功能不全或衰竭，肾脏的排泄功能受到破坏，几乎不分泌尿液。

（一）病因

少尿与无尿的病因可分肾前性、肾性和肾后性三大类。

1.肾前性 常见原因有严重脱水、大出血、大面积烧伤、严重外伤、肝功能衰竭、肾病综合征、败血症、休克、心源性疾病和肾血管阻塞等疾病，它可以导致肾血液灌注量不足，肾缺血，引起肾小球入球动脉收缩，肾小球滤过率下降而出现少尿或无尿症状。

2.肾性 由于肾前性的病因未能得到及时治疗使得病情进展和各种肾实质疾病所致。常见的肾实质疾病有急性肾小管坏死、肾小球疾病，如急性肾小球肾炎、紫癜性肾炎和肾病综合征等，以及肾小管-间质疾病和肾移植后的急性排斥反应。

3.肾后性 由于尿路结石、肿瘤、血块、坏死组织、前列腺增生或前列腺癌和尿道狭窄等引起的泌尿道的腔内梗阻；由于后腹膜纤维化、腹腔肿瘤扩散转移和输尿管开口处的膀胱肿瘤等引起的输尿管腔外梗阻和神经源性膀胱引起的输尿管反流等。

（二）诊断与鉴别诊断

1.肾前性 各种疾病和因素导致的有效血容量减少的病史和体征，尿比重>1.020，尿渗透压>500mOsm/（kg•H_2O），影像学提示肾脏体积正常。

2.肾性 急性肾炎常伴有上呼吸道感染的病史，病程时间较短，少尿期一般在 1~2 周，而急进性肾炎的病情呈进行性发展，常在数周内进入肾功能衰竭。继发性肾脏除肾脏疾病的表现外，可根据原发病的临床特征表现进行诊断。如药物引起的过敏性间质性肾炎，除有药物过敏史外，常伴有皮疹、发热、关节酸痛和淋巴结肿大等。

3.肾后性 首先应排除下尿路引起的机械性梗阻和神经性膀胱导致的尿潴留，急性尿潴留体检在下腹部可打及到肿胀的膀胱，而慢性尿潴留可引起双侧的肾和输尿管的积水，晚期导致肾功能受损害。双侧输尿管结石也是急性肾后性少尿或无尿的常见原因，病人有腰痛和血尿病史，发病突然，B 超、腹部平片、静脉肾盂造影、放射性核素肾图、MRI 和 CT 等检查可帮助诊断，近年来开展的 CTU 可替代静脉肾盂造影快速作出定位诊断。

补液试验：对于肾前性和肾后性少尿在诊断上有困难时可用补液方法进行诊断性治疗。首先要对病人容量负荷做出正确的判断，在血容量已补足，休克已纠正的情况下，患者每小时尿量仍小于 20ml 时，对无心功能不全的病人用 20% 的甘露醇 250ml 在半小时静脉滴注完，如尿量保持在每小时 40ml 以上为肾前性少尿。如使用上述方法尿量不增加，可静脉滴注速尿 80~500ml，如尿量每小时大于 40ml 并能维持者，则提示为肾前性，反之为急性肾小管坏死。

肾穿刺活检：对于病因不明，临床表现不典型，肾功能迅速恶化引起的少尿与无尿患者，应及早做肾穿刺活检，明确病因，及时治疗。

（刘江辉）

第十八节　皮肤黏膜出血

皮肤黏膜出血（mucocutaneous hemorrhage）：是由于机体的止血与凝血功能障碍所引起，常以全身性或局限性皮肤黏膜自发性出血或受轻伤后出血不止为临床特征，例如鼻出血、便血等。

病因与发生机制：皮肤黏膜出血的基本病因是：①毛细血管壁的缺陷；②血小板数量或功能的异常；③凝血因子缺乏或活性降低所致的凝血机制障碍；④血液中的抗凝物质增多。以上因素均可造成止血与凝血机制障碍，导致皮肤黏膜出血。

一、毛细血管壁缺陷

正常情况下毛细血管损伤后，局部小血管立即发生反射性收缩，使毛细血管受伤的内膜闭合，导致受伤处血流减慢，利于止血。继之，在血小板释放的血管收缩素等血清素作用下，使毛细血管较持久收缩，发挥止血作用。当毛细血管壁存在先天性缺陷或受损伤时则不能正常地收缩发挥止血作用，而致皮肤黏膜出血。常见于：

1.遗传性出血性毛细血管扩张症、血管性假性血友病。

2.过敏性紫癜及单纯性紫癜、老年性紫癜、机械性紫癜等。

3.严重感染、化学物质或药物中毒及代谢障碍，如维生素 C 或维生素 PP 缺乏、尿毒症、动脉硬化等。

二、血小板异常

血小板在止血过程中起重要作用，在血管损伤处血小板相互黏附、聚集形成白色血栓阻塞伤口。血小板膜的酶系统还可促使血栓素 A2 形成，后者能进一步促进血小板聚集，并有强烈的血管收缩作用，促进局部止血。另外，血小板亦可在组织损伤处释放血小板因子及血清素（如血块收缩素），参与凝血过程或使血凝收缩，促进止血作用。血小板的数量或功能异常均可引起皮肤黏膜出血，常见于：

（一）血小板减少

①原发性：如原发性血小板减少性紫癜、新生儿血小板减少症等；②继发性：如药物、感染、再生障碍性贫血、白血病、脾功能亢进等。

（二）血小板功能障碍

如先天性的血小板无力症（thrombasthenia）、巨大血小板综合征等；也有继发于药物、肝脏疾病、尿毒症等血小板功能障碍。

（三）血小板增多

如原发性血小板增多症及继发于感染、脾切除后、慢性粒细胞白血病等的血小板增多。

三、凝血障碍

凝血过程较复杂，有许多凝血因子参加，是凝血因子酶原激活的连锁反应。任何一个凝血因子缺乏或功能不足均可引起凝血障碍，导致皮肤黏膜出血。临床常见于：①先天性：如血友病、低纤维蛋白原血症、凝血因子Ⅴ缺乏症、低凝血酶原血症等；②继发性：维生素K缺乏症、严重肝脏病等。

四、循环血液中抗凝物质增多

如异常蛋白血症、类肝素抗凝物质增多或抗凝药物治疗过量等。

（一）临床表现

皮肤黏膜出血形成红色或暗红色的斑点，一般不高出皮面，压之不褪色，统称为紫癜。

毛细血管壁缺陷及血小板异常所致的出血多表现为皮肤黏膜的瘀点、瘀斑，软组织血肿及内脏出血较少见；凝血因子缺乏或活性不足引起的出血常有内脏、肌肉出血或软组织血肿，亦常有关节腔出血。凝血障碍所致出血常有家族史或肝脏病史。

（二）伴随症状

1.四肢对称性紫癜伴有关节痛或腹痛、血尿者，见于过敏性紫癜。

2.广泛性皮肤黏膜紫癜，伴有牙龈出血、鼻出血或便血、血尿者，常为血小板减少性紫癜、播散性血管内凝血。若同时伴有脾轻度肿大，多见于原发性血小板减少性紫癜。

3.紫癜伴有黄疸者考虑肝脏疾病所致的凝血障碍。

4.自幼即有轻伤后出血不止，常有关节腔内出血及家族史者，应注意血友病、先天性血小板功能异常等。

五、动脉压或静脉压增高

临床上动脉压增高可有眼睑出血及鼻出血，例如高血压、动脉硬化、妊娠性高血压、肾上腺瘤以及高血压并发脑血管疾患等。而静脉压增高的疾病，例如，肺炎、百日咳、风湿性心脏病尤其二尖瓣狭窄，肺源性心脏病、急性左心衰竭、肺栓塞等。值得注意的是，咯血、鼻出血乃至黏膜出血往往同时出现。

（刘江辉）

第二章 心血管系统急危重症

第一节 心电监测

一、常规心电监测

休克尤其是心源性休克病程中，常发生各种心律失常，特别是严重的致死性心律失常，如频发多源室性早搏、室性心动过速（简称室速）、心室颤动（简称室颤）、II度至III度房室传导阻滞等。这些心律失常可能是导致休克的原因，也可能是继发于休克的结果。常规心电监测的目的旨在尽早发现这些严重心律失常，了解它们与休克发生的因果关系，从而确定在抗休克治疗的同时选用何种抗心律失常药物，并能及时观察治疗的效果。

1.心电监护系统的功能装置

（1）中央监护台荧光屏、心电描记器及床边监护荧光屏 可持续显示患者心电活动，并获得心电图纸记录，床边荧光屏有利于医务人员巡视或抢救过程中的观察。

（2）心率计 可自动计数心率并以数字显示在荧光屏上。心率计有心率高低界限的报警装置，当心率超过预置的快慢数值或出现心律失常时即发出报警声。

（3）QRS信号灯 心率计每计数一次QRS波，信号灯闪亮1次。

（4）记忆磁带回路 监护器除显示及记录及时心电图外，还可短暂贮存10~20s心电信号，当需要时可回忆记录前10~20s心电图，对了解某些心电活动的变化例如室速的开始，记录有关触发条件等有极大的帮助。

2.监护导联的选择

（1）监护导联的选择标准：导联选择是否合适将直接影响心电监测的质量。一般要选择P-QRS-T各波清楚的导联。QRS以单向波为主（向上或向下），不要正负双向；T波振幅不要超过QRS的1/3，以免被误认为是一心搏而出现误计数；P波应明显低于T波，室性心律失常的QRS波群与正常者应明显不同；其他的波形如房颤的f波、房扑的F波应减至最低。左胸前导联的图形比较符合上述要求，但有时因心肌梗死、室内传导阻滞、顺钟向转位等原因图形发生变化，因而也要灵活选择，以求达到最佳效果。如果监测起搏心律，则注意起搏QRS应该有足够的振幅，至少是起搏信号的2倍，起搏信号本身不得有复极波，尤其是在起搏器失灵时更为重要。起搏信号应清楚可见，但不要太大。

（2）监护导联的种类：监护导联最常用的有改良CL_1及CR_5两种。改良CL_1导联为：正极放在V_1导联位置，负极放在左锁骨外侧端下方，地极放在右锁骨外侧端下方。这一方式的联结可模拟V_1导联，较好地显示P波，心律失常的监测以这一方式较好。其缺点是如果患者发生意外需作心外按压时，可能影响这一导联的记录及观察。改良CR_5

导联为：正极放在心脏左侧 V_5 导联处，负极放在右锁骨外侧端下方，地极放在左锁骨外侧端下方。这一导联以显示左侧心电活动为主，对 P 波显示可能较 CL_1 导联为差。此外，也可用 CL_5 导联，即正、负极分别置于左、右两侧 V_5 导联处，地极放在胸骨柄，此导联亦能较好记录左侧心电活动。上述导联线与一便携式发射器相连，发射无线电信号，后者可在床边或（和）中央监护台荧光屏上显示，并可随时得到患者在静息以及日常活动、体力锻炼时的心电记录。遥测距离随器械性能及功率而定，从 10~90m 范围不等。如无无线电传送装置，也可作有线监测，导联线直接与床边监护仪相连，但这样使患者活动受限，也不利于医务人员的观察。

3.心电监护的注意事项

（1）电极安放在胸部，但必须让出心前区，以备紧急执行电复律时可以安放除颤电极板。

（2）心电监测所得心电图主要是显示有无心律失常，而不宜用来进行 ST 段的偏移、QRS 形态学等的诊断，因为监护导联的放置部位与标准 12 导联并不完全一致，且心电监护器为了减少干扰及使心电记录稳定，使用了电子滤波器，这些均可使监护仪记录的心电图形变形失真，出现假性 ST 段抬高、压低及 QRS 波形增宽变形等。若监护心电记录出现上述异常，最好同时核对标准 12 导联记录，以免误诊。

（3）患者静息或下床走动时监护图形应稳定不变，图形清晰，略有基线飘移属于允许范围，少顷会自动恢复平稳。在咳嗽、挣扎或电极与皮肤接触不良时，在示波器上出现零乱不整的波形，如电极松脱图形呈不规则跳动或成为一条直线，应及时加以重新粘贴。

（4）根据设计安排，电极的正极必须放在负极的左侧或下方。如果位置颠倒，则描出的心电图图形也将倒置。

4.心电监护常见故障及原因

（1）严重的交流电干扰：可能原因为电极脱落、导线断裂及导电糊干涸等。

（2）严重的肌电干扰：这是因为电极位置放置不当，当电极安放在胸壁肌肉较多的部位时可能出现上述情况。

（3）基线飘移：可能原因为患者活动或电极固定不良所致。

（4）心电图振幅过低：可能原因有：①发射器电池耗竭；②正、负极距离太近或 2 个电极之一正好放在心肌梗死部位的体表投影区。

5.心电监测图形的分析

心电监测所得图形记录应按下列程序一一分析，入档备用或作出紧急处理。

（1）是心动过速还是过缓，房率及室率多少。

（2）P-P、R-R 规则与否，如不规则，应注明是否绝对不规则或有节律的不规则。

（3）心室 QRS 波之前有无相应 P 波，是否有 P 波落在 QRS 波群之后，并说明 P-QRS 的形态是否一致。

（4）P-R 间期的时限是否正常。

（5）将心律失常和临床情况相结合，以判断这一心律失常的意义。

二、动态心电监测

在休克的演化过程中，除伴发各种心律失常外，心肌缺血也十分常见。一方面因为休克时平均动脉压（MAP）和冠状动脉灌注压（CPP）下降，冠状动脉灌注不足，导致心肌缺血；另一方面，某些疾病（如冠心病、重度主动脉瓣狭窄等）在一定的诱因条件下引起严重心肌缺血，导致心肌收缩功能显著下降，又可作为休克发生的始动因素。常规心电监测对发现心律失常很有帮助，但仅能作定性分析，而不能做定量分析，且对某些心律失常尤其是宽 QRS 波心动过速的鉴别诊断有相当的局限性。另外，常规心电监测不能诊断心肌缺血也是一主要缺陷。而动态心电监测在这两方面明显优于常规监测，因此在休克的心电监测中有一定的应用空间。

1.监测仪器　动态心电监测又称 Holter 监测，其仪器包括以下几部分。

（1）磁带记录器：通过连接患者的导联线将心电图记录在磁带的微型装置上，有单导联、双导联及三导联几种规格。磁带记录器有自己的直流电源，配上时刻表，由患者携挂在肩上，记录 24~72h 心电活动。

（2）扫描显示器：当记录结束后，将磁带记录的心电图快速回放，用 12min 或 24min 回放所有记录到的心电图，以显示器观察。扫描显示器的回放方法随各厂家设计而不同。一般利用轨迹计算机及心律失常分析器去分析及处理，显示某一时间内发生何种心律失常，需要时可以随时描记某一时间内的心电图。

（3）打印机：可将计算机及心律失常分析器分析整理出的有关心电变化以报告的形式打印出来，以备进一步分析及作为档案之用。

2.动态心电监测所具有的优点

（1）由于可连续记录 24~72h 心电图，发现心律失常的机会大大增加。

（2）由于多个导联同时监测，可对心律失常同时进行定性和定量分析，对某些心律失常如宽 QRS 波心动过速的鉴别诊断十分有用。

（3）通过对 24~72h 心电图中室性心律失常的频率和形态进行统计分析，帮助评估休克患者发生猝死的危险性。

（4）有助于评估抗心律失常药物的疗效及促心律失常作用。

（5）ST-T 的改变可以是原发性的（如冠心病），也可以是休克、心肌病变和其他心律失常的继发性改变。动态心电监测有助于了解 ST-T 是否存在时相性变化，帮助检出心肌缺血。

（6）有助于评估抗心肌缺血治疗措施的效果。

（周曙俊）

第二节　动脉血压监测

血压指血管内的血液对于单位面积血管壁的侧压力，即压强，通常所说的血压是指动脉血压。血压主要反映心排出量和外周血管总阻力，并与血容量、血管壁弹性、血液黏滞度等因素有关，还间接反映组织器官的灌注、心脏的氧供需平衡及微循环等。动脉压监测有间接测压方法和直接测压方法两种。间接测压方法即无创血压监测，是指应用对机体没有机械损害的方法而获得血压，使用安全方便，常用的有人工袖带测压法和电子自动测压法；直接测压方法即有创血压监测，通过动脉穿刺置管，可直接测得被测部位血管的收缩压、舒张压和平均动脉压。

一、无创血压监测

（一）听诊器测量方法

听诊器测量方法，即听诊法，是人工袖带测压法中最常用的一种。袖套充气后放气，听到第一声柯氏音即为收缩压，至柯氏音变音（第 4 相）音调变低或消失为舒张压。听诊法是最基本的测量血压方法。

（二）振荡测压法

振荡测压法，是电子自动测压法中常用的一种。用微型电动机使袖套自动充气，袖套内压高于收缩压，然后自动放气，当第一次动脉搏动的振荡信号传到仪器内的传感器，经放大和微机处理，即可测得舒张压，振荡幅度达到峰值时为平均动脉压，袖套内压突然降低时为舒张压。本法可按需自动定时（2min、5min、10min、15min、30min 和 1h 或手动测压，有脉率和血压（收缩压、舒张压和平均动脉压）显示或打印，并可设定上下限警报。此法常应用于监护仪中。

综上所述，两种测压方法均需要使用袖带，故容易导致尺神经损伤、肱二头肌肌间隙综合征以及输液受阻、指脉氧饱和度监测中断。同时为了尽可能使测定的血压准确，尚需要注意以下事项：

1.选择合适的袖带测量时应根据患者上肢的情况选择袖带，袖带的宽度应为肢周长的 40%。袖套偏小，血压偏高，袖套过大，血压偏低。肥胖患者即使用标准宽度的袖套，血压读数仍偏高，与部分压力作用于脂肪组织有关。

2.袖套包裹适宜袖套松脱时血压偏高，过紧时血压偏低。

3.注意袖带位置 袖带应与心脏处于同一水平，即腋中线第四肋间。肢体每高出心脏平面 1cm，需要在测得的血压数值上增加 0.75mmHg 左右，同样，肢体每低于心脏平面 1cm，需要在测得的血压数值上降低 0.75mmHg 左右。

4.选择适合的肢体 避免在进行静脉输液或有动脉插管的肢体上捆绑袖带，因为在袖带充气使注射减慢或阻滞时，易导致导管周围组织的损伤。同时不宜在乳腺癌术后患肢、留置动静脉瘘管肢体测压。

5.对于连续监测无创血压的患者，病情允许时，建议每 6~8h 更换监测部位一次。避免给患者造成不必要的皮肤损伤和该侧肢体静脉回流障碍导致肢体水肿。

6.当无创血压袖带连续使用 72h 以上，请注意袖带的更换、清洁、消毒。

7.患者转出后，应将袖带消毒，避免交叉感染。

8.对于血压不稳定的重症患者、使用活性药物需要动态监测血压的患者需改用有创血压监测，并结合 ECG、SpO_2 等监测项目加以判断。

二、有创动脉血压监测

有创动脉血压监测即通过穿刺技术，将穿刺针放入外周动脉内，通过管道系统与换能器连接，再与监护仪相连，把感知到的动脉内压力变化转换成监护仪上的波形和数值，可直接测得被测部位血管准确、可靠和连续的收缩压、舒张压和平均动脉压，是危重患者的血流动力学监测的主要手段。

（一）适应证

有创血压监测常应用于血流动力学现存或潜在的不稳定患者或根本无法用无创方法

测定血压的患者，以及使用血管活性药患者需反复取动脉血样的患者。

（二）穿刺部位

常用的穿刺动脉为桡动脉，也可选用足背动脉、肱动脉、股动脉及腋动脉。

（三）术前准备

在进行桡动脉穿刺置管前，需判断桡动脉侧支循环是否良好，避免因置管导致桡动脉血流受阻使该侧手掌缺血坏死。常用 Allen's 试验法判断来自尺动脉掌浅弓的血流是否足够。具体方法为：

1.抬高前臂，术者用双手拇指分别摸到桡、尺动脉搏动。

2.嘱患者做 3 次握拳和松拳动作，压迫阻断桡、尺动脉血流，直至手部变苍白。

3.放平前臂，只解除尺动脉压迫，观察手部转红的时间。正常为<5~7s；0~7s 表示桡动脉侧支循环良好；8~15s 属可疑；>155 属桡动脉侧支循环不良，禁忌选用桡动脉穿刺插管。

（四）穿刺方法

动脉穿刺置管常规需准备无菌盘，内置一次性中单，无菌手套，垫高腕部用的垫子（或纱布卷），消毒 PVP，动脉留置针，无菌贴膜，冲洗装置和电子测压装置。冲洗装置包括压力换能器，三通开关，特制的、管壁硬的、长度<100cm 的动脉测压管，5U/ml 的肝素生理盐水稀释液，输液器和加压袋等。加压输液袋的保持压力在 300mmHg，维持 2~4ml/h 肝素稀释液的冲洗，以便保持测压系统通畅。电子测压装置包括压力传感线和监护仪。

（五）穿刺步骤

动脉穿刺置管的操作步骤为选择进针部位、消毒铺巾、进针、连接冲洗和测压装置、固定并记录穿刺日期及时间、校零（换能器平心脏水平，使换能器与大气相通）、测压（使换能器与患者相通）。

（六）波形辨识

正常动脉压波形，可分为收缩相和舒张相。主动脉瓣开放和快速射血入主动脉时为收缩相，动脉压波迅速上升至顶峰，即为收缩压。血流从主动脉到周围动脉，压力波下降，主动脉瓣关闭，直至下一次收缩开始，波形下降至基线为舒张相，最低点即为舒张压。动脉压波下降支出现的切迹称重搏切迹。身体各部位的动脉压波形有所不同，越是远端的动脉，压力脉冲到达越迟，上升支越陡，收缩压越高，舒张压越低，但重搏切迹不明显（图 2-2-1）。

常见的异常动脉压波形有：

1.圆钝波波幅中等度降低，上升和下降支缓慢，顶峰圆钝，重搏切迹不明显，见于心肌收缩功能低下或容量不足（图 2-2-2）。

2.不规则波波幅大小不等，早搏波的压力低平，见于心律失常患者（图 2-2-3）。

3.高尖波波幅高耸，上升支陡，重搏切迹不明显，舒张压低，脉压宽，见于高血压及主动脉瓣关闭不全。主动脉瓣狭窄者，下降支缓慢及坡度较大，舒张压偏高（图 2-2-4）。

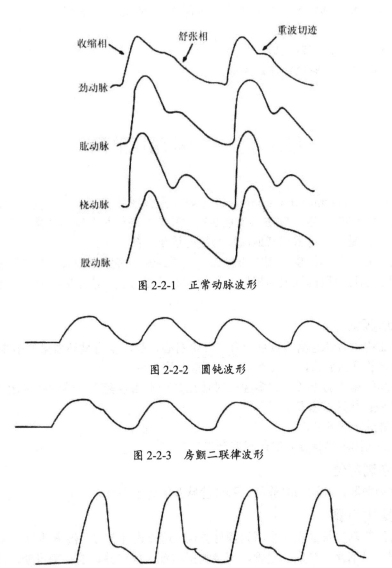

图 2-2-1　正常动脉波形

图 2-2-2　圆钝波形

图 2-2-3　房颤二联律波形

图 2-2-4　高尖波形

（七）拔管后处理

如病情允许，可拔除动脉置管。嘱患者抬高患肢，制动，用特定止血带压迫止血，并注意观察指端血运情况，局部有无血肿。穿刺处手臂术后 1~2d 内避免量血压。

（八）注意事项

在有创血压监测期间，注意防治并发症。

1.防脱落，妥善固定。

2.防堵塞，检查管道有无打折，三通开关要开放。

3.防感染，每日局部消毒，监测体温，及时拔管。

4.防缺血，选针合适，穿刺稳准，固定松紧适当，经常巡视。

5.防血栓，肝素稀释液每 24h 更换，确保 2~4ml/h 的持续冲洗；每次抽血后需要手工冲洗。

6.防血肿，拔管后有效压迫。

7.防气栓，调零、取血要注意回抽气泡。

（周曙俊）

第三节　中心静脉压监测

中心静脉压（central venous pressure，CVP）是指血液流经右心房及上下腔静脉胸段时产生的压力。CVP 主要反映右心室前负荷，其值的高低与血管内容量、静脉壁张力和右心功能有关，是评价危重患者血流动力学的重要指征之一。

中心静脉压监测即经皮穿刺中心静脉，主要经颈内静脉和锁骨下静脉，将导管插入到上腔静脉；也可经股静脉或肘静脉，用较长导管插入到上或下腔静脉，监测该部位的中心静脉压。

一、适应证

1.需要血流动力学监测的危重患者，评价右心功能、全身循环血量的多少。

2.需要开放静脉通路，但又不能经外周静脉置管者。

3.需要静脉输液的患者，如多腔同时输注几种不相容药物；输注有刺激性、腐蚀性或高渗性药液；快速容量复苏等。

4.需要静脉全营养者。

5.需要插入漂浮导管及心脏起搏器者。

二、穿刺部位

首选颈内静脉，其次为股静脉、颈外静脉及锁骨下静脉。

三、穿刺步骤

中心静脉穿刺置管的操作步骤为摆好体位、选择进针部位、消毒铺巾、试穿、进计、回抽、放置导引钢丝、扩皮、置管、连接测压装置、固定并记录穿刺日期及时间、校零（换能器平心脏水平，使换能器与大气相通）、测压（使换能器与患者相通）。

成人颈内静脉穿刺、锁骨下静脉穿刺一般导管插入深度为 15cm 为宜，股静脉穿刺置管深度因人而异。

四、测压方法

1.水压力计测压器测压　将测压管和刻有 cmH_2O 的标尺一起固定，标尺成直角，标尺零点与患者第四肋间腋中线水平（即右心房水平）。接上三通开关，连接管内充满液体，排除空气泡，一端与输液器相连，另一端接中心静脉穿刺导管。测压时，先将三通转向生理盐水和测压管（阻断 CVP 导管），待测压管内充满液体，阻断生理盐水并放松CVP 导管，使测压管内液体下降，到降至一定水平不再下降时，测压管液面在 CVP 尺上的刻度数即 CVP 值。这种测量 CVP 装置可自行制作，操作简易，结果准确可靠。

2.换能器测压　此法与动脉有创血压监测类似，应用换能器测压可连续记录静脉压和描记静脉压力波形。

五、临床意义

CVP 的正常值为 5~12cmH$_2$O，<5cmH$_2$O 表示血容量不足，>15~20cmH$_2$O 提示输液过多或心功能不全。

六、拔管处理

1.如遇穿刺部位有炎症反应、疼痛和原因不明的发热，应拔除导管。

2.不需中心静脉测压或输液时，应拔除导管，拔管后注意局部消毒处理，并稍加压迫。

七、注意事项

1.防脱落，妥善固定。

2.防堵塞，检查管道有无打折，三通开关要开放，抽回血好，液面随呼吸上下波动。

3.防感染，每日局部消毒，更换敷料，监测体温，及时拔管。

4.防血栓，每天用肝素生理盐水冲洗导管 1 次，抽血后也应冲洗。

5.防血肿，穿刺技术熟练，一旦发生血肿，应作局部压迫，不要急于再穿刺。拔管后有效压迫。

6.防气栓，中心静脉在吸气时可能形成负压，穿刺过程中，更换输液器、导管或接头脱开时，尤其是头高半卧位时，容易发生气栓。预防方法是：穿刺和更换输液器时应取头低位，避免深呼吸和咳嗽，导管接头脱开时应立即接上或暂时堵住；穿刺置管时应尽可能不使中心静脉与空气相通。调零、取血要注意回抽气泡。

7.防穿刺时的并发症

（1）心律失常：为常见并发症，主要原因为钢丝或导管刺激引起。应避免钢丝或导管插入过深，并防止体位变化所致导管移动，操作过程应持续进行 ECG 监测，发生心律失常时可将导管退出 1~2cm。

（2）气胸和血胸：主要发生在锁骨下静脉穿刺时。因胸膜圆顶突起超过第一肋水平以上 1cm，该处与锁骨下静脉和颈内静脉交界处相距仅 5mm，穿刺过深及穿刺针与皮肤成角太大较易损伤胸膜。所以操作时要倍加小心，有怀疑时听两侧呼吸音，早期发现，并及时应用胸腔引流及输血、补液等措施，以免生命危险。

（3）神经和淋巴管损伤：可损伤臂丛、膈神经、颈交感干、喉返神经和迷走神经等。损伤胸导管可并发乳糜胸。

（4）血管及心脏穿孔：为少见的严重并发症，可发生血胸、纵隔血肿和心包填塞，后者往往致死（死亡率高达 80%）。

心脏穿孔的原因为：①导管太硬而插入过深；②穿刺导管被针尖切割而损坏，边缘锐利；③心脏收缩时，心脏壁与导管摩擦；④心脏原有病变，腔壁变薄脆。

预防方法：①导管顶端位于上腔静脉与右心房交界处，不宜太深；②妥善固定导管，尽量不使其移位；③导管不可太硬，用硅化聚乙烯导管者未见并发心脏穿孔。

（周曙俊）

第四节　血流动力学监测

一、中心静脉导管

中心静脉压（CVP）是指在胸腔内的大静脉内监测血管内压力。通常选择上腔静脉和右心房之间监测右心压力。通过测定血管内容量来评估循环容量。我们假定 CVP 相当于右心室舒张末期的容积，因此 CVP 通常被视作容量状态和前负荷指标。CVP 受中心静脉内血容量及血管的顺应性影响。Starling 论证了 CVP 与心输出量的关系，同时还有静脉回流和 CVP 的关系。将这两种关系在同一个坐标轴上显示，可见心室功能曲线和静脉回流曲线有一个交点。这显示了如果其他因素均保持不变，不会影响两条曲线的形状，也就是说，一个既定的 CVP 只有一个可能的心输出量值。同样的，一个既定的心输出量，也只有相对应的一个 CVP（图 2-4-1）。两条曲线会受到很多因素影响：总血容量和血容量在不同血管内的分布（取决于血管紧张度）会影响静脉回流曲线；右心室的心肌收缩力会影响心室功能曲线。任何因素变化都会打破心输出量和静脉回流的平衡并持续一段较短的时间，直到在新的血容量和血管紧张度之间达到平衡为止。

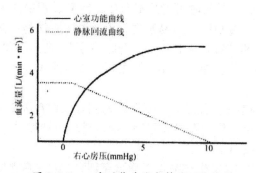

图 2-4-1　心室功能曲线与静脉回流曲线

中心静脉导管可置于锁骨下静脉或颈内静脉。股静脉导管并不足以起到中心静脉导管的作用但也能经导管快速补液。处于监测的目的，中心静脉导管能够估计中心静脉压，并且测量中心静脉血氧含量（ScvO₂）。中心静脉压反映的是全身静脉回流及心输出量的平衡。在正常心脏中，右心室比左心室的顺应性更加好。这两者顺应性的差别显示在相应 Frank-Starling 曲线的斜坡。CVP 主要反映的是右心室舒张末期的压力变化。平均动脉压的变化引起相应的静脉回流变化。血管阻力的下降如贫血、动静脉瘘、怀孕状态等也会改变观察曲线。正常 CVP 值的范围在 - 4~ + 10mmHg（ - 5.4~ + 13.6cmH₂O）。

首先必须正确解读 CVP，包括理解传感器上显示的压力波形。典型的 CVP 波形有三个正向的波峰（a，c 和 v 波）和两个降支（x 和 y 波）（图 2-4-2）。心房收缩引起的静脉压力增加产生 a 波。在初始心室收缩时，即右心室等容收缩期，三尖瓣突向右心室时产生 c 波。x 降支与心室射血阶段、血液从心脏排空时、右心房向下移动有关。当三尖瓣关闭，静脉血液持续流入心房致心房压升高所致 v 波。y 降支对应舒张期的三尖瓣关闭，血液流入心室时产生。当出现房颤时，a 消失，而有三尖瓣狭窄时 a 波明显，房室分离患者右心房收缩时三尖瓣关闭，可导致巨大 a 波（大炮 a 波）。在房颤时，x 波有时也不容易看到。而当缩窄性心包炎时，x 波与 y 波较明显。心包填塞时 x 波明显扩大而 y 波消失。当三尖瓣反流出现时，c 波和 x 负向波将被一个单个的回流波所替代。肺动脉高压情况下会降低右心室顺应性并突显 v 波。巨大 v 波可见于三尖瓣反流，此时 v 波紧随波之后出现，且常与 c 波融合。巨大 v 波还可以见于右心衰竭和缺血、缩窄性心包炎或心包填塞，原因是上述疾病导致右心容量和（或）压力负荷过大。

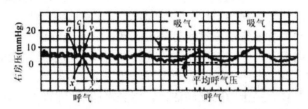

图 2-4-2　CVP 的各个波形及机械通气对于 CVP 的影响

如果将 CVP 用于提示心脏前负荷，需要在呼气末测量舒张末期的压力。c 波标志着心室收缩期开始时三尖瓣的关闭，此时测得的压力与右心室舒张末期压力相当。除了三尖瓣狭窄的患者，在两室间始终存在压力梯度。如果 c 波不明显，可以采用 a 波时的平均压力。如果没有波形显示（如房颤时），在 Z 点的压力（CVP 的波形与心电图上 QRS 波结束时相当）可以被利用。由于机械通气影响胸腔内压，并传导至心包及薄壁的腔静脉，所以 CVP 的监测受机械通气的影响。在自主呼吸过程中，吸气动作会降低 CVP 而呼气时会升高 CVP。但这种情况在机械通气患者当中正好相反，吸气时增加了胸腔内压而抬高了 CVP。机械通气抬高 CVP 的程度取决于肺的顺应性及血管内的容量，所以监测 CVP 最佳应在呼气末时。

除此之外，中心静脉导管还能提供中心静脉血氧饱和度（central venous O_2 saturation，$ScvO_2$）等相关信息。混合静脉血氧饱和度（$ScvO_2$）反映的是氧输送而非氧消耗。如果该结果低于正常值，需要考虑组织缺氧的可能性。

中心静脉血氧饱和度并不需要肺动脉导管，但理论上，由于 $ScvO_2$ 是由锁骨下静脉或颈内静脉采血，不是通过上腔静脉或冠状窦的回流血液，并不能反映静脉血流，所以两者的值是不同的。通常来说，$ScvO_2$ 大约高于 $SvO_2 5\%$。实际上，对于终末器官低氧 $ScvO_2$ 与 SvO_2 有相似的预测价值。所以在脓毒症早期目标化治疗中，将 $ScvO_2$ 大于 70% 作为给予输血和血管活性药物的界限。

除体循环和肺循环的血管内容积外，其他因素也会影响中心静脉压力，表 2-4-1 总结了可能影响中心静脉压的因素。

CVP 相当于右心室舒张末期容积这个公式中，血管压力其实是指跨壁压，即血管内压力与腔外压力之差。跨壁压是真正导致血管和心脏扩张的压力。但是，采用中心静脉导管测定的压力实际上是血管内压力，受到血管内容量和血管外压力（如胸腔内压）的影响。危重患者胸腔内压增加的常见原因包括正压通气、呼气末正压（PEEP）、内源性 PEEP，可能也包括腹内压。在这些情况下，血管内压力升高并不反映跨壁压增加，因此无法有效估计血管内容积。在呼气末胸腔内压最接近大气压，胸腔内压的变化对血管内压力的影响最小。因此，应当在呼气末测定中心血管压力。但是，即使在呼气末，PEEP 或内源性 PEEP 均有可能增加肺泡压力。根据肺和胸廓顺应性，可以计算传导至胸膜腔的肺泡压力比例。正常情况下，肺和胸廓顺应性大致相等，因此大约一般肺泡压力可以通过肺传导到胸膜腔。在进行单位换算后（气道压力的单位是 cmH_2O，而血管压力的单位是 mmHg）可以发现，$10cmH_2O$ 的 PEEP 可以使中心静脉压数值增加 4mmHg（$5cmH_2O×0.74$）。当肺顺应性显著降低时（如急性呼吸窘迫综合征），仅有少部分压力得以传导。当肺顺应性升高（如慢性阻塞性肺病）或胸廓顺相应性下降时（如腹胀），更多压力能够传导。一般不建议为提高中心血管压力测定的准确性暂时终止 PEEP，其理由有两个：首先，终止 PEEP 可能导致肺泡塌陷和低氧血症；其次，PEEP 对血管产生的压力以及对血流动力学的影响是客观存在的。因此，终止 PEEP 并不能反映当前患者的生理状况。在危重患者当中胸腔内压力升高的情况下，可以插入食管探头测得跨胸腔压力，减去 CVP 之后可以提供跨壁压来更好地估计右心房压力。房室瓣的严重狭窄（如三尖瓣狭窄）影响了对心室压力的准确估计。这类瓣膜病变时，心房内压力明显高于相应心室内压力。随着疾病进展，心室会逐渐发生充盈不足。因此，压力数值将高估心室容积。

表 2-4-1　影响中心静脉压的因素

中心静脉血容量	三尖瓣返流
静脉回流/心输出量	心律失常
总血容量	传感器的位置
血管张力	患者体位
心室顺应性	胸廓内压力
心肌疾病	呼吸状态
心包疾病	间歇正压通气
心包填塞	呼气末正压
三尖瓣狭窄	张力性气胸

将所有因素都考虑在内，不难发现 CVP 值不一定能在危重病患者当中提供可靠的前负荷估计值。CVP 值与全身血容量状态、右心室舒张末期容量，休克指数和个体对补液治疗的反应等相关性不佳。尽管有上述原因可能导致测量不准确，中心血管压力测定仍广泛用于诊断低血压的原因以及指导治疗。但因为 CVP 能提供右心室充盈及静脉回流的估计，可选择利用 CVP 值的变化趋势来指导液体治疗，利用 CVP 提示血压降低是由于低容量还是由于心脏衰竭，以此根据来决定继续补液或限制补液。很显然，应当结合患者病情以及其他临床资料，对血流动力学数据进行恰当的解释及利用。

留置中心静脉导管的过程不可避免会发生并发症。文献报道穿透上腔静脉有 67% 的死亡率，而右心室撕裂伤则有 100% 的死亡率。其他如损伤周围神经、空气栓塞等并发症。晚期并发症包括导管移位、血管栓塞和感染。中心静脉导管相关性感染主要病原菌为：表皮葡萄球菌，30%；金黄色葡萄球菌，8%；链球菌，3%；革兰阴性杆菌，18%；念珠菌属，24%；其他病原菌，15%。常规导管护理、定期更换导管能最大限度地减少细菌定植和全身脓毒血症的发生。

二、肺动脉导管

连续的、可靠的、准确的心脏压力及血流速度监测，在早期治疗中可以指导治疗，达到稳定的血流动力学目标。经肺动脉导管监测及衍生的参数能指导危重病患者治疗，并平衡异常的生理状态。1970 年 Swan 和 Ganz 两人首次设计了双腔、顶端有气囊的、流速指导的导管。经过多次调整导管之后，现在的肺动脉导管能够利用热稀释法连续监测心输出量、血管内压力和混合静脉血氧饱和度。肺动脉导管过去常常用于全面了解循环信息，包括心脏前负荷、心肌收缩力和心脏后负荷，同时还能测得混合静脉血氧饱和度，使临床医师能够判断患者目前情况，并通过干预手段达到患者目前氧输送和氧需求的平衡。有了这些信息，根据不同患者的需要制订相应的治疗方案。

肺动脉导管进入到合适的位置，顶端的气囊便会暂时充气以闭合肺动脉。从肺动脉远端传回来的压力为肺毛细血管楔压（pulmonary capillary occlusion pressure，PCWP）。左心房的压力对于远端压力起着绝对作用，因为这一固定容量的血液连接了肺毛细血管床两边。所以这个肺毛细血管楔压可估计左心室前负荷。准确的识别波形十分重要，然而部分临床医师识别波形的能力不佳，可能导致数据读取有误。导管必需放置在正确的位置，在呼气末时进行测定，排除了血管外和胸腔内压力对测量值的影响。

为了使肺毛细血管楔压提供一个准确的估计左心室前负荷，需要符合以下标准：血流通过肺毛细血管床时没有阻抗；无二尖瓣相关疾病；左心室内压力和容量（顺应性）呈线性关系。由于在危重病患者中无法完全符合上述标准，肺毛细血管闭合压与 CVP 同样不能全部评估全身前负荷。另外，有大型观察性研究报道肺动脉导管的应用与预后较差相关，虽然无法明确是导管本身引起的生存率下降或是选择人群疾病较严重。但有一点可以肯定的是，合理使用肺动脉导管十分重要。

肺动脉导管插管能辅助 CVP 监测，能提供与左心室充盈压监测及肺动脉血采样以确定混合静脉血氧饱和度。肺动脉导管是末端带热敏电阻导管以热稀释法检测心输出量。在心脏中应用带气囊的漂浮导管，其特有的压力波形可以提示导管远端的位置。当导管进入到右心室，同时予以心电监测，可以及时监测室性心动过速。当插入导管过深会引起导管在心脏内打折成环。无论是锁骨下静脉还是颈内静脉，一般插入导管的长度为：右心房 10~15cm；右心室 10~20cm；肺动脉 45~50cm；肺毛细血管 50~55cm，此时可以测得肺毛细血管楔压（图 2-4-3）。气囊过度充气会引起测得压力持续升高至高限。

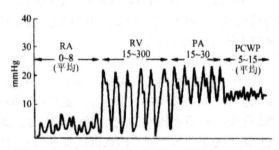

图 2-4-3 从肺动脉导管上可见正常的压力及波形

选择肺动脉导管尖端最佳位置是关键所在，这与肺的Ⅲ区有关。肺的三区由气道与血管压力决定（图 2-4-4）。在Ⅰ区和Ⅱ区，平均动脉压有时会高于肺静脉压力，导致导管与左心房之间的血管塌陷。在这个位置，观察到的压力会更加能提示气道压力，而不是左心房压力。只有在Ⅲ区，有持续的血流在导管及左心房之间。如果患者处于半卧位，

Ⅲ区更可靠。气道压降低会改变通气血流比,Ⅲ区会相对升高。低氧血症减少了血管压力并且减少了Ⅲ区。

有三种方法可提示肺动脉导管在合适位置:第一种方法是导管从肺动脉深入至肺毛细血管时,可见压力下降;第二,从远端能获取血液;第三,将气囊充气,由于肺泡无效腔量增加,可见呼气末 CO_2 含量下降。当患者正接受呼气末正压通气(PEEP),如果增加 PEEP 而肺毛细血管楔压增加小于 50%,也提示患者导管位置正确。肺毛细血管楔压可测得左心室舒张末期压力从而评估患者左心室前负荷功能。由于肺血管是低阻力血管,正常人肺动脉舒张末期压力要比平均肺毛细血管楔压高 1~3mmHg。过去常常因为无法获得 PCWP,用肺动脉压力来估计左心压力,这样的结果在肺部疾病、肺动脉高压和心动过速的患者当中是不可靠的。

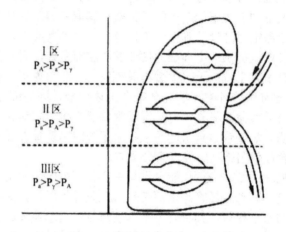

图 2-4-4 气道压力对肺血管的影响

PA:肺泡压;Pa:肺动脉压;Pv:肺静脉压

肺毛细血管滤过压(pulmonary capillary filtration pressure,Pcap)用于检测潜在驱动液体从肺血管进入血管外间质及肺泡的压力。公式为如下:

$$Pcap = PCWP + 0.4 \times (PA - PCWP)。$$

成人急性呼吸窘迫综合征(ARDS)由于肺水肿的原因使肺动脉压与肺毛细血管楔压的差距加大,从而增加了肺毛细血管滤过压。

在大多数情况下,PCWP 能提示左心室舒张末压力。由于 CVP 与 PCWP 分别代表右心功能及左心功能,所以两者的相关性在有心肺疾病的危重病患者当中较差。在有些情况下,肺血管床的变化影响到右心功能的时候并不一定同样影响到左心功能。例如肺栓塞时影响到右心的后负荷,但不会影响到左心舒张末压力。如果左心房压力低于 25mmHg,PCWP 与左心房压力相关性较好。但在低血容量患者当中,患者吸气时会引起肺血管塌陷,所以 PCWP 一般低于左心房压力。当左心房压力高于 25mmHg,可能是由于急性心肌梗死后左心室顺应性下降,此时 PCWP 会低估左心室舒张末期压力。当左心功能下降,心房收缩引起的左心室充盈压增加,此时左心室末期舒张压明显高于 PCWP。有多种情况影响到 PCWP 评估左心室舒张末期的准确性。在二尖瓣狭窄患者当中,左心房舒张末期压力明显高于左心室压力,在 PCWP 监测波形中可见一个较大的 v

波。左心房较大的黏液瘤也会引起 PCWP 升高。主动脉反流患者会使得 PCWP 低估左心室舒张末期压力，这主要是由于在左心室压力仍在升高时二尖瓣已提早关闭。而二尖瓣反流中在收缩期返回的血流会使左室舒张末期压力升高。当患者出现心包填塞时，限制性因素影响了心脏四腔的充盈压力，使 CVP 与 PCWP 相当。机械通气患者应用呼气末正压（PEEP）的同时也影响了 PCWP 监测左心室前负荷的准确性。较高的正压通气（PEEP>15mmHg）会导致肺血管的塌陷，导致 PCWP 反映的是气道压力而非左心房压力（从Ⅲ区换到了Ⅰ区）。即使 PCWP 与左心室舒张末期压力十分接近，这些值可能也无法准确反映左心室前负荷，因为左心室前负荷包括左心室舒张末期容量和心肌收缩力。如果患者出现左心室肥大、舒张性心力衰竭和左心缺血性疾病，这两者的关系不一定相一致。总的来说，单一的 PCWP 的监测值不如连续性监测 PCWP 的动态变化有价值，尤其是经过补液或利尿治疗后 PCWP 的动态变化可辅助临床诊治。

混合静脉血氧饱和度（SvO_2）可由肺动脉导管远端采集的静脉血所做的体外检查，也可通过特殊的肺动脉导管（光电血氧肺动脉导管）连续测定。混合静脉血氧饱和度可量化全身氧利用的情况，正常值是 70%~75%。该值的下降是由于氧输送的下降或氧利用的增加。了解混合静脉血氧饱和度的影响因素，有助于理解患者的全身循环功能。正常情况下，外周氧消耗不同于氧输送。所以，当心输出量与氧输送下降时，外周组织抽取氧增多以保证不变的氧消耗，从而导致混合静脉血氧饱和度的下降。相反，脓毒症会引起外周氧消耗减少，从而升高混合静脉血氧饱和度。混合静脉血氧分压在正常人当中为 40mmHg，导致血红蛋白氧饱和度为 75%。氧含量可通过动脉和静脉的血红蛋白饱和度（Sat Hb）计算，公式 $C\text{-}O_2 = 1.34 \times Hb \times SaO_2 + (0.0031 \times PO_2)$。如果血红蛋白含量单位为 g/dL，则氧含量的单位为 mL/dL，溶解氧含量（$0.0031 \times PxO_2$）对于氧含量的影响很小，但在严重贫血的患者当中影响较大。正常动静脉血氧含量之差大约 5mL/dL。血容量不足及心源性休克都会增加动静脉血氧含量之差（>7mL/dL），而脓毒症时减少了动静脉血氧含量之差（<3mL/dL）。心脏左向右分流会显著影响右心室的血红蛋白含量从而减少动静脉血氧含量之差。混合静脉血氧饱和度可以依靠肺动脉导管上的纤维光学血氧测定能力持续监测。双重的血氧测定法结合了静脉与动脉的脉搏血氧测定，可提供氧提取及肺内分流的估计。根据持续性的血氧监测数据及以下公式可以计算通气血流比（V/QI）：

$$V/QI = \frac{1.32 + Hb \times (1 - SpaO_2) + (0.0031 \times P_A O_2)}{1.32 + Hb \times (1 - SvO_2) + (0.0031 \times P_A O_2)}$$

$P_A O_2$ 为肺泡氧分压，可从肺泡气体公式中得来

肺动脉导管的并发症可能出现在插管时及插管之后。在锁骨下及颈内静脉置管，气胸的发生率接近 2%~3%。导管打折主要与导管的大小与导管置入的深度有关，导管型号越小及在心室内插入过深都会导致打折弯曲。导管引起的右束支传导阻滞主要发生在希氏束，发生率在 0.1%~0.6%。在合并左束支传导阻滞的患者当中，发生率高达 23%。室性的心律失常也可能出现，但多是一过性并且小需要处理。其他可能出现的并发症包括气管撕裂、无名动脉受损、肺动脉撕裂等。肺动脉撕裂可能是由于导管尖端割破，也有可能肺动脉远端的气囊过度通气所致。基本上，肺动脉撕裂伤的发生率小于 1%。其他相

关因素，包括导管远端位置，血管直径缩小（肺动脉高压），全身抗凝，气囊延长充气时间。咯血是首先症状。是否完全拔除导管有争议，因为监测的需要与并发症共存。这时将肺动脉导管往外拔出至合适的位置，且患者应处于患侧卧位以供合适的通气血流比。如果出血无法控制需急诊开胸处理。空气栓塞大多出现在导管改变或传感仪校准时，大约20mL/s的空气栓塞速度会引起症状，75mL/s血流动力学不稳定或死亡。直接原因是空气栓子所致右心室的机械梗阻。血栓栓子可能来自导管的顶端或导管的体部，会引起肺栓塞。导管留置时间过长会引起锁骨下或颈内静脉栓塞。其他并发症包括心内膜炎、脓毒症和腱索断裂。与中心静脉导管相似，每天的导管消毒、敷料更换和常规更换导管是减少导管相关性感染的关键。

三、心输出量

心输出量（cardiac output，CO）是一分钟内心室射血的容量，取决于心率和每搏输出量。一个70kg的成人每搏输出量在70~80mL，而心率在65~75次/min，所以心输出量约为5100mL/min（75mL×70次/min）。当然，心输出量在不同人之间也可能有相当大的差异。

ICU监测中还包括用热稀释法在床边监测心输出量。在循环中注射一定剂量的溶液能够产生时间-温度曲线以供计算流速。时间-温度曲线下面积是相反的心输出量比例。可以下列Stewart-Hamilton指示稀释公式计算：

$$CO=[V_I \times (T_B - T_I) \times S_I \times C_I \times 60]/(S_B \times C_B)$$

V_I是注射的容量（mL），B指的是血，I指的是指示器，T是温度，S是比重，C是比热。

尽管冰水的应用能改善信噪比，冰水或室内温度的溶液均可应用。但严重的心律失常可能减少可重复性，且结果有时不能准确反映平均心输出量。患者过度活动也会导致结果不一致。推荐每次测定心输出量时应进行多次测量（通常为3次）。即使如此，对临床情况稳定的患者进行CO测定仍有高达10%的差异。由于呼吸频率、静脉回流及心脏功能的差异，在呼吸周期的各个阶段心输出量也不尽相同。因此，指示剂的注射时期会影响热稀释法测定心输出量的结果。如果需要比较心输出量的变化趋势，则最好在呼吸周期的同一时间点（通常在呼吸末）进行注射。如果需要了解呼吸周期内的平均值，则应在呼吸周期内随机选择时间点进行3次测量，然后取平均值。低心输出量会影响心输出量测定的准确性，特别是使用室温注射液时。此时如采用冰点温度注射液则能够得到更准确的测量结果。三尖瓣反流使得心输出量测定结果可能偏高，也可能偏低。当冷的指示剂注射液在三尖瓣附近反复循环时，可以造成热稀释曲线延长且峰值降低，从而使得心输出量测定结果升高。当患者合并三尖瓣返流，血液与指示剂混合，延长转换时间，产生的曲线显示为缓慢上升及下降，增加了曲线下面积，从而也可能低估了真实的心输出量。

对于热稀释法测量心输出量时，正确的温度和容量是最重要的因素。如果注射用指示剂量小于计算公式内所需的剂量，指示剂温度变化会低于预期，而测得的心输出量值会升高。如果注射剂的温度高于计算所需温度，心输出量同样会被视作升高。新型的心输出量计算机程序能克服这个问题，自动测量注射剂的温度并计算入公式。但右向左分流的心脏疾病会导致指示剂的丢失，进而错误抬高了心输出量。左向右分流使已通过肺脏的指示剂重新进入循环，这导致了时间-温度曲线多个高峰，无法使心输出量计算机识别翻译，造成坏的曲线报警。

持续热稀释法测定心输出量，可以通过特殊的肺动脉导管测定。在右心室这一段的导管可以自动小幅度提高血液温度。一种导管会利用敏感的热敏电阻记录下体温变化。另一种类型的导管是监测需要维持导管略高温度所需的电流强度。血流量在一定程度上与电流强度直接相关。

其他检测心输出量的方法：

1.多普勒超声　19世纪物理学家 Christian Doppler 证实了在移动物体上传递信号或反射信号的频率与物体移动的速率相一致。这项发现广泛用于监测移动物体的速度如红细胞。经皮多普勒超声广泛用于临床，可监测外周血管、中心静脉与动脉的血流速度。

多普勒超声仪检测升主动脉血流并计算心输出量。连续波探头放置在胸骨颈静脉切迹来监测主动脉弓血流速度。另一个 A 模式下的脉搏探头放置在第三或第四肋间隙，测量横断面上主动脉根部的直径。每搏输出量是横断面面积和平均血流速度的乘积。而心输出量是心率和每搏输出量的乘积。可能存在的测量错误主要来源于：①多普勒计失调，在计算血流速度时产生错误；②假设主动脉是圆形的；③假设主动脉内血液是层式的。这些因素造成了大约有15%心输出量错误。文献报道，胸骨上多普勒检测方法与标准热稀释法检测心输出量差距范围在 - 4.9~ + 5.8L/min。目前有食管探头用于检测降主动脉血流速度。插入食管探头约30cm可到达食管探测位置。这一技术与胸骨上检测技术结果较一致，并且可以连续获得检测数据。这种方法相对无创并可持续监测心输出量，还能够测定校正后的血流时间和峰值血流速（这两项指标分别代表心脏前负荷和心肌收缩力）。但是，目前尚无足够样本量的对照试验可以验证危重病患者食管多普勒监测的准确性。

2.阻抗法　心电收缩时随着射血，胸腔内电阻抗发生变化。心阻抗法又称生物阻抗法（thoracic electrical bioimpedance，TEB），是利用心动周期中胸部电阻抗的变化，测定左心室收缩时间并计算心输出量。电阻抗心电技术能够测量胸部电阻抗及血流阻力。胸廓的阻抗变化与胸腔内血流变化相关。阻抗 dz/dt（dz 是阻抗的变化，dt 是时间的变化）是升主动脉内血流及容量的变化产生的。利用基础阻抗的仪器，大量胸腔积液如严重肺水肿会干扰阻抗信号并减缓波形。新技术可以单独测定基础阻抗，提供连续的心率和每搏输出量的变化趋势，进而计算心输出量和心脏指数。将强度为 2.5~4.0mA 射频在70~100kHz 的交互电流通过胸部，经过胸部的持续的电流变化，然后根据身高、体重和性别计算胸腔容积。根据溶剂的变化，推导并同步连续显示心率、心输出量等参数的变化。它不仅能反映每次心跳时各参数的变化，也能计算一段时间内（如 4s、10s）的平均值。它需要四个电极（两个感应器，两个传感器），两个放置在颈部，两个放置在剑突水平平坦处。大部分的收缩期血流都是在降主动脉搏动的血流。每搏输出量，是通过分析一个心脏循环的阻抗变化所得，并乘以心率获得心输出量。由于电阻抗测定心输出量是无创的，所以可以经常重复测定，与温度稀释法的测量结果有良好的相关性。TEB适用于非胸腔手术患者的监测，在 ICU 中连续监测患者血流动力学状态，对心血管药物效果的评价，对小儿心血管功能和脱水的评估，对分娩过程中血流动力学监测等。但胸部阻抗的变化除了受血流影响外，还受通气和患者的活动影响。呼吸变化的影响通常较缓慢，可以被计算机程序所清除。同样的，运动伪差也可以进行处理。其他影响电阻抗监测心输出量的因素还包括感受器的距离、心律失常等。文献报道两个感受器之间相差2cm的变化会引起心输出量20%的变异度。另外，当患者出现全身活动包括寒战时，读取数据也有困难。当出现前负荷下降，低血压需要应用血管活性药物，主动脉瓣关闭不全时心输出量可能被高估。如果患者出现高动力型脓毒症、高血压或心内分流，心输出量多被低估。由于TEB很容易受到干扰，影响监测结果，故在临床上的广泛应用受到一定程度的限制，且目前在危重患者当中的有效性尚不明确。

3.菲克方法（Fick method） Fick定律的基础是质量守恒定律。应用于肺时，Fick定律表明，流经肺泡的血流量等于肺摄取或排出的气体量（VO_2）除以进出肺的血流中该气体浓度差。心输出量可通过相关的动脉氧消耗和混合静脉血氧饱和度来计算，Fick公式如下：

$$CO = VO_2 / [C(a-v)\ O_2 \times 10]$$

以这种方式计算心输出量可供参考。动静脉氧含量[$C(a-v)\ O_2$]差异需要放置肺动脉导管获得混合静脉血。氧消耗可以检测吸气与呼气之间氧含量的差异获得。由于很难准确测定VO_2，而且测定方法对血红蛋白浓度的变化非常敏感，因此通常用CO_2代替O_2进行计算。

4.无创脉搏波形分析 动脉脉搏波形分析可以提供利用数字分析动脉脉搏波形的方式持续性监测心输出量是一种无创的方法。脉搏波形与心输出量有一定关系，但是脉搏波形同时也受血管床的阻抗、电容等其他因素影响。

5.脉搏轮廓分析 通过动脉内置管进行动脉脉搏分析可以获得除了动脉血压以外的很多数据。在桡动脉或股动脉处置管获得动脉脉搏波形，这一技术的发展可以用来连续性监测心输出量。利用动脉脉搏波形监测每搏输出量好处在于，大多数危重病患者已经有动脉置管并且能连续、快速地监测每搏输出量及心输出量的变化，也可用于某些血流动力学不稳定的患者，如心脏监护病房和心脏手术后的患者。血压在平均值上下波动是由于每一次收缩期血流量即每搏输出量冲入动脉血管所致。脉搏压力变化的大小就是每搏输出量变化的大小。脉搏轮廓分析法的优点还在于对于完全机械通气的患者，每搏输出量变异对于输液反应性的预测效果与动脉血压变异相同，甚至更佳。但有些因素可能影响理论转换成实际应用。①主动脉的顺应性不是简单的压力与容量的线性关系。非线性关系影响了从压力变化直接评估容量变化。在每一个单独的患者当中需要矫正非线性关系。②波形反射：从动脉导管内监测的脉搏压力是心内射血的压力和外周血管的压力反射总和。为了计算每搏输出量，两种波形需要确认和分开。③由于在平均值范围上下的压力能描述每搏输出量，需要准确的压力监测。然而，在常规临床实践当中，压力传感器系统常常导致不理想的波形和监测。④尽管主动脉充盈血流是间歇性的、搏动性的，实际上流出血液趋向更连续性。

尽管有很多局限性，目前仍有不断发展的技术，在个体患者当中通过校准这些影响因素，利用脉搏波形分析来监测每搏输出量。目前脉搏指示持续心输出量（pulse indicator continuous cardiac output，PiCCO）或锂稀释法（LiDCO）已经可以利用这些技术进行血流动力学参数监测。

PiCCO同肺漂浮导管一样，应用热稀释法监测心输出量。PiCCO监测仪的使用需要放置中心静脉置管，另外需要在患者的股动脉放置一根 PiCCO 专用监测导管。测量开始，从中心静脉注入一定量的冰生理盐水（2~15℃），经过上腔静脉→右心房→右心室→肺动脉→血管外肺水→肺静脉→左心房→左心室→升主动脉→腹主动脉→股动脉→PiCCO 导管接收端。计算机可以将整个热稀释过程画出热稀释曲线，并自动对该曲线波形进行分析，得出一系列具有特殊意义的重要临床参数。在测定心输出量时，与传统的漂浮导管相似也采用热稀释法，只是近、远端温感探头的位置不同。它采用相继的 3 次的热稀释心输出量的平均值来获得一个常数，以后只需连续测定主动脉压力波形下的面积，从而获得患者的连续心输出量。PiCCO 不但可以测量连续的心输出量，还可以测量胸腔内血容量和血管外肺水量，可以更好反映心脏前负荷，不需要 X 射线帮助确定导管的位置，实现真正的连续性心输出量测量，并可达到微创的效果。

6.NICO（novametrix noninvasive cardiac output）监测　NICO 血流动力学监测方法是一种无创监测心输出量方法，机制在于短暂的重复呼吸后二氧化碳的浓度变化。该方法依靠传感器收集血流速度、气道压力和二氧化碳浓度，然后计算二氧化碳清除率来反映心输出量。利用这些数据，并利用 Fick 定律计算心输出量。NICO 一般用于手术室、ICU 或急诊科的机械通气患者，仅需将它的监测装置接在气管插管与呼吸机的 Y 形管之间，操作简便，可无创、连续的监测心输出量，同时还可以监测多项呼吸参数，弥补部分呼吸机监测功能的不足。NICO 的优点在于：

①无创性，减少了导管相关的出血、感染的发生。

②连续性，可连续监测准确性，与目前普遍应用的热稀释法结果相关性良好。

③可监测呼吸功能参数，如无效腔率、动态顺应性、气道阻力等。

④可计算肺分流。不足体现在：

a 不能监测肺动脉压、肺动脉楔压、中心静脉压等血流动力学指标，缺乏对心脏前负荷判断。

b 仅适用于机械通气患者。

c 重复呼吸引起 $PaCO_2$ 短暂升高 2~5mmHg，对无法耐受 $PaCO_2$ 上升的患者不太合适，如慢性阻塞性肺病患者。

目前研究认为，通过 CO_2 重复吸入测定心输出量，可用于监测 ICU 及手术室绝大部分患者（包括急性呼吸窘迫综合征）的心功能、呼吸参数；也可直接计算肺分流指导临床判断；但不能监测 PAP、PAWP、CVP 等血流动力学指标，不能评价心脏前负荷，尚不能取代肺动脉漂浮导管。

心输出量监测可与全身动脉、静脉和肺动脉参数计算一系列血流动力学指标，辅助确定患者全身血流动力学状态。表 2-4-2 为常见血流动力学指标计算公式和正常范围。

有很多不同的方法用于监测血流动力学。最简单及可靠的方法是监测压力，监测血流和其他变量会更加复杂且可靠性降低。临床医生应该选择合适的参数监测各项指标，并且牢记监测技术的各种局限性。对于不同个体应实行目标性治疗。对于不同个体选择合适的血流动力学监测手段并且实施目标性治疗能够改善患者预后。

表 2-4-2　血流动力学常见指标计算公式和正常范围

	公式	正常范围
每搏输出量，mL	$\dfrac{1000 \times CO\ (L/min)}{HR\ (次/min)}$	60~90mL
每搏输出指数，mL/m²	$\dfrac{每搏输出量\ (mL/次)}{BSA\ (m^2)}$	30~65mL
心指数，L/ (min•m²)	$\dfrac{CO\ (L/min)}{BSA\ (m^2)}$	2.8~4.2L/ (min•m²)
全身血管阻力，dyn• s/cm⁵	$\dfrac{平均\ BP(mmHg)—CVP(mmHg)}{CO\ (L/min)} \times 80$	1200~1500dyn•s/cm⁵
肺血管阻力，dyn•s/cm⁵	$\dfrac{平均\ PAP(mmHg)—PAWP(mmHg)}{CO\ (L/min)} \times 80$	100~300dyn•s/cm⁵

CO＝心输出量；BSA＝全身体表面积；BP＝血压；CVP＝中心静脉压；PAP＝肺动脉压力；PAWP＝肺动脉楔压

（周曙俊）

第五节　心脏骤停与心脑肺复苏

一、心脏骤停

心脏骤停（cardiac arrest）是指各种原因引起的、在未能预料的时间内心脏突然停搏，有效泵血功能丧失，引起全身器官组织严重缺血、缺氧和代谢障碍。心脏骤停不同于任何慢性疾病终末期的心脏停搏，如果抢救及时、有效，患者可获存活，否则将发生不可逆的生物学死亡。

（一）心脏骤停的原因

1 心源性心脏骤停

因器质性心脏病所致。

（1）冠心病　是心脏骤停最常见的原因，约占 80%，特别是在急性心肌梗死的早期。

（2）心肌病变　肥厚性心肌病常发生猝死，其中半数以上患者发生于 20 岁以前。

（3）心脏瓣膜病　风湿性心脏病伴有主动脉瓣狭窄的患者约 25%可致猝死。心脏瓣膜病进行瓣膜置换的患者，心脏性猝死是相当常见的并发症。

（4）先天性心脏病　发绀型先天性心脏病中以法洛四联症，尤其是术前有严重肺动脉瓣狭窄者猝死多见，其次为艾生曼格综合征。

（5）原发性电生理紊乱　如窦房结病变、预激综合征及 Q-T 间期延长综合征等。

2.非心源性心脏骤停

（1）呼吸衰竭或呼吸停止　如气道异物、溺水和窒息所致的气道阻塞，烟雾吸入或烧伤所致的呼吸道水肿、颅脑损伤和脑血管意外等均可导致呼吸衰竭或呼吸停止，导致心肌严重缺氧而发生心脏骤停。

（2）严重的电解质紊乱和酸碱平衡失调 如严重高血钾、低血钾、高血镁、高血钙及酸中毒等均可引发心脏骤停。

（3）药物中毒或过敏 洋地黄类、氯喹、奎尼丁等药物的毒性反应可致严重心律失常而发生心脏骤停。静脉内较快注射维拉帕米、利多卡因、普罗帕酮、氯化钙等，也可导致心脏骤停。青霉素及某些血清制剂发生严重其敏反应时，也可引起心脏骤停。

（4）突发意外事件 如电击或雷击伤、淹溺、窒息以及严重创伤等。

（5）手术治疗操作和麻醉意外 心脏手术、某些诊断性操作如血管造影或心导管检查、硬膜外麻醉药物误入蛛网膜下隙、肌肉松弛剂使用不当等，均可引起心脏骤停。

（二）心脏骤停的类型

根据心脏活动情况及心电图表现，心脏骤停可分为 3 种类型。

1.心室颤动 又称室颤。心室肌发生极不规则的快速而又不协调的颤动；心电图表现为 QRS 波群消失。代之以大小不等、形态各异的颤动波，频率为 200~400 次/分。若颤动波波幅高并且频率快，较容易复律；若波幅低并且频率慢，则复律可能性小，多为心脏停顿的先兆。

2.心搏停止 又称心搏停顿或心室停顿，心脏大多处于舒张状态，心肌张力低，心电图呈等电位。

3.无脉性电活动 心电图仍有低幅的心室复合波，但心脏并无有效的泵血功能、血压及心音均测不到。心电图示宽而畸形、振幅低的 QRS-T 波，频率每分钟在 20~30 次。

心脏骤停的 3 种类型可相互转化，但其后果均是心脏不能有效泵血，故均应立即进行心肺复苏术。

（三）主要脏器对缺血缺氧的耐受性

心脏骤停后，重要脏器的血流灌注减少，机体不同脏器对缺血缺氧的耐受性不同，其中大脑 4~6 分钟；小脑 10~15 分钟；延髓 20~30 分钟；脊髓 45 分钟；交感神经节 60 分钟；心肌和肾小管细胞 30 分钟；肝细胞 1~2 小时；肺组织大于 2 小时。由此可见中枢神经系统对缺血缺氧最敏感，大脑在缺血缺氧 4~6 分钟后即可发生不可逆性损伤。

（四）心脏骤停的临床表现

1.先兆征象 大多数患者无明显先兆症状，常突然发病。部分患者在发病前数分钟至数十分钟有乏力、头晕、心悸、胸闷等非特异性症状。心电监护可能发现某些严重心律失常。

2.典型临床表现

（1）意识突然丧失，伴有局部或全身性抽搐。

（2）呼吸断续，呈叹息样或短促痉挛性呼吸，随后呼吸停止。

（3）颈、股动脉搏动消失，血压测不出。

（4）心音消失。

（5）皮肤苍白或发绀，瞳孔散大。

（6）可出现大小便失禁。

3.心脏骤停的识别 主要根据：①突然意识丧失；②大动脉搏动消失。并不要求以上所有的临床表现都具备齐全才确立诊断，不要等待听心音、测血压和心电图检查，而且目前已经不再过于强调触摸大动脉搏动的诊断意义，以免延误最有效的抢救时机，为争取时间，判断与抢救应同时进行。

4.心电图表现　心脏骤停时，心脏泵血功能丧失，但心电活动并非完全停止，根据常见心电图表现可分为三种类型。

（1）心室颤动（ventricular fibrillation，VF）　心室肌失去了协调一致的有力收缩，出现了极不规则的快速、连续颤动。心电图 QRS 波群消失，代之以连续的不规则的心室颤动波，频率 150~400 次/分，此型最为常见。

（2）心室停搏（cardiac arrest，CA）　心室完全丧失了电活动能力。心电图示直线或仅有心房波，室上性激动不能达到心室。

（3）无脉搏性活动（pulseless electrical activity，PEA）。心电无有效的机械功能，但仍保留节律性的心电活动。心电图上有正常或宽而畸形、振幅较低的 QRS 波群，频率多在 20~30 次/分，此型较少见。

各种原因所致心脏骤停的临床表现是一样的，初期急救处理也基本相同，故切不可待心电图检查后才作出心脏骤停的诊断，应根据主要的临床征象迅速、果断地判断、并立即进行心、肺、脑复苏。

（五）心脏骤停的诊断

一般心脏骤停 4 秒以上，患者可以出现黑朦；5~10 秒者由于脑缺氧而引起昏厥；停搏 15 秒者可产生昏厥和抽搐，称 Adams Stokes 综合征，如不及时恢复，可进入昏迷状态，接着出现叹气样呼吸困难及发绀，多在心跳停止 45 秒后出现瞳孔散大，1~2 分钟后瞳孔固定；心跳停止 3~5 分钟以上者，往往造成中枢神经系统不可逆损害。

1.主要诊断依据

（1）意识突然丧失或抽搐。

（2）大动脉搏动消失（如颈动脉）。

2.次要诊断依据

（1）叹息样呼吸或呼吸停止。

（2）心音消失。

（3）瞳孔散大。

心脏骤停的识别并非很直观，尤其是对非专业人员来说，如果旁观者的行动过于迟缓，就会错过宝贵的抢救时机。因此，当主要诊断依据存在时诊断即成立，施救者即可进行初步急救《2015 美国心脏协会心肺复苏和心血管急救指南》中指出：不再强调检查呼吸，专业人员和非专业人员一样，对无反应患者都不能准确判定呼吸情况。同时也不再强调判定心脏骤停必须进行脉搏检查。有研究显示，非专业施救者与医务人员检查脉搏都有困难，医务人员检查脉搏也会花费较长时间。当发现一位成人意识突然丧失或无反应且没有正常呼吸时，非专业人员可以不需要检查脉搏而判定患者发生了心脏骤停。医务人员检查脉搏时间也不应超过 10 秒，如果在该时限内无法明确感觉到脉搏，即应开始胸外按压。

二、心、脑、肺复苏

任何为抢救生命而采取的医疗措施均可称为"复苏"，如对心搏骤停、严重心律失常、呼吸停止、窒息、休克、高热、中毒、严重创伤等的救治均属于广义复苏的范畴。复苏的方法包括人工呼吸、心脏按压、氧疗、电除颤、电复律、心脏起搏、体内或体外反搏、辅助循环、降温、血液透析、输血输液以及各种药物的应用等。复苏的对象可以是个别患者，也可以是众多的遇难者。复苏的任务在于抢救生命，防止伤残和后遗症，争取使患者完全康复或能生活自理，因而争取时间具有重要重义。可以看出复苏不仅是医疗问题，也是一个社会问题，需要把医疗专业力量与社会大众力量结合起来，普及一般的急救常识是非常重要的。通常所说的"复苏"是狭义的，即心肺复苏（cardiopulmonary resuscitation，CPR）是指患者心跳呼吸突然停止时所采取的一切抢救措施。由于脑复苏的重要性日益为人们所重视，而且脑复苏是心肺复苏的根本目的，仅有心跳、呼吸而无脑功能的人，对社会及家庭都是十分沉重的负担。因此，现在认为复苏的重点从一开始就应放在对脑的保护，故把心肺复苏扩大到心、肺、脑复苏（CPCR）。

心肺脑复苏的基本内容包括：基本生命支持（basic life support，BLS）、进一步生命支持（advanced life support，ALS）、继续生命支持（prolonged life support，PLS）和复苏后的处理。

（一）基本生命支持（basic life support，BLS）

目标是尽快恢复全身组织器官的氧供，保证机体最低的氧需要。主要有三个步骤，即保持气道（Airway）通畅、呼吸（Breathing）支持、循环（Circulation）支持。

1.早期心肺复苏　心肺复苏是针对心跳、呼吸停止所采取的抢救措施，即用心脏按压形成暂时的人工循环并诱发心脏的自主搏动，用人工呼吸代替自主呼吸，以及使用一定的药物及电除颤使心跳和呼吸恢复。

心肺复苏（CPR）包括第一期基础生命支持和第二期进一步生命支持的两个时期的六个步骤。

现场心肺复苏，主要指基础生命支持，其CPR顺序，根据1992年美国心脏病学会修订的CPR指南提出，首先是畅通气道然后是人工呼吸及人工胸外按压，称为"A、B、C"三部曲，但在1998年，有人提出CPR顺序的重新认识，即"CAB"顺序，首选是按压心脏，建立人工循环，理由是患者在心脏停搏后可有1~2次自发性气喘，心血管和肺内尚有氧合血液，体内因有存留的氧，立即心脏按压，可使心脑得到血供。由此，应分秒必争地进行心脏按压，恢复心脑血供，且按压时的胸廓弹性回缩，有助于肺通气。目前均是以"CAB"顺序开始心肺复苏，除非明确呼吸道病因所致心搏骤停。

（1）保持气道通畅　关键是开放气道，解除舌根后坠、呼吸道分泌物、呕吐物、假牙和其他异物致气道部分或完全梗阻。方法为：将一手置于患者肩部后方，将头颈部轻度上举使头后仰。其次是提起下颌骨使舌根部前移，如口腔或咽部有异物，可用手法取出或用吸引器吸出。

（2）人工呼吸　目的是保证机体的供氧和排出二氧化碳。当呼吸道通畅后，立即施行人工通气，以气管插管行机械通气效果最好，但在现场，无此设备，应采用口对口人工呼吸，以免延误抢救时机。

正常人呼出气的含氧量浓度为16%~18%，如患者肺脏正常，口对口人工呼吸的吹入气量于正常潮气量的两倍，这种气体足可用于复苏。

口对口人工呼吸的操作要点为：①将患者置仰卧位，头后仰，迅速松解衣服和裤带以免障碍呼吸动作，急救者一手按住额部，另一手抬起颈部。②如患者牙关紧闭或下颌松弛，将抬颈之手来支持下颌并使口部微张，以便于吹气。③急救者一手的拇指和食指捏住患者鼻孔，然后深吸一口气，以嘴唇密封住患者的口部，用力吹气，维持1秒以上，直至患者胸部隆起即可。④当患者胸部隆起后即停止吹气，放开紧捏的鼻孔，同时将口唇移开，使患者被动呼气。⑤成人心脏按压和通气比例为30：2。口对口人工呼吸可致胃膨胀，吹气期压迫环状软骨以关闭食管的方法可有一定预防作用，但不如食道堵塞如喉罩气道效果良好，目前已不提倡使用。压迫上腹部以逐出胃内气体的方法，易致胃内容物反流误吸，弊多利少，一般不宜采用。

（3）人工循环　建立有效的人工循环，最迅速有效的是胸外心脏按压法。

1）胸外心脏按压法

①胸外心脏按压法操作要点：a.体位：即患者体位；患者应仰卧于硬板床或地上。b.部位：即按压部位，操作者位于患者一侧，以一手掌根部置于患者胸骨下半部，掌与胸骨纵轴平行以免按压肋骨，另一手掌压在该手背上。c.姿势：即操作者身体姿势；操作者肘关节伸直，借助双臂和躯体重量向脊柱方向垂直下压。不能采取过快的弹跳或冲击式的按压，忌用力过猛，以免发生肋骨骨折、血气胸和肝脾破裂的并发症。d.深度：按压深度；每次按压，成人使胸骨下压5~6cm。按压后放松胸骨，便于心脏舒张，但手不能离开按压部位。待胸骨回复到原来位置后再次下压，如此反复进行。⑤频率：按压频率为100~120次/min。

②胸外心脏按压的并发症：由于按压时操作不当，可发生肋骨骨折，折断的肋骨骨折端可刺伤心、肺、气管以及腹腔脏器或直接造成脏器破裂，从而导致气胸、血胸，肝、脾、胃、膈肌破裂，脂肪栓塞等。

③关于胸外心脏按压机制：胸外心脏按压时，血流的产生主要有"心泵"和"胸泵"两种机制。"心泵机制"理论认为，胸部按压时，心脏由于受到胸骨和脊柱的挤压，导致心脏内的血液射向主动脉，形成血流。"胸泵机制"理论则认为，胸外按压引起胸膜腔内压升高，导致肺血管床中的血液流经心脏进入全身血管。此时，心脏就像一根输送血液的管道，失去了瓣膜的功能，而胸腔入口处的静脉瓣保证了血液向动脉方向流动。近年来的研究认为，当胸外心脏按压时，人工循环的动力有可能"心泵""胸泵"两种机制共存，在一定条件下发挥各自的作用。

2.胸内心脏按压法　与胸外心脏按压相比，胸内心脏按压的效果较优，作胸内心脏按压时其心排血量可达正常的40%~60%。脑血流量可达正常的60%以上，心肌血流量达正常的50%以上。而标准的胸外心脏按压时，脑血流量为0~30%（平均9%），心肌血流量正常的3%~4%，且有舒张压低、静脉峰压高缺点，这样就降低了脑灌注压［脑灌注压为MAP＝（颅内压＋静脉压）］和冠状动脉灌注压（冠状动脉灌注压为舒张压-左室舒张末压）。此外胸内心脏按压时，可以直接观察心脏情况，确定心肌张力，便于心内注药和电击除颤。

（1）适应证

1）经标准的胸外心脏按压10~15分钟无效者。有的作者把这个时限定为3~5分钟，并认为如果在抢救心搏骤停患者时首选胸内心脏按压则有可能救活更多的患者。这适用于医院内包括手术室、各种监护室、急诊室的心肺复苏。在这些地方应把标准的胸外心脏按压法作为应急措施，在进行按压的同时应准备开胸胸内心脏按压。

2）严重的胸部外伤伤员的心肺复苏，应把胸内心脏按压法作为首选，因为只有开胸才能救治可能有的心包填塞及内出血或张力性气胸，甚至胸内大血管的出血。

3）在手术中发生的心跳停止，尤其是已经开胸者。另外，腹内大出血一时不易控制者，在膈肌上临时阻断主动脉行胸内心脏按压法是救急的有效措施。

4）胸廓或脊柱畸形伴心脏移位者。

5）多次胸外除颤无效的顽固室颤。

（2）开胸心脏按压的方法和步骤

1）切口选择：在心脏术后或胸壁已有前或前外切口的患者，可由原切口进入胸腔。在其他患者，可选择左第4或第5肋间前外切口进入。切开速度要快，如暴露不佳，可切断第5或第4肋软骨。在切开前，如有条件可快速消毒皮肤和铺无菌巾（但不应间断胸外心脏按压），以减少切口感染。否则为了争取时间，亦可在未消毒的情况下进行，待心脏复苏后，再行消毒，彻底冲洗手术野，铺无菌巾，术后并用大量抗生素。

2）心脏按压：进入胸腔后，首先挤压心脏，以建立循环。除非有心包填塞，一般不先忙于切开心包，以免延长停搏时间，挤压2~3min后，如无效，再于左膈神经前方1cm处纵行切开心包，再行心脏挤压。其方法有：①单手挤压法：以右手握住心脏，4指放在左室后方拇指放在右室前方。②双手挤压法：左手4指置于右室前方，右手4指置于左室后方，右方拇指置于左手指之上以加强挤压力量。③单手推压法：若用左前外切口，可把右手置于心脏后方，将之推向胸骨背侧，进行挤压。

（3）按压心脏有效的表现　无论是胸外或胸内按压心脏，按压心脏有效的表现

1）大动脉能触摸到搏动。

2）可测到血压，收缩压≥8.0kPa（60mmHg）。

3）发绀的口唇渐转为红润。

4）散大的瞳孔开始缩小，甚至出现自主呼吸。

（二）进一步生命支持

ALS是在BLS基础上，应用药物、辅助设备和特殊技术恢复并保持自主呼吸和循环。包括：给药和输液（drug and fluids），心电监测（ECG）、心室纤颤治疗（fibrillation treatment）。

1.药物治疗　心脏按压为心脏复苏提供了基础。除反射性心脏停搏外，经及时按压多可复跳，其他多需配合药物应用或和电击除颤才能复跳。CPR给药的目的主要在于：①增加心肌血灌流量（MBF）、脑血流量（CBF）和提高脑灌注压（CPP）和心肌灌注压（MPP）。②减轻酸血症或电解质失衡。③提高室颤（VF）阈或心肌张力，为除颤创造条件，防止VF复发。

（1）给药途径

1）静脉给药：静脉给药安全、可靠，为首选给药途径。但在复苏时必须从上腔静脉系统给药，因下隙静脉系（尤其是小腿静脉）注射药物较难进入动脉系统。如有中心静脉导管（CVP），经CVP注药其药物起作用的速度，约3倍于周围静脉注射者。

2）气管内滴入法：静脉不明显或已凹陷者，不要浪费时间去寻找穿刺，可快速由环甲膜处行气管内注射。已有气管内插管行机械通气者更好。一般用一细塑料管，尽量插

入气管深部将含有 0.5~1mg 肾上腺素的 10ml 生理盐水，从塑料管注入，然后用大通气量进行通气，把药吹入远端，让其扩散。其用量可 2.5 倍于静脉注射者，如有需要，可隔 10 分钟注射 1 次。已知可经气管内滴入的药有肾上腺素、利多卡因、溴苄胺、阿托品。目前指南并不推荐，其效果有待进一步明确。

3）心内注射：是给药与药物对心脏起作用最快的方法，但由于缺点多，现已很少使用。因在操作时须进行间断胸外心脏按压，穿刺时有伤及胸廓内动脉、冠状动脉撕裂及损伤肺造成出血与气胸危险，若把药物误注入心肌内，有导致心肌坏死或诱发室性心律失常的可能。目前仅在开胸做心内心脏按压时直视下注药。

4）骨髓腔给药：无法及时建立静脉通路时，可考虑骨髓腔内给药，它是一种在特殊情况下建立的紧急输液方法，利用长骨骨髓腔中丰富的血管网将药物和液体经骨髓腔输入血液循环。《2015 美国心脏协会心肺复苏和心血管急救指南》强调：如果不能成功建立静脉通道，应尽早考虑建立骨髓腔内通道。

（2）常用药物

1）肾上腺素：就心脏复苏而言，该药被公认为是最有效且被广泛使用的首选药物。推荐标准剂量为 1mg（0.02mg/kg）静注，若初量无效，每 3~5 分钟可重复注射 1 次，直至心搏恢复。近年来文献中报道用大剂量肾上腺素（0.10~0.20mg/kg）能明显地提高心脏复苏成功率，但也有报道大剂量肾上腺素尽管能提高心脏复苏成功率，但不能提高患者的存活率以及改善中枢神经的效果。因此，不提倡大剂量肾上腺素的推广应用。关于肾上腺素在 CPR 中的作用机制主要是：①激动外周性α受体，使周围血管收缩，从而提高主动脉收缩压和舒张压，而使心脑灌注压升高；②兴奋冠状动脉和脑血管上的β受体，增加心脑的血流量。此外，肾上腺素虽有导致心室纤颤的不良反应，但它也可促使心肌细颤转变成粗颤，从而增加电除颤的成功率。正因为肾上腺素的α效应在 CPR 中占主导地位，有人提出单纯应用α效应在心脏复苏中的倾向性，如应用β肾上腺素、甲氧明等。了其中甲氧胺对心电机械分离的复苏更有效。而单纯的β受体激动药如异丙肾上腺素，不仅可使心肌耗氧量增加，心内膜下血管收缩而使血流减少，而且可因血管扩张致主动脉舒张压降低，对心脑血流灌注减少，因此避免使用。除非严重的传导阻滞所导致的心搏骤停，或在首选药肾上腺反复应用无效时，方可试用。

最近国内外有报告，在接受心肺复苏的心搏骤停患者复苏成功者体内血管升压素水平高于未复苏者，提示在 CPR 期间给予外源性血管升压素可能有益，并在动物和人体试验中证实，在 CPR 期间给予外源性升压素可明显改善生命器官血流，提高自主循环恢复率，但脑复苏的效果如何，则有待进一步研究。

2）碳酸氢钠：心跳呼吸停止必然导致代谢性酸中毒和呼吸性酸中毒，致使血 pH 明显降低，在心脏按压过程中，低灌流状态，使代谢性酸中毒进一步加剧，酸中毒使室颤阈值降低，心肌收缩力减弱，机体对心血管活性药物（如肾上腺素）反应差，只有纠正酸中毒，除颤才能成功。因此，积极合理地应用碳酸氢钠纠正酸中毒无疑对提高复苏成功率有意义。但在应用碳酸氢钠的前提是保证有效的通气，尽管 $NaHCO_3$ 能有效地提高血液中的 pH，但 HCO_3^- 不能通过血脑屏障，纠正脑脊液中的低 pH，而且输入的 HCO_3 进一步缓冲 H^+ 后，可再离解成 CO_2，CO_2 可自由地通过血脑屏障，使脑组织和脑脊液的 pH 进一步降低，因此强调，在给 $NaHCO_3$ 液时，需作过度通气。

碳酸氢钠首次静注量 1mmol/kg，然后根据动脉血 pH 及 BE 值，酌情追加。不合理的应用大剂量碳酸氢钠会有潜在的危险，如碱血症，使血红蛋白的氧离曲线左移，氧释放受到抑制，加重组织缺氧，尚可出现高钠、高渗状态，对脑复苏不利。

3）抗心律失常药

①胺碘酮：胺碘酮属Ⅲ类抗心律失常药物。胺碘酮仍是治疗各种心律失常的主流选择，更适宜于严重心功能不全患者的治疗，如射血分数<0.40 或有充血性心衰征象时，胺碘酮应作为首选的抗心律失常药物。因为在相同条件下，胺碘酮作用更强，且比其他药物致心律失常的可能性更小。当 CPR、2 次电除颤以及给予血管加压素后，如 VF/无脉性 VT 仍持续时，应考虑给予抗心律失常药物，优先选用胺碘酮静脉注射（静注）；若无胺碘酮时，可使用利多卡因 75mg 静注。胺碘酮用法：CA 患者如为 VF/无脉性 VT，初始剂量为 300mg 溶入 20~30mL 葡萄糖液内快速推注，3~5min 后再推注 150mg，维持剂量为 1mg/min 持续静脉滴注（静滴）6h。非 CA 患者，先静推负荷量 150mg（3~5mg/kg），10min 内注入，后按 1.0~1.5mg/min 持续静滴 6h。对反复或顽固性 VF/VT 患者，必要时应增加剂量再快速推注 150mg。一般建议每日最大剂量不超过 2g。胺碘酮的临床药物中含有负性心肌收缩力和扩血管的作用的成分，可引起低血压和心动过缓。这常与给药的量和速度有关，预防的方法就是减慢给药速度，尤其是对心功能明显障碍或心脏明显扩大者，更要注意注射速度，监测血压。

②利多卡因：利多卡因仅作为无胺碘酮时的替代药物。初始剂量为 1.0~1.5mg/kg 静推。如 VF/VT 持续，可给予额外剂量 0.50~0.75mg/kg，5~10min1 次，最大剂量为 3mg/kg。

4）硫酸镁：硫酸镁仅用于尖端扭转型 VT 和伴有低镁血症的 VF/VT 以及其他心律失常两种情况。用法：对于尖端扭转型 VT，紧急情况下可用硫酸镁 1~2g 稀释后静注，5~20min 注射完毕；或 1~2g 加入 50~100mL 液体中静滴。必须注意，硫酸镁快速给药有可能导致严重低血压和 CA。

2.心电监测 在 CPR-ABC 开始后，应尽快测定 ECG 波型，主要区别心搏骤停的类型，诊断心肌缺血，心律失常，以及判断药物及电击除颤治疗的效果。

3.心室纤颤治疗 电除颤：大多数成人突发非创伤性 CA 的原因是 VF，电除颤是救治 VF 最为有效的方法。研究证实，对于 VF 患者每延迟 1min 除颤，抢救成功率降低 7%~10%，因此早期电除颤是 CA 患者复苏成功的关键之一。心律分析证实为 VF/无脉性 VT 应立即行电除颤，之后做 5 组 CPR，再检查心律，必要时再次除颤。单相波除颤器首次电击能量选择 360J，双相波除颤器首次电击能量选择应根据除颤仪的品牌或型号推荐，一般为 120J~200J。对心室静止（心电图示呈直线）与 PEA 患者不可电除颤，而应立即实施 CPR。

AED 能够自动识别可除颤心律，适用于各种类型的施救者使用。如果施救者目睹发生 OHCA 且现场有 AED，施救者应从胸外按压开始 CPR，并尽快使用 AED。在能够使用现场 AED 或除颤器治疗 CA 的医院和其他机构，医务人员应立即先进行 CPR，并且尽快使用准备好的 AED/除颤器。以上建议旨在支持尽早进行 CPR 和早期除颤，特别是在发生 CA 时现场有 AED 或除颤器的情况下。如果 OHCA 的反应者不是院前急救人员，则急救人员可以先开始 CPR，同时使用 AED 或通过心电图检查节律并准备进行除颤。在上述情况下，可以考虑进行 2min 的 CPR，然后再尝试除颤。如果有 2 名或 3 名施救者在现场，应进行 CPR，同时拿到除颤器。对于 IHCA，没有足够的证据支持或反对在除颤之前进行 CPR。但对于有心电监护的患者，从 VF 到给予电击的时间不应超过 3min，并且应在等待除颤器就绪时进行 CPR。电除颤的作用是终止 VF 而非起搏心脏，因此，在完成除颤后应该马上恢复实施胸外按压直至 2min 后确定 ROSC 或患者有明显的循环恢复征象（如咳嗽、讲话、肢体明显的自主运动等）。

（三）持续生命支持

主要是指完成脑复苏及重要器官支持。此期包括三个步骤，即：对病情及治疗效果加以判断（gauging）、争取恢复神志及低温治疗（humanization & hypothermia）、加强治疗（intensive care）。

持续生命支持也称后期复苏，是以脑复苏为核心进行抢救和医疗，这一阶段主要任务是，在上述两阶段的 CPCR 抢救结果使自主循环稳定的基础上，围绕脑复苏进行治疗。但首先要确定脑复苏的可能性和应采取的措施。

1.病情估计　要判断心搏停止或呼吸停止的原因（6H5T），采取对因措施，并决定是否继续抢救。患者能否生存并全面恢复意识和活动能力主要取决于下述条件：

（1）所受打击的严重程度以及心跳停搏的时间长短。

（2）初期复苏或基础生命支持是否及时、得当。

（3）后期脑复苏是否及早进行并具有高质量。任何后期复苏处理都不能改变最初的损害，只是消除或减轻生命器官在重新获得血流灌注和氧供应后所发生的继发性改变。

2.争取恢复神志　采取特异性脑复苏措施。

3.加强监测治疗　任一脏器功能衰竭将影响其他脏器的功能，这包括大脑在内，如：低血压、低氧血症、高碳酸血症、重度高血压、高热、感染、肾衰竭等都可加重脑的损害，使脑水肿、脑缺氧和神经功能损害更加严重。所以在采用特异性脑复苏措施的同时，要对机体各脏器进行功能监测和支持，才能有利于脑功能恢复。

（1）维持循环功能　心搏恢复后，往往伴有血压不稳定或低血压状态，常见原因有：①有效循环血容量不足。②心肌收缩无力和心律失常。③酸碱失衡和电解质紊乱。④心肺复苏过程中的并发症未能纠正。为此，应严密监测，包括 ECG、BP、CVP，根据情况对肺毛细血管嵌顿压（PCWP）、心排血量（CO）、周围血管阻力、胶体渗透压等进行监测，补足血容量，提升血压、支持心脏、纠正心律失常。在输血输液过程中，为避免过量与不足，使 CVP 不超过 1.18kPa（12cmH$_2$O），尿量为 60ml/h。对心肌收缩无力引起的低血压，如心率<60 次/min，可静滴异丙肾上腺素或肾上腺素（1~2mg 溶于 500mL 液体中）；如心率>120 次/min，可静注西地兰 0.2~0.4mg。或其他强心药，如多巴胺或多巴酚丁胺。在应用强心药同时，还可静注速尿 20~40mg，促进液体排出，以减轻心脏负荷，也对控制脑水肿有利。

（2）维持呼吸功能　心脏复跳后，自主呼吸可以恢复，也可能暂时没有恢复，若自主呼吸恢复得早，表明脑功能愈易于恢复。无论自主呼吸是否出现，都要进行呼吸支持直到呼吸功能恢复正常，从而保证全身各脏器，尤其是脑的氧供。

在 CPCR 中，确保气道通畅及充分通气、供氧是非常重要的措施，气管插管是最有效、可靠又快捷的开放气道方法，且与任何种类的人工通气装置相连行人工通气，即使在初期复苏时，有条件应尽早插管。如复苏后 72 小时患者仍处昏迷、咳嗽反射消失或减弱，应考虑行气管切口，以便于清除气管内分泌物。充分保证患者氧供，使动脉血Pa>13.33kPa（100mmHg），$PaCO_2$ 保持在 3.33~4.67kPa（25~35mmHg）的适度过度通气，以减轻大脑酸中毒，降低颅内压。同时加强监测，防止呼吸系统的并发症如肺水肿、ARDS、肺炎、肺不张，也不能忽视由于复苏术所致的张力性气胸或血气胸。

（3）防治肾衰竭　心搏骤停时缺氧，复苏时的低灌流、循环血量不足、肾血管痉挛及代谢性酸中毒等，均将加重肾脏负荷及肾损害，而发生肾不全。其主要表现为氮质血症、高钾血症和代谢性酸中毒，并常伴少尿或无尿，也可能为非少尿型肾衰竭。因此在CPCR 中，应始终注意保护肾。其主要措施：包括保证肾脏灌注以补足血容量，增加心肌收缩力。当血容量已基本上得到补充、血压稳定时，可使用血管扩张药，如小剂量多巴胺[<3μg/kg·min]静滴。同时纠正酸中毒。为预防肾衰竭，及早使用渗透性利尿剂，通常用 20%甘露醇，也可防治脑水肿。当出现少尿或无尿肾衰时，甘露醇要慎用。速尿是高效、速效利尿剂，它可增加肾血流量和肾小球滤过率。但在低血压、低血容量时则不能发挥高效利尿作用。

（4）防治胃肠道出血　应激性溃疡出血是复苏后胃肠道的主要并发症。对肠鸣音未恢复的患者应插入胃管，行胃肠减压及监测胃液 pH。为防止应激性溃疡发生，常规应用抗酸药和保护胃黏膜制剂，一旦出现消化道出血，按消化道出血处理。

（5）维持体液、电解质及酸碱平衡　维持正常的血液成分、血液电解质浓度、血浆渗透压以及正常的酸碱平衡，对重要器官特别是脑的恢复和保证机体的正常代谢是必不可少的条件，因而必须对上述指标进行监测，及时纠正异常。

（6）控制抽搐　严重脑缺氧后，患者可出现抽搐，可为间断抽搐或持续不断抽搐，抽搐越严重，发作越频繁，预后越差。但特别严重的脑缺氧出现深昏迷，可以不出现抽搐。抽搐时耗氧量成倍增加，脑静脉压及颅内压升高，脑水肿可迅速发展，所以必须及时控制抽搐，否则可因抽搐加重脑缺氧损害。通常应用巴比妥类药如鲁米那或苯妥英钠0.1~0.2g，肌内注射 6~8 小时用药一次。对的发作或持续时间较长或发作频繁者，应迅速使用强效止痉药，可先用安定、咪达唑仑等静脉推注，抽搐控制后，采用静脉滴注方法维持，或配合使用冬眠制剂。对顽固性发作者，选用肌肉松弛剂，前提是气管插管、人工通气的情况下才选用。

（7）预防感染　心搏骤停的患者，由于机体免疫功能下降，容易发生全身性感染。而复苏后某些意识未恢复的患者，或由于抽搐、较长时间处于镇静镇痛及肌松药等作用下，患者易发生反流、误吸，导致肺部感染；长期留置导尿管，易致尿道感染；或长期卧床发生压疮等。因此复苏后应使用广谱抗生素，以预防感染。同时加强护理，一旦发生感染、发热，将会加重脑缺氧，而影响意识的恢复，由于感染甚至导致多器官功能障碍综合征（MODS）。

上述 CPCR 步骤不能完全按先后次序排列，往往有些步骤是同时进行的，且相互关联，不能截然分开。

（四）复苏后的处理

复苏后处理是指自主循环和呼吸恢复后，继续采取一系列措施确保脑功能恢复，同时继续维护其他器官的功能。

1.脑复苏　心肺复苏的目的在于脑复苏，即恢复智能、工作能力、至少能生活自理，故脑功能的恢复是复苏成败的关键。因此，为取得良好的脑复苏效果，应及早进行 CPR，并在 CPR 一开始就致力于脑功能的恢复，尽快恢复脑的血液灌流，尽量缩短脑组织缺血缺氧的时间，减少原发性脑损害的范围和程度。在循环恢复后，积极采取各种有效的脑保护措施。根据急性完全性脑缺血的病理生理改变，这些措施包括两个方面。即：①维持颅外各脏器功能稳定的治疗。②特异性脑复苏措施。

特异性脑复苏措施主要以目标温度管理为主的综合疗法。

（1）目标温度管理（TTM）　TTM 治疗是公认的可改善 CA 患者预后的治疗手段之一。复苏成功后，如果患者仍处于昏迷状态（不能遵从声音指示活动），应尽快使用多种体温控制方法将患者的核心体温控制在 32~36℃，并稳定维持至少 24h，复温时应将升温速度控制在 0.25~0.5℃/h。目前用于临床的控制低温方法包括降温毯、冰袋、新型体表降温设备、冰生理盐水输注、鼻咽部降温设备和血管内低温设备等，医务人员应根据工作条件和患者实际情况灵活选择。由于院前给予冰冻生理盐水快速输注降温可增加低体温治疗并发症的发生率，已不推荐该方法在院前条件下常规使用。TTM 治疗期间的核心温度监测应该选择食道、膀胱或肺动脉等处，肛门和体表温度易受环境因素影响，不建议作为温度监测的首选部位。TTM 治疗过程中患者会出现寒战、心律失常、水电解质紊乱、凝血功能障碍和感染等并发症，应进行严密监测和对症处理，避免加重病情。TTM 治疗存在需要有详细的实施方案和专业的团队才能进行，建议制定各医疗单位的TTM 治疗预案并进行专业培训，以提高治疗效果和减少并发症。研究表明 TTM 复温后的发热可加重 CA 患者的神经功能损伤，因此 TTM 结束后 72h 内应尽量避免患者再次发热。

（2）降低颅内压　目前不推荐规使用脱水利尿药物，除非明确存在脑水肿和颅内高压的证据。常用药物有甘露醇、速尿、高渗盐水等。

（3）脑保护药物的应用　目前不推荐常规使用。

1）促进代谢药物：ATP 直接为脑细胞提供能量，促进细胞膜 Na^+-K^+ATP 酶泵功能恢复，有助于消除脑肿胀，减轻脑水肿。

精氨酸能增加钾离子内流，促进钠离子流出细胞，ATP 与精氨酸配合使用，作用更好。其他药物如辅酶 A、辅酶 Q_{10}、细胞色素 C 等也可配合应用。

脑内葡萄糖浓度增高虽可提供更多的代谢底物，但可引起严重脑内乳酸蓄积，加重脑水肿及神经细胞死亡，故在治疗时，尽量少用葡萄糖液，同时监测血糖，保持血糖正常，低血糖是有害的，发现低血糖应输注葡萄糖液。

2）钙通道阻滞药：细胞质内钙离子浓度增高是造成脑细胞损害的重要因子。钙通道阻滞药如尼莫地平、异搏定，利多氟嗪等对缺血再灌注的脑损伤有脑保护作用。

3）氧自由基清除剂：甘露醇、维生素 E、维生素 C 有自由基清除作用，国内一些单位在将中药应用于脑复苏方面进行了探索，并取得很好的效果，例如川芎嗪就进行了大量研究。我们的实验也证明丹参注射液，参麦注射液、阿魏酸钠、强力宁都可抑制自由基触发的脂质过氧化过程，增强脑细胞的抗氧化能力，减少血栓素的产生，减轻再灌注后脑细胞的超微结构损伤。

（4）肾上腺皮质激素　应用的目的是稳定细胞膜结构，改善血脑屏障功能，减轻脑水肿。通常选择地塞米松，也可选用短效的甲基泼尼松龙，一般应用 3~4 天，应注意肾上腺皮质激素的不良反应,如诱发上消化道出血。目前不推荐常规使用。

(5)高压氧治疗 高压氧能极大地提高血氧张力,显著提高脑组织与脑脊液中的氧分压,增加组织氧储备,增强氧的弥散率和弥散范围,纠正脑缺氧,减轻脑水肿,降低颅内压;还具有促进缺血缺氧的神经组织和脑血管床修复的作用。促进意识的恢复,提高脑复苏的减功率,有条件者应尽早常规应用。

2.维护其他器官功能

(1)维护循环功能 心肺复苏后常伴有心律失常、心排出量降低和休克。应严密监测心电图、血压、尿量、动脉血气分析及血电解质,必要时监测中心静脉压(CVP)和肺毛细血管楔压(PCWP)根据心电活动和血流动力学变化采取相应措施,如抗心律失常、抗休克治疗等,以维护循环功能。

(2)维持呼吸功能 心脏复苏后,自主呼吸未必立即恢复,应进行必要的呼吸支持,直到呼吸功能正常。呼吸支持包括选择理想的呼吸方式、维护气道通畅、调节吸氧浓度等。

(3)防治肾衰竭 心脏骤停时间较长、心肺复苏后持续低血压或大剂量使用缩血管药物,均可能造成肾损害。为了防治急性肾衰竭,心肺复苏后宜留置导尿管,记录每小时尿量、尿比重;监测血压和血肌酐、尿素氮浓度。一旦出现肾脏替代治疗指征,应考虑血透或血滤。

(4)防治胃肠道出血 心脏骤停可导致应激性溃疡,引起急性上消化道出血。尽早恢复胃肠黏膜的血液供应是控制应激性溃疡发生与发展的关键,亦可使用保护胃黏膜、降低胃内氢离子浓度的药物治疗。

(五)预后

影响心脏骤停患者预后的主要因素有:

1.原发疾病 心脏骤停前患者原有疾病的严重程度、心功能状态与预后密切相关。如心脏骤停继发于大面积心肌梗死、血流动力学严重紊乱者,不易复苏成功或复苏后难以维持。如因药物中毒、电解质平衡失常、酸中毒等所致心脏骤停者,一旦消除诱发因素,预后良好。

2.抢救时机 抢救是否及时,复苏过程是否顺利将直接影响预后;如心跳停止时间过长,胸按压效果不佳,无有效地人工通气或其他措施不力等均可影响复苏成败及预后。

3.复苏后的病情 复苏后低血压、心律失常、缺氧、发热、抽搐、电解质及酸碱平衡失调的控制情况亦会对预后产生明显影响。复苏后长期存活的患者中,20%~50%遗留有不同程度的脑缺氧后遗症,如记忆力及智力下降、精神症状、运动共济失调。共至完全失去生活自理能力,严重者因脑功能未能复苏可呈植物状态。

(六)预防

预防心脏骤停的最有效措施是对心血管疾病的早期预防和治疗。心脏骤停大多数是由于冠状动脉性心脏病引起的,因此,治疗和控制冠状动脉性心脏病及其危险因素尤为重要。近年来提出的冠状动脉性心脏病一级预防和二级预防,可明显降低心血管意外事件的发生率及病死率。

当心脏病患者伴有心室应激性增高时,发生心脏骤停的危险性也明显升高,故应考虑对心律失常(室性期前收缩或室性心动过速)进行预防性治疗。抗心律失常药对控制室性心律失常具有一定的效果，但不能将减少室性期前收缩与预防心脏骤停的效果等同起来，应考虑到某些药物可能具有的潜在致心律失常作用。对心脏骤停复苏成功者，可优先选择埋藏式心内复律除颤器（ICD）。ICD 疗法是月前仅有的、以循证医学为基础的、适用于致命性心律失常幸存者的防治方案。多项随机试验证实，在降低自发性、致命性心律失常患者死亡率方面，ICD 优于Ⅲ类抗心律失常药或β受体阻滞剂，故目前倾向于首选 ICD。

（周曙俊）

第六节　主动脉球囊反搏

主动脉球囊反搏（IABP）是一种机械循环辅助方法，是指通过动脉系统置入一根带气囊的导管到左锁骨下动脉开口远端和肾动脉开口上方的降主动脉内，在心脏舒张期，气囊充气，在心脏收缩前，气囊放气，达到辅助心脏功能的作用。在心脏舒张期，主动脉瓣关闭，球囊充气膨胀，推动血液上、下运动；当血液逆向流动，使主动脉上段舒张压升高，冠状动脉血流量增多，灌注加强，心肌供血供氧改善；血液向下流动，增加肾动脉的血液灌注。心脏收缩前（心电图 r 波出现时）气囊放气，产生吸引作用，降低左室后负荷心脏射血阻力下降，辅助心脏射血、部分降低心肌耗氧量。

一、适应证与禁忌证

（一）适应证

1.高危病人手术中预防性运用，如冠心病患者术前心功能 NYHN（New York Heart Association）Ⅳ 段，射血指数<0.3 的患者。

2.心脏手术后脱离体外循环机困难者。

3.心脏手术后心衰，低心排血量综合征及心搏骤停。

4.缺血性心脏病急性心梗并发心源性休克、顽固性心绞痛、冠脉造影、PTCA 及冠脉溶栓时的辅助。

5.室间隔穿孔、二尖瓣返流、顽固性严重心律失常。

（二）禁忌证

1.绝对禁忌证　重度主动脉瓣关闭不全、主动脉瘤破裂、主动脉夹层动脉瘤、脑出血。

2.相对禁忌证　不可逆的脑损伤、慢性心脏病晚期、畸形矫正不满意、有转移的晚期肿瘤。

二、置入方法及流程

（一）主动脉球囊反搏装置内容

1.气囊导管为一次性使用，根据气囊充气量分为 4ml、9ml、10ml，15ml、25ml、32ml、35ml、40ml 等，应注意病人性别、体重等情况挑选。

2.反搏机为气囊驱动部分，由监测部分、调控部分、真空泵和气体压缩机组成。

（二）置入前准备

1.装置准备　球囊反搏导管、主动脉球囊反搏机器，压力检测装置（包括专用换能器，0.9%生理盐水、加压袋）。

2.器械准备　静脉切开包、碘消毒物品、无菌乳胶手套、手术衣、帽子、口罩。

3.置入前装置设定　打开 IABP 机器，检查氦气（>200PSI）连接心电图导联（三导联或五导联），或者通过连接线将床边监护仪的心电图信号连接至反搏机；安装患者动脉压力测定装置，并在测定前清零；选择波形清晰，有最高 R 波的导联。

（三）置入方法

置入方法分为三种。

1.seldinger 穿刺法　①穿刺部位选择：经皮股动脉穿刺置入法最常用，股动脉切开置入法已少用，经胸升主动脉置入法适用于经股动脉不能置入气囊或心脏手术过程中。②导管选择：成年男性多选 40ml，成年女性多选 32~40ml，儿童酌情选择。③从包装盒中取出 IAB 导管，将导管放入降主动脉距左锁骨下动脉 2cm，放置术中注意病人主诉，剧烈腰痛常提示主动脉夹层。除非在导管室放置，否则在置管后必须拍摄胸片明确导管位置。④将压力监测装置与 IAB 导管的中心腔连接，获得动脉压力波形，注意不允许在反搏导管囊腔内抽血及进行手工冲洗或者放置另一路动脉压力监测通路，做抽血用。

2.切开股动脉插管法　皮肤消毒后，于左或右侧腹股沟部位扪及股动脉，切开皮肤和皮下组织。从股深动脉起始点向上游离股总动脉长约 5cm 一段，在动脉上做一切口约 1cm，取 Dacron 或 Teflon 人造血管一段（长 10cm，直径 10mm）与股总动脉切口作端侧吻合。将气囊导管经人造血管插入胸主动脉，气囊导管的选择（20、30 和 40mL）按股动脉粗细而定、将人造血管与气囊导管用粗丝线扎紧，以防止漏血。

3.切开升主动脉插管法　适用于股动脉、主动脉病变（如阻塞性动脉粥样化或动脉极度弯曲等），且两侧均有病变，并经导引钢丝和气囊导管都失败者。动脉描记一般选择桡动脉，该动脉显示的重搏切迹，但桡动脉描记比主动脉推迟约 50ms。因此，可将气囊导管接上动脉压换能器，通过主动脉波形以获取满意的时相。在动脉波下降至重搏切迹时气囊充气，切迹开始消失，而代之以尖锐的 V 波。舒张期增强的幅度升高提示充气时相是正确的。在等容收缩期而主动脉瓣刚启开前，气囊排气。排气时相相当于动脉波舒张期末下降支深处，则动脉压升高，但其幅度比舒张压低 10~15mmHg。气囊充气延迟，将使舒张期增强时间缩短而幅度减小。气囊排气延迟可使心室射血进入几乎完全闭塞的主动脉。气囊充气过早，由于心室仍处于射血中，以致造成射血过早中断每搏量（SV）减少，收缩末和舒张末容量升高，心室前负荷和后负荷增加。

（四）反搏机操作流程

1.触发模式选择。压力触发或者心电触发，必须评估后选择可靠的触发模式。

2.根据病情选择辅助充气比例。

3.启动反搏充气泵。

4.在整个反搏过程中，必须严格掌握球囊的充放气时间，用连续显示动脉压力波形的方法，即每个收缩波形后，有"第 2 个收缩波"正好位于较小的第 1 个动脉波后降段上。如果过早充气将会减少每搏输出量，增加心室收缩末和舒张末容量，增加心脏前后负荷。

（五）反搏机撤离

血流动力学监测条件下，下调辅助比例，逐渐撤机；拔管前球囊放气；拔管；拔管后至少按压 20min，后给予加压；关氦气，关电源；各导线清洁后妥善管理。

（六）常见报警

包括触发、导管、充气、系统监测报警。

（七）并发症

1.下肢缺血　发生率约为 47%，表现为缺血肢体疼痛，皮肤苍白，变凉，足背动脉搏动消失。预防：适当抗凝，选择合适的气囊导管，持续反搏，注意下肢动脉搏动（也可用超声多普勒监测）、温度、颜色的变化，及时处理异常情况。

2.感染　注意无菌操作，合理使用抗生素。

3.出血　局部或全身性的出血。局部可给予缝合及沙袋压迫，全身性的应调节抗凝药的使用剂量。

4.导管插入夹层　发生比例约为 1%，一般考虑手术修补。

5.动脉撕裂穿孔　手术修补。

6.气囊破裂　导管囊内见到血液即可肯定，一旦发生，应尽快抽除气囊内气，并迅速拔除导管，以防血栓形成。

三、监测

1.心电触发应选择 R 波向上的最佳导联，防止由于电极脱落或接触不佳而影响反搏效果，QRS 波群振幅应>0.5mV，若低于此标准应改变触发方式。

2.严密观察反搏效果，并监测患者心率及心律的变化，心动过缓、过速及心律失常均会影响反搏效果。

3.检查置管侧下肢动脉搏动、皮肤的颜色、温度并与对侧相比较，了解供血情况，注意局部切口或穿刺部位有无渗血及血肿，4h 评估并记录 1 次。

4.检查弹力绷带是否过紧，有否渗血，术后 24h 可拆除。

5.体位<45°，避免屈膝、屈髋，以防球囊导管发生曲折。

6.观察穿刺部位，若被污染，及时消毒、换药甚至重新放置。

7.如出现球囊管内血液流出并伴顽固低搏压，高度怀疑球囊破裂，必须立即处理。

8.监测凝血功能，观察出血情况。

9.严格执行换泵的操作程序，避免循环波动。

10.每日摄床旁 X 线片，了解气囊导管的位置、主动脉形态、有无肺充血、肺水肿或肺不张等。

11.撤出气囊导管要稳妥进行，遵医嘱逐渐减少反搏次数，将反搏与心跳的比例减至1：4（即心跳每 4 次反搏 1 次），当反搏减至 1：8 达数小时，观察生命体征平稳即可拔除，拔除导
管后，局部压迫 30min 止血，然后加压包扎。

四、注意事项

1.使用反搏装置前应按操作手册的程序先测试该装置，待运行正常才可插气囊导管。

2.根据动脉粗细选择合适的气囊导管，检查气囊是否漏气，气囊充气不宜过分膨胀，气囊内灌注 CO_2，能避免气囊漏气发生气栓的危险。

3.穿刺和切开动脉前 3min，静脉注射肝素以防凝血，但也可不用肝素，而选择右旋糖酐 40 或阿司匹林，以防血小板凝聚。

4.将心电信号（调整电极位置以描记满意的 QRS 综合波）和桡动脉波信号输入反搏装置的相应接收插口。

5.反搏启动，可先采用 1：2 或 1：4 方式，即每 2 次或 4 次心跳旋转反搏泵 1 次，以便准确调节充气和排气时相。

6.反搏的有效功能是：患者的收缩压>60mmHg，脉压>15mmHg。

五、并发症

1.下肢出血　最常见，应用直径大的导管发生率较高。存在髂动脉狭窄的患者也容易发生。

2.插管部位出血　多与使用抗凝剂有关。

3.气囊漏气　因过度充气所致，有时主动脉壁钙化斑亦可损坏气囊，导致漏气。

4.血栓栓塞　由于抗凝不足，产生血栓而引起。

5.感染。

6.血小板减少　在应用 IABCP5~7d 后发生，应经常检查血小板计数，当血小板减少时，应与弥漫性血管内凝血相鉴别。

7.升主动脉夹层瘤　由于损伤主动脉壁所致。当患者主诉背部或肩胛骨之间有剧痛时，应怀疑此种并发症而进行检查，必要时做主动脉造影。

8.下肢水肿　因导管刺激血管壁而导致组织水肿所致。

（王娟）

第七节　休克

休克是由于组织灌注不足引起的一种危急的临床综合征，系由于各种原因引起有效循环血容量急剧减少，并导致急性全身性微循环功能障碍，使维持生命的重要器官供血不足而产生严重缺血、缺氧，导致代谢障碍与细胞受损的病理状态。患者表现为头晕、乏力、神志淡漠或烦躁不安、皮肤苍白、四肢湿冷、浅表静脉塌陷、脉搏细数甚至测不到、血压下降、尿量减少等一系列症状和体征。

一、休克的病因和分类

休克的分类目前没有统一标准。

1.按病因分类

（1）低血容量性休克：此型休克是由于失血，或大量呕吐、腹泻、烧伤等，使机体大量液体丢失，心室充盈不足所致。这是休克中较常见的一种类型。

（2）创伤性休克：由于创伤后引起的休克，多由于低血容量引起。但是，尽管出血已经控制，患者血浆仍持续进入损伤的组织而致血容量不足，主要是损伤诱发的炎症反应，继而使微循环损伤所致。

（3）心源性休克：此型休克是由于心脏收缩的功能严重减退所致，其特征为心脏指数的严重降低[<2.2L/（min•m²）]和持续的收缩血压降低（<90mmHg）。最常见的原因是心肌梗死，尤以左心室心肌梗死面积超过 40%时，即可造成左心室泵衰竭。其他原因还有急性心肌炎、心搏骤停后等。在多器官功能障碍（MODS）时，可无心肌梗死而出现低血压与休克。

心源性休克的另一类型是压缩性（compressive）心源性休克，系心脏及周围结构顺应性差，使舒张期心脏充盈显著降低。心脏压塞是最典型的例证，由于心包内出血或积液所致；其他引起胸膜腔内压升高的任何原因也可引起压缩性心源性休克，如张力性气胸、腹部器官通过膈疝压迫心脏、过高压力的机械通气等。主要原因是由于心脏舒张期受限，每搏量显著减少，心排血量降低而造成休克。此型休克的心排血量减少与心源性休克的原因不同，但休克的实质相同，都是组织灌注的严重不足。

（4）脓毒症休克：又称感染中毒性休克，系由于严重感染引起的临床综合征。脓毒症伴有低血压（收缩血压<90mmHg，或比患者平时的血压低 40mmHg 以上）并至少持续 1 小时以上，尽管已经有足够的液体复苏；或需要使用血管收缩剂去维持血压>90mmHg，或平均动脉压>70mmHg。脓毒症休克的病理过程比较复杂，系细菌或真菌以及产生的毒素触发了机体的炎症反应（如巨噬细胞、补体和抗体等），引起一系列病理生理改变所致。

（5）神经源性休克：高位颈脊髓损伤后交感神经血管舒缩输出的阻断，脊椎麻醉向头部的不适当偏移，或破坏性的头部损伤都可引起神经源性休克。此时除了小动脉扩张以外，静脉扩张引起静脉系统血流的淤滞，从而减少了静脉的回流和心排血量。与低血容量休克和心源性休克等血管收缩引起的四肢末端湿冷不同，大多数患者的四肢末端是温暖的。

（5）低肾上腺休克（hypoadrenal shock）：正常宿主对疾病、手术或创伤的应急反应需要肾上腺分泌高于正常需要的皮质醇，在肾上腺功能不足的情况下，宿主对急性疾病或大手术诱发的应急反应不足。此型休克大多发生在长期使用大剂量糖皮质激素的患者，目前研究显示危重病患者如创伤和脓毒症也可诱发低肾上腺状态。低肾上腺休克的特征是内环境不稳定，全身血管阻力降低，低血容量和心排血量减少。

2.根据血流动力学特征分类

（1）低血容量性休克。

（2）心源性休克。

（3）梗阻性休克：相当于上述的压缩性心源性休克，心脏压塞是最典型的例证。

（4）分布性休克：包括脓毒症休克、中毒休克综合征、过敏性休克、神经源性休克、内分泌性休克（肾上腺危象、甲状腺危象）、中毒（如硝普钠、溴苄铵）等。通常是由于周围血管舒缩功能失常所致。

有时患者可同时存在着 1 个以上原因的休克，此即所谓复合性休克，临床工作者也需有所认识。

二、休克的病理生理学

心脏的排血量以及微循环状态，是维持正常有效循环血容量的重要因素。因此，任何原因所致的全血容量减少、心排血量降低、微循环障碍，超出机体的代偿限度时，即可发生休克。

1.全血容量减少　全血容量减少是出血性休克与失水、失盐所致休克的发病始动环节。一般来说，机体失血量如未超过全血容量的 20%~30% 时，往往能得到代偿；如超过 30%~35% 时，则往往出现休克。

2.心排血量降低　心排血量降低是心源性休克发病的始动环节。例如在重症急性心肌梗死时，冠状动脉血流量急剧下降，心肌缺血、缺氧，能量产生不足，心肌收缩力减弱，导致心排血量下降，血压随之下降；同时又反射性刺激颈动脉窦和主动脉压力感受器，引起交感神经兴奋，肾上腺髓质释出儿茶酚胺，后者在血中浓度升高，引起外周血管收缩，阻力上升，以代偿心排血量的下降。如机体代偿不足，则发生休克。

3.微循环障碍　休克的现代概念认为是由于微循环灌注不足所致。微循环障碍是脓毒症休克、创伤性休克等发病的始动环节。

微循环障碍的发展过程可分为 3 个阶段。

（1）微血管痉挛期：例如在脓毒症休克时，由于病原体毒素的直接与间接作用，引起小动脉、小静脉及微循环中的前毛细血管括约肌的强烈收缩，因而动静脉短路，血流通过动静脉吻合支，致微循环内血流量减少，组织细胞缺血、缺氧。同时由于外周血管收缩，回心血量减少，致心排血量降低，引起或加快休克的出现。

此期的临床表现为颜面苍白、四肢厥冷、口唇及肢端发绀、神志清醒或轻度烦躁不安、脉率加快、血压正常或稍低（也可稍高）、脉压小、尿量少（多数少于 20ml/h）、眼底动脉痉挛。

（2）微血管扩张期：如病情未能及时控制，继续发展，由于组织、细胞缺氧，微血管壁的肥大细胞分泌组胺增多，使微循环血管床开放，正常时 20% 开放，休克时 100% 开放。这时微循环血管床的容积比正常增加 4~5 倍，全身血管床容积比正常增加 1 倍，从而导致有效循环血容量严重下降。此外，由于毛细血管通透性增加，水分与小分子的血浆成分（特别是白蛋白）不断地渗出到血管外；血液浓缩，血黏度增加，血流速度减慢，也使血液滞留于扩张的微循环血管床中，体循环静脉血回流量更加减少，有效循环血容量进一步下降，休克进入严重阶段。

此期的主要临床表现是烦躁不安或意识不清、血压低、尿量严重减少。

（3）微循环衰竭期：由于休克持续时间较长和加重，各脏器功能减退与细胞损害，最终导致多系统器官衰竭，损害往往成为不可逆性。

器官功能障碍休克进展时脏器损害有如下各方面。

（4）中枢神经系统：脑血流量减少致脑严重缺血、缺氧，可引起意识障碍，甚至昏迷。

心脏：低血压与心排血量减少，致冠状动脉供血不足，成为心肌营养不良、功能减退的主要原因。

肺：肺血管痉挛，肺内微循环障碍，肺泡表面活性物质减少，产生急性肺损伤（ALI），使气体交换障碍，肺顺应性下降，血液分流，再由于补液过多等因素的作用，结果可引起急性呼吸窘迫综合征（ARDS）。近年更强调再灌注损伤的作用。

肾：肾血流灌注减少和肾皮质血管收缩，使血液大部分通过肾髓质，而肾皮质相应缺血。肾缺血激活了肾素-血管紧张素-醛固酮系统，致继发性醛固酮分泌，对低血容量起一定的代偿作用。可是由于肾小球滤过率降低，肾小管缺血，甚至发生肾小管上皮细胞坏死，如休克未能及时控制，可引起急性肾损伤。

　　胃肠道和肝脏：由于缺氧、缺血，可发生肠梗阻、糜烂性胃炎、胰腺炎、胆囊炎等，肠道屏障受损可产生细菌移位并发生血流感染。由于肝脏缺血、缺氧，致肝脏合成腺苷三磷酸（ATP）功能以及解毒功能减弱，对乳酸及其他代谢产物的转化能力也相应减弱，而使其积聚于体内，产生致病作用。

　　血液系统：血流速度减慢导致微循环内红细胞淤滞与凝集，再加上血管内皮细胞损伤、血小板凝集等因素的作用，结果可导致弥散性血管内凝血（DIC）。脓毒症休克可引起免疫性血小板破坏增加，引起血小板减少。

　　免疫系统：低容量和外伤性休克，免疫系统功能不全，可表现为巨噬细胞、T 和 B 淋巴细胞和中性粒细胞功能不全。这些异常一般不会产生即刻的影响，但对患者后期的死亡，尤其并发感染会产生明显的影响。

　　代谢：由于组织、细胞缺氧，葡萄糖由有氧代谢发展为无氧代谢，使能量产生减少，丙酮酸与乳酸形成增加，再由于肝、肾功能减退，结果导致代谢性酸中毒。休克晚期又往往发生电解质紊乱，如高钾血症、低钾血症、高镁血症等，引起或加重心肌功能障碍，甚至引起严重的心律失常。

　　休克所致的细胞功能障碍与损伤是复杂的。近年来由于实验研究的进步，休克发生机制的研究已由微循环水平提高到细胞、亚细胞乃至分子的水平。细胞功能受到血氧和营养物质、血中正常代谢物质的浓度、细胞外液中出现的异常代谢产物、各种神经内分泌物质、外来的内毒素、机体免疫活性物质等影响。因而维持机体内环境的稳定，使细胞免除各种致病因子的损害，是抗休克治疗中一项相当复杂又有重要意义的课题。

三、休克的诊断

　　通常休克的诊断标准可以概括为以下几个方面：

　　（1）有休克的诱发因素。

　　（2）伴有意识改变。

　　（3）脉搏细数大于 100 次/分。

　　（4）四肢湿冷，皮肤花斑，尿量减少。

　　（5）收缩压低于 90mmHg。

　　（6）脉压差小于 20mmHg，或者既往有高血压病史，收缩液小于原来血压的 30%。

　　符合以上条件即可诊断休克。发生休克积极寻找病因，早起液体复苏，保证脏器灌注。

　　2013 年新英格兰《循环休克》发布休克的诊断标准基于血流动力学、临床表现与生化指标，可概括为三个部分：

　　1.全身动脉压下降　血压下降可以是轻中度的，特别是对于那些原有慢性高血压的。成年人低血压的典型表现是收缩压<90mmHg 或平均动脉压（MAP）<70mmHg，同时伴有心动过速。

　　A 血流动力学

　　2.低灌注的临床征象　可表现在人体的 3 个"窗口"：

　　①皮肤冷湿，伴血管收缩与紫绀花斑，这是低血流状态最强有力的临床征象

　　②肾脏：尿量<0.5ml/kg/小时

③神经系统：神志改变，包括反应迟钝、定向力丧失苇神产不清。

3.高乳酸血症 高乳酸提示细胞氧代谢异常，其正常值是 1mmol/L，急性循环衰竭时可升高>1.5mmol/L。

在血流动力学方面，主要是全身动脉压下降：血压下降可以是轻中度的，特别是对于那些原有慢性高血压的。成年人低血压的典型表现是收缩压<90mmHg 或平均动脉压（MAP）<70mmHg，同时伴有心动过速。

在临床表现方面，主要是低灌注的临床征象：可表现在人体的 3 个"窗口"：

①皮肤冷湿，伴血管收缩与紫绀花斑，这是低血流状态最强有力的

②肾脏：尿量<0.5ml/kg/小时

③神经系统：神志改变，包括反应迟钝、定向力丧失苇神产不清。

在生化指标方面，主表表现是高乳酸血症，高乳酸提示细胞氧代谢异常，其正常值是 1mmol/L，急性循环衰竭时可升高>1.5mmol/L。

一般认为血压原来正常的成人，肱动脉收缩压下降至 90mmHg 以下时，提示有休克状态的存在。但也不能一概而论，例如有些全身情况虚弱，或急性传染病后恢复期的患者（尤其是女性），收缩压可保持在 90mmHg 以下，而并无上述休克症状，所以不能诊断为休克。另外，有些休克早期的患者，收缩压仍可保持在 90mmHg 以上，而有面色苍白、脉搏细数、脉压差缩小、四肢厥冷、焦躁不安或表情淡漠表现。这是休克早期交感神经活动增强和脑缺血的表现，临床上必须注意。

四、休克的临床检查

休克是临床紧急状态，要求医护人员必须对患者做深入细致的病情动态观察，有生命中枢功能监测与完整急救设备的重症监护病房（ICU）最为理想。由于客观条件所限，最重要的还是要求医护人员高度负责，密切观察病情变化，定时监测体温、脉搏、呼吸、血压与出入液量，以及精神状态，并做好病情记录备查，在确定治疗措施时提供重要依据。至于其他实验室检查，亦需尽力而为，直至这些数据基本稳定在正常范围，才逐步延长监测时距乃至停止。下文将分述各项观察指标，提供参考。

1.临床表现 休克患者如经扩容与应用血管活性药物，其收缩压已稳定在 90mmHg 以上（如为高血压患者，其收缩压已稳定在比其原来平均收缩压约低 30mmHg 的水平.脉压差不小于 30mmHg），脉率在正常范围，血管充盈而脉搏有力，尿量在 40ml/h 以上，口渴感亦解除，可以认为休克已基本控制。

2.尿量 对重症休克或昏迷患者，有指征时留置导尿管，以观察其排尿量，借以评估血容量是否补足，以及心、肾的功能情况。休克基本控制后或昏迷患者清醒能自动排尿时，即行拔除。如导尿管放置时间较长，则应定期取尿样培养，以检查有无并发尿路感染。如患者尿量超过 30ml/h，可认为血容量已基本补足。如尿量少于 20ml/h，则需注意以下情况的可能：①血容量尚未补足；②心功能不全，致肾血流量减少；③肾血管痉挛，由于不恰当应用血管收缩药引起；④肾功能不全，原先存在或继发于休克。如果患者尿比重在 1.018 以上，尿蛋白阴性，镜检尿沉淀无异常成分，则少尿大概是由于血容量不足引起。必要时需做中心静脉压（CVP）测定，以指导输入液体量。

3.动脉血气分析与血清电解质测定 休克时较易发生肺微循环障碍，其后果是肺水肿、肺淤血、ARDS 等，以及代谢性酸中毒。测定血酸碱度（pH）、碱剩余（BE）、

HCO_3^-、动脉血氧分压（PaO_2）、动脉血二氧化碳分压（$PaCO_2$），以及血清 K^+、Ca^{2+}、Mg^{2+}等参数，对判断休克病情和指导治疗有重要的作用。

4.血乳酸监测　在休克的最初 1 小时内，血乳酸盐含量即有升高。休克时高乳酸血症提示组织灌注不足，其程度往往被作为判断休克严重程度和预后的指标。正常人静脉血浆乳酸浓度平均为 0.6~1.7mmol/L（5~15mg/dl）。如患者静脉血浆乳酸大于或等于 3mmol/L，则为高乳酸血症。如静脉血浆乳酸大于或等于 5mmol/L，则可诊断为乳酸性酸中毒。

5.CVP 测定　CVP 能反映右心功能，并反映血容量、回心血量和右心排血功能之间的关系。它对指导应用扩容剂，避免输液过量或不足，也是一个很有参考价值的指标。正常参考值：4~12cmH_2O。在 CVP 监测之下，补液后如提升至 8~12cmH_2O，且血压又回复至正常水平，可认为血容量已基本补足。但如 CVP 已回复正常，或升高达 15cmH_2O，而血压仍低下，尿量少，且又无酸中毒或微血管痉挛的证据，则提示有心功能不全的存在。此时应减慢输液速度，必要时暂停输液，并考虑立即快速静脉推注洋地黄制剂，如毛花苷丙、毒毛花苷 K。

休克时动态观察 CVP 与动脉血压，对治疗措施往往有重要的帮助。但需注意，如患者已接受血管活性药物治疗，则其数值已失去指导意义。

实际上，许多危重患者常有亚临床的左心功能不全或肺循环压力增加。经过临床观察与直接实验证明，有些患者虽然 CVP 低于正常，但少量输液即能导致肺水肿。反之，有些患者虽然 CVP 高于正常，但确有血容量不足，而致左心室充盈压下降而心排血量减少。因此，即使临床上认为心肺功能正常的休克患者，CVP 监测也应在严密观察下应用。有条件者，应采用肺毛细血管楔嵌压（PCWP）监测为宜。

6.PCWP 测定　本法测定能间接反映左心功能状态，对估计血容量和选择、衡量所用药物疗法（扩容剂、强心药、血管收缩药和血管扩张药等）是否恰当帮助甚大。正常参考值为 8~12mmHg。PCWP<8mmHg，提示血容量不足，需用扩容剂。如 PCWP>20mmHg，提示低血容量已纠正，或已有左心功能不全。有些患者 PCWP 正常而动脉血压低，是由于血管代偿性收缩功能不良所致，可应用血管收缩药。

其他特殊检查法可详见各类型休克内容。

五、休克的治疗

休克治疗是综合性的，各方面要密切配合，要求各项措施迅速、及时与恰当，力争在 1~4 小时内改善微循环障碍，尽可能使患者于 12~24 小时内脱离险境，免除发生不可逆转的重要器官损害和难治的并发症。这里仅对休克治疗做一般的原则性讨论，至于各类型休克及其并发症的具体治疗，应依据临床征象采取具体措施。

休克治疗的主要方面是血流动力学的恢复。血流动力学处理的方案为 VIP 方案，V=ventilation，即应有足够的氧合；I=infusion，即应补充足够的液体或血液；P=pump，即在必要时使用血管活性药物。VIP 方案是治疗休克的基石，下面会进行详述。

（一）一般治疗

患者在休克状态时，最适当的体位是头胸部与下肢均抬高 30°，或半坐卧位与平卧位相交替，而将下肢抬高至 30°。抬高头胸部有利于膈肌的运动，可增加肺活量，使呼吸运动更接近生理状态。抬高下肢有利于增加回心的静脉血量，从而相应增加循环血容量。

休克患者不应做远距离搬运。即使是短程输送至就近医院，亦需在保持血压相对稳定之后，常规给氧和静脉滴注血管活性药物，由有经验的医护人员照料下输送，以策安全。

（二）保持有效通气量

对重症休克患者的通气情况，仅依靠临床观察来估计，不易做到全面、确切。有条件时应利用监护仪和血气分析仪进行监测。血氧饱和度不足 90% 者必须进行氧治疗。但吸氧 12 小时以上者，为了预防氧中毒，氧吸入浓度以不超过 40%~60% 为宜。

在普通医院，休克患者给氧一般采用鼻导管法，氧流量通常为 2~4L/min，直至休克好转。如患者烦躁不安或发生抽搐，这和脑缺氧有关，这时耗氧量也增加，故需适当加大氧流量。

（三）补充血容量

不管休克的病因为何，首先要补充有效循环血容量（重症病例，特别是患有或高度疑有心功能不全者，宜在 CVP 或 PCWP 监测下施行），以保证心排血量。若在 30~60 分钟内快速静脉输入液体 500~1000ml，如 CVP 由低值逐步提升，或脉搏从细弱转为比较有力，提示心功能良好，能耐受体液负荷，液体输入后有良好反应，这种体液负荷反应是除了心源性休克外都可以应用的一种心功能叫容量负荷试验，也可以进行抬腿试验。

补液的选择取决于体液丧失的性质。临床上，休克时输液，首先可用晶体液（5% 葡萄糖氯化钠液、复方氯化钠液或平衡盐液）500ml，继而输入右旋糖酐或 5%~10% 葡萄糖液 500ml。如无心、肺功能不全，可于 1 小时内滴注完毕。需注意，静脉输入大量液体，而缺少电解质，有引起细胞内水肿的低渗状态之虞。此外，大量葡萄糖液的输入，也需注意发生低钾血症的可能。

多年以来电解质溶液在抗休克时的应用已受到重视，尤其推荐应用平衡盐液，其具有补充细胞外液的功效，还有缓冲的作用，如乳酸钠林格液。但肝功能低下和长时间休克（5 小时以上）的患者，则不宜应用乳酸钠林格液，可改用碳酸氢钠林格液。

大量晶体溶液可使血液过度稀释，而致血携氧量降低，且可大量渗出血管外，不能持久保持有效血容量。休克持续 1 小时后输入晶体液，其治疗有效系数降低，因而晶体液应在抢救休克的初期尽早应用。

1.补液时注意事项　呕吐时，平均每呕吐 1000ml，需补充 5% 葡萄糖液、生理盐水各 500ml，另加 10% 氯化钾 20ml。

腹泻时，平均每排泄 1000ml，需补充生理盐水 1000ml，另加 5% 碳酸氢钠 100ml、10% 氯化钾 20ml。

大量出汗时，24 小时内盐类丧失量约相当 500ml 生理盐水中氯化钠的量，另加 10% 氯化钾 5ml。液体输入以口渴感解除为度。

高热在 39℃ 以上，持续 24 小时而无汗，有大量水分从肺脏呼出，而无电解质丧失，水分丧失可达 2000ml。液体输入以口渴感解除为度。一般以输入 5%~10% 葡萄糖液为宜。

2.目前临床上应用的扩容剂

（1）晶体盐类溶液：生理盐水、复方氯化钠溶液（林格液）等晶体液，广泛用作扩容剂，但只能补充丧失的水分与电解质，且扩容作用短暂，大量应用时可干扰血管内、外的体液平衡；在感染性休克时大量应用，还有促进 ARDS 发生的危险。故一般用于休克早期，或与胶体液配合作为抗休克扩容剂。

目前国内产品还有各种复方平衡盐类溶液，其中多以氯化钠、氯化钾、氯化钙为基础，选择性加入乳酸钠、碳酸氢钠、葡萄糖等，无抗原性与毒性。按具体情况选择应用。

（2）胶体液：以右旋糖酐最具代表性。

1）右旋糖酐：是最常用的一种，目前临床应用的是右旋糖酐 40 和右旋糖酐 70。文献报告静脉输入右旋糖酐 40，约 50%于 3 小时内从尿中排出，6 小时后血中只存在 20%，其余弥散入组织中代谢为水与 CO_2。静脉输入右旋糖酐 70，约 30%于注入后 6 小时从尿中排出，40%于注入后 24 小时排出，其余在组织中进行代谢。出血性休克时多用右旋糖酐 70，其扩容作用可保持较长。感染性休克和心源性休克时多用右旋糖酐 40，其对疏通微循环和防治 DIC 的作用较好。戒盐时用含葡萄糖或单纯的右旋糖酐。需盐时应用含 0.9%氯化钠的右旋糖酐。

右旋糖酐输入在成人每天总量不宜超过 1000ml；也有主张在第一天可给予极量（20ml/kg），以后改为每天 10ml/kg。剂量过大可影响凝血机制，大出血时有加重出血的危险。出血性休克时血红蛋白量低于 87g/L 者不宜输入右旋糖酐。在重度休克时（肾血流量显著减少）首先输入此药，有发生不可逆性肾小管阻塞的危险，对原先有肾功能欠佳者尤需注意。右旋糖酐偶尔还可引起过敏性休克，对过敏体质的人以不用为佳。它又可影响交叉配血试验，故在静脉滴注之前要预先采取血型鉴定和交叉配血所需的血液标本。

2）粉糖衍生物：此类扩容剂品种较多，以下介绍几种主要用于出血性休克和创伤性休克，优点是扩容维持时间较晶体溶液长。对于脓毒性休克应禁止使用。①羧甲基淀粉代血浆（403 胶体血浆代用液）：本品是直链淀粉衍生物，分子量为 5 万~6 万。经临床应用证明，其安全有效，有较好的扩容作用。②羧甲基淀粉钠（404 胶体血浆代用液）：本品是支链淀粉衍生物，动物实验与临床应用表明，对出血性休克与创伤性休克有较好扩容作用，升压快，作用可维持 3~6 小时，尚未见有副作用。③羟乙基淀粉氯化钠（706 胶体血浆代用液）：本品是支链淀粉衍生物，分子量为 3 万~4 万，性能稳定，保存时间长，对红细胞和血凝固作用干扰小，有较好的扩容作用，副作用小。临床应用尚未见有严重副作用。④海藻酸钠：本品系高分子糖类，分子量为 2 万左右。无抗原性，副作用较小。临床用于出血性与创伤性休克，被认为是一种较好的扩容剂。

（3）生物制品

1）人血胶体物质：这些生物制品有血浆、冻干血浆、人血白蛋白等。其优点是能增加血浆胶体渗透压，有效地和相当持久地维持血容量，又能供应人体生理所需的蛋白质，故最适用于血浆蛋白质过低、营养不良的休克患者。

2）全血：全血能补充丧失的血细胞和血浆，大剂量用于治疗出血性休克，小剂量用于感染性休克以提高全身抵抗能力。新鲜全血还含有丰富的凝血因子、血小板、白细胞等。但目前主张成分输血，根据情况可输红细胞或血浆。

近年国内外文献报道休克急救时体液复苏的重要性，认为休克后发生多系统器官衰竭的根本原因是持续性微循环障碍及其引起的细胞与器官的功能紊乱，因而主张在抢救危重休克时应给予充分的扩容治疗、合理应用血管活性药物及机械通气治疗，此是保证周围血管血氧供应的必要措施。其中扩容剂的应用是首要的措施。

（四）血管活性药物的应用

目前常用的血管活性药物有以下各种。

1.α与β受体兴奋药　此类药物以肾上腺素、去甲肾上腺素、间羟胺（阿拉明）等为代表。

（1）肾上腺素：本品有α与β肾上腺素能作用，但有较强的β受体兴奋作用，适用于抗过敏性休克。

（2）去甲肾上腺素：本品小剂量时主要有β肾上腺素能的强心作用；但在较大剂量时主要有α肾上腺素能作用，强烈收缩血管，甚至引起脏器（特别是肾脏）的严重缺血。因而，目前应用本品时，一般主张低浓度静脉滴注。

（3）间羟胺：本品是通过释出去甲肾上腺素而起作用，但作用较去甲肾上腺素弱而较持久，对肾血流量影响也不如去甲肾上腺素明显。间羟胺对敏感的心肌也不易引起异位心律，甚至还能用来治疗室上性异位心律。

（4）多巴胺：本品是去甲肾上腺素的前体。小剂量时[1~5μg/（kg•min）]主要兴奋β受体，中等剂量时[5~10μg/（kg•min）]兴奋α与β受体，而大剂量时[大于 10μg/（kg•min）]主要兴奋α受体，它减少皮肤和骨骼肌的血流量，而选择性地增加肾和肠系膜血管的血流量。近年多用多巴胺以代替异丙肾上腺素治疗心源性休克和感染性休克，因多巴胺对心肌耗氧量的影响较小，对加快心率的作用较小，对增加尿量的作用优于异丙肾上腺素，且剂量不大时较少引起心律失常。它与呋塞米（速尿）合用可增强利尿作用，与洋地黄合用可明显增强强心苷的正性心肌收缩能作用。

2.β受体兴奋药　此类药物以异丙肾上腺素为代表。

（1）异丙肾上腺素：本品具有正性肌力与正性心率的作用，因而能加强心肌收缩力与加快心率；但又可引起室性心律，是其最大缺点。扩张血管的作用在骨骼肌和肠系膜血管特别显著，因而引起周围血管阻力下降，于是回心血量增加，以及心后负荷的降低，全部作用均使心排血量增加。

临床上应用异丙肾上腺素的指征是：CVP 正常或稍高、动脉压低、周围血管痉挛、尿少或无尿、心率不超过 120 次/分，在补足血容量的基础上应用。如出现心律失常，或心率超过 130~140 次/分，即应减量或停用。

如在滴注过程中，血压未见回升，CVP 无满意地下降，病情无改善，常提示有心功能不全，此时不宜继续应用，需考虑静脉注射作用快速的洋地黄制剂。

一般来说，异丙肾上腺素可作为血压正常或轻度降低而外周阻力增高的心源性休克的首选药物。但在急性心肌梗死时使用异丙肾上腺素必须谨慎，因它能显著增加心肌耗氧量，再加上冠状动脉"窃血"现象，可致梗死范围扩大。

（2）多巴酚丁胺：化学结构与多巴胺和异丙肾上腺素相似，其作用特点是选择性兴奋β受体，增强心肌收缩力明显，强度大于多巴胺，而稍逊于异丙肾上腺素，但心率加快作用则远逊于异丙肾上腺素。由于心肌收缩力显著增强，后负荷不变或减少，心排血量增加，组织血流灌注和缺氧得以改善。多巴酚丁胺主要用于心肌收缩力明显不足，而动脉血压降低不严重的患者。多巴酚丁胺常用剂量为 250mg，稀释于 250~500ml 输液中，以 2.5~10μg/（kg•min）的速度静脉滴注。

3.α受体阻滞剂　酚妥拉明（苄胺唑啉）在本类药物中具有代表性，它可降低周围血管阻力，增加静脉回心血量。心前负荷增加与动脉阻力降低，可致心排血量增加，内脏血流量也增加。

酚妥拉明的作用类似异丙肾上腺素，但不同点为并无耗氧量不合比例的增加，也不增加动-静脉分流。本品最适宜用于严重周围血管痉挛、心排血量低而 CVP 正常或较高的休克病例。

4.胆碱能神经阻断药　此类药物如阿托品、山莨菪碱、东莨菪碱等，常用于革兰阴性细菌严重感染或败血症（如暴发型流行性脑膜炎、中毒型细菌性痢疾、大肠埃希菌败血症、败血性胆道感染）等所致休克的微血管痉挛期。对这些重症病例，需用至"阿托品化"方发挥显著的疗效，患者亦能耐受大剂量的胆碱能神经阻断药。此类药物的适应证是：①休克患者具有面色苍白、四肢厥冷、发绀、眼底动脉痉挛等现象。②体温在 39℃以下，或高热经治疗已下降者。③静脉输液时速度慢，或推注时有阻力感者。④无明显烦躁不安者。⑤无脱水的临床表现者 6 禁忌证为：高热、烦躁不安、血容量不足、青光眼、前列腺增生。

山莨菪碱在对抗乙酰胆碱和解除平滑肌痉挛的作用强度方面与阿托品近似，而中枢兴奋作用较阿托品弱，对抑制唾液分泌和扩瞳作用也较阿托品弱，毒性亦比阿托品低。临床实践表明山莨菪碱具有疗效高和副作用较小的优点。另外，东莨菪碱有大脑皮质抑制、呼吸兴奋等优点，故可穿插在 4 莨菪碱疗程中应用。

合成山莨菪碱（654-2）是天然山莨菪碱（654）的消旋异构体，大致保持后者的优点，但两者相比较，天然山莨菪碱对平滑肌的解痉作用稍强，而扩瞳作用与唾液分泌抑制作用稍弱。

注射胆碱能神经阻断药后，在少数病例可出现高热、躁动、呼吸与心率过快等毒副作用，需立即停药，中毒症状可用新斯的明肌内注射缓解之。

（五）抗氧自由基药物的应用

休克时，组织细胞缺血、缺氧一定时间后会激活氧自由基生成通路，包括血中性粒细胞呼吸爆发、黄嘌呤氧化系统激活等，从而产生大量氧自由基，引起组织细胞过氧化损伤。针对氧自由基的药物有：①减少氧自由基生成的药物，如别嘌醇。②清除氧自由基的药物，如超氧化物歧化酶（SOD）、乙酰半胱氨酸、维生素 C、维生素 E、去铁胺等。③减轻氧自由基脂质过氧化损伤的药物，如糖皮质激素、辅酶 Q 等。上述药物均已选用于抗休克的再灌注损伤，起一定的防治作用。其中，糖皮质激素更常用于抗休克的治疗。

糖皮质激素治疗休克仍有争论。国内外已用于治疗重症休克，特别是脓毒症休克，但对其评价尚有争论。2013 年发表的来自 30 个国际组织的 68 位专家参加共识会议修订的严重脓毒症和脓毒症休克处理指南建议，如果足够的液体复苏和血管收缩剂可使患者的血流动力学稳定，就不用糖皮质激素，如果经上述处理血压达不到目标时，可使糖皮质激素，建议氢化可的松每天 200mg，血压正常后即可停用，不需要逐步减量。糖皮质激素的抗休克机制一般认为与下列因素有关：①扩张痉挛收缩的血管和加强心脏收缩；②降低血管对某些收缩血管活性物质的敏感性，解除血管痉挛，使微循环血流动力学恢复正常，改善休克状态；③稳定溶酶体膜，减少心肌抑制因子的形成，从而防止蛋白水解酶的释放以及由心肌抑制因子引起的心肌收缩力减弱，防止心排血量降低和内脏血管收缩等循环障碍，因而对肺、肾等器官功能有改善作用。

在过敏性休克时，一般也常规应用糖皮质激素治疗，因对机体应激状态可能有利。

如患者原先已有慢性肾上腺皮质功能不全，或因其他疾病仍在激素维持量治疗期间，则在休克时仍需继续应用激素，且常常要加大剂量。

（六）强心苷的应用

虽然正常心肌在休克早期由于血液灌注不足而可能有些受累，但甚少需要洋地黄的支持。但如休克患者原先已有不同程度的心脏病，或外表健康的所谓亚临床型心脏病（只在 CVP 测定时提示有心功能不全的征象），则应用洋地黄是合理的。但需在酸中毒与电解质紊乱已经纠正，以及加强给氧的基础上静脉推注速效洋地黄制剂。由于患者心肌处于缺氧状态，对洋地黄耐受量可能较低，因而又需注意掌握剂量，以免发生室性心律失常甚至房室传导阻滞等严重副作用。分次注射较为安全，例如毛花苷丙，首次剂量 0.4mg，稀释于 50%葡萄糖液 20ml 中，于 5~7 分钟缓慢静脉推注；效果不理想时，1~2 小时后再注 0.2~4mg，往往可获得预期的良效。如注射毒毛花苷 K，一次应用至 0.25mg 往往已可见良好效果，于 10 分钟内缓慢静脉推注，必要时在 1~2 小时后再注 0.125mg。

（七）其他辅助疗法

纳洛酮的应用纳洛酮是吗啡受体拮抗剂。已证明内啡肽是休克时血压降低的病理生理因素之一，而纳洛酮能有效地阻断内啡肽作用中枢的受体，使内啡肽不起降压作用。临床观察表明纳洛酮能降低感染中毒性休克、失血性休克、过敏性休克、心源性休克的发生率与病死率。纳洛酮，每支含 0.4mg，直接静脉推注。国内作者有推荐休克时应用 0.8~2mg/次，每 1~2 小时 1 次，连用 5~7 天。也可用 4mg，加入 500ml 葡萄糖液，以

4mg/h 速度静脉滴注。个别患者可有恶心、呕吐、困倦，或烦躁不安，或心律失常，个别患者曾出现肺水肿。缓慢注射可不致发生严重副作用。副作用严重者需停用。

腺苷三磷酸（ATP）的应用 ATP 在休克时产生减少而消耗量增加，近年由于休克理论研究渐向细胞、分子水平发展，有主张应用 ATP，借以补充体内 ATP 形成之不足，以改善细胞的能量代谢。

（八）并发症的防治

严重的休克并发症往往是死亡的原因，必须及时防治。国外文献报道引起死亡的三大休克并发症是 ARDS、心力衰竭与肾功能衰竭。本文只对几种常见的并发症做简要的叙述，其余将在各有关章节论述。

1.代谢性酸中毒 如患者休克状态已持续 1~2 小时以上，或/和静脉滴注血管活性药物而升压效应不佳，且血容量估计大概又已补足，则需考虑有代谢性酸中毒存在的可能。此时应做动脉血气分析，如有代谢性酸中毒，应积极予以纠正。如未能做动脉血气分析，可按临床情况先静脉滴注 5%碳酸氢钠 250~300ml.以后再决定是否要继续应用。

休克时血乳酸盐含量增高。血管收缩药如肾上腺素、去甲肾上腺素可促进乳酸生成，应慎用。多巴胺（低浓度时）、异丙肾上腺素、酚妥拉明有扩张血管作用，对乳酸生成影响较少，故用于休克伴乳酸性酸中毒时较为适当。糖皮质激素、胰高血糖素可促进乳酸的糖原异生作用。在内毒素性休克和失血性休克伴乳酸性酸中毒时，给予患者药理学剂量的糖皮质激素或生理学剂量的胰高血糖素，可使乳酸性酸中毒减轻或缓解。

2.ARDS 以往称休克肺。肺是休克时较易受影响的器官之一，引起 ARDS 常见原因之一是过度输液（非胶体溶液）。特别是对已有心、肾功能不良的休克患者，大量输液时宜做 CVP 监测。一般认为，由于过量输入晶体液，血浆蛋白质浓度过度稀释，致胶体渗透压降低，于是引起肺水肿。此型肺水肿为间质性肺水肿。患者休克发病前多有血浆蛋白质量降低。休克发病前血浆蛋白质量高者甚少发生 ARDS，而血浆蛋白质量低者较易发生 ARDS。再灌注损伤与 ARDS 的关系受到重视。

休克患者呼吸频率超过 35 次/分，有缺氧的临床表现，特别是体循环血流动力学恢复，血压回升后，反而出现呼吸系统症状或该症状加重者，应考虑并发 ARDS 的可能。

3.心功能不全 休克时心肌缺血、缺氧，以及心肌抑制因子的作用等，是休克状态心功能不全的主要原因；如伴有酸中毒和/或电解质紊乱（高钾血症、低钾血症、高镁血症），则更使病情复杂化。感染中毒性休克时还有病原体毒素对心肌的损害作用。如患者原先已有亚临床型或不同程度的心脏病，尤易激发急性心功能不全的发生。

如患者血容量已基本补足，其 CVP>12cmH$_2$O，无酸中毒的证据，而患者血压仍未回升，则需考虑有周围血管痉挛或心功能不全。此时应选用酚妥拉明、异丙肾上腺素等血管扩张药，并严密观察病情变化。

如经上述治疗，CVP 与血压仍无改善，则表明有心功能不全，特别是亚临床型心脏病患者，或原先已有慢性心脏病的患者，有发生急性肺水肿的可能。此时应大大减慢输液速度或暂停输液，静脉推注速效洋地黄制剂。

4.弥散性血管内凝血（DIC） 如休克控制不好，持续时间较长，患者皮肤出现瘀点、瘀斑，或兼有血尿、便血，而血小板减少，需考虑并发 DIC 的可能。2017 年《中华医学杂志》发布《弥散性血管内凝血诊断中国专家共识》，指出中国 DIC 诊断积分系统（表2-6-1），该系统突出了基础疾病和临床表现的重要性，强化动态监测原则，简单易行，易于推广，使得有关 DIC 诊断标准更加符合我国国情。

5.多器官功能障碍综合征 多器官功能障碍综合征是严重的临床情况，它是严重创伤、烧伤、大手术、休克、重型胰腺炎、重症感染等原发病发生 24 小时后，同时或序贯发生 2 个或 2 个以上器官功能障碍以致衰竭的临床综合征。患者在发生多器官功能障碍综合征以前，大多器官功能良好。发生后如患者治愈存活，器官功能大多可以恢复正常。

临床医师必须建立多器官功能障碍综合征重要防治观念。早期有力的抗感染，及时和恰当的复苏，彻底排脓，细致清创，慢性炎症病灶的清除，以及骨折的早期固定等，都是极为重要的多器官功能障碍综合征防治措施。

六、低血容量休克

低血容量休克是指各种原因引起的急性循环容量丢失，从而导致有效循环血量与心排血量减少、组织灌注不足、细胞代谢紊乱和功能受损的病理生理过程。临床上创伤失血仍是发生低血容量休克最为常见的原因，而与低血容量性休克相关的内科系统疾病则以上消化道出血（如消化性溃疡、肝硬化、胃炎、急性胃黏膜病变、胆道出血、胃肠道肿瘤）、大咯血（如支气管扩张、结核、肺癌、心脏病）和凝血机制障碍（血友病等）较为多见，过去常称之为失（出）血性休克。呕吐、腹泻、脱水、利尿等原因也可引起循环容量在短时间内大量丢失，从而导致低血容量性休克的发生。

低血容量休克的主要病理生理改变是有效循环血容量急剧减少、组织低灌注、无氧代谢增加、乳酸性酸中毒、再灌注损伤以及内毒素易位，最终导致多器官功能障碍综合征（MODS）。低血容量休克的最终结局自始至终与组织灌注相关，因此，提高其救治成功率的关键在于尽早去除休克病因的同时，尽快恢复有效的组织灌注，以改善组织细胞的氧供，重建氧的供需平衡和恢复正常的细胞功能。

表 2-6-1　中国 DIC 诊断积分系统

积分项	分数
存在导致 DIC 的原发病	2
临床表现	
不能用原发病解释的严重或多发出血倾向	
不能用原发病解释的微循环障碍或休克	1
广泛性皮肤、黏膜栓塞，灶性缺血性坏死、脱落及溃疡	1
形成，不明原因的肺、肾、脑等脏器功能衰竭	1
实验室指标	
血小板计数	
非恶性血液病	
$\geq100\times10^9$/L	0
$80\sim100\times10^9$/L	1
$<80\times10^9$/L	2
24 h 内下降$\geq50\%$	1
恶性血液病	
$<60\times10^9$/L	1
24 h 内下降$\geq50\%$	1
D-二聚体	
<5 mg/L	0
$5\sim<9$ mg/L	2

非恶性血液病每日计分 1 次，≥7 分时可诊断为 DIC；恶性血液病，临床表现第一项不参与评分，每日计分 1 次，≥6 分时可诊断为 DIC。

（一）低血容量休克的诊断

1.临床表现特点

（1）有原发病的相应病史和体征。

（2）出血征象。根据不同病因可表现为咯血、呕血或便血等。一般而言，呼吸系统疾病如支气管扩张、空洞型肺结核、肺癌等，多表现为咯血，同时可伴有咳嗽、气促、呼吸困难、发绀等征象。此外，心脏病也是咯血常见原因之一，可由左侧心力衰竭所致肺水肿引起，也可由肺静脉、肺动脉破裂出血所致，临床上以二尖瓣狭窄和/或关闭不全、原发性和继发性肺动脉高压、肺动脉栓塞和左侧心力衰竭多见。上消化道出血可表现为呕血和/或黑便，大量出血时大便也可呈暗红色，而下消化道出血多表现为便血。

有休克征象和急性贫血的临床表现，且与出血量成正比。一般而言，成人短期内失血达 750~1000ml 时，可出现面色苍白、口干、烦躁、出汗，心率约 100 次/分，收缩压降至 80~90mmHg；失血量达 1500ml 左右时，则上述症状加剧，表情淡漠、四肢厥冷，收缩压降至 60~70mmHg，脉压差明显缩小，心率 100~120 次/分，尿量明显减少；失血量达 1500~2000ml 时，则面色灰白、发绀、呼吸急促、四肢冰冷、表情极度淡漠，收缩压降至 40~60mmHg，心率超过 120 次/分，脉细弱无力；失血量超过 2000ml，收缩压降至 40mmHg 以下或测不到，脉搏微弱或不能扪及，意识不清或昏迷，无尿。此外，休克的严重程度不仅同出血量多少有密切关系，且与出血速度有关。在同等量出血的情况下，出血速度越快，则休克越严重。

（二）实验室检查和其他辅助检查特点

血红细胞、血红蛋白和血细胞比容短期内急剧降低。但必须指出，出血早期（10 小时内）由于血管及脾脏代偿性收缩，组织间液尚未进入循环以扩张血容量，可造成血细胞比容和血红蛋白无明显变化的假象，在分析血常规时必须加以考虑。

对于一开始就陷入休克状态，还未发生呕血及黑便的消化道出血者，此时应插管抽取胃液及进行直肠指检，有可能发现尚未排出的血液。

某些内出血患者如宫外孕、内脏破裂等可无明显血液排出（流出）体外迹象，血液可淤积在体腔内，对这一类患者除详细询问病史、体检外，必要时应做体腔穿刺，以明确诊断。

根据出血部位和来源，待病情稳定后可做相应检查，以明确病因和诊断。如咯血患者视病情可做胸部 X 线检查、支气管镜检、支气管造影等；心源性咯血可做超声心动图、多普勒血流显像、X 线和心电图等检查；消化道出血者可做胃肠钡餐检查、胃镜、结肠镜、血管造影等检查；肝胆疾病可做肝功能和胆道镜检查，以及腹部二维超声检查，必要时做计算机 X 线断层摄影（CT）或磁共振检查；疑为血液病患者可做出凝血机制等有关检查。

（三）低血容量性休克的监测和临床意义

2007 年中华医学会重症医学分会《低血容量休克复苏指南》指出，以往主要依据病史、症状、体征，如精神状态改变、皮肤湿冷、收缩压下降或脉压差减小、尿量减少、心率增快、中心静脉压降低等指标来诊断低血容量性休克，但这些传统的诊断标准有其局限性。近年发现，氧代谢与组织灌注指标对低血容量休克早期诊断有更重要的参考价值。有研究证实血乳酸和碱缺失在低血容量休克的监测和预后判断中具有重要意义。

1.一般监测　包括皮温与色泽、心率、血压、尿量和精神状态等监测指标。这些指标虽然不是低血容量休克的特异性监测指标，但仍是目前临床工作中用来观察休克程度和治疗效果的常用指标。

（1）低体温有害，可引起心肌功能障碍和心律失常，当中心体温<34℃时，可导致严重的凝血功能障碍。

（2）心率加快通常是休克的早期诊断指标之一，但心率不是判断失血量多少的可靠指标，比如年轻患者就可以通过血管收缩来代偿中等量的失血，仅表现为轻度心率增快。

（3）至于血压，将平均动脉压（MAP）维持在 60~80mmHg 是比较恰当的。

（4）尿量间接反映循环状态，是反映肾灌注较好的指标，当尿量<0.5ml/（kg·h）时，应继续进行液体复苏。临床工作中还应注意到患者出现休克而无少尿的情况，例如高血

糖和造影剂等有渗透活性的物质可以造成渗透性利尿。

2.其他常用临床指标的监测

（1）动态观察红细胞计数、血红蛋白（Hb）及血细胞比容的数值变化，可了解血液有无浓缩或稀释，对低血容量休克的诊断、判断是否存在继续失血有参考价值。有研究表明，血细胞比容在 4 小时内下降 10%提示有活动性出血。

（2）动态监测电解质和肾脏功能，对了解病情变化和指导治疗分重要。

（3）在休克早期即进行凝血功能的监测，对选择适当的容量及液体种类有重要的临床意义。常规凝血功能监测包括血小板计数、凝血酶原时间（PT）、活化部分凝血活酶时间（APTT）、国际标准化比值（INR）和 D-二聚体等。

3.动脉血压监测　临床上无创动脉血压（NIBP）监测比较容易实施。对于有低血压状态和休克的患者，有条件的单位可以动脉置管和静脉置入漂浮导管，实行有创动脉血压（IBP）、中心静脉压（CVP）和肺毛细血管楔压（PAWP）、每搏量（SV）和心排血量（CO）的监测。这样可以综合评估，调整液体用量，并根据监测结果必要时使用增强心肌收缩力的药物或利尿剂。

4.氧代谢监测　休克的氧代谢障碍概念是对休克认识的重大进展，氧代谢的监测进展改变了对休克的评估方式，同时使休克的治疗由以往狭义的血流动力学指标调整转向氧代谢状态的调控。传统临床监测指标往往不能对组织氧合的改变具有敏感反应，此外，经过治疗干预后的心率、血压等临床指标的变化也可在组织灌注与氧合未改善前趋于稳定。

（1）指脉氧饱和度（SpO_2）：主要反映氧合状态，在一定程度上反映组织灌注状态。需要注意的是，低血压、四肢远端灌注不足、氧输送能力下降或者给予血管活性药物等情况均可影响 SpO_2 的准确性。

（2）动脉血气分析：对及时纠正酸碱平衡，调节呼吸机参数有重要意义。碱缺失间接反映血乳酸水平，两指标结合分析是判断休克时组织灌注状态较好的方法。

（3）动脉血乳酸监测：是反映组织缺氧的高度敏感的指标之一，该指标增高常较其他休克征象先出现。持续动态的动脉血乳酸以及乳酸清除率监测对休克的早期诊断、判定组织缺氧情况、指导液体复苏及预后评估具有重要意义。肝功能不全时则不能充分反映组织的氧合状态。

（4）其他：每搏量（SV）、心排血量（CO）、氧输送（DO_2）、氧消耗（VO_2）、胃黏膜内 pH（pHi）和胃黏膜 CO_2 张力（$PgCO_2$）、混合静脉血氧饱和度（SVO_2）等指标在休克复苏中也具有一定程度的临床意义，不过仍需要进一步的循证医学证据支持。

（四）低血容量性休克的治疗

1.一般治疗　详见前文所述。

2.止血　按照不同病因，采取不同止血方法，必要时紧急手术治疗，以期达到有效止血之目的。

（1）对肺源性大咯血者可用垂体后叶素 5~10U，加入 5%葡萄糖液 20~40ml 中静脉推注；或 10~20U，加入 5%葡萄糖液 500ml 中静脉滴注。也可采用纤维支气管镜局部注药、局部气囊导管止血以及激光-纤维支气管镜止血。对于未能明确咯血原因和部位的患者，必要时做选择性支气管动脉造影，然后向病变血管内注入可吸收性明胶海绵做栓塞治疗。反复大咯血经内科治疗无效，在确诊和确定病变位置后，可施行肺叶或肺段切除术。

（2）心源性大咯血一般不宜使用垂体后叶素，可应用血管扩张剂治疗，通过降低肺循环压力，减轻心脏前、后负荷，以达到有效控制出血之目的。①对于二尖瓣狭窄或左侧心力衰竭引起的肺静脉高压所致咯血，宜首选静脉扩张剂，如硝酸甘油或硝酸异山梨醇（消心痛、异舒吉）的注射制剂。②因肺动脉高压所致咯血，则可应用动脉扩张剂和钙通道阻滞剂，如肼屈嗪（肼苯哒嗪）25~50mg、卡托普利 25~50mg、硝苯地平（心痛定）10~15mg，均每天 3 次。也可试用西地那非（万艾可）25~100mg，每天 3 次。③若肺动静脉压力均升高时可联用动静脉扩张剂，如硝酸甘油 10~25mg，加于 5%葡萄糖液 500ml 中缓慢静脉滴注；加用肼屈嗪或卡托普利，甚至静脉滴注硝普钠。④对于血管扩张剂不能耐受或有副作用者，可用普鲁卡因 50mg，加于 5%葡萄糖液 40ml 中缓慢静脉推注，亦具有扩张血管和降低肺循环压力的作用，从而达到控制咯血之目的。⑤急性左侧心力衰竭所致咯血尚需按心衰治疗，如应用吗啡、洋地黄、利尿剂及四肢轮流结扎止血带以减少回心血量等。

（3）对于肺栓塞所致咯血，治疗针对肺栓塞。主要采用以下治疗。①抗凝治疗：普通肝素首剂 5000U 静脉推注，随后第一个 24 小时之内持续滴注 30000U，或者按 80U/kg 静脉推注后继以 18U/（kg•h）维持，以迅速达到和维持合适的 APTT 为宜，根据 APTT 调整剂量，保持 APTT 不超过正常参考值 2 倍为宜。也可使用低分子肝素，此种情形下无须监测出凝血指标。肝素或低分子肝素通常用药 5 天即可。其他的抗凝剂还包括华法林等，需要做 INR 监测。肝素不能与链激酶（SK）或尿激酶（UK）同时滴注，重组组织型纤溶酶原激动剂（rt-PA）则可以与肝素同时滴注。②溶栓治疗：SK 负荷量 250000U 静脉推注，继以 100000U/h 静脉滴注 24 小时；或者 UK，负荷量 4400U/kg 静脉推注，继以 2200U/kg 静脉滴注 12 小时；或者 rt-PA100mg，静脉滴 2 小时。国内"急性肺栓塞尿激酶溶栓、栓复欣抗凝多中心临床试验"规定的溶栓方案中 UK 剂量是 20000U/kg，外周静脉滴注 2 小时。有关肺栓塞的具体治疗可参考相关章节。

（4）上消化道出血的处理：①消化性溃疡及急性胃黏膜病变所致的上消化道出血可用西咪替丁 600~1200mg，加入 5%葡萄糖液 500ml 中静脉滴注；或雷尼替丁 50mg，或法莫替丁 20~40mg，加于 5%葡萄糖液 20~40ml 中静脉推注；或奥美拉唑 40mg 稀释后静脉滴注，滴注时间不得少于 20 分钟，每天 1~2 次。必要时可在胃镜下直接向病灶喷洒止血药物（如孟氏溶液、去甲肾上腺素）、高频电凝止血、激光光凝止血或注射硬化剂（5%鱼肝油酸钠、5%乙醇胺油酸酯、1%乙氧硬化醇）等。②肝硬化食管或胃底静脉曲张破裂出血可用垂体后叶素；对于老年肝硬化所致的上消化道大出血，有人建议垂体后叶素与硝酸甘油合用，即垂体后叶素加入生理盐水中，以 0.2~0.4μg/min 的速度静脉滴注，同时静脉滴注硝酸甘油 0.2~0.4mg/min。垂体后叶素对"前向血流"途径减少门静脉血流，降低门静脉高压而止血，硝酸甘油则针对"后向血流"而加强垂体后叶素的作用。近年来多采用生长抑素（施他宁）治疗胃底-食管静脉曲张破裂出血，250μg 静脉推注后，继以 250μg/h 静脉滴注，维持 1~3 天；或者使用奥曲肽（善得定、善宁，人工合成的生长抑素的 8 肽环状化合物）100μg 静脉推注后，随后以 25~50μg/h 静脉滴注，维持 3~5天，对肝硬化等原因所致的上消化道出血，甚至下消化道出血也有效。亦可应用三腔双囊管压迫食管下段和胃底静脉止血。③此外，对于急性上消化道大出血，若出血部位不明，必要时可施行紧急内镜下止血。方法是在适当补液后，使收缩压不低于 80mmHg。此时可经内镜向胃腔喷洒止血药：0.8%去甲肾上腺素盐水 50~100ml，凝血酶 8000~1000U（稀释成 20~50ml 液体），5%孟氏溶液 20~40ml。也可局部注射硬化剂，5%鱼肝油酸钠 0.5~1.0ml，血管旁（内）注射后喷洒凝血酶 4000U（稀释成 5ml 液体）。④对于各种原因所致的大出血，除非患者合并有凝血机制障碍，否则通常情况下目前临床上并不主张常规使用止血剂。中药三七粉、云南白药等可考虑试用。

3.补充血容量　根据休克严重程度、失血情况，粗略估计需输入的全血量与扩容量。低血容量休克时补充液体刻不容缓，输液速度应快到足以迅速补充丢失的液体量，以求尽快改善组织灌注。临床工作中，常做深静脉置管，如颈内静脉或锁骨下静脉置管，甚至肺动脉置管，这些有效静脉通路的建立对保障液体的输入是相当重要的。

输血及输注血制品：对失血性休克者立即验血型配同型血备用输血及输注血制品广泛应用于低血容量休克的治疗中。应引起注意的是，输血本身可以带来的一些不良反应甚至严重并发症。失血性休克所丧失的主要成分是血液，但在补充血液、容量的同时，并非需要全部补充血细胞成分，也应考虑到凝血因子的补充。①目前，临床上大家共识的输血指征为血红蛋白≤70g/L。对于有活动性出血的患者、老年人以及有心肌梗死风险者，血红蛋白保持在较高水平更为合理。无活动性出血的患者每输注 1U（200ml 全血）的红细胞其血红蛋白升高约 10g/L，血细胞比容升高约 3%。②若血小板计数<50×10^9/L，或确定血小板功能低下，可考虑输注血小板。对大量输血后并发凝血异常的患者联合输注血小板和冷沉淀可显著改善和达到止血效果。③对于酸中毒和低体温纠正后凝血功能仍难以纠正的失血性休克患者，应积极改善其凝血功能，在输注红细胞的同时应注意使用新鲜冰冻血浆以补充纤维蛋白原和凝血因子的不足。④冷沉淀内含凝血因子V、VIII、XII、纤维蛋白原等物质，对肝硬化食管静脉曲张、特定凝血因子缺乏所致的出血性疾病尤其适用。对大量输血后并发凝血异常的患者及时输注冷沉淀可提高血循环中凝血因子及纤维蛋白原等凝血物质的含量，缩短凝血时间、纠正凝血异常。⑤极重度出血性休克，必要时应动脉输血，其优点是：避免快速静脉输血所致的右心前负荷过重和肺循环负荷过重；直接增加体循环有效血容量，提升主动脉弓血压，并能迅速改善心脏冠状动脉、脑和延髓生命中枢的供血；通过动脉逆行加压灌注，兴奋动脉内压力和化学感受器，能反射性调整血液循环。由于动脉内输血操作较复杂，且需严格无菌操作，故仅适用于重度和极重度休克患者。

（2）输注晶体溶液：常用的是生理盐水和乳酸林格液等等张平衡盐溶液。①生理盐水的特点是等渗但含氯高，大量输注可引起高氯性代谢性酸中毒。②乳酸林格液的特点在于电解质组成接近生理，含有少量的乳酸。一般情况下，其所含乳酸可在肝脏迅速代谢，大量输注乳酸林格液应该考虑到其对血乳酸水平的影响。③输注的晶体溶液中，约有 1/4 存留在血管内，其余 3/4 则分布于血管外间隙。晶体溶液这种再分布现象可以引起血浆蛋白的稀释以及胶体渗透压的下降，同时出现组织水肿。因此，若以大量晶体溶液纠正低血容量休克患者时，这方面的副作用应引起注意。

高张盐溶液的钠含量通常为 400~2400mmoL/L。制剂包括有高渗盐右旋糖酐注射液（HSD，7.5%氯化钠+6%右旋糖酐 70）、高渗盐注射液（HS，7.5%、5%或 3.5%氯化钠）

及 11.2%乳酸钠高张溶液等，以前两者多见。迄今为止，仍没有足够循证医学证据证明输注高张盐溶液更有利于低血容量休克的纠正。而且，高张盐溶液可以引起医源性高渗状态及高钠血症，严重时可导致脱髓鞘病变。

（3）输注胶体溶液：在纠正低血容量休克中常用的胶体液主要有羟乙基淀粉和白蛋白。①羟乙基淀粉（HES）是人工合成的胶体溶液，常用 6%的 HES 氯化钠溶液，其渗透压约为 773.4kPa（300mmol/L），输注 1L HES 能够使循环容量增加 700~1000ml。使用时应注意对肾功能、凝血机制的影响以及可能发生的过敏反应，这些不良反应与剂量有一定的相关性。②白蛋白作为天然胶体，构成正常血浆胶体渗透压的 75%~80%，是维持正常容量与胶体渗透压的主要成分，因此人血白蛋白制剂常被选择用于休克的治疗。③此外，右旋糖酐也用于低血容量休克的扩容治疗。

（4）容量负荷试验：临床工作中，常遇到血压低、心率快、周围组织灌注不足的患者，分不清到底是心功能不全抑或血容量不足或休克状态，此时可进行容量负荷试验。经典的容量负荷试验的具体做法是：①在 10 分钟之内快速输注 50~200ml 生理盐水，观察患者心率、血压、周围灌注和尿量的改变，注意肺部湿啰音、哮鸣音的变化。②如果有条件测量 CVP 和/或肺毛细血管楔压（PAWP），则可在快速输注生理盐水前后测量其变化值，也有助于鉴别。③快速输液后若病情改善则为容量不足，反之则为心功能不全，前者应继续补液，后者则应控制输液速度。对低血容量休克的患者，若其血流动力学状态不稳定时也应实施该项试验，以达到既可以快速纠正已存在的容量缺失，又尽量减少容量过度负荷的风险和可能的心血管不良反应的目的。

4.血管活性药物的应用　若血容量基本纠正，又无继续出血，收缩压仍低于 80mmHg，或者输液尚未开始却已有严重低血压的患者，可酌情使用血管收缩剂与正性肌力药物，使血压维持在 90~100mmHg 为好。多巴胺剂量用至 5μg/（kg•min）时可增强心肌收缩力，低于该剂量时有扩血管和利尿作用，剂量>10μg/（kg•min）时有升血压作用。去甲肾上腺素[剂量 0.2~2.0μg/（kg•min）]、肾上腺素或去氧肾上腺素（新福林）仅用于难治性休克。如果有心功能不全或纠正低血容量休克后仍有低心排血量，可使用多巴酚丁胺，剂量 2~5μg/（kg•min）。

此外，保温，防治酸中毒、氧自由基对细胞和亚细胞的损伤作用，保护胃肠黏膜减少细菌和毒素易位，防治急性肾损伤，保护其他重要脏器功能，以及对症治疗，均不容忽视。

七、脓毒性休克

2014 年 1 月，ESICM 和 SCCM 组织来自重症医学、感染性疾病、外科和呼吸系统疾病的 19 名专家，对脓毒症和感染性休克进行基于循证医学证据的探究和讨论，制定新的定义和诊断标准（Sepsis 3.0）。新的定义认为脓毒症是宿主对感染的反应失调，产生危及生命的器官功能损害。该定义强调了感染导致宿主产生内稳态失衡、存在潜在致命性风险、需要紧急识别和干预。脓毒性休克（septic shock）即在严重脓毒症的基础上经充足液体复苏仍无法纠正的低血压以及血乳酸水平>2mmol/L。严重脓毒症所致低血压即收缩压<90mmHg，或平均动脉压<70mmHg，或收缩压下降大于 40mmHg，或按年龄水平较正常值小两个标准差，并排除其他原因所致低血压。而 2014 年欧洲危重病医学会休克及血流动力学监测共识将休克定义为危及生命的急性循环衰竭，伴有细胞的氧利用障

碍，低血压并非诊断休克的必备条件：机体的生理代偿机制可以通过血管收缩维持血压在正常范围，但组织灌注和氧合情况可能已经出现显著降低，此时可表现为中心静脉血氧饱和度下降和乳酸水平升高。

脓毒性休克属于分布性休克，往往发生于机体严重感染后，病情重、治疗较为困难。这是由于原发感染灶不易彻底清除，且由其引起的损害累及多个重要脏器，最终发展为多器官功能障碍综合征（multiple organ dysfunction syndrome，MODS），其病死率高达50%以上。目前研究认为，脓毒性休克时的血流动力学类型主要取决于患者的前负荷状态，而与感染病原菌的种类无明显关系。休克早期，机体内大量的炎症细胞因子释放，失衡的全身炎症反应等导致心肌抑制、外周血管过度收缩，致前负荷明显不足时，患者表现为低排高阻（即以前所称的高阻力性休克）。前负荷基本正常或经积极的液体复苏后，如心脏前负荷恢复正常，则几乎所有的感染性休克均表现为高排低阻（低阻力性休克）。因此，目前将脓毒性休克分为低前负荷型和正常前负荷型，有助于警示临床医师尽早开始积极的容量复苏，纠正患者的低前负荷状态。

2015年美国胸科学会（ATS）大会和中国重症医学大会对严重脓毒症和脓毒性休克进行了重新定义。

脓毒症（sepsis）定义1.0版和2.0版于1992年和2001年相继发表，其中脓毒症1.0版指在感染的基础上符合全身炎症反应综合征（SIRS）的2条及以上标准（脓毒症=感染+SIRS>2），而脓毒症2.0版则在1.0版的基础上再加上了21条诊断指标。可惜的是，脓毒症2.0版过于复杂，故临床上很少应用。然而十几年过去了，随着人们对脓毒症的了解更加深入，传统定义的缺陷越来越显露：2003~2011年，脓毒症诊断率提高170%，同期肺炎诊断率下降了22%。然而，并非所有被诊断为脓毒症的患者都是脓毒症，各地治疗方法和死亡率也有所差异，主要归咎于原发病不同，其导致的症状也不同。为此，由16名来自美、欧、澳三地的顶尖学者组成了特别小组，以大数据分析为主要工具完成这项工作，旨在为脓毒症患者的诊疗和管理提供参考。这项工作的意义在于使脓毒症的定义更适应于病理生理学、检验学和流行病学，从而让医师知道感染何时不再仅仅是感染，而会发展到更严重的后果。

专家组达成共识，患者的炎症反应是关键，而脓毒症不仅仅是一种全身性炎症反应。20多年来，脓毒症的诊断都是以SIRS作为标准，但SIRS往往忽视了机体的抗炎反应和对于炎症的适应性反应。同时以SIRS为标准的传统定义太过宽泛，特异性太低。在临床上也因为这样给了许多符合"脓毒症"标准的患者过度医疗。专家组经过讨论，认为脓毒症应该指病情严重的感染，这种感染情况可导致器官衰竭（organ dysfunction，OD），而OD是导致脓毒症患者预后不佳的重要因素。因此，脓毒症3.0版是过去重症脓毒症的定义，即机体对于感染的失控反应所导致可以威胁生命的OD。由此可见，对于符合2条及以上SIRS标准但未出现OD的感染患者将不被诊断为脓毒症。无论OD和感染孰先孰后，只要两者并存即可诊断为脓毒症。在定义OD时，专家组认为序贯性器官功能衰竭评分（SOFA）是现在普遍被大家接受，也是反映患者严重程度上相对精确的量表。专家组建议当SOFA评分≥2时，可以认为患者出现OD，也就是说脓毒症3.0版=感染+SOFA≥2。

脓毒性休克的最新定义就是在脓毒症的基础上出现补液无法纠正的低血压以及血乳

酸水平>2mmol/L。

（一）脓毒性休克的病因与发病机制

各种类型的感染，如细菌、真菌、病毒、寄生虫等感染等均可导致脓毒性休克。

机体遭受各种感染时，病原微生物如细菌、真菌、病毒、寄生虫及毒素等激活机体免疫炎症系统，导致全身炎症反应，引起组织细胞的自身性破坏，最终导致脓毒性休克。

促炎性细胞因子引起广泛血管舒张效应和毛细血管通透性增高，使有效循环量明显减少，是脓毒性休克最重要的发病机制。①脓毒症早期，体内儿茶酚胺浓度升高，通过兴奋α受体的作用引起微循环痉挛，导致微循环灌注不足，组织缺血、缺氧。②随着一氧化氮爆发性释放，TNF-α等促炎性细胞因子刺激巨噬细胞、中性粒细胞等，激活在生理状态下不表达的诱导型一氧化氮，导致血管强烈扩张，严重时可出现对α受体激动无反应的"血管麻痹"状态。③血管内皮损伤与毛细血管通透性明显增加，TNF-α等促炎性细胞因子直接或间接损害血管内皮细胞，导致血管通透性明显增加，同时破坏细胞膜，使液体进入细胞外。此外细胞因子激活补体系统，产生C3a与C5a，引起毛细血管扩张和通透性明显增高。感染致病原微生物和毒素通过激活机体免疫炎症反应，先导致强烈的血管收缩，微循环痉挛（低排高阻），导致微循环灌注不足，组织缺血、缺氧，继而炎性因子进一步损害血管内皮细胞，血管扩张和毛细血管通透性增加，构成脓毒性休克体循环阻力明显降低（高排低阻）和血流分布异常的基础。

（二）脓毒性休克的诊断

1.临床表现特点

（1）病史：患者有明确或高度可疑的感染灶。

（2）症状：急性起病，畏寒或寒战、高热明显或体温不升，伴急性病容、意识障碍、过度通气、皮肤潮红、脉搏洪大等。

（3）体征：呼吸急促，心率频数，脉搏细弱，四肢冰冷，血压下降<90mmHg，甚至测不出等。

（4）出现组织灌注降低的临床表现：如平均动脉压（MAP）<65mmHg，SvO_2<70%，尿量减少、皮肤温度降低或花斑、毛细血管再充盈速度减慢。

当临床表现不典型时，易漏诊或误诊。年老体弱或免疫功能低下的患者因为缺乏典型临床表现而不易被发觉，需注意。

2.实验室检查及其他辅助检查特点

（1）血常规检查：白细胞计数增加伴核左移或白细胞计数减少伴杆状核白细胞明显增加，均提示存在严重感染。

（2）血浆C反应蛋白水平增高；血浆降钙素原（PCT）水平增高；低氧血症；血肌酐水平增加；凝血功能异常；血小板减少；尚胆红素血症等。

（3）乳酸：外周血乳酸浓度升高，常常大于4mmol/L。

（4）血气分析：呼吸性碱中毒及不同程度的代谢性酸中毒，血乳酸增加、碱剩余负值增大。

（5）血、痰、尿、脑脊液、胸腔积液、腹水等检出病原菌。

（6）影像学检查：胸片、超声、CT等影像学检查可以根据患者具体病史进行选择，对于临床快速判断感染部位提供重要依据。

3.脓毒性休克的诊断要点

（1）感染灶及病原学的诊断：明确导致脓毒性休克的感染灶及其致病菌，是确诊脓毒性休克病因的关键，亦是治疗能否成功的关键。结合病史、体检及实验室检查，感染部位能够明确。肺部感染、腹腔感染、泌尿系统感染、中枢神经系统感染、菌血症等均是脓毒性休克的常见原因。而不同的感染部位其致病菌是有差别的。

重症肺炎是脓毒性休克的常见病因之一。铜绿假单胞菌、不动杆菌、金黄色葡萄球菌、肠杆菌及军团菌等是常见的致病菌。

腹腔感染是脓毒性休克的重要原因之一 8 常见的病因包括化脓性胆管炎和胆囊脓肿等引起的胆道感染，病情进展迅速，可在短期内发展为脓毒性休克和 mods。腹腔空腔脏器穿孔所致急性腹膜炎也常导致脓毒性休克。病原菌主要是来自肠道的大肠埃希菌或肠球菌或念珠菌属。

尿路感染所致脓毒性休克主要见于结石或肿瘤等梗阻性因素存在而导致的肾盂积脓、细菌毒素入血，常见的病原菌亦为肠杆菌属。

（2）严重脓毒症的诊断要点

1）脓毒症 2.0 版中的 21 条诊断指标

A.临床上有明确或高度可疑的感染灶。

B.伴有下列某些征象：

一般指标：①发热（中心体温>38.3℃）；②低温（中心体温<36.0℃）；③心率>90次/分；④气促>30 次/分；⑤意识改变；⑥明显水肿或液体正平衡（>20ml/kg 超过 24 小时）；⑦高糖血症（血糖）6.7mmol/L 或 120 mg/dl）而无糖尿病史。

炎症反应参数：①白细胞增多（白细胞计数>12×10^9/L）；②白细胞减少（白细胞计数<4×10^9/L）；③白细胞计数正常，但杆状核细胞>10%；④血浆 C 反应蛋白>正常值+2个标准差；⑤降钙素原>正常值+2 个标准差。

血流动力学参数：①低血压（收缩压<90mmHg，平均动脉压<70mmHg，或成人收缩压下降>40mmHg）；②混合静脉血氧饱和度>0.70；③心排指数）3.5L/（min•m^2）

器官功能障碍指标：①低氧血症（PaO_2/FiO_2<300mmHg）；②急性少尿[尿量<0.5ml/（kg•h）或 45mmol/L 的渗透浓度至少 2 小时]；③肌酐增加>5mg/L；④凝血异常（国际标准化比率>1.5 或活化部分凝血活酶时间>60 秒）；⑤腹胀（肠鸣音消失）；⑥血小板减少症（血小板计数<100×10VL）；⑦高胆红素血症（总胆红素>40mg/L 或 70mmol/L）。

组织灌流参数：①高乳酸血症（>4mmol/L）；②毛细血管再充盈时间延长或皮肤出现花斑至少满足以上 3~5 项异常的指标。

C.血培养常发现有致病菌生长。

2）脓毒症 3.0 版的诊断标准：感染+SOFA≥2。

临床上有明确或高度可疑的感染灶。

SOFA 评分量表（表 2-6-2），分值≥2。

脓毒性休克的诊断标准临床上沿用的诊断脓毒性休克的标准包括：

临床上有明确的感染。

有器官功能衰竭的存在。

3）收缩压<90mmHg 或较原基础值下降的幅度>40mmHg 至少 1 小时，或血压依赖输液或药物维持。

有组织灌注不良的表现，如血乳酸水平>4mmol/L，少尿（<30ml/h）>1 小时，或有急性神志障碍。

这些指标在今天看来，尚不能完全体现对感染性休克作为临床过程的认识和早期诊断的要求。需要注意的是 2014 年欧洲危重病医学会休克及血流动力学监测共识强调低血压并非诊断休克的必备条件，而需要关注患者皮肤、尿量、神志等改变，并关注 Lac（血乳酸水平）、SvO_2、$ScvO_2$ 和其他灌注指标。因此脓毒性休克的诊断标准需要在《2012拯救脓毒症指南》基础上进一步完善。

（3）诊断

1）如果病原学培养不会明显延迟（>45 分钟）抗生素的使用，在应用抗生素前进行合适的临床病原学培养（证据水平：1C）。开始抗生素治疗前至少采集 2 份血培养、至少 1 份经皮穿刺留取，1 份经超过 48 小时的血管内置管处抽留取血液样本。

2）病原学鉴别诊断涉及侵袭性念珠菌时，采用 1，3-β-D-葡聚糖（2B）、甘露聚糖和抗甘露聚糖抗体检测。

3）建议快速进行影像学检查，以确诊潜在感染灶。

（4）抗生素治疗

1）确诊为脓毒性休克及严重脓毒症尚未出现脓毒性休克时，应在 1 小时内静脉使用有效抗生素进行治疗。

2）抗生素：①早期经验性抗感染治疗包括一种或多种药物，这些药物可以对抗所有的可能病原体（细菌和/或真菌或病毒），并且要有足够的药物浓度可以渗透到可能导致脓毒症的病灶中。②抗生素给药方案应每天进行评估，以逐渐降低药物使用强度。

3）对无感染证据的脓毒症初期患者，如果其体内原降钙素或相似的生物标志物水平较低，可考虑停止抗生素的经验性治疗。

4）合并中性粒细胞减少的严重脓毒症患者以及合并多重耐药菌（如不动杆菌和假单胞菌）感染的难治性患者采取经验性联合用药治疗。对于合并呼吸衰竭和脓毒性休克的严重感染患者，建议将广谱β-内酰胺类抗生素与氨基糖苷类抗生素或氟喹诺酮类抗生素联用治疗铜绿假单胞菌所致菌血症。对肺炎链球菌菌血症所致脓毒性休克患者，可将β-内酰胺类抗生素和大环内酯类抗生素联用。

经验性联合用药时间不应超过 3~5 天。一旦确定敏感的病原体，应减少抗生素种类，选择最恰当的单一药物治疗。

5）抗生素治疗疗程一般为 7~10 天；临床反应慢、感染灶无法引流、金黄色葡萄球菌菌血症、一些真菌和病毒感染或免疫缺陷（包括中性粒细胞缺乏）的患者可能需要适当延长疗程。

6）对由病毒感染引起的严重脓毒症或脓毒性休克患者，应尽早开始抗病毒治疗。

7）已确定由非感染性因素引起严重炎性反应状态的患者，不应使用抗生素治疗。

2.液体治疗　脓毒症休克患者液体复苏时晶体和胶体的选择一直存在很大的争议。目前关于脓毒症休克患者液体选择方面的多项研究显示，与晶体液相比，应用胶体液无明显优势，且人工胶体液的急性肾损伤的风险明显增加，而输注白蛋白与输注晶体液同样安全及有效。因此，推荐晶体液用于严重脓毒症及脓毒性休克的初始复苏治疗，而不采用胶体液对严重脓毒症及脓毒性休克患者进行液体复苏治疗。当严重脓毒症及脓毒性休克患者液体复苏需要大量晶体液时，建议应用白蛋白。脓毒症低灌注疑有低血容量存在时，推荐初始应用最低 30ml/kg 的晶体液（部分可为等效白蛋白）冲击治疗，部分患者可能需要更快速度和更大量的补液。

表 2-6-2　SOFA 评分量表

器官系统	指标	得分
呼吸系统	<400（53.3）	1
PaO$_2$/FiO$_2$ mmHg（kPa）	<300（40）	2
	<200（26.7）+机械通气	3
	<100（13.3）+机械通气	4
神经系统	13~14	1
Glasgow 昏迷评分	10~12	2
	6~9	3
	<6	4
心血管系统	平均动脉压（MAP×70mmHg	1
药物剂量 pg/（kg·min）	多巴酚丁胺（任何剂量）或多巴胺≤5	2
	多巴胺>5 或（去甲）肾上腺素≤0.1	3
	多巴胺>15 或（去甲）肾上腺素>0.1	4
肝脏	1.2~1.9（20~32）	1
胆红素 mg/dl（/μmol/L）	2.0~5.9（33~101）	2
	6.0~11.9（102~204）	3
	>12（>204）	4
凝血系统	<150	1
血小板（×10^9/L）	<100	2
	<50	3
	<20	4
肾脏	1.2~1.9（110~170）	1
肌酐 mg/dl（μmol/L）	2.0~3.4（171~299）	2
或尿量 ml/d	3.5~4.9（300~440）或<500ml/d	3
	>5（>440）或<20ml/d	4

3.血管活性药物的应用

（1）去甲肾上腺素：去甲肾上腺素（noradrenaline，NE）主要是非选择性α受体激动剂，对（3受体，特别是β$_2$受体的激动作用较弱。

1）血管收缩作用：去甲肾上腺素激动血管α受体，使所有小动脉和静脉均呈不同程度的收缩，对全身血管收缩程度与含α受体的多少和所用去甲肾上腺素的剂量有关。皮肤和黏膜血管收缩最明显，其次为肾、脑、肝、肠系膜及骨骼肌血管，但冠状动脉扩张，这可能是由于去甲肾上腺素的心肌兴奋作用使心肌的代谢产物（腺苷）明显增加，直接舒张冠状动脉所致。舒张期延长和血压升高也有助于冠状动脉舒张。

2）激动心脏β受体：使心脏兴奋性升高，心肌收缩力加强，心率加快，传导加速，心排血量增加，但上述作用比肾上腺素弱。给药后由于对血管α受体的激动作用强于对心脏（3受体的激动作用，血压升高反射性兴奋迷走神经而抵消了它对心脏的直接作用，表现出心率减慢或无改变，心排血量增加不明显或减少。大剂量去甲肾上腺素也能引起心律失常，但较少见。

3）剂量效应：小剂量时由于心肌兴奋和血管收缩作用使收缩压升高，舒张压升高不明显，脉压加大。大剂量时由于血管强烈收缩，外周阻力明显增加，收缩压和舒张压均明显升高，脉压变小。

4）其他作用：去甲肾上腺素对其他平滑肌和组织代谢的作用较弱，大剂量才升高血糖。

脓毒性休克的血管升压药首选去甲肾上腺素（1B）。需要额外增加药物以维持足够血压时，应用肾上腺素（去甲肾上腺素基础上加用或单独应用）。

（2）多巴胺：多巴胺（dopamine，DA）主要与多巴胺受体结合，产生多巴胺作用。对α和β受体也有兴奋作用。对于心肌有比较温和的兴奋作用（扣受体），能加强心肌收缩力，增加心排血量使收缩压升高，但对心率增加并不明显，2.5~5μg/（kg•min）则多为β作用，心排血量增加、肾血流量增加（肾动脉和肾小球血管扩张）、尿量增加，临床上可见到明显的升血压效果，而心率增加不明显。

5~10μg/（kg•min）则由于α受体兴奋的缘故，虽然血压仍可升高，但由于外周血管收缩及肾血管的收缩作用，使心脏后负荷明显增加，心率亦可增快（多巴胺的正性频率作用出现）或减慢（升压反射所致），尿量反而减少（肾脏的有效滤过率下降）。

10~20μg/（kg•min）由于其较强的α作用，组织灌注并不好，此时应加用扩血管药物，如硝普钠等扩血管药，减轻心脏的前后负荷，改善组织的灌注状态。应用多巴胺的患者比应用去甲肾上腺素的患者更容易出现心律失常，多巴胺在脓毒性休克的地位较前下降，仅在部分高度选择的患者应用多巴胺替代去甲肾上腺素（如低心动过速风险和绝对、相对心动过缓）。为将MAP提升至目标值或减少去甲肾上腺素的使用剂量，可在去甲肾上腺素基础上加用血管加压素（最大剂量0.03U/min）。不推荐单独应用低剂量血管加压素治疗脓毒症低血压，剂量大于0.03~0.04U/min的血管加压素仅用于抢救治疗（应用其他升压药不能维持足够MAP）。仅在部分高度选择的患者应用多巴胺替代去甲肾上腺素（如低心动过速风险和绝对、相对心动过缓）。

（3）血管加压素：血管加压素是一种由人体下丘脑合成的物质，在维持机体的渗透平衡、心血管功能和止血等方面发挥重要作用。目前已证实人体有三种血管加压素受体亚型（V1、V2和V3），分别介导血管收缩、水重吸收和中枢作用。近年发现血管加压素及其衍生物还适用于脓毒性休克。血管加压素相对不足被认为是危重症患者血流动力不稳定的重要原因。不推荐单独应用低剂量血管加压素治疗脓毒症低血压，剂量大于0.03~04U/min的血管加压素仅用于抢救治疗（应用其他升压药不能维持足够MAP）。

（4）多巴酚丁胺：多巴酚丁胺（dobutamine）具有强烈的β1、β2受体和中度的α受体兴奋作用，其β1受体正性肌力作用可以使心脏指数增加25%~50%，同时也相应使得心率升高 10%~20%；而氏受体的作用可以降低肺动脉楔压，有利于改善右心射血，提高心排血量。总体而言，多巴酚丁胺既可以增加氧输送，同时也增加（特别是心肌的）氧消耗，因此在感染性休克治疗中一般用于经过充分液体复苏后心脏功能仍未见改善的患者；对于合并低血压者，宜联合应用血管收缩药物。其常用剂量为 2~20μg/（kg•min）。存在下列情况时，以 20μg/（kg•min）的速度试验性输注多巴酚丁胺或已使用血管升压药时加用多巴酚丁胺：①心脏充盈压升高、心排血量降低提示心肌功能障碍；②尽管已取得了充足的血容量和足够的 MAP，仍出现灌注不足征象。

　　山莨菪碱山莨菪碱原则上应严格个体化。有作者主张山莨菪碱 20~30mg/15~20 分钟，连用 15 次，也有作者主张山莨菪碱早期每次 1mg/kg，中期每次 1~2mg/kg，晚期每次 2~3mg/kg，每隔 12~15 分钟给药 1 次。静脉推注山莨菪碱后 3~5 分钟起效，15 分钟时作用达高峰，以后迅速从尿中排出，半衰期为 45 分钟。

　　4.糖皮质激素的应用　严重感染和感染性休克患者往往存在有相对肾上腺皮质功能不足，血清游离皮质醇正常或升高，机体对促肾上腺皮质激素（ACTH）无反应，并失去对血管活性药物的敏感性。曾有学者主张根据机体接受 ACTH 刺激试验后血清皮质醇的变化区分"有反应组"与"无反应组"，并将"无反应组"视为相对肾上腺功能不足，建议补充糖皮质激素。但近年来也有部分学者主张即使没有 ACTH 试验，只要机体对血管活性药物反应不佳，即可考虑应用小剂量糖皮质激素。对成人脓毒性休克患者，如充分的液体复苏和血管升压药能恢复血流动力学稳定，建议不采用静脉注射氢化可的松。如未达目标.建议静脉应用氢化可的松 200mg/d，并采用持续输注的方法。对成人脓毒性休克患者不采用促肾上腺皮质激素（ACTH）刺激试验来筛选接受氢化可的松治疗患者。当不再需要血管升压药物时，应逐渐停用氢化可的松。

　　5.并发症的防治

　　（1）深静脉血栓（DVT）的预防：脓毒症患者应给予低剂量普通肝素或低分子肝素预防 DVT。若患者存在使用肝素的禁忌证则推荐使用机械预防措施（梯度加压袜或间歇加压装置）。若存在发生 DVT 的极高危险因素，如既往有 DVT 病史，应联合使用药物和机械预防措施。

　　（2）应激性溃疡的预防：有出血危险因素的严重脓毒症，脓毒性休克患者，推荐使用 H₂ 受体阻滞剂或质子泵抑制剂预防应激性溃疡。建议常规使用质子泵抑制剂而非：H₂ 受体阻断剂预防应激性溃疡。没有危险因素的患者不建议进行预防治疗。

　　（3）血液净化：脓毒症休克的并发症往往相当危险，且常为死亡的原因，一般以代谢性酸中毒、急性心力衰竭、急性肾损伤、急性呼吸窘迫综合征（ARDS）和弥散性血管内凝血（DIC）最为常见。脓毒症时主要的病理特点是失控的全身炎症反应和激活凝血与纤溶系统，导致血管内皮损伤，产生大量的细胞因子和体液因子释放入全身的循环系统，血管扩张、血液凝滞，组织出现低灌注，肾脏的损害是不可逆的。血液净化能够非选择性的清除许多炎症介质和细胞因子，维持体内炎症反应和抗炎反应之间的动态平衡，降低患者感染和多器官功能障碍的死亡率。在急性肾损伤时，无血流动力学不稳定的情况下，连续性肾脏替代治疗（CRRT）和间断血液透析对严重脓毒症急性肾损伤患者的效果相当。在血流动力学不稳定的感染患者，使用持续性血液滤过更易于体液平衡的管理。

6.脓毒症休克的辅助治疗　血糖管理：重症患者往往存在糖耐量异常及血糖的波动。对 ICU 的严重脓毒症、脓毒性休克患者不再采取严格血糖控制方案，因低血糖发生率高及死亡率增加。对重症患者应采取程序化的血糖管理，当连续 2 次血糖水平>10.0mmol/L（180mg/dl）时，开始使用胰岛素定量治疗；目标血糖上限<10.0mmol/L（180mg/dl）而非<6.0mmol/L（110mg/dl）。每 1~2 小时监测血糖值，直到血糖值和胰岛素输注速度稳定后改为每 4 小时监测 1 次。

（四）脓毒性休克的监测

血流动力学的监测对脓毒症和脓毒症休克的早期诊断、预后的判断以及治疗过程中效果的观察、方案的反馈与调整至关重要，早期合理地选择监测指标并正确解读有助于指导脓毒症和脓毒症休克患者的治疗。常规血流动力学监测可用于基础循环状态、容量复苏和药物治疗效果的评价，其核心内容是组织灌注与氧代谢状况，包括全身和局部灌注指标的监测。

1.临床表现　脓毒症及脓毒症休克具有一系列反映组织灌注降低的临床表现，如平均动脉压（MAP）和尿量减少、皮肤温度降低或花斑、毛细血管再充盈速度减慢和神志改变，这些征象可以作为脓毒症休克的诊断依据和观察指标，但是这些指标的缺点是不够敏感，也不能较好地反映组织氧合。作为治疗目标，一般认为尿量必须达到 0.5ml/（kg•h）以上。尿量的改变容易受治疗措施影响，利尿剂、补液速度和类型、血管活性药物都可以增加尿量，临床医师在观察尿量变化时应考虑这些因素。相比收缩压或舒张压，MAP 能更好地反映组织灌注水平，故一般以 MAP<65~70mmHg 视为组织灌注不足，在脓毒症休克的血流动力学支持中需要维持 MAP 在 65mmHg 以上。血管收缩药的使用可以提高 MAP，但此时组织灌注仍可能不足。

2.体循环的监测和肺循环监测　体循环的监测参数包括心率、血压、中心静脉压（CVP）、心排血量（CO）和体循环阻力（SVR）等；肺循环监测参数包括肺动脉压（PAP）、肺动脉楔压（PAWP）和肺循环阻力（PVR）等。

CVP 反映右心室舒张末压，PAWP 则反映左心室的舒张末压，都是反映前负荷的压力指标。一般认为 CVP8~12mmHg、PAWP12~15mmHg 作为脓毒症休克的治疗目标。因此，中心静脉导管应在脓毒症诊断确立时即早期予以留置；而肺动脉漂浮导管的应用则须结合临床谨慎考虑。CVP 和 PAWP 的临床价值也存在争议。如有研究表明，CVP 不能反映全身组织缺氧的情况；而即使是在健康志愿者中，CVP 和 PAWP 也与心室的充盈程度没有必然的关联。此外，除去医务人员的技术原因，还有其他因素影响 CVP 与 PAWP 测定，如心率、左心室顺应性、肺静脉压、胸腔内压等。正压通气和小于 10mmHg 的 PEEP 不会影响 PAWP，而大于 10mmHg 的 PEEP 则会使 PAWP 明显升高。动物实验表明腹腔高压或腹腔间隔综合征可提高 CVP 和 PAWP，腹内压达到 20mmHg 以上时尤其显著。因此，CVP 和 PAWP 的单个测量值价值不大，但在参考基线水平的基础上观察其动态变化则有一定意义。

3.氧动力学与氧代谢监测　氧动力学监测参数包括氧输送（DO_2）、氧消耗（VO_2）等；氧代谢监测参数包括血乳酸、脉搏氧饱和度、混合静脉血氧饱和度（SvO_2）或中心静脉血氧饱和度（$ScvO_2$）的监测等。

（1）SvO_2，$ScvO_2$：SvO_2、$ScvO_2$ 是脓毒症和脓毒症休克复苏的重要监测指标之一。

SvO_2 是反映组织器官摄取氧的状态。当全身氧输送降低或全身氧需求超过氧输送时，SvO_2 降低，提示机体无氧代谢增加。当组织器官氧利用障碍或微血管分流增加时，可导致 SvO_2 升高，尽管此时组织的氧需求量仍可能增加。在严重感染和感染性休克早期，全身组织的灌注已经发生改变，即使血压、心率、尿量和中心静脉压仍处于正常范围，此时可能已出现 SvO_2 降低，提示 SvO_2 能较早地发现病情的变化。$ScvO_2$ 与 SvO_2 有一定的相关性，在临床上更具可操作性，虽然测量的 $ScvO_2$ 值要比 SvO_2 值高 5%~15%，但它们所代表的趋势是相同的，可以反映组织灌注状态。一般情况下，SvO_2 的范围为 60%~80%。在严重感染和感染性休克患者，$SvO_2<70\%$ 提示病死率明显增加。临床上，SvO_2 降低的常见原因包括心排血量的减少、血红蛋白氧结合力降低、贫血和组织氧耗的增加。

（2）静脉动脉 PCO_2 差值（$V-APCO_2$）：$V-APCO_2$ 的正常值小于或等于 5mmHg，代表血液流经组织时，细胞有氧代谢所产生的二氧化碳分压。该值增加，提示组织存在缺氧而无法进行充分的有氧代谢。越来越多的研究已经证实它可以作为 EGDT 目标值，补充 Scv_{O2} 用来指导复苏成功的终点，排除高 Scv_{O2} 水平但实际患者仍存在氧供不足的现象，从而避免过早地终止复苏而导致治疗不足。

（3）血乳酸：脓毒症及脓毒症休克时组织缺氧使乳酸生成增加。在常规血流动力学监测指标改变之前，组织低灌注与缺氧已经存在，乳酸水平已经升高。研究表明，血乳酸持续升高与 APACHEⅡ评分密切相关，感染性休克患者如血乳酸>4mmol/L，病死率达 80%，因此乳酸可作为评价疾病严重程度及预后的指标之一，但仅以血乳酸浓度尚不能充分反映组织的氧合状态，如合并肝功能不全的患者，血乳酸浓度明显升高。进一步研究显示：脓毒症休克患者复苏 6 小时内乳酸清除率>10%者，血管活性药用量明显低于清除率低的患者，且病死率也明显降低（47.2%vs.72.7%，P<0.05）；积极复苏后仍持续高乳酸血症者预后不良，故提出高乳酸时间（lactime）的概念，即乳酸>2mmol/L 所持续时间。更多的学者认为连续监测血乳酸水平，尤其是乳酸清除率对于疾病预后的评价更有价值。因此，动态监测乳酸浓度变化或计算乳酸清除率可能是更好的监测指标。

（4）胃黏膜 pHi：脓毒症和脓毒症休克时局部组织灌注及氧代谢改变往往发生较早，监测局部组织灌注状态与传统的容量、压力、血氧等指标相比，对于早期诊断、判断治疗效果与预后更为重要。

胃肠道血流低灌注导致黏膜细胞缺血缺氧，H^+ 释放增加与 CO 积聚，消化道黏膜 pH（pHi）是主要反映组织细胞氧合状况的指标，而 $PtCO_2$ 的监测较 pHi 更为直接、精确。研究显示：严重创伤患者 24 小时连续监测 PHi，pHi>7.30 组存活率明显高于 pHi<7.30 组；pHi<7.30 持续 24 小时，病死率可高达 50%。因此有学者认为以纠正 pHi 为治疗目标，有助于改善感染性休克的预后。但最近一项大样本前瞻性研究却发现，即使维持胃黏膜 pHi>7.30，病死率也未获得显著降低（38.5%vs.39.6%）。因此，尽管测定 pHi 可以了解组织氧合，但是能否作为感染性休克患者指导治疗的指标尚不确定。有关黏膜内 $PgCO_2$ 测定及黏膜-动脉 PCO_2 差值（$Pg-aCO_2$）监测判断感染性休克预后的临床研究显示，在尚未有效复苏时，该项指标不能评价预后；而经早期复苏血流动力学稳定的重症患者，死亡组黏膜 $PgCO_2$ 及 $Pg-aCO_2$ 明显高于存活组，说明此时的局部氧代谢状态与感染性休克患者的预后密切相关。

4.功能性血流动力学监测 功能性血流动力学监测的概念，是指应用血流动力学监测的各项指标，结合患者的生理状态，提示机体现有的和储备的血流动力学情况，从而指导治疗。它要求我们根据不同的患者基础状态、不同的疾病、不同的疾病发展阶段与不同的治疗方案的影响，全面统一地评判各种监测指标的价值和局限。对于脓毒症和脓毒症休克而言，功能性血流动力学监测的意义在于强调了需要全面、动态地评价心排血量是否符合机体氧的需要，从而优化治疗方案，最终提高存活率。进行液体复苏时，可以应用血流动力学指标变化评价心脏对容量补充的反应性，当反应性良好时，继续补液将带来益处，否则则增加了肺水肿发生的可能。

5.床旁超声的使用 利用多普勒技术或超声心动图获得的主动脉血流变异度、下腔静脉塌陷率或扩张率，均可以在床旁评估患者血流动力学情况。心脏超声虽不能提供连续的血流动力学参数，但仍然是床旁评价心功能的最佳方法。心脏超声的作用：血流动力学紊乱时，能提供更好更直接的参数；帮助医师制订最佳的治疗方案（补液、强心、血透）；评估容量反应性。

6.其他 包括动脉血气分析、电解质、肝肾功能、凝血状态（出血倾向及 DIC 的监测）、血常规等。

八、心源性休克

心源性休克是指由于心排血功能衰竭，心排血量锐减，而导致血压下降、周围组织供血严重不足，以及器官功能进行性衰竭的临床综合征。心源性休克是心脏病较危重的并发症之一，病死率极高。本章主要讨论急性心肌梗死所致的心源性休克。

（一）心源性休克的病因

1.急性心肌梗死

（1）大面积心肌丧失（如大块前壁心肌梗死）。

（2）急性机械性损害（如心室间隔破裂、急性严重二尖瓣反流）。

（3）急性右心室梗死。

（4）左心室游离壁破裂。

（5）左心室壁瘤。

2.瓣膜性心脏病

（1）严重瓣膜狭窄。

（2）急性主动脉瓣或二尖瓣关闭不全。

3.非瓣膜性梗阻性疾病

（1）心房黏液瘤或球瓣样血栓。

（2）心脏压塞。

（3）限制型心肌病（如淀粉样变性）。

（4）缩窄性心包疾病。

4.非缺血性心肌病变

（1）暴发型心肌炎。

（2）生理性抑制剂（如酸中毒、缺氧）。

（3）药理性抑制剂（如钙通道阻滞剂）。

（4）病理性抑制剂（如心肌抑制因子）。

5.心律失常

（1）严重缓慢型心律失常（如高度房室传导阻滞）。

（2）快速型心律失常：

①室性（如室性心动过速）；②室上性（如心房颤动）或心房扑动伴快速心室反应。

（二）心源性休克的发病机制和分类

临床上常根据产生休克的机制和血流动力学特点，把心源性休克概括为以下几类。

（1）心肌收缩力极度降低：包括大面积心肌梗死、急性暴发性心肌炎和各种原因引起的心肌严重病变。

（2）心室射血障碍：包括严重乳头肌功能不全或腱索、乳头肌断裂引起的急性二尖瓣反流、瓣膜穿孔所致的急性严重的主动脉瓣或二尖瓣关闭不全、室间隔穿孔等。

（3）心室充盈障碍：包括急性心脏压塞、严重二尖瓣狭窄、左心房黏液瘤或球瓣样血栓堵塞二尖瓣口、严重的快速性心律失常等。

以上病因中以急性心肌大面积坏死引起的心源性休克最为重要，是本章讨论的重点。急性心肌梗死住院患者中心源性休克的发生率过去在10%以上，近年由于早期血管再通及其他治疗的进步，发生率已明显降低。急性心肌梗死并发心源性休克极少即刻发生，而通常发生在几小时或几天后，约半数患者发生在起病24小时内。采用常规治疗，急性心肌梗死并发心源性休克的病死率在80%以上。

（三）心源性休克的病理生理和血流动力学改变

急性心肌梗死发生后立即出现梗死区心肌收缩功能障碍。按其程度可分为收缩减弱、不收缩和收缩期反常膨出三类，使心肌收缩力减退，心肌收缩不协调，心排血量降低^当梗死累及40%以上的左心室心肌时，即导致心排血量锐减，血压下降，发生心源性休克。由于左前降支的供血范围最广，因此心源性休克最常发生于前壁心肌梗死的患者。有陈旧性心肌梗死和3支冠状动脉病变的患者也较易发生心源性休克。

每搏量降低使左心室收缩末期容量增加，左心室舒张末期容量也跟着增加，引起左心室充盈压（左心室舒张末压）增高。左心室充盈压增高的另一原因是梗死区心室壁由于水肿、浸润等改变致左心室舒张期顺应性降低，左心室容积压力曲线向左上偏移，与正常相比，需要较高的充盈压才能获得同等量的舒张期充盈。因此，急性心肌梗死心源性休克的血流动力学改变以血压下降、心排血量显著降低和左心室充盈压显著增高为特征。

左心室充盈压增高使左心室室壁张力增加，因而增加了心肌耗氧量；血压下降使冠状动脉灌注压不足，因而降低了心肌的供氧量，两者均加重梗死区的缺血坏死。此外，血压下降产生代偿性交感兴奋，去甲肾上腺素和肾上腺素分泌增加，其结果是心率增快，非梗死区心肌收缩力增强，心、脑以外的小动脉收缩使周围血管总阻力增加。代偿机制的启动最初可能使血压得到暂时维持，但周围血管阻力增加使心排血量进一步减少，也使左心室的做功量和耗氧量增加，因而使心肌缺血坏死的范围进一步扩大，左心室功能进一步恶化。这又加重了心排血量的降低和血压的下降，进一步刺激交感神经系统，使去甲肾上腺素和肾上腺素的分泌进一步增加，形成恶性循环，并最终导致不可逆性休克。

心源性休克时组织的严重缺氧导致严重的代谢障碍，出现代谢性酸中毒，血中乳酸和丙酮酸浓度增高。

除丧失大片有活力的心肌外，以下并发症可促发休克的发生：①严重的心动过速或过缓，伴或不伴心房功能的丧失。②范围较大的收缩期膨出节段于心室收缩时成为潴留血液的腔，心排血量因而显著降低。③并发心脏射血机械障碍如室间隔破裂、严重乳头肌功能障碍、乳头肌或腱索断裂。

心源性休克时患者收缩压<80mmHg，心脏指数通常<1.8L/（min.m2），肺毛细血管压力（PCWP）>18mmHg。

（四）心源性休克的诊断

急性心肌梗死并发心源性休克的基本原因是心肌大面积的梗死（>40%左心室心肌），又称原发性休克，属于真正的心源性休克。其诊断需符合以下几点。

（1）收缩压<80mmHg持续30分钟以上。

（2）有器官和组织灌注不足表现，如神志混乱或呆滞、四肢厥冷、发绀、出汗，一般尿量<20ml/h，高乳酸血症。

（3）排除了由其他因素引起的低血压，如剧烈疼痛、低血容量、严重心律失常、抑制心脏和扩张血管药物的影响。

广义的心源性休克则包括严重右心室梗死、梗死后机械性并发症如室间隔破裂、乳头肌腱索断裂等引起的休克。而低血容量和严重心律失常引起的低血压于补充血容量和纠正心律失常后血压即可回升，在急性心肌梗死中不认为是心源性休克。

（五）急性心肌梗死并发心源性休克的监测

（1）临床监测：包括体温、呼吸、心率、神志改变、皮肤温度、出汗情况、有无发绀、颈静脉充盈情况、尿量（多数患者需留置导尿管）等。以上指标每30分钟或更短时间记录1次。

（2）心电图监测：观察心率和心律变化，随时发现心律失常并做出相应的治疗。

（3）电解质、酸碱平衡和血气监测。

（4）血流动力学监测：急性心肌梗死并发心源性休克时需做血流动力学监测，随时了解血流动力学的变化以指导治疗。

动脉血压是最重要的血流动力学指标。休克时外周小血管强烈收缩，袖带血压计测量血压有时不准确，甚至测不到，因此心源性休克时需动脉插管直接测压。

应用顶端带有气囊的血流导向气囊导管可获得重要的血流动力学参数。导管顶端嵌入肺动脉分支后测得的是肺毛细血管压力（PCWP），其值与左心房压及左心室充盈压接近，可间接反映左心室充盈压。气囊放气后测得的是肺动脉压。在无肺小动脉广泛病变时，肺动脉舒张末压比PCWP仅高1~2mmHg。测肺动脉舒张末压的优点是可以持续监测，用以代替测量PCWP。漂浮导管的近端孔位于右心房内，可以监测右心房压。漂浮导管远端有热敏电阻，利用热稀释法可以测定心排血量，心排血量与体表面积之比为心排血指数。心源性休克时主张留置漂浮导管。

PCWP是一项有重要价值的血流动力学指标：①反映左心室充盈压，因而反映左心室受损程度。②反映肺充血程度：PCWP正常为8~12mmHg，在18~20mmHg时开始出现肺充血，20~25mmHg时为轻至中度肺充血，25~30mmHg时为中至重度肺充血，>30mmHg时出现肺水肿。急性心肌梗死并发心源性休克的患者常伴有不同程度的肺充血。这些患者在临床表现和X线肺部改变出现之前已有PCWP增高，治疗中PCWP

的降低又先于肺部湿啰音和肺部 X 线改变的消失,因此监测 PCWP 变化有利于早期发现和指导治疗肺充血和肺水肿。③在治疗中为左心室选择最适宜的前负荷,其值在15~20mmHg。这一压力范围能使左心室心肌充分利用 Frank-Starling 原理以提高心排血量,又不会因 PCWP 过高导致肺充血。④鉴别心源性休克与低血容量引起的低血压。这是两种发病机制、治疗方法及预后完全不同的情况,鉴别极为重要。心源性休克时 PCWP常大于 18mmHg,而低血容量引起的低血压时 PCWP 常小于 15mmHg。

血流动力学监测还能明确休克发生过程中不同因素的参与。下壁梗死合并严重右心室梗死所致的休克右心房压(反映右心室充盈压)显著增高,可达 16~28mmHg,而 PCWP则正常或稍增高。乳头肌腱索断裂时,PCWP 显著增高,PCWP 曲线出现大 V 波。室间隔破裂时由于左向右分流,右心室和肺动脉的血氧饱和度增高。这些改变可帮助临床医师对上述并发症做出诊断并指导治疗。

需要指出的是,心肌梗死时累及的是左心室心肌,表现为左心室功能受损,而右心室功能较正常,因而不应当依靠 CVP 指导输液或应用血管扩张剂,以免判断错误,因为CVP 反映的是右心室功能。当单纯左心室梗死并发肺充血时,PCWP 已升高而 CVP 可正常,如果根据 CVP 值输液将会加重肺充血。对于少数下壁心肌梗死合并右心室梗死的患者,CVP 可作为输液的参考指标。

漂浮导管及桡动脉测压管的留置时间一般不应超过 48~72 小时。

(5)超声心动图的应用:床边多普勒二维超声心动图用于急性心肌梗死休克患者的检查,既安全,又能提供极有价值的资料。可用于测定左心室射血分数和观察心室壁活动情况;可帮助发现有无右心室受累及其严重程度,并与心脏压塞相鉴别;对于手术可修补的机械缺损,如室间隔破裂、心室壁破裂、乳头肌腱索断裂等可做出明确的诊断。

(六)心源性休克的治疗

急性心肌梗死并发心源性休克的病死率非常高,长期以来在 80% 以上。近年治疗上的进步已使病死率有较明显降低。

急性心肌梗死并发心源性休克的治疗目的是:①纠正低血压,提高心排血量以增加冠状动脉及周围组织器官的灌注。②降低过高的 PCWP 以治疗肺充血,③治疗措施应能达到以上目的而又有利于心肌氧的供耗平衡,有利于减轻心肌缺血损伤和防止梗死范围扩大。治疗原则是尽早发现、尽早治疗。治疗方法包括药物、辅助循环,以及紧急血运重建术。

1.供氧 急性心肌梗死并发心源性休克时常有严重的低氧血症。低氧血症可加重梗死边缘缺血组织的损害,使梗死范围扩大,心功能进一步受损。而且,低氧血症使心绞痛不易缓解,并易诱发心律失常,因此需常规给氧。可用鼻导管或面罩给氧。如一般供氧措施不能使动脉血氧分压维持在 60mmHg 以上时,应考虑经鼻气管内插管,做辅助通气和正压供氧。呼气末正压(PEEP)除可有效地纠正低氧血症外,还可减少体静脉回流而有效降低左心室充盈压。当患者情况好转而撤除呼吸机时,在恢复自发呼吸过程中可发生心肌缺血,因此需小心进行。撤机过程中做间歇强制性通气可能有利。

应用人工呼吸机治疗时,需密切观察临床病情和血气变化,以调整呼吸机各项参数。

2.镇痛 急性心肌梗死心前区剧痛可加重患者的焦虑,刺激儿茶酚胺分泌,引起冠状动脉痉挛和心律失常,诱发或加重低血压,因此需积极治疗。除应用硝酸甘油等抗心肌缺血药物外，最常用的镇痛药是吗啡 5~10mg，皮下注射；或 2~5mg，加于葡萄糖液中，缓慢静脉推注。吗啡可能使迷走神经张力增加引起呕吐，可用阿托品 0.5~1mg 静脉推注对抗。下壁心肌梗死并心动过缓者，可改用哌替啶 50~100mg 肌内注射；或 25mg，加于葡萄糖液中缓慢静脉推注。

3.补充血容量　急性心肌梗死并发心源性休克时，输液需在 PCWP 指导下进行。PC.WP 在 18mmHg 以上时不应做扩容治疗，以免加重肺充血甚至造成肺水肿，这时 24 小时的输液量可控制在 2000ml 左右。如 PCWP<18mmHg，应试行扩容治疗，并密切观察 PCWP 的变化。因心源性休克和血容量不足可以并存，补充血容量可获得最佳左心室充盈压，从而提高心排血量。可用右旋糖酐 40~50ml 静脉推注，每 15 分钟注射 1 次。如 PCWP 无明显升高而血压和心排血量改善，提示患者有血容量不足，应继续按上法扩容治疗。如 PCWP 升高>18mmHg，而血压和心排血量改善不明显，应停止扩容治疗，以免诱发左心衰竭。

4.肾上腺素能受体激动剂　心源性休克治疗中应用肾上腺素能受体激动剂的目的有两方面：①兴奋α受体使周围小动脉收缩以提升血压，使至关重要的冠状动脉灌注压提高，改善心肌灌流。②兴奋β受体使心肌收缩力增强以增加心排血量。去甲肾上腺素和多巴胺均具有这两方面作用。此外，多巴胺剂量在 10μg/（min·kg）以下时还具有兴奋多巴胺受体的作用，这一作用使肾和肠系膜小动脉舒张，可增加尿量并缓和外周血管总阻力的增高。去甲肾上腺素的升压作用强于多巴胺，增快心率的程度则较轻。当患者收缩压<70mmHg 时，首选去甲肾上腺素，剂量为 0.5~30μg/min，以达到迅速提高动脉压、增加冠状动脉灌注的目的。收缩压提高至 90mmHg 后可试改用多巴胺滴注，剂量为 5~15μg/（min·kg）。对收缩压>70mmHg 有休克症状和体征的患者，可首选多巴胺治疗。在应用多巴胺的过程中，假如剂量需>20μg/（min·kg）才能维持血压，则需改用或加用去甲肾上腺素。该药仍然是心源性休克治疗中的重要药物。对收缩压>70mmHg，但无明显休克症状和体征的休克患者，可选用多巴酚丁胺。该药具有强大的β1 受体兴奋作用而无α受体兴奋作用，能显著提高心排血量，但升压作用较弱，剂量为 2~20μg/（min·kg）。多巴酚丁胺可与多巴胺合用。多巴酚丁胺无明显升压作用，在低血压时不能单用。使用以上药物时需密切监测心电图、动脉压和肺动脉舒张末压，并定期测定心排血量。治疗有效时动脉压上升，心排血量增加，肺动脉压可轻度降低，心率则常增加。以后随休克改善，心率反可较用药前减慢。监测过程中如发现收缩压已超过 130mmHg，心率较用药前明显增快，出现室性心律失常，或 ST 段改变程度加重，均需减小剂量。

心源性休克时周围小动脉已处于强烈收缩状态，兴奋α受体的药物虽可提高血压，但也使周围小动脉更强烈收缩，使衰竭的心脏做功进一步增加，并可能形成恶性循环。因此，在血压提升后需加血管扩张剂治疗。

5.血管扩张剂　急性心肌梗死并发心源性休克低血压时不宜单用血管扩张剂，以免加重血压下降，损书最为重要的冠状循环。当应用肾上腺素能受体兴奋剂把血压提高至 100mmHg 以上时，即应加用血管扩张剂，可起到以下作用：①减少静脉回流使肺充血或肺水肿减轻，左心室充盈压下降。②周围血管阻力降低使心排血量增加，心脏做功减轻。③上述作用使心肌耗氧量降低，使心肌缺血改善。换言之，加用血管扩张剂可进一步改善左心室功能，并有利于限制梗死范围的扩大。

最常用的血管扩张剂依然是硝酸甘油和硝普钠。两药比较，硝酸甘油有扩张心外膜冠状动脉改善心肌缺血的优点，而硝普钠舒张外周血管的作用更为强大。两药的剂量接近，开始剂量通常为 5~10μg/min，然后每 5 分钟左右增加 5~10μg/min，直到出现良好的效应。其指标是：①心排血量增加，体循环血管阻力减小。②PCWP 降低。但应避免过度降低以致左心室前负荷不足，影响心排血量。PCWP 以降至 15~20mmHg 最为适宜。③收缩压通常降低 10mmHg，心率增加 10 次/分。血管扩张剂显著提高心排血量的有益效应可抵消收缩压轻度下降带来的不利效应。④胸痛缓解，肺部啰音减少，末梢循环改善，尿量增多。

急性心肌梗死并发严重乳头肌功能不全、乳头肌腱索断裂或室间隔破裂时，血管扩张剂治疗特别适用，可有效地减轻二尖瓣反流或左心室向右心室分流，增加前向血流量，是外科手术前的重要治疗措施。

血管扩张剂应用时必须密切监测血压，收缩压下降过多会影响至关重要的冠状动脉灌注。血管扩张剂一般需与肾上腺素能兴奋剂或机械辅助循环合用，使血流动力学得到更大

的改善并避免对血压的不利影响。

经以上治疗后，部分患者血流动力学趋于稳定，能度过危险而得以生存。但更多的患者应用血管扩张剂后或血压难以维持，或病情暂时好转后又再度恶化，最终死于不可逆性休克。单纯应用药物治疗，心源性休克的病死率仍在 80% 以上。其中 50% 患者的死亡发生于休克后 10 小时内，2/3 患者的死亡发生于休克后 24 小时内。

6.机械辅助循环

（1）主动脉内气囊反搏术（IABP）：IABP 是心源性休克治疗中的重要措施。其作用原理是将附有可充气的气囊导管插至胸主动脉，用患者心电图的 QRS 波触发反搏。气囊在舒张期充气能显著提高主动脉舒张压，因而增加冠状动脉舒张期灌注，增加心肌供氧。气囊在收缩期排气可降低主动脉收缩压和左心室后负荷，因而增加心排血量和降低左心室充盈压，减少心肌耗氧量。IABP 有药物不能比拟的优点：肾上腺素能受体激动剂在增加心肌收缩力的同时也增加心肌耗氧量，血管扩张剂在降低心脏负荷的同时也降低心脏的灌注压。IABP 治疗能使血压在短期内纠正，这时应继续反搏 2~4 天或更长时间，使病情保持稳定，然后将反搏次数减为 2：1、3：1、4：1，直到完全中断。气囊留置 1 天再撤离，以保证再次出现休克时能重复反搏。IABP 能改善休克患者的血流动力学，但多数患者随着反搏中断，病情也跟着恶化，使 IABP 难以撤离。这种"反搏依赖"现象的产生是由于梗死面积过大，剩余心肌不足以维持有效循环。IABP 的疗效与心源性休克发生后应用是否足够早有密切关系，因此应尽早应用。IABP 疗效与心源性休克发生的早晚亦有密切关系。心源性休克发生于梗死后 30 小时内，特别是 12 小时内的患者，治疗效果明显优于心源性休克发生于发病 30 小时后的患者。IABP 的最重要用途是用于紧急经皮冠状动脉介入术（PCI）或紧急冠状动脉旁路术（CABG）前的辅助。

急性心肌梗死并发室间隔破裂或乳头肌腱索断裂时应立即做 IABP，在 IABP 支持下尽早手术治疗。

（2）其他辅助循环：包括静脉-动脉转流术（veno-arterial bypass）和左心室辅助装置，但在临床应用的广泛性上远不如 IABP。IABP 加药物治疗心源性休克的病死率报道

不一，但仍然可高达 65%~80%。

7.血管再通疗法　急性心肌梗死并发心源性休克治疗中最积极有效的方法是使梗死相关动脉再通，恢复梗死缺血区的血流，尽可能挽救仍然存活的心肌细胞，限制梗死区的不断扩大，可有效地改善患者的早期和远期预后。

（1）溶栓疗法：大规模临床试验结果显示，急性心肌梗死合并心源性休克患者接受早期溶栓治疗，住院生存率在 20%~50%。由于这些患者需常规插管做血流动力学监测、IABP 辅助循环或做血管重建术，溶栓治疗会增加出血的危险，因此，不主张对升压药无反应的严重心源性休克患者单独进行静脉溶栓治疗。但如患者对升压药有反应，可行静脉溶栓治疗。

（2）血运重建术：包括紧急 PCI 和紧急 CABG。心源性休克发生于心肌梗死后 36 小时内伴 ST 段抬高或左束支传导阻滞的 75 岁以下，能在休克发生后 18 小时内实施血运重建术的患者建议行 PCI 或 CABG 术。非随机性研究显示，急性心肌梗死合并心源性休克应用 PCI 或 CABG 对闭塞的梗死相关冠状动脉做血运重建，可使患者住院生存率提高至 70%。随机多中心研究如 SHOCK 及瑞士 MASH 试验的结果与之相似。由于急性心肌梗死并发心源性休克患者紧急 CABG 死亡率明显高于无心源性休克的患者，手术复杂，技术要求高，而 PCI 较简便，再灌注快，因此 PCI 是急性心肌梗死并发心源性休克的首选血运重建方法。这时仅进行梗死相关动脉的扩张，其余血管的狭窄待患者恢复后择期进行。紧急 CABG 主要用于冠状动脉造影显示病变不适于 PTCA 而很适合旁路移植，或 PTCA 未能成功的患者。急性心肌梗死并发心源性休克血运重建成功的患者，住院存活率可提高至 50%~70%，而且有较好的远期预后。少数情况下，心源性休克的主要原因为心脏结构破损，应分别做紧急室间隔修补术、紧急二尖瓣修补术或置换术，兼做或不做冠状动脉旁路移植术，手术的住院存活率约 50%。

8.严重右心室梗死或低血容量并发低血压的治疗　急性下壁心肌梗死因左心室充盈不足所致的低血压，除少数是由于应用血管扩张剂或利尿剂或其他原因引起的血容量不足外，多数是由于并发了严重右心室心肌梗死的缘故。这类患者有低血压、少尿和右心功能不全的表现。治疗原则为迅速补充血容量，直到血压稳定，左心室充盈压（用 PCWP 表示）达到 20mmHg。可同时应用肾上腺素能受体激动剂。多巴酚丁胺优于多巴胺，因后者使肺血管阻力增加。

9.并发肺充血、肺水肿的治疗　单纯肺充血或肺水肿而无休克的患者，首选血管扩张剂治疗。如单用血管扩张剂治疗左侧心力衰竭改善不满意，可加用多巴酚丁胺或多巴胺治疗。单用血管扩张剂后出现血压下降，亦需加用多巴胺治疗。肺水肿的患者还需应用吗啡 5~10mg 皮下注射；或 2~5mg，加于葡萄糖液中缓慢静脉推注。呋塞米 20~40mg，加于葡萄糖液中静脉推注，以迅速降低 PCWP 和缓解症状。近年应用重组脑钠肽治疗急性左心衰竭和肺水肿疗效明显。对严重左侧心力衰竭的患者，应考虑使用 IABP 治疗。

心源性休克时左心室充盈压常在 18mmHg 以上，但左心衰竭的症状可明显或不明显。心源性休克合并左侧心力衰竭时的治疗原则和治疗方法与不合并明显左心衰竭时相同。正性肌力药物通常选用去甲肾上腺素、多巴胺或多巴酚丁胺或两者合用，视患者血压情况而定。心肌梗死合并心力衰竭不主张使用洋地黄，但若有心脏扩大，合并快速心房颤动或心房扑动，或有明显的窦性心动过速时，也可酌情应用毛花苷丙 0.2~0.4mg，加于葡萄糖液中缓慢静脉推注。双吡啶类药物也可以用于治疗左心衰竭，其作用机制主要与抑制磷酸二酯酶有关。通过增加心肌细胞和血管平滑肌细胞内的cAMP，使心肌收缩力增强和外周血管扩张，可增加心排血量，降低PCWP和外周血管阻力。制剂有氨力农（氨利酮）和米力农（米利酮）。氨力农现已少用，常用米力农剂量为25~75μg/kg，稀释后静脉推注。由于米力农有舒张周围血管降低血压的作用，于心源性休克合并左心衰竭时应用需慎重。

心肌梗死后心功能不全时应用洋地黄和利尿剂可减轻症状，改善心功能，但尚无证据证明能改善患者的远期存活率。血管紧张素转换酶抑制剂是治疗这类患者的首选药物。现已有许多大规模、多中心、随机、双盲、设对照组的临床试验证明该类药物可改善心功能及改善生存率。这类药物种类很多，常用的有卡托普利、伊那普利、雷米普利、培哚普利和赖诺普利。从小剂量开始，逐次递增剂量。对于心肌梗死伴左心衰竭的患者，在出院前应开始应用β受体阻滞剂做二级预防，其是改善患者预后的重要药物。研究表明，醛固酮拮抗剂用于二级预防也能降低死亡和再入院的风险。临床试验表明，急性心肌梗死、合并左心功能不全、接受钙通道阻滞剂治疗的患者，病死率高于安慰剂组。因此，对这类患者不应该用钙通道阻滞剂治疗心肌缺血。

（张驰）

第八节　急性心功能不全

急性心功能不全是由左心急性心脏病变引起的心排血量急剧显著减低，导致组织器官灌注不足和急性肺淤血综合征。慢性充血性心力衰竭患者，亦可在某些因素诱发下（如快速性心房纤颤）发生急性心功能不全。

（一）病因和发病机制

常见病因有：急性广泛性心肌梗死、急性重型心肌炎、严重扩张型心肌病、急性瓣膜反流（瓣膜穿孔、乳头肌功能不全或断裂）、室间隔穿孔、二尖瓣口阻塞（左房巨大血栓脱落、左房黏液瘤、严重二尖瓣狭窄）、高血压危象、严重心律失常（心室率<35/min或>180/min）等，原已有心脏病变者发生劳累、感染、妊娠或分娩、输血输液过多过快、心律失常等亦可出现急性左心衰竭。这些病因可导致心排血量急剧降低，左房压迅速上升，致肺静脉压升高，从而引起肺水肿或血压严重下降。

（二）临床表现

1.症状　主要表现为肺水肿。患者突发呼吸困难、呼吸频速，30~40次/min，鼻翼扇动，三凹征。患者取强迫坐位，极度烦躁恐惧、大汗淋漓、皮肤湿冷、面色灰白、发绀。同时频繁咳嗽，咳粉红色泡沫状痰，有时从鼻口涌出粉红色泡沫状液体。

2.体征　听诊两肺满布湿啰音或哮鸣音，心尖区闻及舒张期奔马律，P_2亢进，心率增快。患者早期血压可升高，随病情进展，血压可下降，严重者出现心源性休克。此外，患者可有引起急性心力衰竭的原发性心脏病的相关体征。

（三）辅助检查

1.心电图。

2.胸部 X 线。

3.心肌酶 检查项目最好包括 CK-MB 和肌钙蛋白，以确定患者是否有急性心肌梗死。

4.超声心动图。

可发现心脏结构异常改变（心腔扩大、心肌肥厚、瓣膜穿孔、乳头肌功能不全或断裂）、二尖瓣口阻塞（左房巨大血栓脱落、左房黏液瘤、严重二尖瓣狭窄）、室间隔穿孔、心脏瓣膜病变、赘生物以及其他心脏改变。

（四）诊断和鉴别诊断

根据典型症状和体征，结合病史、心电图等，一般不难诊断。急性左心衰竭有时需与支气管哮喘鉴别，有大量粉红色泡沫痰和心尖部奔马律者有助于诊断心源性肺水肿。此外，急性左心衰竭还应与突发性气胸相鉴别，后者除呼吸困难外，当有病侧胸廓膨出、叩诊过清音或鼓音、呼吸音消失、气管移向健侧等临床表现。

（五）治疗

急性心功能不全若延误诊断和治疗，可导致患者死亡。抢救急性心功能不全时，应让患者取坐位，吸入通过消泡沫剂的高流量氧。必要时注射吗啡。合理应用强心、利尿和扩血管药物，其中呋塞米等袢利尿药可以起到决定性治疗作用。常用的治疗方法如下。

1.患者取坐位 一般病情较轻者尚可后仰，病情较重者需前倾位，双手支撑在床上。尽量让双腿下垂，以减少回心血量。

2.吸氧 有低氧血症的急性心力衰竭患者，维持氧饱和度在 95%~98% 的水平有助于防止外周脏器衰竭。首先可通过增加吸氧浓度的方法，如效果不佳可考虑应用无创性通气或气管插管机械通气。

3.吗啡及其类似物 吗啡能扩张静脉和动脉，减轻心脏前后负荷，并降低心率。可一次静脉注射 3mg，必要时重复应用 1 次。

4.利尿药 呋塞米静脉用药方法见前述"慢性收缩性心功能不全"。本品除利尿效果外，尚有扩张静脉作用，故肺水肿的缓解常早于发挥利尿作用的时间。

5.血管扩张药

（1）硝酸酯类：可缓解肺淤血而不增加心肌耗氧量，应予首选。硝酸甘油与硝酸异山梨酯可以口服、吸入或静脉应用。用硝酸甘油与低剂量呋塞米合用的疗效优于单用高剂量呋塞米。用药方法见前述"慢性收缩性心功能不全"。

（2）硝普钠：适用于重度心力衰竭伴高血压危象，或症状严重且原有后负荷增加的患者。用药方法见前述"慢性收缩性心功能不全"。必须严密监测血压，根据血压调整合适的维持量。急性冠状动脉综合征患者应用硝酸酯类优于硝普钠，因后者可能引起冠状动脉窃血综合征。若患者收缩压低于 100mmHg（13.33kPa），应与多巴胺和多巴酚丁胺合用。

6.强心药 正性肌力药物：外周低灌注，尤其是合并低血压或心源性休克的患者可联合使用正性肌力药物，首选多巴胺。但应注意其增加心律失常的危险会抵消其改善血流动力学参数的作用，故应谨慎短期应用。多巴酚丁胺或多巴胺要使用中小剂量。但患者已经使用了β受体阻滞药，这样会抵消多巴酚丁胺或多巴胺的β受体兴奋药的作用，因而已使用了β受体阻滞药的患者使用磷酸酶抑制药会更合适。如米力农先给负荷量 2.5~3mg 静脉注射，继以 20~40μg/min 静脉滴注。洋地黄类主要适用于合并快速性心室率的房颤患者，应用去乙酰毛花苷，可尽快控制心室率，缓解症状。

7.β受体阻滞药　急性心力衰竭并非应用β受体阻滞药的指征，除非患者有持续性胸痛且应用吗啡无效，或有进行性心肌缺血、心动过速，可予以静脉注射美托洛尔。一般急性心力衰竭患者应病情稳定后，再在使用利尿药（必要时加用强心药）的基础上加用 β受体阻滞药和 ACEI。急性舒张性心功能不全患者可给患者使用β受体阻滞药。

8.其他治疗方法　BiPAP 鼻罩式机械通气治疗可有效缓解患者呼吸困难症状。若急性左心功能不全与支气管哮喘难以鉴别时，可试用氨茶碱［常用剂量为 0.25g，以葡萄糖溶液稀释后静脉注射，10min 推完，继以 0.5mg/（kg•h）的滴速维持；12h 后减至 0.1mg/（kg•h）；24h 总量不宜超过 1.0~1.2g 或氯丙嗪肌内注射 5mg 治疗。

（六）转院要求

1.急性左心功能不全的患者应及时转到上级医院进一步诊治，但不要在无任何处理的情况下转院，因为患者可能会死于转院途中。

2.可先给患者高流量吸氧，注射吗啡，静脉注射呋塞米，静滴血管扩张药，待病情稳定后再转送到上级医院。

3.转送途中患者要取坐位、吸氧、保护静脉通道，有医护人员陪同。

（七）预防及患者教育

1.大多数急性肺水肿患者都能找到诱发因素，如急性心肌梗死、快速性或缓慢性心律失常、输液过多过快、感染等，应予以及时处理。

2.高血压危象引起者应迅速降压。在治疗急性肺水肿的同时，应考虑对基本病因的治疗问题，如急性严重二尖瓣反流、室间隔穿孔、感染性心内膜炎伴瓣膜穿孔或严重反流、重度二尖瓣狭窄、肥厚性梗阻型心肌病、左房黏液瘤阻塞二尖瓣口等，应待血流动力学稳定后及时手术治疗。

3.有的患者采用手术或介入治疗可能也是治疗急性肺水肿的有效方法（如重度二尖瓣狭窄行急症二尖瓣分离术或球囊扩张术等）。

4.急性左心衰竭的患者病情稳定后，按慢性心力衰竭处理。

（张浩）

第九节　高血压危象

一、概述

高血压危象（hypertensive crisis）的定义及分类在以往教科书及有关文献一直不能统一，较为多名和混乱，有称高血压急症、高血压危象、重症高血压危象、高血压脑病、恶性高血压、急进型高血压等。2003 年美国国家联合委员会关于高血压防治、检测、评估与治疗的第七次报告（JNC7K2013 年欧洲高血压协会及欧洲心脏病协会公布的 2013

版高血压治疗指南和 2010 年中国高血压防治指南（修订版）均提示：高血压危象包括高血压急症和高血压亚急症。

高血压危象：系指原发性或继发性高血压，在疾病过程中发生周围小动脉暂时性强烈的痉挛，引起血压骤升或舒张压>120~130mmHg，出现一系列临床表现的危急状态。从治疗的需要出发，高血压危象可分为高血压急症和高血压亚急症。

高血压急症（hypertensive emergencies）是指原发性或继发性高血压患者，在某些诱因作用下，血压突然和明显升高（一般超过 180/120mmHg），同时伴有进行性心、脑、肾等重要靶器官功能不全的表现。高血压急症包括高血压脑病、颅内出血（脑出血和蛛网膜下腔出血）、脑梗死、急性心力衰竭、急性冠状动脉综合征（不稳定型心绞痛、急性非 ST 段抬高和 ST 段抬高心肌梗死）、主动脉夹层、子痫、急性肾小球肾炎、胶原血管病所致肾危象、嗜铬细胞瘤危象及围手术期严重高血压等。少数患者病情急骤发展，舒张压持续>130mmHg，并有头痛，视力模糊，眼底出血、渗出和视盘水肿，肾脏损害突出，持续蛋白尿、血尿和管型尿，称为恶性高血压。应注意血压水平的高低与急性靶器官损害的程度并非成正比。一部分高血压急症并不伴有特别高的血压值，如并发于妊娠期或某些急性肾小球肾炎的患者，但如血压不及时控制在合理范围内会对脏器功能产生严重影响，甚至危及生命，处理过程中需要高度重视。并发急性肺水肿、主动脉夹层动脉瘤、心肌梗死者，即使血压仅为中度升高，也视为高血压急症。

高血压亚急症（hypertensive urgencies）是指血压明显升高但不伴严重临床症状及进行性靶器官损害。患者可以有血压明显升高造成的症状，如头痛、胸闷、鼻出血和烦躁不安等。相当多数的患者有服药顺从性不好或治疗不足。血压升高的程度不是区别高血压急症与高血压亚急症的标准，区别两者的唯一标准是有无新近发生的急性进行性的严重靶器官损害。

高血压脑病（hypertensive encephalopathy）：系以脑部症状为表现的高血压危象中的高血压急症，即在高血压病程中发生急性脑血液循环障碍，引起脑水肿和颅内压增高而产生一系列临床征象。但高血压脑病和高血压危象临床征象有相似之处，也有不同之处；临床上需加以鉴别。

（1）原有高血压病或继发性高血压病史。

（2）交感神经兴奋及颅内压增高表现：剧烈头痛、呕吐、心悸、视物不清、意识障碍、少尿。

（3）诱因：焦虑、过度疲劳、内分泌失调、突然停用可乐宁。

二、高血压危象的诱因与发病

（一）诱因

在原有原发性或继发性高血压基础上，高血压危象的常见诱因如下：

（1）过度劳累，情绪激动，精神紧张。

（2）气候剧变、寒冷刺激、气压改变。

（3）用药顺从性差，骤停降压药物或致撤药综合征。

（4）服用避孕药、糖皮质激素、麦角碱、三环类抗抑郁药。

（5）不良生活方式：重度饮酒，吸烟，体重超重，高盐摄入，利尿剂应用不充分。

（6）意外事故，如头部、中枢神经系统外伤、烧伤、手术创伤、麻醉、器械检查或手术操作等。

（二）发病机制

多数临床学者认为，高血压危象的决定因素是血压增高的程度，血压增高速度和是否有合并症存在。但也可见于血压升高并不太显著的患者。比如高血压合并急性左心衰及急性主动脉夹层分离，颅内出血等。即使血压升高只有中度升高，也十分严重威胁患者的生命，需要积极抢救。因此，高血压危象发病机制主要与血液循环或组织中肾素、血管紧张素Ⅱ、去甲肾上腺素、精氨酸加压素等缩血管活性物质的增加有关（图 2-8-1）。

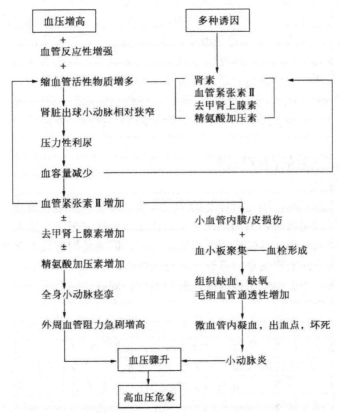

图 2-8-1　高血压危象的发病机制示意图

（三）诊断

1.临床表现特点

（1）有诱发高血压的原因。

（2）病史：①长期缓进型高血压 1 或 2 级。②少数有急进型高血压。③有肾炎，肾血管病史或夜间睡眠呼吸暂停综合征，药物突然停药史。④有研究表明：高血压危象中的高血压急症患者 23%~56% 可查到继发性高血压（如嗜铬细胞瘤、原发性醛固酮增多症、主动脉狭窄、甲状腺或甲状旁腺疾病等）。

（3）症状特点

1）原有高血压基础，血压突然显著升高大于 180/120mmHg，每次发作历时持续几分钟至几小时或几天，且易复发。

2）自主神经功能紊乱症状：易激动或烦躁不安；手足发抖.大汗淋漓，面色苍白，心跳气促。

3）可有胸闷，心绞痛，排尿困难，尿少等，也可伴有脑出血、高血压脑病等征象。

4）眼球震颤，视力障碍，眼底视盘水肿或出血。

（四）实验室检查及其他辅助检查特点

（1）血中肾素，肾上腺素和/或去甲肾上腺素增高。

（2）发作时血糖可增高。

（3）肾功能不全改变：蛋白尿，成分尿（红细胞、白细胞等），血清肌酐，尿素氮升高，肾小球滤过率减低[<60ml/（min•体表面积）]，水、电解质平衡失调等。

（4）心电图、心肌酶可出现异常改变。总之，高血压危象临床诊断主要依据有以下四点：①有高血压病史、原发性或继发性高血压（如肾炎、肾血管病、子痫、嗜铬细胞瘤、夜间睡眠呼吸暂停综合征等）者均可发生。②原有高血压基础上，收缩压或舒张压突然骤升>180/120mmHg。③伴有相应靶器官损害或功能障碍。④临床具有四大主要症状，头痛或头晕；可有高血压脑病（呕吐、定向障碍、抽搐、昏迷等）；肾衰竭；视盘水肿或出血。

三、高血压危象的治疗原则

（一）高血压急症

当怀疑高血压急症时，应进行详尽的病史收集、体检和实验室检查，评价靶器官功能受累情况，以尽快明确是否为尚血压急症。尚血压急症的患者应进入急诊抢救室或加强监护室，持续监测血压；尽快应用适合的降压药；酌情使用有效的镇静药以消除患者恐惧心理；并针对不同的靶器官损害给予相应的处理。

及时降低血压：需要住院和静脉降压药物治疗，同时监测血压。如情况允许，及早开始口服降压药治疗。

控制性降压：高血压急症时短时间内血压急骤下降，有可能使重要器官的血流灌注明显减少，应采取逐步控制性降压。一般情况下，初始阶段（数分钟到1小时内）血压控制的目标为平均动脉压的降低幅度不超过治疗前水平的25%；在随后的2~6小时内将血压降至较安全水平，一般为160/100mmHg左右；如果可耐受，临床情况稳定，在随后24~48小时逐步降低血压达到正常水平。如果降压后发现有重要器官缺血表现，血压降低幅度应更小。在随后的1~2周内，再将血压逐步降至正常水平。

合理选择降压药：处理高血压急症的药物，要求起效迅速，短时间内达到最佳作用；作用持续时间短，停药后作用消失较快；不良反应较小。另外，最好在降压过程中不明显影响心率、心排血量和脑血流量。

（二）高血压亚急症

可不需要住院。需在24~48小时内降低血压，可以使用快速起效的口服降压药物。

四、各种疾病的高血压危象的治疗

（一）高血压脑病

1.治疗原则

（1）快速平稳降压，把血压降至安全水平（160/100mmHg）或将平均动脉压（1/3

收缩压+2/3 舒张压）下降不超过 25%~30%。

（2）脱水降颅压。

（3）解痉止抽搐。

（4）防治心、脑、肾等并发症。

2.治疗措施

（1）降压治疗

1）硝普钠：作用机制：与半胱氨酸结合生成亚硝基半胱氨酸，后者激活鸟苷酸环化酶，使 cGMP 生成增加，从而扩张动静脉，致使血压下降，回心血量减少，心脏前、后负荷同时均匀降低，心肌耗氧量减少，同时扩张冠状动脉。

本药静脉滴注起效快，消除亦快，其半衰期为 3~4 分钟，持续时间为 1~2 分钟，在肝脏代谢为硫氰酸盐，通过肾脏排泄，氰化物中毒较少见。

临床应用：除子痫外（能通过胎盘），适应所有高血压危象的急症。

用法及用量：10~15μg/min 开始静脉滴注，常用量 20~100μg/min，最大量可达 200μg/min，静脉滴注管及药物需避光，药物应新配。用药期间，必须严密监测血压，一般可用 3~5 天连续静脉滴注给药，也有报道，可达 2~9 周，有肝肾功能严重损害者，用药剂量过大或时间过长者，需做血液氰化物监测，需注意硫氰酸盐中毒。

不良反应：①血管扩张或低血压表现；②肝肾功能不全，易出现硫氰酸盐蓄积中毒症状。

2）乌拉地尔：作用机制：α_1 受体阻滞剂，轻度阻滞出受体和突触前膜 α_2 受体，同时兼有中枢神经性降压和降低外周血管阻力，增加心排血量，肾脏血流量，而不引起反射性心动过速。

用法与用量：10~50mg，15 分钟静脉推注完毕，血压未降或降得不满意，5~10 分钟后可重复，血压已下降，可用 50~100mg+5%葡萄糖或 0.9%氯化钠 250ml 静脉滴注，维持 1~2 天。

不良反应：较少，但有个体差异。不良反应为：①剂量过大可导致低血压或虚脱，体位性低血压；②胃肠道反应或皮疹等。

3）硝酸甘油：作用机制：小剂量扩张静脉，大剂量可扩张动脉（包括冠状动脉）。

适应证：心绞痛合并高血压，较少用于降压。

用法及用量：一般开始用 5μg/min，静脉滴注，每隔 3~5 分钟增加 5μg/min，直至满意疗效。最大剂量 200~400μg/min，可连续用 24~48 小时，病情需要者，可用 1~2mg+5%葡萄糖 10~20mh 直接静脉注射或冠状动脉（CA）内注射，2~5 分钟注射完毕。

4）尼卡地平：作用机制：本药为选择性钙拮抗剂，抑制冠状动脉和脑的磷酸二酯酶，增高细胞内 CAMP，扩张冠状动脉和脑血管，增加心肌血流灌注，减少心肌耗氧，降低心脏后负荷，改善心功能；同时降低脑血管阻力，增加血流量，保护脑细胞功能。

用法与用量：25~50mg+5%葡萄糖或 9%氯化钠 250ml 静脉滴注，开始用 10~30μg/（kg·min），血压下降后可用 0.5~6μg/（kg·min），持续用 24~48 小时。

（二）高血压合并急性左心衰竭

1.治疗原则

（1）降低血压、降低左心室前后负荷为主。有作者建议血压降至小于 140/90mmHg。

（2）强心、利尿、吸氧、镇静为辅。

2.治疗措施 迅速降压：尽快降低血压，降低前后负荷。首先用硝普钠，襻利尿剂，如呋塞米（速尿）20~40mg+5%葡萄糖 20ml 缓慢静脉推注；也可选硝酸甘油或硝酸甘油加酚妥拉明；或乌拉地尔、尼卡地平等。也可选用口服 ACETUARB 或口服利尿剂。

降压中需注意：①注意严密监测血压，以防血压过低或过度波动；②注意及时纠正水、钠、电解质紊乱；③老年人血压不宜降得过快或过低；④静脉用药，心功能改善后要改为口服制剂；⑤合理联合应用降压药物，既降压，又降低前后负荷。

（2）镇静：吗啡 5~10mg+5%葡萄糖 10ml 静脉推注或 5~10mg 皮下注射，老年人，呼吸功能衰竭，休克，神志不清需慎用或禁用。

吸氧：加压高流量给氧 6~8L/min 或经 25%~35%乙醇后吸氧；或用有机硅消泡剂吸氧。

半坐卧位，两腿下垂，减少静脉回流等。

强心药物：血压下降后，心衰仍不改善者，可用毛花苷丙（西地兰）0.2~0.4mg+5%葡萄糖 20ml 缓慢静脉推注，必要时 4~6 小时

后可重复静脉推注 0.2mg，总量 0.6mg/d。

原有疾病或诱发因素治疗，如肺部感染、心律失常等，应快速处理/控制。

（三）高血压合并急性冠状动脉综合征（ACS）

急性冠状动脉综合征包括不稳定型心绞痛，非 ST 段抬高急性心肌梗死（无 Q 波性急性心肌梗死），ST 段抬高急性心肌梗死（有 Q 波性急性心肌梗死）。

1.治疗原则

（1）急性冠状动脉综合征多有合并糖尿病或糖尿病肾病/大量白蛋白尿等，其达标血压可能<130/80mmHg，患者容允可以再低一些。

（2）按无 ST 段抬高或有 ST 段抬高急性冠状动脉综合征处理。

2.治疗措施

（1）抗凝：抗血小板聚集治疗，建议在血压控制的基础上使用。

（2）普通肝素，产生抗栓作用快，但个体差异大，多用 APTT（延长至 60~90 秒为治疗窗口）监测。

（3）低分子肝素：疗效较易控制，不需监测 APTT，皮下给药，用药方便，且有高比例抗Xa 和IIa 活性。生物利用度高，半衰期长，在急性冠状动脉综合征治疗中有重要地位。达肝素钠 5000U，那屈肝素 0.4ml，依诺肝素 40mg 均腹壁皮下 1 次/12h，治疗期可为 5~7 天，可加抗血小板聚集药物。

3）抗血小板聚集治疗：

阿司匹林，0.15~0.3g，每天 1 次，3~5 天，后为 0.1g，每天 1 次，口服。

氯啦格雷，75~150mg，每天 1 次，3~5 天，后为 75mg，每天 1 次，口服。

血小板糖蛋白 nb/mα受体拮抗剂：阿昔单抗或阿加曲班。

直接凝血酶抑制剂：比伐卢定、水蛭素等。

（2）抗/调脂治疗：主要是他汀类药物。

（3）抗缺血治疗：可选用硝酸酯类、β受体阻滞剂类或 CCB 类药物。

（4）改善预后：选用 ACEI/ARB。

（5）溶栓或介入治疗：见有关章节。

（6）降压治疗：多选硝酸酯、硝普钠、压宁定、β受体阻滞剂、ACEI、ARB 或 CCB类。

（四）高血压合并脑卒中

脑卒中包括出血性、缺血性脑卒中，还有短暂脑缺血综合征（TIA）。

1.治疗原则

（1）血压处理

1）缺血性脑卒中：血压>220/120mmHg 或在<220/120mmHg，合并急性肺水肿、急性心肌梗死、主动脉夹层、急性肾损伤、妊娠高血压综合征等才考虑降压，使血压保持在安全水平[（160~180）/（100~110）mmHg]。否则，在急性期 5~7 天内不必积极降压。

2）出血性脑卒中：与高血压脑病相似，可能要把血压尽早降至安全水平。

3）抗血小板及抗栓治疗：缺血性脑卒中需进行治疗，使血压下降至 160/100mmHg，出血概率可能会减少。

4）自由基清除剂及神经细胞保护剂应用，如尼莫地平等。

（2）治疗措施

1）降压治疗：静脉滴注给药，按高血压脑病方案。

2）脱水：呋塞米（速尿），20%甘露醇，高渗葡萄糖，每 8~12 小时 1 次。

3）抗凝/溶栓：缺血性脑卒中，同急性心肌梗死处理。

4）颈动脉（IMT）内膜剥离术或支架植入术。

（五）主动脉夹层分离

1.治疗原则

（1）迅速降压，尽量用静脉滴注降压药把血压降至安全或适宜水平，有作者主张将收缩压降至 100~120mmHg。

（2）减低心肌收缩力，减慢左心室收缩速度（dp/dt），避免夹层分离的扩展或再破裂。

2.治疗措施

（1）早期紧急处理：①收入重症监护室（ICU），严密监测血压、心率、心律、神志、出入水量等。②严格卧床休息。③积极镇静、止痛，选用吗啡 5~10mg 皮下或静脉注射，地西泮或苯巴比妥等。④有休克者，可用多巴胺、多巴酚丁胺、间羟胺等，必要时可输血或血代用品。⑤呼吸困难者：吸氧等。⑥禁用溶栓或抗凝治疗。

（2）血压高者，要迅速有效降压，多选用硝普钠加β受体阻滞剂，美托洛尔：5mg静脉注射后用 10~20mg+5%葡萄糖 250ml 静脉滴注，维持 48~72 小时，稳定后可改口服美托洛尔 25~50mg 每天 2 次。

降压不满意或不耐受，可选用乌拉地尔、柳胺苄心定、地尔硫䓬等。

（3）介入性血管治疗：用带膜支架封闭治疗 B 型主动脉夹层分离。

（4）外科手术治疗。

（六）嗜铬细胞瘤

嗜铬细胞瘤仅占高血压的 0.05%~0.1%，但近年病例报道渐增多，且有 13%~16%的嗜铬细胞瘤可致高血压危象。

1.治疗原则

（1）快速降压，使血压迅速恢复至安全水平。

（2）降压药物，宜先静脉给予，后改口服。

2.治疗措施

（1）迅速降压：

乌拉地尔：10~15mg 首次静脉推注，然后 100~400μg/min 静脉滴注。根据血压调整滴速，维持 24~48 小时，后改口服。

酚妥拉明：5~10mg 首次静脉推注，后 0.3~0.5mg/min 静脉滴注，使血压降到安全水平 160/100mmHg 为宜。

妥拉唑啉（苄唑啉）：10~50mg 静脉推注，1~3 次/天。

（2）血压恢复至安全水平后，可用酚苄明 10~20mg/次，每天 2 次，也可用盐酸特拉唑嗪（高特灵）、多沙唑嗪、柳胺苄心定加倍他洛尔等口服。

（3）镇静及对症处理：吸氧，卧床休息，避免刺激和压迫腹部，必要时选用地西泮、苯巴比妥等。

（4）病情稳定后，有手术指征者应进行手术治疗。

（七）高血压合并急性肾功能不全

1.治疗原则

（1）迅速控制血压：使血压<130/80mmHg，如若蛋白尿>1g/d 时，血压应<125/75mmHg。

（2）防止或控制肾脏病变持续进展和心血管并发症的发生。

2.治疗措施

（1）降压治疗：血压过高，可静脉滴注降压药物如硝普钠或硝酸甘油，CCB—尼卡地平、地尔硫䓬；乌拉地尔、艾司洛尔等。血压稳定后，联合用药 ACEI/ARB 与 CCB，小剂量利尿剂，β受体阻滞剂合用。当血肌酐>2mg/dl 时，用襻利尿剂。

（2）高血压伴严重肾功能不全者需采用透析疗法。

（3）为减少或消除微量蛋白尿或大量白蛋白尿者，ACEI 或 ARB 需每天增加剂量治疗。

（八）围手术期高血压

随着高血压发病率增高，围手术期高血压相当常见。增加了麻醉及手术的风险，也增加了围手术期心脑血管意外及并发症发生，所以重视围手术期高血压处理是确保手术安全的主要措施。

1.治疗原则

（1）控制平稳血压，维持足够冠状动脉灌注压。

（2）保证足够通气和氧化。

（3）适当应用麻醉药物，减少镇静药物应用。

（4）积极控制寒战。

2.治疗措施

（1）术前治疗

1）术前严重高血压（≥180/110mmHg）者，择期手术应延迟进行，然后进行降压治疗，除高血压危象中的急症，一般不主张静脉应用降压药物，而采取口服降压药物直至手术曰晨，以防止术中血压剧烈波动。

2）为使高血压患者麻醉安全，术前抗高血压药物治疗应使血压得以控制，并持续到麻醉诱导前。

3）利尿剂可能会导致低血钾和低血容量，术前需监测和纠正。ACEI可引起麻醉诱导后低血压，β受体阻滞剂可出现术中心动过缓及支气管痉挛，需依不同患者加以注意。

（2）术中监护和防治

1）术中监护：高血压患者围手术期血压波动大，因此，术中必须监测血压、心率及心律（心电图）、氧饱和度或尿量等。然后根据患者出现情况（如高血压危象、脑卒中、心肌缺血等）加以处理。

2）术中降压处理：如果术中出现难以控制高血压，应考虑：①去除诱因，如镇痛不足，膀胱过胀，睡眠窒息等。②调整麻醉深浅程度，解除气道梗阻，改善通气。

3）合理使用降压药物：术中以静脉降压药物为主，选用硝普钠、硝酸甘油、尼卡地平2.5mg，5分钟静脉注射，可重复应用2~4次，间隔10分钟以上，以后2~4mg/h；地尔硫草0.25mg/kg，2分钟静脉注射，再给0.35mg/kg，2分钟静脉注射，后5~15mg/h，静脉滴注维持；艾司洛尔0.25~0.5mg/kg，1分钟静脉注射，后50~20μg/（kg•min），静脉滴注维持；拉贝洛尔0.25mg/kg，2分钟静脉注射，以后每15分钟0.5mg/kg静脉注射或1~4mg/min，静脉滴注维持。

（3）术后处理

1）随着麻醉的终止，患者在逐渐恢复意识的过程中，由于手术后疼痛、吸痰、拔管、反应性恶心、呕吐或膀胱胀尿等，均可引起血管反应强烈，血压升高更明显，需认真积极处理。

2）苏醒期激动所致高血压，应给镇痛或镇静药。

3）如若有反跳性高血压，可再给静脉降压药。

4）老年、体弱、心功能不全者可给静脉硝酸甘油点滴。

（九）难治性高血压

难治性高血压系指在应用治疗性改善生活方式（比如戒烟，减体重/维持体重，少喝酒，限盐摄入，增加蔬果摄入，运动/体育锻炼）和至少用3种降压药物治疗3个月以上，仍不能把收缩压和舒张压控制在目标水平时，称为难治性/顽固性高血压。

1.原因

（1）难治性高血压确诊前，需注意有无假性难治性高血压，包括：①单纯诊室（白大衣）血压；②使用测量血压袖带不恰当；③假性高血压。

（2）降压治疗依从性差（包括患者和医师）。

（3）改变生活方式失败：如体重增加，大量乙醇摄入。

（4）继续服用升压药物（如甘草片、可卡因、糖皮质激素、避孕药、非甾体消炎药物等）。

（5）夜间阻塞性睡眠呼吸暂停。

（6）未觉察的继发原因（如老年肾动脉狭窄、甲状腺功能亢进/减退等）。

（7）容量负荷过量（如利尿剂治疗不充分，进展性肾功能不全，高盐摄入，醛固酮增多症）。

（8）降压药物联合不当，

2.处理原则

（1）找出原因及诱因，并加以纠正。

（2）提高治疗依从性。

（3）转高血压专科诊治。

（4）调整治疗方案及重新应用联合药物。

3.处理措施

（1）寻找病因及诱因，加以治疗性生活方式干预。

（2）提高治疗的依从性

1）告知患者关于高血压不进行治疗的风险/危害和有效治疗（联合、长期或终身治疗）的益处。

2）指导患者生活方式干预和方法，制订新的降压治疗方案，并使患者及家人了解治疗方案。

3）指导患者及家人采用家庭自测血压方法及行为提醒方法，必要时需进行动态血压测定。

4）关注药物不良反应（即使很轻微），必要时要及时更换药物剂量和种类。

5）指导患者或家人定期到医院就诊或参加健康保健教育，以便了解病情，了解用药方法，了解合理价格，了解自救方法等。

（3）药物应用

1）强调个体化，联合应用药物.选择最佳联合用药，尽快达标。即强化，优化，简化，个体化降压达标，提高降压质量。

2）经过有效药物口服治疗仍未能达标，有条件入院诊治，或选用静脉给予降压药物，待病情稳定，改为口服降压药物。

3）注意相关危险因素治疗（如降脂，抗血小板治疗，血糖控制达标治疗等）。

五、钙拮抗剂

钙拮抗剂又称钙通道阻滞剂（CCB），是我国高血压患者最常使用的一类降压药。在我国22个城市92家医院的门诊高血压患者治疗现状调查中，CCB、血管紧张素Ⅱ受体拮抗剂（ARB）、β-受体阻滞剂、血管紧张素转换酶抑制剂（ACEI）和利尿剂的使用率分别为56.6%、32.0%、23.7%、20.0%和10.1%。北京市一项80岁以上老年高血压患者的调查显示，78.8%的服药者使用CCB。

研究表明，在高血压患者中，年轻人是最不可能实现血压控制达标及开始药物降压治疗的人群。这表明，开始药物治疗可能是年轻人血压达标的重要因素。

一项观察性研究显示，患有多种慢性疾病（包括高血压）的老年人在治疗高血压时出现跌倒损伤的风险更高。对于有些患者，他们对跌倒损伤更为关注，而有些患者则更恐惧未经治疗的高血压所带来的并发症。不幸的是，没有一种权衡风险获益的简单方法。因此，与每个患者坦诚的讨论是非常必要的。此外，在具备降压治疗的指征时，采用最低剂量达到目标血压很有意义。最重要的是，临床医生应该更加关注服用降压药物的老年人的跌倒风险，特别是那些有跌倒损失病史的老年人。

（张浩）

第十节　心律失常

心律失常是指心脏冲动的频率、节律、起源部位、传导速度或激动次序的异常。正常心脏冲动起源于窦房结，先后经结间束、房室结、希氏束、左和右束支及浦肯野纤维至心室。心律失常的发生是由于多种原因引起心肌细胞的自律性、兴奋性、传导性改变，导致心脏冲动形成和（或）传导异常。临床上根据发作时心率的快慢，可将心律失常分为快速心律失常和缓慢心律失常。前者包括期前收缩、心动过速、心房颤动、心室颤动等，后者包括窦性缓慢心律失常、房室传导阻滞等。心律失常发生在无器质性心脏病者，大多病程短，可自行恢复，对血流动力学无明显影响，一般不增加心血管死亡危险性。发生于严重器质性心脏病或离子通道病的心律失常，病程较长，常有严重血流动力学障碍，可诱发心绞痛、休克、心力衰竭、昏厥甚至猝死，称重症心律失常。常见的病因为急性冠脉综合征、陈旧性心肌梗死、慢性充血性心力衰竭（射血分数<40%）、各类心肌病、长 Q-T 间期综合征、预激综合征等。

心律失常的诊断应从详尽采集病史入手，病史通常能提供对诊断有用的线索。心电图检查是诊断心律失常最重要的一项无创性检查技术，应记录 12 导联心电图，并记录清楚显示 P 波导联的心电图长条以备分析，通常选择 V_1 或II导联，系统分析应包括：心房与心室节律是否规则，频率各为若干？P-R 间期是否恒定？P 波与 QRS 波群是否正常？P 波与 QRS 波群的相互关系等。在确定心律失常类型后，对重症心律失常患者，在院前和院内对其进行急救时首先要判断有无严重血流动力学障碍，并建立静脉通道，给予吸氧、心电监护，使用电击复律和（或）抗心律失常药物迅速纠正心律失常。在血流动力学稳定、心律失常已纠正的情况下再分析、判断导致心律失常的病因和诱因，并给予相应的处理。

一、阵发性室上性心动过速

阵发性室上性心动过速，简称室上速，是一种阵发性、规则而快速的异位心律。根据起搏点部位及发生机制的不同，包括窦房折返性心动过速、心房折返性心动过速、自律性房性心动过速、房室结内折返性心动过速等。此外，利用隐匿性房室旁路逆行传导的房室折返性心动过速习惯上也归属于室上性心动过速的范畴。由于心动过速发作时频率很快，P 波往往埋伏于前一个 T 波中，不易判定起搏点的部位，故常统称为阵发性室上性心动过速。在全部室上速病例中，房室结内折返性心动过速和房室折返性心动过速约占 90%以上。

（一）病因

阵发性室上性心动过速常见于正常的青年，情绪激动、疲劳或烟酒过量常可诱发。亦可见于各种心脏病患者，如冠心病、风湿性心脏病、慢性肺源性心脏病、甲状腺功能亢进性心脏病等。

（二）发病机制

折返是阵发性室上性心动过速发生的主要机制。由触发活动、自律性增高引起者为数甚少。在房室结存在双径路、房室间存在隐匿性房室旁路、窦房结细胞群之间存在功能性差异、心房内三条结间束或心房肌的传导性能不均衡或中断的情况下，两条传导性和不应期不一致的传导通路如形成折返环，其中一条传导通路出现单向传导阻滞时，适时的期前收缩或程序刺激在非阻滞通路上传导的时间使单向传导阻滞的通路脱离不应期，冲动在折返环中沿着一定的方向在折返环中运行，即可形成阵发性室上性心动过速。

（三）临床表现

心动过速发作突然起始与终止，持续时间长短不一。症状包括心悸、胸闷、焦虑不安、头晕，少数患者可出现晕厥、心绞痛、心力衰竭、休克。症状轻重取决于发作时心室率快速的程度、持续时间以及有无血流动力学障碍，亦与原发病的严重程度有关。体检心尖区第一心音强度恒定，心律绝对规则。

（四）诊断

1.心电图特征

（1）心率 150~250/min，节律规则。

（2）QRS 波群形态与时限正常，发生室内差异性传导或原有束支传导阻滞时，QRS 波群形态异常。

（3）P 波形态与窦性心律时不同，且常与前一个心动周期的 T 波重叠而不易辨认。

（4）ST 段轻度下移，T 波平坦或倒置。

2.评估

（1）判断有无严重的血流动力学障碍、缺氧、二氧化碳潴留和电解质紊乱。

（2）判断有无器质性心脏病、心功能状态和发作的诱因。

（3）询问既往有无阵发性心动过速发作，每次发作的持续时间、主要症状及诊治情况。

（五）急诊处理

在吸氧、心电监护、建立静脉通路后，根据患者基础的心脏状况、既往发作的情况、有无血流动力学障碍以及对心动过速的耐受程度作出处理。

1.同步直流电复律　当患者有严重的血流动力学障碍时，需要紧急电击复律。抗心律失常药物治疗无效亦应施行电击复律。能量一般选择 100~150J。电击复律时如患者意识清楚，应给予地西泮 10~30mg 静脉注射。应用洋地黄者不应电复律治疗。

2.刺激迷走神经　如患者心功能与血压正常，可先尝试刺激迷走神经的方法。颈动脉窦按摩（患者取仰卧位，先行右侧，每次 5~10s，切不可两侧同时按摩，以免引起脑缺血）、Valsalva 动作（深吸气后屏气、再用力作呼气）、诱导恶心、将面部浸没于冰水中等方法可使心动过速终止。

3.腺苷与钙通道阻滞药　首选治疗药物为腺苷，6~12mg 静脉注射，时间 1~2s。腺苷起效迅速，不良反应有胸部压迫感、呼吸困难、面部潮红、窦性心动过缓、房室传导阻滞等。由于其半衰期短于 6s，不良反应即使发生亦很快消失。如腺苷无效可改用维拉帕米，首次 5mg 稀释后静脉注射，时间 3~5min，无效间隔 10min 再静脉注射 5mg。亦可使用地尔硫草 0.25~0.35mg/kg。上述药物疗效达 90%以上。如患者合并心力衰竭、低血压或为宽 QRS 波心动过速,尚未明确室上性心动过速的诊断时,不应选用钙通道阻滞药,宜选用腺苷静脉注射。

4.洋地黄与β受体阻断药　毛花苷 C(西地兰)0.4~0.8mg 稀释后静脉缓慢注射,以后每 2~4h 静脉注射 0.2~0.4mg,24h 总量在 1.6mg 以内。目前洋地黄已较少应用,但对伴有心功能不全患者仍为首选。

β受体阻断药也能有效终止心动过速,但应避免用于失代偿的心力衰竭患者,并以选用短效β受体阻断药(如艾司洛尔)较为合适,剂量 50~200μg/(kg•min)。

5.普罗帕酮　1~2mg/kg(常用 70mg)稀释后静脉注射,无效间隔 10~20min 再静脉注射 1 次,一般静脉注射总量不超过 280mg。由于普罗帕酮有负性肌力作用及抑制传导系统作用,且个体间存在较大差异,对有心功能不全者禁用,对有器质性心脏病、低血压、休克、心动过缓者等慎用或禁用。

6.其他　合并低血压可应用升压药物,通过升高血压反射性地兴奋迷走神经、终止心动过速。可选用间羟胺 10~20mg 或甲氧明 10~20mg,稀释后缓慢静脉注射。有器质性心脏病或高血压者不宜使用。

二、室性心动过速

室性心动过速简称室速,是指连续 3 个或 3 个以上的室性期前收缩,频率>100/min 所构成的快速心律失常。

(一)病因

室速常发生于各种器质性心脏病,以缺血性心脏病为最常见;其次为心肌病、心力衰竭、二尖瓣脱垂、瓣膜性心脏病等;其他病因包括代谢紊乱、电解质紊乱、长 Q-T 间期综合征、Brugada 综合征、药物中毒等。少数室速可发生于无器质性心脏病者,称为特发性室速。

(二)发病机制

1.折返　折返形成必须具备两条解剖或功能上相互分离的传导通路、部分传导途径的单向阻滞和另一部分传导缓慢这三个条件。心室内的折返可为大折返、微折返。前者具有明确的解剖途径;后者为发生于小块心肌甚至于细胞水平的折返,是心室内的折返最常见的形式。心肌的缺血、低血钾及代谢障碍等引起心室肌细胞膜电位改变,动作电位时间、不应期、传导性的非均质性,使心肌电活动不稳定而诱发室速。

2.自律性增高　心肌缺血、缺氧、牵张过度均可使心室异位起搏点 4 相舒张期除极坡度增加、降低阈电位或提高静息电位的水平,使心室肌自律性增高而诱发室速。

3.触发活动　由后除极引起的异常冲动的发放。常由前一次除极活动的早期后除极或延迟后除极所诱发。它可见于局部儿茶酚胺浓度增高、心肌缺血-再灌注、低血钾、高血钙及洋地黄中毒时。

(三)临床表现

室速临床症状的轻重视发作时心脏基础病变、心功能状态、频率及持续时间等不同而异.而有很大差别。非持续性室速的患者通常无症状。持续性室速常伴有明显的血流动力学障碍与心肌缺血。临床症状包括心悸、气促、低血压、心绞痛、少尿、晕厥等。听诊心律轻度不规则,第 1、2 心音分裂。室速发生房室分离时,颈静脉搏动出现间歇性 a 波,第 1 心音响度及血压随每次心搏而变化;室速伴有房颤时,则第 1 心音响度变化和颈静脉搏动间歇性 a 波消失。部分室速蜕变为心室颤动而引起患者猝死。

（四）诊断与鉴别诊断

1.心电图特征

（1）3 个或 3 个以上的室性期前收缩连续出现。

（2）QRS 波群宽大、畸形，时间>0.12s，ST-T 波方向与 QRS 波群主波方向相反。

（3）心室率通常为 100~250/min，心律规则，但亦可不规则。

（4）心房独立活动与 QRS 波群无固定关系，形成房室分离；偶尔个别或所有心室激动逆传夺获心房。

（5）通常发作突然开始。

（6）心室夺获与室性融合波：室速发作时少数室上性冲动可下传心室，产生心室夺获，表现为在 P 波之后提前发生一次正常的 QRS 波群。室性融合波的 QRS 波群形态介于窦性与异位心室搏动之间，其意义为部分夺获心室。心室夺获与室性融合波的存在对确立室速的诊断有重要价值（图 2-9-1）。

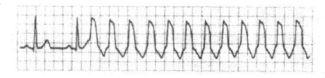

图 2-9-1　室性心动过速

2.室速的分类

（1）按室速发作持续时间的长短分为：①持续性室速，发作时间 30s 以上，或室速发作时间未达 30s，但出现严重的血流动力学异常，需药物或电复律始能终止；②非持续性室速，发作时间短于 30s，能自行终止。

（2）按室速发作时 QRS 波群形态不同分为：①单形性室速，室速发作时，QRS 波群形态一致；②多形性室速，室速发作时，QRS 波群呈 2 种或 2 种以上形态。

（3）按室速发作时血流动力学的改变分为：①血流动力学稳定性室速；②血流动力学不稳定性室速。

（4）按室速持续时间和形态的不同分为：①单形性持续性室速；②单形性非持续性室速；③多形性持续性室速；④多形性非持续性室速。

3.鉴别诊断　室速与阵发性室上性心动过速伴束支传导阻滞或室内差异性传导或合并预激综合征的心电图十分相似，但各自的临床意义及治疗完全不同，因此应进行鉴别。

（1）阵发性室上性心动过速伴室内差异性传导：室速与阵发性室上性心动过速伴室内差异性传导酷似，均为宽 QRS 波群心动过速，二者应仔细鉴别。下述诸点有助于阵发性室上性心动过速伴室内差异性传导的诊断：①每次心动过速均由期前发生的 P 波开始；②P 波与 QRS 波群相关，通常呈 1∶1 房室比例；③刺激迷走神经可减慢或终止心动过速。

（2）预激综合征伴心房颤动：预激综合征患者发生心房颤动，冲动沿旁道下传预激心室表现为宽 QRS 波，沿房室结下传表现为窄 QRS 波，有时二者融合 QRS 波介于二者之间。当室率较快时易与室速混淆。下述诸点有助于预激综合征伴心房颤动的诊断：①

心房颤动发作前后有预激综合征的心电图形；②QRS 时限>0.20s，且由于预激心室程度不同 QRS 时限可有差异；③心律明显不齐，心率多>200/min；④心动过速 QRS 波中有预激综合征心电图形时有利于预激综合征伴心房颤动的诊断。

4.评估

（1）判断血流动力学状态、有无脉搏：当心电图显示为室性心动过速或宽 QRS 波心动过速时，首先要判断患者血流动力学是否稳定、有无脉搏。

（2）确定室速的类型、持续时间。

（3）判断有无器质性心脏病、心功能状态和发作的诱因。

（4）判断 Q-T 间期有无延长、是否合并低血钾和洋地黄中毒等。

（五）急诊处理

室速的急诊处理原则是：对非持续性的室速，无症状、无晕厥史、无器质性心脏病者无须治疗；对持续性室速发作，无论有无器质性心脏病均应迅速终止发作，积极治疗原发病；对非持续性室速，有器质性心脏病患者亦应积极治疗。

1.吸氧 室性心动过速的患者，常有器质性心脏病，发作时间长时即有明显缺氧，应该注意氧气吸入。

2.直流电复律 无脉性室速、多形性室速应视同心室颤动，立即进行复苏抢救和非同步直流电复律，首次单相波能量为 360J，双相波能量为 150J 或 200J。伴有低血压、休克、呼吸困难、肺水肿、心绞痛、晕厥或意识丧失等严重血流动力学障碍的单形性持续性室性心动过速者，首选同步直流电复律；药物治疗无效的单形性持续性室性心动过速者，也应行同步直流电复律。首次单相波能量为 100J，如不成功，可增加能量。如血流动力学情况允许应予短时麻醉。洋地黄中毒引起的室性心动过速者，不宜用电复律，应给予药物治疗。

3.抗心律失常药物的使用

（1）胺碘酮：静脉注射胺碘酮基本不诱发尖端扭转性室速，也不加重或诱发心衰。适用于血流动力学稳定的单形性室速、不伴 Q-T 间期延长的多形性室速、未能明确诊断的宽 QRS 心动过速、电复律无效或电复律后复发的室速、普鲁卡因胺或其他药物治疗无效的室速。在合并严重心功能受损或缺血的患者，胺碘酮优于其他抗心律失常药，疗效较好，促心律失常作用低。首剂静脉用药 150mg，用 5%葡萄糖溶液稀释后，于 10min 注入。首剂用药 10~15min 后仍不能转复，可重复静脉注射 150mg。室速终止后以 1mg/min 速度静脉滴注 6h，随后以 0.5mg/min 速度维持给药，原则上第一个 24h 不超过 1.2g，最大可达 2.2g。第二个 24h 及以后的维持量一般推荐 720mg/24h。静脉胺碘酮的使用剂量和方法要因人而异，使用时间最好不要超过 3~4d。静脉使用胺碘酮的主要不良反应是低血压和心动过缓，减慢静脉注射速度、补充血容量、使用升压药或正性肌力药物可以预防，必要时采用临时起搏。

（2）利多卡因：近年来发现利多卡因对起源自正常心肌的室速终止有效率低；终止器质性心脏病或心衰中室速的有效率不及胺碘酮和普鲁卡因胺；急性心肌梗死中预防性应用利多卡因，室颤发生率降低，但死亡率上升；此外终止室速、室颤复发率高；因此利多卡因已不再是终止室速、室颤的首选药物。首剂用药 50~100mg，稀释后 3~5min 内静脉注射，必要时间隔 5~10min 后可重复 1 次，至室速消失或总量达 300mg，继以

1~4mg/min 的速度维持给药。主要不良反应有嗜睡、感觉迟钝、耳鸣、抽搐、一过性低血压等。禁忌证有高度房室传导阻滞、严重心衰、休克、肝功能严重受损等。

（3）苯妥英钠：它能有效地消除由洋地黄过量引起的延迟性后除极触发活动，主要用于洋地黄中毒引起的室性和房性快速心律失常。也可用于长 Q-T 间期综合征所诱发的尖端扭转性室速。首剂用药 100~250mg，以注射用水 20~40mL 稀释后 5~10min 内静脉注射，必要时每隔 5~10min 重复静脉注射 100mg，但 2h 内不宜超过 500mg，1d 不宜超过 1000mg。治疗有效后改口服维持，第二、三天维持量 100mg，5/d；以后改为每 6h1次。主要不良反应有头晕、低血压、呼吸抑制、粒细胞减少等。禁忌证有低血压、高度房室传导阻滞（洋地黄中毒例外）、严重心动过缓等。

（4）普罗帕酮：用法，1~2mg/kg（常用 70mg）稀释后以 10mg/min 静脉注射，无效间隔 10~20min 再静脉注射 1 次，一般静脉注射总量不超过 280mg。由于普罗帕酮有负性肌力作用及抑制传导系统作用，且个体间存在较大差异，对有心功能不全者禁用，对有器质性心脏病、低血压、休克、心动过缓者等慎用或禁用。

（5）普鲁卡因胺：用法，100mg 稀释后 3~5min 内静脉注射，每隔 5~10min 重复 1次，直至心律失常被控制或总量达 1~2g，然后以 1~4mg/min 的速度维持给药。为避免普鲁卡因胺产生的低血压反应，用药时应有另外一个静脉通路，可随时滴入多巴胺，保持在推注普鲁卡因胺过程中血压不降。用药时应有心电图监测。应用普鲁卡因胺负荷量时可产生 QRS 增宽，如超过用药前 50%则提示已达最大耐受量，不可继续使用。

（六）特殊类型的室性心动过速

1.尖端扭转性室速　是多形性室速的一个特殊类型，因发作时 QRS 波群的振幅与波峰呈周期性改变，宛如围绕等电位线连续扭转而得名。往往连续发作 3~20 个冲动，间以窦性冲动，反复出现，频率 200~250/min（图 2-9-2）。在非发作期可有 Q-T 间期延长。当室性期前收缩发生在舒张晚期、落在前面 T 波的终末部分可诱发室速。由于发作时频率过快可伴有血流动力学不稳定的症状，甚至心脑缺血表现，持续发作控制不满意可恶化为心室颤动和猝死。临床见于先天性长 Q-T 间期综合征、严重的心肌损害和代谢异常、电解质紊乱（如低血钾或低血镁）、吩噻嗪和三环类抗抑郁药及抗心律失常药物（如奎尼丁、普鲁卡因胺或丙吡胺）的使用时。

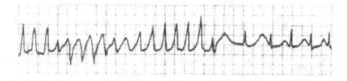

图 2-9-2　尖端扭转性室速

药物终止尖端扭转性室速时，首选硫酸镁，首剂 2g，用 5%葡萄糖溶液稀释至 40mL缓慢静脉注射，时间 3~5min，然后以 8mg/min 的速度静脉滴注。IA 类和Ⅲ类抗心律失常药物可使 Q-T 间期更加延长，故不宜应用。先天性长 Q-T 间期综合征治疗应选用 B受体阻断药。对于基础心室率明显缓慢者，可起搏治疗，联合应用β受体阻断药。药物治疗无效者，可考虑左颈胸交感神经切断术，或置入埋藏式心脏复律除颤器。

2.加速性室性自主心律　又称非阵发性室速、缓慢型室速。心电图常表现为连续发生 3~10 个起源于心室的 QRS 波群，心室率通常为 60~110/min。心动过速的开始与终止呈渐进性，跟随于一个室性期前收缩之后，或当心室异位起搏点自律性高于窦性频率时发生。由于心室与窦房结两个起搏点轮流控制心室节律，融合波常出现于心律失常的开始与终止时，心室夺获亦很常见。

加速性室性自主心律失常发生于心脏病患者，特别是急性心肌梗死再灌注期间、心脏手术、心肌病、风湿热与洋地黄中毒。发作短暂或间歇。患者一般无症状，亦不影响预后。通常无须治疗。

三、心房扑动

心房扑动简称房扑，是一种快速而规则、药物难以控制的心房异位心律，较心房颤动少见。

（一）病因

心房扑动常发生于器质性心脏病，如风湿性心脏病、冠心病、高血压性心脏病、心肌病等。此外，肺栓塞、慢性充血性心力衰竭、二、三尖瓣狭窄与反流导致心房扩大，亦可出现心房扑动。其他病因有甲状腺功能亢进症、酒精中毒、心包炎等，亦可见于一些无器质性心脏病的患者。

（二）发病机制

心脏电生理研究表明，房扑系折返所致。因这些折返环占领了心房的大部分区域，故称之为"大折返"。下腔静脉至三尖瓣环间的峡部常为典型房扑折返环的关键部位。围绕三尖瓣环呈逆钟向折返的房扑最常见，称典型房扑（I型）；围绕三尖瓣环呈顺钟向折返的房扑较少见，称非典型房扑（II型）。

（三）临床表现

心房扑动往往有不稳定的倾向，可恢复为窦性心律或进展为心房颤动，亦可持续数月或数年。按摩颈动脉窦能突然成比例减慢心房扑动者的心室率，停止按摩后又恢复至原先心室率水平。令患者运动、施行增加交感神经张力或降低迷走神经张力的方法，可促进房室传导，使心房扑动的心室率成倍数增加。

房扑患者常有心悸、呼吸困难、乏力或胸痛等症状。有些房扑患者症状较为隐匿，仅表现为活动时乏力。如房扑伴有极快的心室率，可诱发心绞痛、心力衰竭。体检可见快速的颈静脉扑动。房室传导比例发生改变时，第一心音强度也随之变化。未得到控制且心室率极快的房扑，长期发展会导致心动过速性心肌病。

（四）诊断

1.心电图特征

（1）反映心房电活动的窦性 P 波消失，代之以规律的锯齿状扑动波称为 F 波，扑动波之间的等电位线消失，在 II、III、aVF 或 V₁ 导联最为明显，典型房扑在 II、III、aVF 导联上的扑动波呈负向，V₁ 导联上的扑动波呈正向，移行至 V₆ 导联时则扑动波演变成负向波。心房率为 250~350/min。非典型房扑，表现为 II、III、aVF 导联上的正向扑动波和 V₁ 导联上的负向扑动波，移行至 V₆ 导联时则扑动波演变正向扑动波，心房率为 340~430/min。

（2）心室率规则或不规则，取决于房室传导比例是否恒定。当心房率为 300/min，未经药物治疗时，心室率通常为 150/min（2：1 房室传导）。使用奎尼丁、普罗帕酮等药物，心房率减慢至 200/min 以下，房室传导比例可恢复 1∶1，导致心室率显著加速。预激综合征和甲状腺功能亢进症并发房扑，房室传导比例如为 1∶1，可产生极快的心室率。不规则的心室率是由于房室传导比例发生变化，如 2∶1 与 4∶1 传导交替所致。

（3）QRS 波群呈室上性，时限正常。当合并预激综合征、室内差异性传导和束支传导阻滞时，QRS 波增宽、畸形（图 2-9-3）。

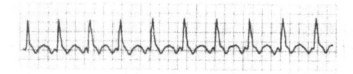

图 2-9-3　心房扑动

2.评估

（1）有无严重的血流动力学障碍。

（2）判断有无器质性心脏病、心功能状态和发作的诱因。

（3）判断房扑的持续时间。

（五）急诊处理

心房扑动常发生于器质性心脏病，在吸氧、心电监护、建立静脉通路后，根据患者基础的心脏状况、有无血流动力学障碍作出处理。房扑急诊处理的目的是在对原发病进行治疗的基础上将其转复为窦性心律，预防复发或单纯减慢心率以缓解临床症状。

1.心律转复

（1）直流电同步复律：是终止房扑最有效的方法。房扑发作时有严重的血流动力学障碍或出现心衰，应首选直流电复律；对持续性房扑药物治疗无效者，亦宜用电复律。大多数房扑仅需 50J 的单相波或更小的双相波电击，即能成功地将房扑转复为窦性心律。成功率为 95%~100%。

（2）心房快速起搏：适用于电复律无效者，或已应用大剂量洋地黄不适宜复律者。成功率为 70%~80%。对典型房扑（Ⅰ型）效果较好而非典型房扑（Ⅱ型）无效。对于房扑伴 1∶1 传导或旁路前向传导，由于快速心房起搏可诱发快速心室率甚至心室颤动，故为心房快速起搏禁忌。将电极导管插至食管的心房水平，或经静脉穿刺插入电极导管至右心房处，以快于心房率 10~20/min 开始，当起搏至心房夺获后突然终止起搏，常可有效地转复房扑为窦性心律。当初始频率不能终止房扑时，在原来起搏频率基础上增加 10~20/min，必要时重复上述步骤。终止房扑最有效的起搏频率一般为房扑频率的 120%~130%。

（3）药物复律：对房扑复律有效的药物有以下几种。

伊布利特：转复房扑的有效率为 38%~76%，转复时间平均为 30min。研究证实，其复律成功与否与房扑持续时间无关。严重的器质性心脏病、Q-T 间期延长或有窦房结病变的患者，不应给予伊布利特治疗。

普罗帕酮：急诊转复房扑的成功率为 40%。

索他洛尔：1.5mg/kg 转复房扑成功率远不如伊布利特。

2.药物控制心室率　对血流动力学稳定的患者，首先以降低心室率为治疗目的。

（1）洋地黄制剂：是房扑伴心功能不全患者的首选药物。可用毛花苷 C（西地兰）0.4~0.6mg 稀释后缓慢静脉注射，必要时于 2h 后再给 0.2~0.4mg，使心率控制在 100/min 以下后改为口服地高辛维持。房扑大多数先转为房颤，如继续使用或停用洋地黄过程中，可能恢复窦性心律；少数从心房扑动转为窦性心律。

（2）钙通道阻滞药：首选维拉帕米，5~10mg 稀释后缓慢静脉注射，偶可直接复律，或经房颤转为窦性心律，口服疗效差。静脉应用地尔硫䓬亦能有效控制房扑的心室率。主要不良反应为低血压。

（3）β受体阻断药：可减慢房扑之心室率。

（4）对于房扑伴 1∶1 房室传导，多为旁道快速前向传导。可选用延缓旁道传导的普罗帕酮、胺碘酮、普鲁卡因胺等，禁用延缓房室传导、增加旁道传导而加快室率的洋地黄和维拉帕米等。

3.药物预防发作　多非利特、氟卡尼、胺碘酮均可用于预防发作。但IC 类抗心律失常药物治疗房扑时必须与β受体阻断药或钙通道阻滞药合用，原因是IC 类抗心律失常药物可减慢房扑频率，并引起 1∶1 房室传导。

4.抗凝治疗　新近观察显示，房扑复律过程中栓塞的发生率为 1.7%~7.0%，未经充分抗凝的房扑患者直流电复律后栓塞风险为 2.2%。房扑持续时间超过 48h 的患者，在采用任何方式的复律之前均应抗凝治疗。只有在下列情况下才考虑心律转复：患者抗凝治疗达标（INR 值为 2.0~3.0）、房扑持续时间少于 48h 或经食管超声未发现心房血栓。食管超声阴性者，也应给予抗凝治疗。

四、心房颤动

心房颤动亦称心房纤颤，简称房颤，指心房丧失了正常的、规则的、协调的、有效的收缩功能而代之以 350~600/min 的不规则颤动，是一种十分常见的心律失常。绝大多数见于器质性心脏病患者，可呈阵发性或呈持续性。在人群中的总发病率约为 0.4%，65 岁以上老年人发病率为 3%~5%，80 岁后发病率可达 8%~10%。合并房颤后心脏病病死率增加 2 倍，如无适当抗凝，脑卒中增加 5 倍。

（一）病因

房颤常发生于原有心血管疾病者，常见于风湿性心脏病、冠心病、高血压性心脏病、甲状腺功能亢进、缩窄性心包炎、心肌病、感染性心内膜炎以及慢性肺源性心脏病等。房颤发生在无心脏病变的中青年，称为孤立性房颤。老年房颤患者中部分是心动过缓-心动过速综合征的心动过速期表现。

（二）发病机制

目前得到公认的是多发微波折返学说和快速发放冲动学说。多发微波折返学说认为：多发微波以紊乱方式经过心房，互相碰撞、再启动和再形成，并有足够的心房组织块来维持折返。快速发放冲动学说认为：左右心房、肺静脉、腔静脉、冠状静脉窦等开口部位，或其内一定距离处（存在心房肌袖）有快速发放冲动灶，驱使周围心房组织产生心房颤动，由多发微波折返机制维持，快速发放冲动停止后心房颤动仍会持续。

（三）临床表现

房颤时心房有效收缩消失，心排血量比窦性心律时减少 25%或更多。症状的轻重与患者心功能和心室率的快慢有关。轻者可仅有心悸、气促、乏力、胸闷；重者可致急性肺水肿、心绞痛、心源性休克甚至昏厥。阵发性房颤者自觉症状常较明显。房颤伴心房内附壁血栓者，可引起栓塞症状。房颤的典型体征是第一心音强弱不等，心律绝对不规则，脉搏短绌。

（四）诊断

1.心电图特点

（1）各导联中正常 P 波消失，代之以形态、间距及振幅均绝对不规则的心房颤动波（f 波），频率 350~600/min，通常在Ⅱ、Ⅲ、aVF 或 V₁ 导联较为明显。

（2）R-R 间期绝对不规则，心室率较快；但在并发完全性房室传导阻滞或非阵发性交界性心动过速时，R-R 规则，此时诊断依靠 f 波的存在。

（3）QRS 波群呈室上性，时限正常。当合并预激综合征、室内差异性传导和束支传导阻滞时，QRS 波群增宽、畸形，此时心室率又很快时，极易误诊为室速，食管导联心电图对诊断很有帮助。

（4）在长 R-R 间期后出现的短 R-R 间期，其 QRS 波群呈室内差异性传导（常为右束支传导阻滞型）称为 Ashman 现象；差异传导连续发生时称为蝉联现象（图 2-9-4）。

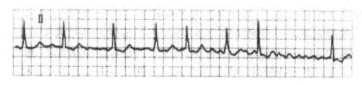

图 2-9-4　心房颤动

2.房颤的分类

（1）阵发性房颤：持续时间<7d（通常在 48h 内），能自行终止，反复发作。

（2）持续性房颤：持续时间>7d，或以前转复过，非自限性，反复发作。

（3）永久性房颤：终止后又复发，或患者无转复愿望，持久发作。

3.评估

（1）根据病史和体格检查确定患者有无器质性心脏病、心功能不全、电解质紊乱，是否正在使用洋地黄制剂？

（2）心电图中是否间歇出现或持续存在δ波？如存在则表明为 WPW，洋地黄制剂和维拉帕米为禁忌药物。

（3）紧急复律是否有益处？如快速心室率所致的心肌缺血、肺水肿、血流动力学不稳定。

（4）复律后是否可维持窦律？如甲状腺疾病、左心房增大、二尖瓣疾病。

（5）发生栓塞并发症的危险因素有哪些？即是否需要抗凝治疗？

（五）急诊处理

房颤急诊处理的原则及目的：①恢复并维持窦性心律；②控制心室率；③抗凝治疗预防栓塞并发症。

1.复律治疗

（1）直流电同步复律：急性心肌梗死、难治性心绞痛、预激综合征等伴房颤患者，如有严重血流动力学障碍，首选直流电同步复律，初始能量 200J。初始电复律失败，保持血钾在 4.5~5.0mmol/L， 30min 静脉注射胺碘酮 300mg（随后 24h 静脉滴注 900~1200mg），尝试进一步除颤。血流动力学稳定、房颤时心室率快（>100/min），用洋地黄难以控制，或房颤反复诱发心力衰竭或心绞痛，药物治疗无效，也需尽快电复律。

（2）药物复律：房颤发作在 7d 内的患者药物复律的效果最好。大多数这样的患者房颤是第一次发作，不少患者发作后 24~48h 可自行复律。房颤时间较长的患者（>7d）很少能自行复律，药物复律的成功率也大大减少。复律成功与否与房颤的持续时间的长短、左心房大小和年龄有关。已证实有效的房颤复律药物有：胺碘酮、普罗帕酮、氟卡尼、伊布利特、多非利特、奎尼丁。

普罗帕酮：用于≤7d 的房颤患者，单剂口服 450~600mg，转复有效率可达 60%左右。但不能用于 75 岁以上的老年患者、心力衰竭、病态窦房结综合征、束支传导阻滞、QRS≥0.12s、不稳定心绞痛、6 个月内有过心肌梗死、二度以上房室传导阻滞者等。

胺碘酮：可静脉或口服应用。口服用药住院患者 1.2~1.8g/d，分次服，直至总量达109，然后 0.2~0.4g/d 维持；门诊患者 0.6~0.8g/d，分次服，直至总量达 10g 后 0.2~0.4g/d维持。静脉用药者为 30~60min 内静脉注射 5~7mg/kg，然后 1.2~1.8g/d 持续静脉滴注或分次口，直至总量达 10g 后 0.2~0.4g/d 维持。转复有效率为 20%~70%。

伊布利特：适用于 7d 左右的房颤。1mg 静脉注射 10min，若 10min 后未能转复可重复 1mg。应用时必须心电监护 4h。转复有效率为 20%~75%。

2.控制心室率

（1）短期迅速控制心室率：血流动力学稳定的患者最初治疗目标是迅速控制心室率，使患者心室率≤100/min，保持血流动力学稳定，减轻患者症状，以便赢得时间，进一步选择最佳治疗方案。初次发作且在 24~48h 的急性房颤或部分阵发性患者心室率控制后，可能自行恢复为窦性心律。

①毛花苷 C（西地兰）：是伴有心力衰竭、肺水肿患者的首选药物。0.2~0.4mg 稀释后缓慢静脉注射，必要时于 2~6h 后可重复使用，24h 内总量一般不超过 1.2mg。若近期曾口服洋地黄制剂者，可在密切观察下给毛花苷 C0.2mg。

②钙通道阻滞药：地尔硫䓬 15mg，稀释后静脉注射，时间 2min，必要时 15min 后重复 1 次，继以 15mg/h 维持，调整静脉滴注速度，使心室率达到满意控制。维拉帕米5~10mg，稀释后静脉注射，时间 10min，必要时 30~60min 后重复 1 次。应注意这两种药物均有一定的负性肌力作用，可导致低血压，维拉帕米更明显，伴有明显心力衰竭者不用维拉帕米。

③β受体阻断药：普萘洛尔 1mg 静脉注射，时间 5min，必要时每 5min 重复 1 次，最大剂量至 5mg，维持剂量为每 4h1~3mg，或美托洛尔 5mg 静脉注射，时间 5min，必要时每 5min 重复 1 次，最大剂量 10~15mg；艾司洛尔 0.25~0.5mg/kg 静脉注射，时间>1min，继以 50μg/（kg•min）静脉滴注维持。低血压与心力衰竭者忌用β受体阻断药。

上述药物应在心电监护下使用，心室率控制后应继续口服该药进行维持。地尔硫䓬或β受体阻断药与毛花苷 C 联合治疗能更快控制心室率，且毛花苷 C 的正性肌力作用可减轻地尔硫䓬和β受体阻断药的负性肌力作用。

④特殊情况下房颤的药物治疗。

预激综合征伴房颤：控制心室率避免使用β受体阻断药、钙通道阻滞药、洋地黄制剂和腺苷等，因这些药物延缓房室结传导、房颤通过旁路下传使心室率反而增快。对心功能正常者，可选用胺碘酮、普罗帕酮、普鲁卡因胺或伊布利特等抗心律失常药物，使旁路传导减慢从而降低心室率，恢复窦律。胺碘酮用法：150mg（3~5mg/kg），用5%葡萄糖溶液稀释，于10min注入。首剂用药10~15min后仍不能转复，可重复150mg静脉注射。继以1.0~1.5mg/min速度静脉滴注1h，以后根据病情逐渐减量，24h总量不超过1.2g。

急性心肌梗死伴房颤：提示左心功能不全，可静脉注射毛花苷C或胺碘酮以减慢心室率，改善心功能。

甲状腺功能亢进症伴房颤：首先予积极的抗甲状腺药物治疗。应选用非选择性β受体阻断药（如卡维地洛）。

急性肺疾患或慢性肺部疾病伴房颤：应纠正低氧血症和酸中毒，尽量选择钙拮抗药控制心室率。

（2）长期控制心室率：持久性房颤的治疗目的为控制房颤过快的心室率，可选用β受体阻断药、钙通道阻滞药或地高辛。但应注意这些药物的禁忌证。

3.维持窦性心律　房颤心律转复后要用药维持窦性心律。除伊布利特外，用于复律的药物也用于转复后维持窦律，因此常用普罗帕酮、胺碘酮和多非利特，还可使用阿奇利特、索他洛尔。

4.预防栓塞并发症　慢性房颤（永久性房颤）患者有较高的栓塞发生率。过去有栓塞病史、瓣膜病、高血压、糖尿病、老年患者、左心房扩大、冠心病等使发生栓塞的危险性增大。存在以上任何一种情况，均应接受长期抗凝治疗。口服华法林，使凝血酶原时间国际标准化比率（INR）维持在2.0~3.0，能安全而有效的预防脑卒中的发生。不宜应用华法林的患者以及无以上危险因素的患者，可改用阿司匹林（每日100~300mg）。房颤持续时间不超过2d，复律前无须做抗凝治疗。否则应在复律前接受3周的华法林治疗，待心律转复后继续治疗4周。紧急复律治疗可选用静脉注射肝素或皮下注射低分子肝素，复律后仍给予4周的抗凝治疗。在采取上述治疗的同时，要积极寻找房颤的原发疾病和诱发因素，给予相应处理。对房颤发作频繁、心室率很快、药物治疗无效者可施行射频消融、外科手术等。

五、心室扑动与心室颤动

心室扑动和心室颤动是最严重的心律失常，简称室扑和室颤。前者心室有快而微弱的收缩，后者心室各部分肌纤维发生快而不协调的颤动，对血流动力学的影响等同于心室停搏。室扑常为室颤的先兆，很快即转为室颤。而室颤则是导致心脏性猝死的常见心律失常，也是临终前循环衰竭的心律改变。原发性室颤为无循环衰竭基础上的室颤，常见于冠心病，及时电除颤可逆转。在各种心脏病的终末期发生的室扑和室颤，为继发性室扑和室颤，预后极差。

（一）病因

各种器质性心脏病及许多心外因素均可导致室扑和室颤，以冠心病、原发性心肌病、瓣膜性心脏病、高血压性心脏病为最常见。原发性室颤则好发于急性心肌梗死、心肌梗死溶栓再灌注后、原发性心肌病、病态窦房结综合征、心肌炎、触电、低温、麻醉、低血钾、高血钾、酸碱平衡失调、奎尼丁、普鲁卡因胺、锑剂和洋地黄等药物中毒、长Q-T间期综合征、Brugada综合征、预激综合征合并房颤等。

（二）发病机制

室颤可以被发生于心室易损期的期前收缩所诱发，即"R on T"现象。然而，室颤也可在没有"R on T"的情况下发生，故有理论认为当一个行进的波正面碰到解剖障碍时可碎裂产生多个子波，后者可以单独存在并作为高频率的兴奋起源点触发室颤。多数学者认为心室肌结构的不均一是形成自律性增高和折返的基质，而多个研究都提示起源于浦肯野系统的触发活动在室颤发生起始阶段的重要作用。

（三）诊断

1.临床特点　典型的表现为阿-斯（Adams-Stokes）综合征：患者突然抽搐，意识丧失，面色苍白，几次断续的叹息样呼吸之后呼吸停止；此时心音、脉搏、血压消失、瞳孔散大。部分患者阿-斯综合征表现不明显即已猝然死亡。

2.心电图

（1）心室扑动：正常的 QRS-T 波群消失，代之以连续、快速、匀齐的大振幅波动，频率 150~250/min，一般在发生心室扑动后，常迅速转变为心室颤动，但也可转变为室性心动过速，极少数恢复窦性心律。室扑与室性心动过速的区别在于后者 QRS 与 T 波能分开，波间有等电位线，且 ORS 时限不如室扑宽。

（2）心室颤动：QRS-T 波群完全消失，代之以形状不同、大小各异、极不均匀的波动，频率 250~500/mm，开始时波幅尚较大，以后逐渐变小，终于消失。室颤与室扑的区别在于前者波形及节律完全不规则，且电压极小。

3.临床分型

（1）据室颤波振幅分型：①粗颤型：室颤波振幅>0.5mV，多见于心肌收缩功能较好的患者，心肌蠕动幅度相对粗大有力，张力较好，对电除颤效果好。②细颤型：室颤波振幅<0.5mV，多见于心肌收缩功能较差的情况。对电除颤疗效差。

（2）据室颤前心功能分型：①原发性室颤：又称非循环衰竭型室颤。室颤前无低血压、心力衰竭或呼吸衰竭，循环功能相对较好。室颤的发生与心肌梗死等急性病变有关。除颤成功率约为80%。②继发性室颤：又称循环衰竭型室颤。室颤前常有低血压、心力衰竭或呼吸衰竭，常同时存在药物、电解质紊乱等综合因素，除颤成功率低（<20%）。③特发性室颤：室颤发生前后均未发现器质性心脏病，室颤常突然发生，多数来不及复苏而猝死，部分自然终止而幸存。室颤幸存者常有复发倾向，属于单纯的心电疾病。④无力型室颤：又称临终前室颤。临终患者约有50%可出现室颤，室颤波频率慢，振幅低。

（四）急诊处理

1.非同步直流电击除颤　心室扑动或心室颤动一旦发生，紧急给予非同步直流电击除颤 1 次，单相波能量选择 360J，双相波选择 150~200J。电击除颤后不应检查脉搏、心律，应立即进行胸外心脏按压，2min 或 5 个 30∶2 按压/通气周期后如仍然是室颤，再予除颤 1 次。

2.药物除颤　2~3 次电击后仍为室颤首选胺碘酮静脉注射，无胺碘酮或有 Q-T 间期延长，可使用利多卡因，并重复电除颤。

3.病因处理　由严重低血钾引起的室颤反复发作.应静脉滴注大量氯化钾，一般用 2~3g 氯化钾溶于 5%葡萄糖溶液 500mL 内，在监护下静脉滴注，最初 24h 内常需给氯化钾 10g 左右，持续到心电图低血钾表现消失为止。由锑剂中毒引起的室颤反复发作，可反复用阿托品 1~2mg 静脉注射或肌内注射，同时亦需补钾。由奎尼丁或普鲁卡因胺引起的室颤不宜用利多卡因，需用阿托品或异丙肾上腺素治疗。

4.复苏后处理　若经以上治疗心脏复跳，但仍有再次骤停的危险，并可能继发脑、心、肾损害，从而发生严重并发症和后遗症。因此应积极的防治发生心室颤动的原发疾患，维持有效的循环和呼吸功能及水、电解质和酸碱平衡，防治脑水肿、急性肾衰竭和继发感染。

六、房室传导阻滞

房室传导阻滞又称房室阻滞，是指房室交界区脱离了生理不应期后、冲动从心房传至心室的过程中异常延迟、传导部分中断或完全被阻断。房室传导阻滞可为暂时性或持久性。根据心电图上的表现分三度：一度房室传导阻滞，指 P-R 间期延长，如心率>50/min且无明显症状，一般不需要特殊处理，但在急性心肌梗死时要观察发展变化；二度房室传导阻滞指心房冲动有部分不能传入心室，又分为I型（莫氏I型即文氏型）与II型（莫氏II型）；三度房室传导阻滞指房室间传导完全中断，可引起严重临床后果，要积极治疗。

二度以上的房室传导阻滞，由于心搏脱漏，可有心动过缓及心悸、胸闷等症状；高度或完全性房室传导阻滞时严重的心动过缓可致心源性晕厥，需急诊抢救治疗。

（一）病因

正常人或运动员可发生二度I型房室传导阻滞，与迷走神经张力增高有关，常发生于夜间。导致房室传导阻滞的常见病变为：急性心肌梗死、冠状动脉痉挛、病毒性心肌炎、心肌病、急性风湿热、钙化性主动脉瓣狭窄、心脏肿瘤（特别是心包间皮瘤）、原发性高血压、心脏手术、电解质紊乱、黏液性水肿等。

（二）发病机制

一度及二度I型房室传导阻滞，阻滞部位多在房室结，病理改变多不明显，或仅有暂时性房室结缺血、缺氧、水肿、轻度炎症。二度II型及三度房室传导阻滞，病理改变广泛而严重，且常持久存在，包括传导系统的炎症或局限性纤维化、急性前壁心肌梗死及希氏束、左右束支分叉处或双侧束支坏死、束支的广泛纤维性变。先天性完全性房室传导阻滞，可见房室结或希氏束的传导组织完全中断或缺如。

（三）临床表现

一度房室传导阻滞常无自觉症状。二度房室传导阻滞由于心搏脱漏，可有心悸、乏力等症状，亦可无症状。三度房室传导阻滞的症状决定于心室率的快慢与伴随病变，症状包括疲倦、乏力、头晕、晕厥、心绞痛、心力衰竭。如合并室性心律失常，患者可感到心悸不适。当一度、二度突然进展为三度房室传导阻滞，因心室率过缓，每分钟心排血量减少，导致脑缺血，患者可出现暂时性意识丧失，甚至抽搐，称为阿-斯综合征，严重者可引起猝死。往往感觉疲劳、软弱、胸闷、心悸、气短或晕厥，听诊心率缓慢规律。

一度房室传导阻滞，听诊时第一心音强度减弱。二度I型房室传导阻滞的第一心音强度逐渐减弱并有心搏脱漏。二度II型房室传导阻滞亦有间歇性心搏脱漏，但第一心音强度恒定。三度房室传导阻滞的第一心音强度经常变化。第二心音可呈正常或反常分裂，间或听到响亮亢进的第一心音。凡遇心房与心室同时收缩，颈静脉出现巨大的 a 波（大炮波）。

（四）诊断

1.心电图特征

（1）一度房室传导阻滞：每个心房冲动都能传导至心室，仅 P-R 间期>0.20s，儿童>0.16~0.18s（图 2-9-5）。房室传导束的任何部位传导缓慢，均可导致 P-R 间期延长。如 QRS 波群形态与时限正常，房室传导延缓部位几乎都在房室结，极少数在希氏束。QRS 波群呈现束支传导阻滞图形者，传导延缓可能位于房室结和（或）希氏束—浦肯野系统。希氏束电图记录可协助确定部位。

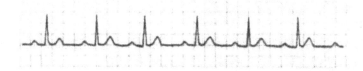

图 2-9-5　一度房室传导阻滞

（2）二度I型房室传导阻滞：是最常见的二度房室传导阻滞类型。表现为 P-R 间期随每一心搏逐次延长，直至一个 P 波受阻不能下传心室，QRS 波群脱漏，如此周而复始；P-R 间期增量逐次减少；脱漏前的 P-R 间期最长，脱漏后的 P-R 间期最短；脱漏前 R-R 间期逐渐缩短，且小于脱漏后的 R-R 间期（图 2-9-6）。最常见的房室传导比率为 3：2 和 5：4。在大多数情况下，阻滞位于房室结，QRS 波群正常，极少数位于希氏束下部，QRS 波群呈束支传导阻滞图形。二度I型房室传导阻滞很少发展为三度房室传导阻滞。

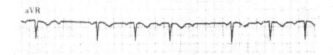

图 2-9-6　二度I型房室传导阻滞

（3）二度II型房室传导阻滞：P-R 间期固定，可正常或延长，QRS 波群呈周期性脱漏，房室传导比例可为 2：1、3：1、3：2、4：3、5：4 等。房室传导比例呈 3：1 或 3：1 以上者称为高度房室传导阻滞。当 QRS 波群增宽、形态异常时，阻滞位于希氏束-浦肯野系统。若 QRS 波群正常，阻滞可能位于房室结（图 2-9-7）。

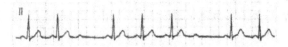

图 2-9-7　二度II型房室传导阻滞

（4）三度房室传导阻滞：又称完全性房室传导阻滞。全部 P 波不能下传，P 波与 QRS 波群无固定关系，形成房室脱节。P-P 间期<R-R 间期。心室起搏点在希氏束分叉以上或之内为房室交界性心律，QRS 波群形态与时限正常，心室率 40~60/min，心律较稳定；心室起搏点在希氏束以下，心室率 30~40/min，心律常不稳定（图 2-9-8）。

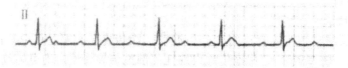

图 2-9-8　三度房室传导阻滞

2.评估

（1）据病史、体格检查、实验室和其他检查判断有无器质性心脏病、心功能状态和诱因。

（2）判断血流动力学状态。

（五）急诊处理

病因治疗主要针对可逆性病因和诱因。如急性感染性疾病控制感染，洋地黄中毒的治疗和电解质紊乱的纠正等。应急治疗可用药物和电起搏。

1.二度I型房室传导阻滞　常见于急性下壁心肌梗死，阻滞是短暂的。若心室率>50/min，无症状者不必治疗，可先严密观察，注意勿发展为高度房室传导阻滞。当心室率<50/min，有头晕、心悸症状者可用阿托品 0.5~1.0mg 静脉注射，或口服麻黄碱 25mg，3/d。异丙肾上腺素 1~2mg 加入生理盐水 500mL，静脉滴注，根据心室率调节滴速。

2.二度II型房室传导阻滞　可见于急性前壁心肌梗死，病变范围较广泛，常涉及右束支、左前分支、左后分支或引起三度房室传导阻滞，病死率极高。经用上述药物治疗不见好转，需安装临时起搏器。

3.洋地黄中毒的治疗　洋地黄中毒可停用洋地黄；观察病情，非低钾者一般应避免补钾；静脉注射阿托品；试用抗地高辛抗体。

4.药物应急治疗的选择

（1）异丙肾上腺素：为肾上腺能β受体兴奋药。兴奋心脏高位节律点窦房结和房室结，增快心率，加强心肌的收缩力，改善传导功能，提高心律的自律性，适用于三度房室传导阻滞伴阿-斯综合征急性发作、病态窦房结综合征。心肌梗死、心绞痛患者禁用或慎用。

（2）肾上腺素：兴奋α受体及β受体，可增强心肌收缩力，增加心排血量，加快心率；扩张冠状动脉，增加血流量，使周围小血管及内脏血管收缩（对心、脑、肺血管收缩作用弱）；松弛平滑肌，解除支气管及胃肠痉挛；可兴奋心脏的高位起搏点及心脏传导系统，故心脏停搏时肾上腺素是首选药物。可用于二度或三度房室传导阻滞者。

（3）麻黄碱：为间接及直接兼有作用的拟肾上腺素药，对α受体、β受体有兴奋作用，升压作用弱而持久，有加快心率作用，适用于二度或三度房室传导阻滞症状较轻的患者。

（4）阿托品：主要是解除迷走神经对心脏的抑制作用，使心率加快。适用于治疗各种类型的房室传导阻滞、窦性心动过缓、病态窦房结综合征。

（5）肾上腺皮质激素：具有消炎、抗过敏、抗内毒素、抑制免疫反应，减轻机体对各种损伤的病理反应，有利于房室传导改善，适用于炎症或水肿等引起的急性获得性完全性心脏传导阻滞。5%碳酸氢钠或 11.2%乳酸钠，除能纠正代谢性酸中毒外，还有兴奋窦房结的功能。适用于酸中毒、高血钾所致完全性房室传导阻滞及心脏停搏。

5.起搏　适用于先天性或慢性完全性心脏传导阻滞。通常选用永久按需起搏器，急性获得性完全性心脏传导阻滞可选用临时按需起搏器。

（张浩）

第十一节　急性心肌炎

心肌炎指心肌本身的炎症病变，有局灶性或弥漫性，也可分为急性、亚急性或慢性。总的分为感染性和非感染性两大类，感染性可有细菌、病毒、螺旋体、立克次体、真菌、原虫、蠕虫等所引起，非感染性包括过敏、变态反应、化学、物理或药物（如阿霉素）等，以病毒性心肌炎最常见。

很多病毒都可能引起心肌炎，以肠道病毒包括柯萨奇 A、B 组病毒，ECHO 病毒，脊髓灰质炎病毒等为常见，尤其是柯萨奇 B 组病毒约占 30%~50%。此外，人类腺病毒、流感、风疹、单纯疱疹、脑炎、肝炎病毒及 HIV 等都能引起心肌炎。随临床病情轻重不同，心肌病理改变的程度也轻重不一，心内膜心肌活检可以提供心肌病变的证据，但又因取材局限性和伪差的因素存在，因而影响诊断的准确率。

心肌炎的临床表现、病情轻重差异很大，轻者可无明显症状，重者可出现严重心力衰竭、恶性心律失常，甚至猝死。

多数病毒性心肌炎患者预后良好，不遗留任何症状和体征。部分遗留一定程度的心腔扩大、心功能减退、心律失常或心电图变化，成为心肌炎后遗症；很少部分转为慢性心肌炎；极少数在急性期因严重心律失常、急性心力衰竭和心源性休克而死亡。

一、诊断标准

由于心肌炎临床表现和辅助检查结果缺乏特异性，且其发病机制尚未完全清楚，确诊相当困难，至今尚无国际统一诊断标准。以下是 1999 年国内制定的诊断标准。

（1）病史与体征：上呼吸道感染、腹泻等病毒感染后 3 周内出现难以解释的心脏相关表现，如严重乏力、胸闷、头晕、第一心音减弱、舒张期奔马律、心包摩擦音、心脏扩大、心力衰竭或阿-斯综合征。

（2）心电图改变：上述感染后 3 周内出现下列心律失常或心电图改变。

①窦性心动过速、房室传导阻滞、窦房阻滞或束支阻滞。

②多源、成对室性期前收缩，自主性房性或交界性心动过速，阵发性或非阵发性室性心动过速、心房或心室扑动或颤动。

③2 个以上导联 ST 段呈水平型或下斜型下移≥0.05mV 或 ST 段异常抬高或出现异常 Q 波。

（3）心肌损伤证据：病程中血清心肌肌钙蛋白 I 或肌钙蛋白 T（定量测定）、CK-MB 明显增高；超声心动图示心腔扩大或室壁活动异常和/或核素心功能检查证实左心室收缩或舒张功能减弱。

（4）病原学依据

①在急性期从心内膜、心肌、心包或心包穿刺液中检测出病毒、病毒基因片段或病

毒蛋白抗原。

②病毒抗体：第二份血清中同型病毒抗体（如柯萨奇 B 组病毒中和抗体或流行性感冒病毒血凝抑制抗体等）滴度较第一份血清升高 4 倍（相隔 2 周以上）或一次抗体效价≥640 者为阳性，320 者为可疑（据不同实验室标准可有不同）。

③病毒特异性 IgM≥320 者为阳性，如同时有血中肠道病毒核酸阳性者更支持近期病毒感染。

同时具有上述（1）~（3）中任何 2 项，在排除其他原因心肌疾病后临床上可诊断急性病毒性心肌炎，如有（4）中的第一项者可以从病原学上确诊急性病毒性心肌炎；如仅有（4）中②、③者，在病原学上只能拟诊为急性病毒性心肌炎。难以明确诊断者，可长期随访，做心内膜心肌活检进行病毒基因检测及病理学检查。

（5）考虑急性病毒性心肌炎诊断时，应除外其他心脏疾患，如风湿性心脏病、冠心病、心肌病、先天性心脏病、二尖瓣脱垂综合征、中毒性心肌炎、克山病等，以及β-受体功能亢进、甲状腺功能亢进、结缔组织病、代谢性疾病等引起的心脏异常表现。

（6）如患者有阿-斯综合征发作、心衰伴或不伴心肌梗死样心电图改变、心源性休克、急性肾衰竭、持续性室性心动过速伴低血压或心肌心包炎等在内的 1 项或多项表现，可诊断为重症（爆发型）病毒性心肌炎。

二、院前处理要点

（1）初步收集病史。
（2）密切监测生命体征。
（3）完善心电图，明确有无心律失常。
（4）对怀疑心衰患者应按照相应的常规进行初步评估和处理。

三、急诊处理

（1）重症（爆发型）患者或表现为心力衰竭和（或）严重心律失常的患者应进入抢救室并给予生命监护，在条件具备时转入 ICU（CCU）。

（2）一般治疗：卧床休息，进富含维生素及蛋白质食物。

（3）治疗心力衰竭和心律失常：可使用利尿剂、血管扩张剂、血管紧张素转换酶抑制剂等。应用洋地黄类药物须谨慎，小剂量开始，逐步增加。期前收缩频发或有快速心律失常，采用抗心律失常药物。高度房室传导阻滞、窦房结功能损害而出现晕厥或明显低血压时应考虑临时起搏。快速室性心律失常出现血流动力学紊乱或低血压时应及时电复律。

（4）糖皮质激素：虽有争议，但对重症患者，可考虑使用。常用泼尼松、地塞米松，疗程不超过 2 周。若用药 1 周仍无效，应停用。对其他方法治疗效果不佳者，或免疫反应强烈者，在发病后 10 天~1 个月内，也可考虑应用。轻度和一般中度患者不必使用。

（5）抗感染治疗：由于缺乏有效的证据，抗病毒治疗并非必须，但可以考虑使用，如利巴韦林、更昔洛韦等。如有细菌感染的证据或重症患者细菌感染的风险增大，应使用抗生素。

（6）促心肌代谢药物：如三磷酸腺苷（ATP）、辅酶 A、辅酶 Q10 及 1,6-二磷酸果糖、维生素类等在治疗中可能有辅助作用。

（张浩）

第十二节　主动脉夹层

主动脉夹层（aortic dissection）是心血管疾病的灾难性危重急症，如不及时诊治，48小时内死亡率可高达50%。美国心脏协会（AHA）2006年报道本病年发病率为25~30/100万，国内无详细统计资料，但临床上近年来病例数有明显增加趋势。根据现有的文献资料对比，国内的发病率高于西方发达国家。本病系主动脉内的血液经内膜撕裂口流入囊样变性的中层，形成夹层血肿，随血流压力的驱动，逐渐在主动脉中层内扩展，是主动脉中层的解离过程。临床特点为急性起病，突发剧烈疼痛、休克和血肿压迫相应的主动脉分支血管时出现的脏器缺血症状。本病起病凶险，死亡率极高。但如能及时诊断，尽早积极治疗，特别是近十年来采用主动脉内支架植入术，挽救了大量患者的生命，使本病预后大为改观。

一、病因、病理与发病机制

目前认为本病的基础病理变化是遗传或代谢性异常导致主动脉中层囊样退行性变，部分患者为伴有结缔组织异常的遗传性先天性心血管病，但大多数患者基本病因并不清楚。在马凡（Marfan）综合征患者并发本病者约为40%。先天性二叶主动脉瓣患者并发本病占5%。研究资料认为囊性中层退行性变是结缔组织的遗传性缺损，原纤维基因突变，使弹性硬蛋白（elastm）在主动脉壁沉积进而使主动脉僵硬扩张，致中层弹力纤维断裂、平滑肌局灶性丧失和中层空泡变性并充满黏液样物质。还有资料证明，主动脉中层的基质金属蛋白酶（metrix metal proteinase，MMPs）活性增高，从而降解主动脉壁的结构蛋白，可能也是发病机制之一。

高血压、动脉粥样硬化和增龄为主动脉夹层的重要促发因素，约3/4的主动脉夹层患者有高血压，60~70岁的老年人发病率较高。此外，医源性损伤如安置主动脉内球囊泵，主动脉内造影剂注射误伤内膜等也可导致本病。

二、分型

最常用的分型或分类系统为De Bakey分型，根据夹层的起源及受累的部位分为三型

I型：夹层起源于升主动脉，扩展超过主动脉弓到降主动脉，甚至腹主动脉，此型最多见。

II型：夹层起源并局限于升主动脉。

III型：病变起源于降主动脉左锁骨下动脉开口远端，并向远端扩展，可直至腹主动脉。

病变涉及升主动脉的约占夹层的2/3，即De Bakey I，II型又称Stanford A型，而De Bakey III型的病变不涉及升主动脉的约占1/3，又称Stanford B型。以升主动脉涉及与否的Stanford分型有利于治疗方法的选择。

三、临床表现

根据起病后存活时间的不同，本病可分为急性期，指发病至2周以内，病程在2周

以上则为慢性期。以 2 周作为急慢性分界，是因为本病自然病程的死亡曲线，从起病开始越早越高，而至 2 周时死亡率达到 70%~80%，趋于平稳。

（一）疼痛

为本病突出而有特征性的症状，约 96%的患者有突发、急起、剧烈而持续且不能耐受的疼痛，不像心肌梗死的疼痛是逐渐加重且不如其剧烈。疼痛部位有时可提示撕裂口的部位；如仅前胸痛，90%以上在升主动脉，痛在颈、喉、颌或脸也强烈提示升主动脉夹层，若为肩胛间最痛，则 90%以上在降主动脉，背、腹或下肢痛也强烈提示降主动脉夹层。极少数患者仅诉胸痛，可能是升主动脉夹层的外破口破入心包腔而致心脏压塞的胸痛，有时易忽略主动脉夹层的诊断，应引起重视。

（二）休克、虚脱与血压变化

约半数或 1/3 患者发病后有苍白、大汗、皮肤湿冷、气促、脉速、脉弱或消失等表现，而血压下降程度常与上述症状表现不平行。某些患者可因剧痛甚至血压增高。严重的休克仅见于夹层瘤破入胸膜腔大量内出血时。低血压多数是心脏压塞或急性重度主动脉瓣关闭不全所致。两侧肢体血压及脉搏明显不对称，常高度提示本病。

（三）其他系统损害

由于夹层血肿的扩展可压迫邻近组织或波及主动脉大分支，从而出现不同的症状与体征，致使临床表现错综复杂，应引起高度重视。

1.心血管系统最常见的是以下三方面：

（1）主动脉瓣关闭不全和心力衰竭：由于升主动脉夹层使瓣环扩大，主动脉瓣移位而出现急性主动脉瓣关闭不全；心前区可闻典型叹气样舒张期杂音且可发生充血性心衰，在心衰严重或心动过速时杂音可不清楚。

（2）心肌梗死：当少数近端夹层的内膜破裂下垂物遮盖冠状窦口可致急性心梗；多数影响右冠窦，因此多见下壁心梗。该情况下严禁溶栓和抗凝治疗，否则会引发出血大灾难，死亡率可高达 71%，应充分提高警惕，严格鉴别。

（3）心脏压塞：出现明显心动过速、血压下降、脉压变小和静脉压明显上升，如心排血量显著下降，可产生急性循环衰竭、休克等。

2.其他包括神经、呼吸、消化及泌尿系统均可受累；夹层压迫脑、脊髓的动脉可引起神经系统症状：昏迷、瘫痪等，多数为近端夹层影响无名或左颈总动脉血供；当然，远端夹层也可因累及脊髓动脉而致肢体运动功能受损。夹层压迫喉返神经可引起声音嘶哑。夹层破入胸、腹腔可致胸腹腔积血，破入气管、支气管或食道可导致大量咯血或呕血，这种情况常在数分钟内死亡。夹层扩展到腹腔动脉或肠系膜动脉可致肠坏死急腹症。夹层扩展到肾动脉可引起急性腰痛、血尿、急性肾衰或肾性高血压。夹层扩展至髂动脉可导致股动脉灌注减少而出现下肢缺血以致坏死。

四、辅助检查

（一）X 线胸部平片与心电图检查

一般均无特异性诊断价值；胸片可有主动脉增宽，约占主动脉夹层患者的 81%~90%；少见的为上纵隔增宽，虽无诊断价值但可提示进一步做确诊检查。心电图除在很少数急性心包积血时可有急性心包炎改变，或累及冠状动脉时可出现下壁心梗的心电图改变外，一般无特异性 S-T 改变，故在急性胸痛患者心电图常作为与急性心梗鉴别的重要手段。

（二）超声心动图检查

可识别真、假腔或查获主动脉的内膜裂口下垂物，其优点是可在床旁检查，敏感性为59%~85%，特异性为63%~96%。经食管超声心动图检测更具优势，敏感性可达98%~99%。特异性94%~97%，但对局限于升主动脉远端和主动脉弓部的病变因受主气道内空气的影响，超声探测可能漏诊。

（三）CT 血管造影、螺旋 CT 及磁共振血管造影检查

均有很高的决定性诊断价值，其敏感性与特异性可达98%左右。

（四）数字减影血管造影（DSA）

对Ⅲ型主动脉夹层的诊断价值可与主动脉造影媲美，而对Ⅰ、Ⅱ型的分辨力较差。

（五）主动脉逆行造影

为术前确诊、判定破口部位及假腔血流方向，并制定介入或手术计划而必须进行的检查。

五、诊断与鉴别诊断

根据急起胸背部撕裂样剧痛；伴有虚脱表现，但血压下降不明显甚至增高；脉搏速弱甚至消失或两侧肢体动脉血压明显不等；还可能突然出现主动脉瓣关闭不全或心脏压塞体征，急腹症或神经系统障碍、肾功能急剧减退伴血管阻塞现象时，即应考虑主动脉夹层的诊断。随即运用超声、CT、MRI 等诊断手段进行诊断并予以快速处理，以降低死亡率。

由于本病的急性胸痛为首要症状，鉴别诊断主要考虑急性心肌梗死和急性肺栓塞。此外，因可产生多系统血管的压迫，导致组织缺血或夹层破入某些器官，引发多种症状。因而从病史、体检的全面分析，注意与各相关系统类似表现的疾病进行鉴别显得格外重要。例如其他原因引起的主动脉瓣关闭不全与充血性心衰、脑血管意外、急腹症和肾功能不全等。

六、治疗

本病系危重急诊，死亡率高，如不处理约3%猝死，两天内死亡约占37%~50%甚至72%，1周内60%~70%甚至91%死亡，因此要求及早诊断，及早治疗。

（一）即刻处理

严密监测血流动力学指标，包括血压、心率、心律及出入液量平衡；凡有心衰或低血压者还应监测中心静脉压、肺毛细血管嵌压和心排血量。

绝对卧床休息，强效镇静与镇痛，必要时静脉注射较大剂量吗啡或冬眠治疗。

（二）随后的治疗决策应接以下原则

1.急性患者无论是否采取介入或手术治疗均应首先给予强化的内科药物治疗。

2.升主动脉夹层特别是波及主动脉瓣或心包内有渗液者宜急诊外科手术。

3.降主动脉夹层急性期病情进展迅速，病变局部血管直径≥5cm 或有血管并发症者应争取介入治疗置入支架（动脉腔内隔绝术）。夹层范围不大无特殊血管并发症时，可试行内科药物保守治疗，若一周不缓解或发生特殊并发症：如血压控制不佳、疼痛顽固、夹层扩展或破裂，出现神经系统损害或证明有膈下大动脉分支受累等，应立即行介入或手术治疗。

（三）内科药物治疗

1.降压　迅速将收缩压降至<100~120mmHg（13.3~16kPa）或更低，可静滴硝普钠。

2.β受体阻滞剂　减慢心率至60~70次/分及降低左室dp/dt，以防止夹层进一步扩展。β受体阻滞剂经静脉给药作用更快。

（四）介入治疗

继1994年国外首次报告以后，1998年开始国内各大医院陆续开展以导管介入方式在主动脉内置入带膜支架，压闭撕裂口，扩大真腔，治疗主动脉夹层。目前，此项措施已成为治疗大多数降主动脉夹层的优选方案，不仅疗效明显优于传统的内科保守治疗，和选择性外科手术治疗，且避免了外科手术的风险，术后并发症大大减少，总体死亡率也显著降低。

（五）外科手术治疗

修补撕裂口，排空假腔或人工血管移植术。手术死亡率及术后并发症发生率均很高。仅适用于升主动脉夹层及少数降主动脉夹层有严重并发症者。

七、预后

本病未经治疗死亡率极高，以下因素可影响预后：

1.夹层发生的部位，愈在主动脉远端预后愈好，Ⅲ型较Ⅰ、Ⅱ型好。

2.诊断及处理愈及时愈好。

3.合理选择有效的治疗方案：药物、介入或手术。

4.夹层内血栓形成可防止夹层向外膜破裂，避免内出血的危险。

（张浩）

第十三节　围手术期心血管重建

激光心肌打孔直接心肌血运重建术是新近发展的一种治疗终末期冠心病的新方法，它是通过激光消融心肌打孔，旨在使左心室腔含氧血直接灌注到缺血区心肌，以改善缺血心肌的供氧。

一、激光心血管重建术的分类

（一）按接触方式分类

接触式：采用导光纤维传输激光能量，通过导光纤维直接接触心肌或心内膜，在激光能量的作用下形成心肌通道。

非接触式：通过导光纤维导管传输激光并聚焦在被治疗部位进行心肌打孔，常用开胸法。

（二）按途径分类

心外膜法（transluminal myocardial revascularization，TMK）：接触式或非接触式均可，它是从心外膜向左心室腔打孔将心肌打穿形成隧道。

心内膜法（percutanous transluminal myocardial revascularization，PTMR）：接触式，不需开胸，它是将激光导光纤维从股动脉逆行送至左心室腔，在左心室心内膜打孔，但不需要打穿心肌。

二、激光的光源种类和打孔特点

用于心肌打孔理想的激光光源应具备下列特点：①发射的激光能使心肌产生持续、稳定的通道；②激光对孔道周围的组织损伤小；③无致心律失常作用。目前临床使用的激光光源种类有二氧化碳激光（CO_2）、钬激光（HO：YAG）、准分子激光（Excimer）和钕激光（Nd：YAG）。

用 CO_2 激光心肌打孔仪打孔时与心电图 R 波同步，一次一孔，孔道光滑，周围组织损伤小，可避免心律失常的产生。CO_2 激光不能经导光纤维传递，目前只能用 TMR。

用 HO：YAG 激光打孔仪打孔时是多脉冲打一孔，孔道不光滑，周围组织损伤较多，可导致心律失常。HO：YAG 能经导光纤维传递，它可用于 TMR 和 PTMR。

Excimer 激光和 Nd：YAG 激光现在还处于实验研究阶段。

三、经皮心内膜激光心血管重建术（PTMR）适应证

①应用药物不能控制心绞痛发作，加拿大将心绞痛分级为Ⅲ级或Ⅳ级。

②冠状动脉呈弥散性病变，不能进行 PCI 或 CABG。

③心脏射血分数>30%。

④左心室壁<9mm。

四、经皮心内膜激光心血管重建术（PTMR）禁忌证

①在过去 3 月内有心肌梗死发生。

②左心室附壁血栓形成。

③主动脉机械瓣植入：

④严重的阻塞性肺源性心脏病。

⑤严重心律失常。

⑥充血性心力衰竭。

⑦主动脉瓣病变，如主动脉狭窄，压力梯度大于 5.33kPa（40mmHg），或主动脉瓣口面积小于 $1m^2$。

⑧肾功能不全。

⑨不能应用抗凝剂。

⑩严重的外周动脉疾病。

五、术前准备

①冠状动脉造影及左心室造影。

②心肌灌注显像（SPECT 或 PET）或电机械标测技术鉴别缺血心肌与存活心肌，确定打孔部位。

③超声心动图、运动试验及心电图检查。

六、操作方法

目前 PTMR 打孔仪均用 HO：YAG 激光，三家公司可以生产 PTMR 打孔仪，这些公司是：①Biosense-Johnson&Johnson，Tirat-Haca met，Israel。②Cardiogenesis，Sunnyvale，CA。③Eclipse，Sunnyvale，CA。

下面以 Eclipse 公司打孔仪为例介绍打孔方法：

①按 Seldinger 法常规行股动脉穿刺，9F 血管鞘置入股动脉。

②静脉注射肝素 10000U。

③左心室和冠状动脉造影，以确定心肌打孔的部位。

④Eclipse PTMR 导管（Eclipse Surgical Technologies，Inc.CA.USA）逆行达左心室。通过 Eclipse 将 Slim：Flex TM 激光纤维（Eclipse Surgical Technogies Inc.CA，USA）送进左心室。激光导光纤维直径为 1mm，在导光纤维末端 0.5mm 处有一 X 线可见的标志物，用于提示打孔导光纤维损伤，导光纤维的近端与激光发生器相连接，在左心腔与心室壁间建立深度 3mm 孔道。激光打孔功率为 3.5W，连续发放 3 次激光脉冲打 1 孔。

⑤术后超声心动图确认有无心包积液。

⑥CCU 观察 24h 期间连续心电监测和心肌酶谱检查。

七、作用机制

激光心肌打孔血运重建能有效地减轻冠心病心绞痛的程度，但对于激光心肌打孔治疗冠心病心绞痛的作用机制，至今尚未完全明了，可能的作用机制有下列几种：

①激光心肌打孔可直接提高缺血区的心肌灌注。根据 Weam 理论，激光打孔后建立了通道，且来自压力较大的左心室腔，能直接地、被动地灌注到缺血心肌层，通常认为这是心肌打孔能成功控制心绞痛发作的作用机制之一。然而近期研究也有不支持这种观点的，如 Siegel 等 1998 年报道 3 例激光打孔后 24h、10 天和 14 天后死亡的病例，经尸检结果均未发现有效通道的存在。Siegel 认为患者的死亡可能是因为通道闭塞的结果。而另一方面也提出了通道存在是否与改善症状有关还有待更进一步的研究。

②激光心肌打孔间接地诱导缺血区新血管生长。激光热损伤和机械损伤诱导血管生长因子的合成与生长，血管生长因子能刺激血管的生成和促进微血管侧支循环的形成，达到心肌灌注加强和自救。然而也有文章表明虽然心肌打孔能降低心绞痛的严重程度，但 SPECT 与 PET 技术评价心肌灌注的变化与改善心绞痛的严重程度不一致，提示心绞痛症状的改善并不一定与心肌灌注增强有关。

③激光心肌打孔阻断了心交感神经的传导。支配心脏痛感觉的神经即心脏传入神经 A 纤维和 C 纤维能将心脏疼痛传入中枢神经系统，心脏传入神经与交感传出神经相伴行，从心外膜深处达心内膜下心肌间，激光心肌打孔损伤心脏痛觉传入神经，导致"心肌麻醉"，从而降低心绞痛的严重程度。

④最近也有学者提出激光心肌打孔可能具有安慰剂效应，使患者从心理上增加了痛觉阈值。

关于心肌激光打孔作用机制的推论，认为是几种因素的综合效应，即早期以心交感神经阻断和直接心肌灌注增强为主，中晚期则是激光诱导的新的血管生长和心交感神经阻断共同发挥抗心绞痛作用，而激光心肌打孔阻断心脏交感神经传导，是其降低心绞痛严重程度的主要机制之一。

八、展望

经皮激光心肌打孔确能降低心绞痛的严重性，与外科心肌打孔比较还具有创伤小、不需开胸、避免全麻、并发症少和能反复实施治疗等优点。国外研究报道，PTMR 能使 19% 的心绞痛患者 CSS 分级在 12 个月内下降 2 个级别，使 44% 的心绞痛患者 CSS 分级在 3 年内下降 2 个级别。同时，FTMR 较 TMR 外科手术方法死亡率更低。因此，虽然其作用机制还不是十分明了，但对于不适合 PCI 和 CABG 治疗的终末期冠心病心绞痛患者，经皮激光心肌打孔是一种改善症状的有效手段，而且作为将来开展的缺血性心脏病血管生长治疗的手段之一，经皮激光心肌打孔术将会有更大的应用前景。

（张浩）

第三章　呼吸系统急危重症

第一节　呼吸功能监测与评估

呼吸功能监测的主要目的是评价病人的呼吸功能状态，诊断呼吸功能障碍的类型和严重程度，评价呼吸治疗的有效性。

（一）呼吸运动观察

呼吸运动是在中枢神经系统的调节下，依靠胸腹部呼吸肌的运动，引起胸廓的扩大和缩小，有节律地产生呼气与吸气动作。病理状况下，呼吸运动的频率和节律可发生改变。

1.呼吸频率　是呼吸功能最简单的基本的监测项目，可通过目测，也可通过仪器测定。正常成年人呼吸频率为 10~18 次/min，一岁时呼吸频率为 25 次/min，新生儿为 40 次/min。呼吸频率的增快或减慢，均提示可能发生呼吸功能障碍。

2.常见的异常呼吸形式

（1）哮喘性呼吸：见于哮喘、肺气肿及其他喉部以下有阻塞者。特点是呼气期较吸气期延长，并带有哮鸣音。

（2）紧促式呼吸：见于胸膜炎、胸腔肿瘤、肋骨骨折、胸背部剧烈扭伤、颈胸椎疾病引起疼痛者。特点是呼吸运动浅促而带有弹性。

（3）深浅不规则呼吸：多见于周围循环衰竭、脑膜炎或各种病因引起的神志丧失者。特点是呼吸深浅不规则。

（4）叹息式呼吸：见于癔症、过度疲劳、肺结核、周围循环衰竭等病人。

（5）蝉鸣样呼吸：发生于会厌部阻塞，为上呼吸道梗阻，吸气时发生高音调啼鸣音，并有吸气性呼吸困难和"三凹"征。

（6）鼾音性呼吸：主要因上呼吸道有大量分泌物潴留所致，见于昏迷或咳嗽反射无力病人。

（7）点头样呼吸：见于垂死病人。吸气时，胸锁乳突肌收缩，下颏上移，呼气时，下颏重返原位，类似点头样。

（8）潮式呼吸：在阵发性的急促深呼吸后，出现一段呼吸暂停时间，且反复交替出现。一般每次周期历时 30~70 秒。见于脑炎、颅内压增高、肾衰竭等垂危病人。

（二）呼吸功能测定

1.潮气量（tidal volume，VT）　即每次吸入或呼出的气量，成人静息状态的潮气量为 5~7ml/kg。床边监测多用呼气流量表或呼吸监测仪，先测定每分钟通气量，除以呼吸频率即得潮气量。VT 反映人体静息状态下的通气功能。潮气量增大多见于中枢神经系统疾病、酸血症所致的过度通气。潮气量减少多见于间质性肺炎、肺纤维化、肺梗死、肺瘀血等。

2.肺活量（vital capacity，VC） 即最大吸气之后缓慢呼出的最大气量。反映肺每次通气的最大能力，即肺和胸廓最大扩张和收缩的幅度。肺活量可用呼气流量表、呼吸监护仪或肺活量计在床边测定。正常肺活量为 30~70ml/kg。临床上小于 15ml/kg，为气管插管或气管造口应用呼吸机指征。大于 15ml/kg，为撤掉呼吸机的指标之一。临床上任何引起肺实质损害的疾病，胸廓活动度减低，膈肌动度减低，膈肌活动受制或肺活动受限的疾病均可使肺活量降低。

3.分钟通气量（minute ventilation，V） 在静止状态下，每分钟呼出或吸入的气量，是 VT 与 RR 的乘积，正常值 6~8L/min，是肺通气功能最常用的测定项目之一，用肺量计测定。成人 V>10~12L/min，为通气过度；V<3~4L/min 为通气不足。

4.分钟肺泡通气量（alveolar ventilation，VA） 在静息状态下，每分钟吸入气量中能到达肺泡进行气体交换的有效通气量。反映肺真正的气体交换量。VA 的正常值为 70ml/s。可通过潮气量减去生理性无效腔量的差再乘以呼吸频率求得：VA=（VT-VD）•RR。

5.时间肺活量（time vital capacity，TVC） 亦称为用力呼气量（FEV）或用力肺活量（FVC），为深吸气后再用最快的速度、最大的气力呼气，所能呼出的全部气量。可用肺量计测定 1、2、3 秒的呼气绝对值。正常值分别为 1 秒量（FEV 1.0）2.83L，2 秒量（FEV 2.0）3.30L，3 秒量（FEV 3.0）3.41L，或 1、2、3 秒呼气率（FEV%）即占 VC 的百分比，1 秒率（FEV 1.0%或 FEV 1%VC）88%，2 秒率（FEV 2.0%）96%，3 秒率（FEV 3.0%）99%。其中 FEV 1.0%或 FEV 1%VC 意义最大。主要用来判断较大气道的阻塞性病变如肺气肿、支气管哮喘等。

6.生理无效腔（VD） 即解剖无效腔+肺泡无效腔。只要测出生理无效腔就能求出 VD/VT 的比值，正常值为 0.2~0.5。比值小提示有效肺泡通气量增加，反之则减少，这对正确使用呼吸机有指导意义。

（三）脉搏氧饱和度（pulse oxygen saturation，SpO_2）监测

SpO_2 是利用脉搏氧饱和度仪经皮测得的动脉血氧饱和度值。是临床常用的评价氧合功能的指标，是麻醉和 ICU 常规监测项目之一。亦称为第五生命体征监测。临床上 SpO_2 与 SaO_2 有显著的相关性，相关系数为 0.90~0.98。

1.正常值 96%~100%。

2.测量方法 利用氧合血红蛋白和还原血红蛋白吸收光谱的不同而设计的脉搏血氧饱和度仪测定。当低温（<35℃）、低血压（<50mmHg）或应用血管收缩药物使脉搏搏动减弱时，可影响 SpO_2 的正确性。

3.临床意义 通过 SpO_2 监测，间接了解病人 PaO_2 高低，以便了解组织的氧供情况。<90%提示低氧血症。

（四）呼气末二氧化碳（$P_{ET}CO_2$）监测

通过在呼气管道中连接一个红外线传感器装置，不断监测呼气末的 CO_2 浓度，现代呼吸机多有此功能。呼气末气体来自肺泡，而肺泡二氧化碳分压与 $PaCO_2$ 相接近，故监测呼气末 CO_2 浓度可反映机体呼吸功能状态及缺氧程度，有利于判断病情及指导给氧治疗，是肺泡通气的非创伤性定量指标。一个大气压下，1%呼气末 CO_2 浓度大致相当于

$PaCO_2$7.6mmHg。如呼气末 CO_2 浓度为 4.5%~5%，表示通气适当；<4.5%为通气过度；>5%则通气不足。

（五）血气分析

在危重病人的救治过程中，维持呼吸功能稳定，给予氧疗，应用呼吸机治疗，已成为常规的治疗手段。单凭临床观察不足以对呼吸功能状态做出准确的判断，血气分析有助于精确判断呼吸状态，评价呼吸机治疗效果，调整呼吸机参数。目前血气分析已成为危重病人抢救过程中常规的监测手段，对早期诊断治疗酸碱失衡也极为重要。

1.pH 血液酸碱度

（1）正常值：动脉血中的 pH7.35~7.45，平均 7.40。静脉血比动脉血 pH 低 0.03。以[H$^+$]表示，正常 35~45mmol/L，平均 40mmol/L。pH 为综合性指标，受代谢和呼吸双重因素影响。

（2）临床意义：pH<7.35 为失代偿性酸中毒或酸血症。pH>7.45 为失代偿性碱中毒或碱血症。pH 正常可能存在三种情况：正常，无酸碱失衡；代偿了的酸碱紊乱（有酸碱失衡，但是代偿）；互相抵消的二种、三种酸碱紊乱，pH 变化方向相反而相互抵消表现为"正常"，如代谢性酸中毒+呼吸性碱中毒，呼吸性酸中毒+代谢性碱中毒等。人体能耐受的最低 pH 为 6.90，最高为 7.70，pH 的抢救范围在 6.80~7.80 之间。

2.$PaCO_2$（动脉血二氧化碳分压）指物理溶解在动脉血中的 CO_2 所产生的张力。

（1）正常值：35~45mmHg，平均 40mmHg。

（2）临床意义：

①判断肺泡通气量：$PaCO_2$ 正常，表明肺泡通气正常，$PaCO_2$ 降低表明肺泡通气过度，$PaCO_2$ 升高表明肺泡通气不足，二者呈反比关系。这对于机械通气极为重要。

②判断呼吸性酸碱失衡：$PaCO_2$ 若>45mmHg，表示通气不足，CO_2 潴留造成呼酸，也称高碳酸血症。呼酸时，$PaCO_2$ 应原发性升高。呼碱时，$PaCO_2$ 应原发性降低。

③判断代谢性酸喊失衡是否有代偿及复合性酸碱失衡。代酸代偿后，$PaCO_2$ 降低，代碱代偿后，$PaCO_2$ 升高。

④诊断II型呼吸衰竭。呼吸衰竭分为两种类型，即I型、II型。I型呼吸衰竭：paO_2 降低，$PaCO_2$ 降低或正常，pH 增高或正常。II垫呼吸衰竭：PaO_2 降低，pH 降低，$PaCO_2$ 升高>50mmHg。

⑤诊断肺性脑病：$PaCO_2$>65~70mmHg，呼吸中枢进入麻醉状态。

⑥估计脑血流量：$PaCO_2$<25mmHg，脑血流量减少 30%。$PaCO_2$ 增高到 80mmHg，脑血流量增加一倍；$PaCO_2$ 增加到 120mmHg，脑血流量增加 2.4 倍，将导致颅内压增高，脑组织水肿。

3.PaO_2（动脉血氧分压）指物理溶解于动脉血中氧产生的张力。

（1）正常值：中青年 90~100mmHg。PaO_2 随着年龄的增加而降低，计算公式 PaO_2（mmHg）=103-年龄（岁）×0.42±3.5mmHg，一般不低于 70mmHg。

（2）临床意义：

①衡量有无缺氧及缺氧的程度。PaO_2 在 90~100mmHg 或年龄预计值以上为正常，低于此值为低氧血症。低氧血症的标准分级是：90~60mmHg 轻度缺氧；60~40mmHg 中度缺氧；40~20mmHg 重度缺氧；<20mmHg，大脑皮质细胞不能从血中摄取氧，生命将

终止。

②诊断呼吸衰竭：海平面，760mmHg 大气压；休息状态；吸室内空气，测得 $paO_2 < 60mmHg$，伴有或不伴有 $PaCO_2$ 升高，排除其他疾患，即可诊断。

③诊断酸碱失衡的间接指标：临床上有循环障碍，$PaO_2 < 35mmHg$，或者循环功能良好，$PaO_2 < 30mmHg$，可诊断为乳酸性代谢性酸中毒。

4.SaO_2（动脉血氧饱和度）　是指动脉血单位血红蛋白带氧气的百分比。$SaO_2 = [HbO_2/(HbO_2 + Hb)] \times 100\%$。

（1）正常值：96%~100%。

（2）临床意义：SaO_2 与 PaO_2 高低、Hb 与氧的亲和力有关。PaO_2 越高，SaO_2 越高。

5.AB（实际 HCO_3^-）　实际测得的动脉血中 HCO_3^- 含量。静脉血中以 HCO_3^- 形式存在的 CO_2 量称为 CO_2-CP（二氧化碳结合力）。

（1）正常值：$25 \pm 3mmol/L$。

（2）临床意义：AB 受代谢和呼吸因素的双重影响。AB↓，为代酸或呼碱代偿；AB↑，为代碱或呼酸代偿；AB 正常，应具体分析。呼酸代偿，AB 最大代偿一般达到 40mmol/L，呼碱代偿，AB 最大代偿可降低 15~16mmol/L。

6.SB（标准 HCO_3^-）取全血在标准状态下（PCO_2 为 40mmHg，T37℃，$HbO_2$100%饱和）测得动脉血中 HCO_3^- 含量。

（1）正常值：$25 \pm 3mmol/L$。

（2）临床意义：由于排除呼吸因素影响，SB↑为代碱，SB↓为代酸。正常情况下 AB=SB。

7.BE（碱剩余）　在标准状态下将每升动脉血的 pH 滴定到 7.40 时所用的酸或碱的 mmol 数。若滴定所需要的是酸，表明血内为碱，BE 为正值，若滴定所需要的是碱，表明血内是酸性的，BE 为负值。

（1）正常值：$\pm 3mmol/L$，平均为 0。

（2）临床意义：BE 正值增大，表示代谢性碱中毒；BE 负值增大，表示代谢性酸中毒。BE 与 SB 临床意义完全相同。

8.BB（缓冲碱）　是血浆中具有缓冲能力的负离子总量。

（1）正常值：45~55mmol/L。

（2）临床意义：BB↑为代谢性碱中毒，或呼酸代偿；BB↓为代谢性酸中毒，或呼碱代偿。

（张顶高）

第二节　氧疗技术

通过增加吸入氧浓度来纠正患者缺氧状态的治疗方法即为氧气疗法（简称氧疗）。合理的氧疗使体内可利用氧明显增加，并可减轻呼吸做功，降低缺氧性肺动脉高压，减轻右心负荷。

一、适应证

一般而言，只要动脉血氧分压（PaO_2）低于正常即可开始氧疗，但在实践中往往采取更严格的标准。对于成年患者，特别是慢性呼吸衰竭患者，当 $PaO_2<60mmHg$ 时是比较公认的氧疗指征。而对于急性呼吸衰竭患者，氧疗指征应适当放宽。

1.不伴 CO_2 潴留的低氧血症

此时患者主要问题为氧合功能障碍而通气功能基本正常。予以高浓度吸氧（>35%），使 PaO_2 提高到 60mmHg 或经皮血氧饱和度（SpO_2）达 90%以上。

2.伴有 CO_2 潴留的低氧血症

CO_2 潴留是通气功能不良的结果。慢性高碳酸血症患者的呼吸中枢化学感受器对 CO_2 反应性差，呼吸主要靠低氧血症对外周颈动脉窦、主动脉体的化学感受器的刺激来维持。若吸入高浓度氧，使血氧迅速上升，解除了低氧对外周化学感受器的刺激，便会抑制患者呼吸，造成通气状况进一步恶化，CO_2 潴留加里，严重时陷入 CO_2 麻醉状态。因此，应予以低氧流量（<35%）持续吸氧，控制 PaO_2 于 60mmHg 或 SpO_2 于 90%左右。

二、吸氧装置

1.鼻导管或鼻塞

（1）主要优点为简单、方便，不影响患者咳嗽、进食、说话。缺点为氧浓度不恒定，易受患者呼吸影响；烦躁不安成神志不清的患者易脱出，易被鼻腔分泌物阻塞；高流量时对鼻黏膜局部有刺激，氧气流量一般限定在 7L/min 以内。

（2）吸入氧浓度与氧流量的关系 FiO_2（%）=21+4×给氧流量（L/min）。

（3）氧流量>6L/min 后，增加氧流量也无法提高 FiO_2，此时应选用氧气面罩或储氧面罩。

2.简单面罩

（1）供氧管直接与面罩相连，供氧浓度可达 0.4 以上。缺点是面罩需贴紧面部以防止漏气，长时间佩带会引起不适，影响咳嗽、进食等，睡眠变换体位或烦躁不安时易脱落或移位，患者呕吐时易发生呕吐物误吸。

（2）为防止重复呼吸，氧流量需达 5~6L/min。

3.Venturi 面罩

（1）根据 Venturi 原理制成。供氧管与面罩之间由一个带侧孔的狭窄孔道相连接，侧孔大小可调。氧气流经狭窄孔道时产生负压，吸引一定量的空气经侧孔进入面罩，与氧气混合后保持固定比例。调整侧孔大小成氧流量可改变空气与氧气的混合比例，进而改变吸入氧浓度。

对于多数患者而言，射入面罩的气体流速能够超过患者的最高吸气流速，单位时间内的射入流量超过患者吸入潮气量，所以提供的氧浓度不受患者呼吸影响，可保持在较恒定水平。并且高流速气体在面罩内的冲刷作用使 CO_2 难以滞留，基本无重复呼吸，面罩不必与面部紧密接触。但仍对咳嗽、进食有一定影响。

4.储氧面罩

（1）在简单面罩上加装一体积约 600~1000ml 的储气袋而成。欲使储氧面罩充分发挥作用，需要使面罩与患者面部紧密贴合。

（2）该面罩与鼻面部贴合后，不仅能够储氧，还可能造成 CO_2 的积聚。为了避免

CO_2 的积聚，必须由足够的氧流量将其冲出，因此该装置所要求的氧流量一般不低于5L/min。

（3）面罩上以及面罩与储气袋之间无单向活瓣为部分重复呼吸面罩，有单向活瓣则为非重复呼吸面罩。非重复呼吸面罩对促进 O_2 的排出和提高 FiO_2 具有重要作用。

（4）理论上该面罩 FiO_2 可达 1.0，但由于面罩与面部难以完全密闭、少数患者吸气流速较高等原因，该面罩的实际 FiO_2 仅为 0.7 左右。

三、注意事项

（1）密切监测氧疗效果

①呼吸系统监测（RR、SpO_2 等）。

②循环系统监测（HR、BP 等）。

③动脉血气监测等。

（2）积极氧疗后效果较差者，应及早行无创甚至有创正压通气。

（3）在基本保证氧供的前提下，避免长时间高浓度吸氧（$FiO_2>0.5$），防止氧中毒。

（4）注意吸入气体的湿化。

（5）预防交叉感染，吸氧装置需定期消毒。

（6）注意防火。

（张顶高）

第三节 人工气道的建立与管理

通过气管插管或气管切开等方式建立人工气道，以保证充分的痰液引流，并维持呼吸道通畅，保证有创正压通气的有效实施，是关系到呼吸衰竭患者能否得到成功救治的重要环节。

一、应用指征

（1）急性呼吸道梗阻。

（2）需及时清除呼吸道内分泌物。

（3）咽喉缺乏保护性反射。

（4）呼吸衰竭引起的低氧血症和高碳酸血症，需正压通气治疗。

二、操作方法

1.气道紧急处理　紧急情况下，应先保证患者有足够的通气及氧供，而不是一味地强求气管插管。在某些情况下，一些简单的气道管理方法能起到重要作用，甚至可以免除紧急情况下的气管插管。

（1）清除呼吸道、口咽部分泌物和异物。

（2）头后仰、托起下颌。

（3）放置口咽通气道。

（4）用简易呼吸器经面罩加压给氧。

2.人工气道建立方式的选择　人工气道的建立分为喉上途径和喉下途径。喉上途径是指经口和经鼻插管；喉下途径是指环甲膜穿刺和气管切开。

3.插管前准备

（1）喉镜，加压面罩，简易呼吸器，氧气，气管插管，管芯，探条，口咽通气道，插管钳，牙垫，负压吸引设备，气管插管弹性固定带，气管插管弹性固定绳，喷雾器等。

（2）向家属交代清楚插管的必要性和危险性，并取得其一致理解和同意。

（3）尽可能启动床旁的一切监测手段并记录数据。

4.插管过程的监测

（1）呼吸　频率、幅度、方式。

（2）口唇、甲床、皮肤黏膜的色泽，经皮血氧饱和度。

（3）血压、心率。

（4）呼吸末二氧化碳（$ETCO_2$）　监测 $ETCO_2$ 对于确定气管导管是否插入气管，发现导管插入食管或管路脱连接有重要价值。

5.插管操作方法　插管前让患者持续时吸几分钟纯氧能使可允许插管时间明显延长，称之为"预充氧"予以镇静、肌松药物，并行口腔及气道的表面麻醉。

经口腔明视气管插管的方法：

（1）患者头向后仰，使其口张开。左手持喉镜自右口放入口腔，将舌推向左入，然后徐徐向前推进，显露呈悬雍垂，同时以右手提下颌，并将喉镜继续向前推进，直至会厌暴露为止。

（2）左于稍用力将喉镜向前推进，使窥视片前端进入舌根与会厌角内，然后将喉镜向上、向前提起，即可显露声门。

（3）右手执气管导管后端，使其前端角自口右角进入口腔，对着声门，以一旋转的力量轻轻经声门插入气管。导管的弯度不住以致前端难以接近声门时，可借助赞芯，于导管进入声门后再将管芯退出。

（4）安置牙垫，退出喉镜。可接简易呼吸器、呼吸机予以控制通气，观察胸部有无起伏运动，并用听诊器听双侧呼吸音，以判断导管是否插入大气道内。

（5）导管外端和牙垫一并固定。

三、气管插管并发症

（1）动作粗暴可致牙齿脱落，或口鼻腔和咽喉部黏脱损伤、出血，或下颌关节脱位。浅麻醉下进行气管插管可引起剧烈咳嗽或喉支气管痉挛。有时由于迷走神经过度兴奋而产生心动过缓、心律失常，甚至心搏骤停。有时会引起血压剧升。

（2）导管过细使呼吸阻力增加，在痰液引流不畅时容易形成痰痂，从而导致导管堵塞。导管过粗则容易引起声门损伤、水肿、溃疡等。

（3）导管插入过深误入支气管内可引起一侧肺不张。

四、人工气道的管理

（1）病房管理　最好在空气净化区内，注意环境的消毒和隔离。

（2）固定气管插管　固定好插管，防止脱落移位。

（3）需记录的项目　插管日期和时间、插管人的姓名、插管型号、插管途径（经鼻、经（J）、插管外露长度、患者在操作过程中的耐受情况，气囊压力等。

（4）气囊管理　定期监测气囊压力，并将其保持在 $25{\sim}30cmH_2O$。定期清除气囊上滞留物，以防止滞留物下移，减少呼吸机相关肺炎的发生。注意在拔管前，也必须清除气囊上滞留物。

（5）做好胸部物理治疗，加强痰液引流。

（6）细致的口腔护理 每日两次，以预防病原菌随口腔内分泌物移行至气道内，引起呼吸道感染。在做口腔护理前，检查气囊充气是否良好，以防病原菌随护理液向气道内移行。

（张顶高）

第四节 机械通气

机械通气是借助于呼吸机的机械力量，产生或辅助患者的呼吸动作，达到增强和改善呼吸功能，纠止缺氧和二氧化碳潴留的一种治疗措施和方法，是急诊和危重病医学中不可缺少的呼吸支持手段。

一、有创机械通气

（一）呼吸机的工作原理和功能

1.呼吸机的基本工作原理 呼吸机可采用全气动逻辑元件结构或电子控制机械结构的方法来实现，即先打开吸气阀，关闭呼气阀，完成向患者的送气过程，然后关闭吸气阀，打开呼气阀，使患者完成呼气过程。

机械通气则是利用呼吸机的正压使气道口与肺泡之间产生一定的压力差，将新鲜气体压入肺部，产生气体交换，停止正压后借胸肺组织的弹性回缩，产生与大气压的压力差将肺泡内气排出体外。

2.呼吸机的功能

（1）有输送气体的动力，代替人体呼吸肌的工作，产生呼吸动作。

（2）能产生一定的呼吸节律，包括呼吸频率和吸呼比，以代替人体呼吸中枢支配呼吸节律的功能。

（3）能提供合适的潮气量（VT）或分钟通气量（MV）以满足机体代谢的需要，改善通气功能。

（4）供给的气体能通过加温和湿化，代替人体鼻腔功能，并能供给高于大气中氧气的含量，改善患者氧合。

（二）常用的机械通气模式

临床上机械通气时，可使用多种不同的方式处理患者与呼吸机之间的关系，来解决或完成基本的呼吸动作，这些技术称为机械通气的模式。

1.控制通气

（1）定义：呼吸机按照所设定的通气参数，有规律地、强制性地给患者通气。患者吸气力不能触发机械呼吸，呼吸机承担或提供全部的呼吸功。分为容量控制通气（VCV）和压力控制通气（PCV），需设定潮气量/通气压力、呼吸频率、吸气时间或呼吸时间比、吸气流速等参数。

（2）控制通气的应用指征：①中枢神经系统功能障碍，呼吸微弱或无力进行自主呼吸，大剂量镇静药或神经肌肉阻滞药等药物造成呼吸抑制。②麻醉时为患者提供一种安全的通气方式。③重度呼吸肌衰竭：如呼吸肌麻痹，胸部外伤，急慢性呼吸衰竭所致的严重呼吸肌疲劳时，为最大限度降低呼吸功，减少呼吸肌的氧耗量，以恢复呼吸肌疲劳。④心肺功能储备耗竭，如急性肺水肿，急性呼吸窘迫综合征时，应用控制通气可减轻心肺负荷。⑤需对呼吸力学指标，如呼吸阻力、顺应性、内源性呼气末正压、呼吸功等进行准确测定时。

2.辅助通气　患者存在自主呼吸，吸气相呼吸机正压送气由患者自主吸气动作触发启动，呼吸机以预先设定的潮气量或吸气压力提供通气辅助，呼气时呼吸机停止送气，这种由患者控制呼吸节律、呼吸机随患者自主呼吸频率协调一致地进行同步输气的通气模式称为辅助通气，即呼吸频率由患者控制，潮气量则取决于预设的容积或压力。适用于自主呼吸频率平稳而呼吸肌无力的患者。

3.辅助/控制通气

（1）定义：患者自主呼吸频率足够时，当呼吸机感知到患者自主呼吸，可释放出一次预先设定的潮气量，患者不能改变自主呼吸触发呼吸的潮气量，患者所做的呼吸功仅仅是吸气时产生一定的负压，去触发呼吸机产生一次呼吸，而呼吸机则完成其余的呼吸功。当患者自主呼吸频率低于备用频率时，则按备用频率通气。除设置与控制通气相同的参数外，还需设置触发灵敏度，是临床上最常用的通气模式。

（2）辅助/控制通气的应用指征：①呼吸中枢驱动力正常，但呼吸肌无力不能完成呼吸功。②呼吸中枢驱动力正常，但所需要的呼吸功增加（如肺部疾病时肺顺应性减退），使呼吸肌不能完成全部呼吸功。③允许患者有自己的呼吸频率，有助于维持正常的 $PaCO_2$。

4.同步间歇强制通气

（1）定义：患者能获得预先设定的潮气量和接受设置的呼吸频率，在呼吸机设定的强制通气期间，患者能触发自主呼吸，自主呼吸潮气量的大小与产生的呼吸力量有关。呼吸机释放的强制通气量，与患者的吸气负压相同步。

（2）同步间歇强制通气的应用指征：①呼吸中枢驱动正常，但是患者的呼吸肌群不能胜任全部的呼吸功。②患者的临床情况已能允许设定自己的呼吸频率，以维持正常的 $PaCO_2$。③撤离呼吸机。

5.持续气道正压

（1）定义：持续气道正压应用于有自主呼吸者，在呼吸周期的全过程中使用正压的一种通气模式。患者应有稳定的呼吸驱动力和适当潮气量，在通气时呼吸机不给予强制通气或其他通气支持。

（2）持续气道正压的应用指征：①患者通气适当，但有功能残气量的下降、肺不张等而使氧合作用下降。②患者通气适当，但因气道水肿或阻塞，如睡眠呼吸暂停综合征，需要维持人工气道。③准备撤离呼吸机，在撤机的过程中应用持续气道正压改善肺泡稳定性和功能残气量。

6.压力支持通气

（1）定义：指对有自主呼吸的患者，呼吸功能释出预定吸气正压的一种通气。当患者触发吸气时，呼吸机即开始送气并使气道压迅速上升至预设的压力值，并维持气道压在这一水平，当自主呼吸流速下降到最高吸气流速的 20% 时，送气停止，开始呼气。压力支持通气只需设定压力支持水平，不需要设定潮气量（tide volume，VT），VT 是由患者吸气力量和压力支持水平，以及患者和呼吸机整个系统的顺应性和阻力等因素所决定的。

（2）压力支持通气的应用指征：①撤机：患者呼吸肌群所做功的质和量，主要由压力支持通气水平的改变来控制。②长时间的机械通气：由于在吸气的全过程需应用呼吸肌群，故能减弱呼吸肌的失用性萎缩。

（三）机械通气治疗和参数设置与调节

1.机械通气的适应证和禁忌证

（1）机械通气的适应证：①中枢神经系统疾患，如脑部外伤、感染、脑血管意外及中毒等所致的中枢性呼吸衰竭。②支气管、肺部疾病所致的周围性呼吸衰竭。③神经肌肉疾患，如呼吸肌无力或麻痹状态所致的周围性呼吸衰竭。④胸部外伤、心肺手术及麻醉时。⑤心肺复苏等。

（2）机械通气的禁忌证：随着通气技术的进展，已无绝对禁忌证，对危重患者的抢救和治疗，应权衡利弊，下列情况属相对禁忌。①张力性气胸伴有或不伴有纵隔气肿，未进行引流时。②巨大肺大疱或肺囊肿，若行机械通气治疗，可使大疱或肺囊肿内压力升高，有发生破裂形成气胸的可能，应慎用。③大咯血发生窒息及呼吸衰竭，因气道被血块堵塞，正压通气可把血块压入小气道。此时应先吸净气管内的血块，使气道通畅后再行机械通气治疗。

2.呼吸机与患者的连接方式

（1）气管插管：经口插管比经鼻插管容易进行，在大部分急救中，都采用经口方式，经鼻插管不通过咽后三角区，不刺激吞咽反射，患者易于耐受，插管时间保持较长。

（2）气管切开：适用于长时间行机械通气的患者；已行气管插管，但仍不能顺利吸除气管内分泌物；头部外伤、上呼吸道狭窄或阻塞的患者等。

3.呼吸机工作参数的设置与调节

（1）吸入氧浓度（FiO_2）：机械通气初，为迅速缓解缺氧，吸入氧浓度设定在较高的水平，甚至 100%，保证组织适当的氧合，随着低氧血症的纠正，再将吸入氧浓度逐渐降低至 60% 以下，使 PaO_2 维持在可接受的水平，即 $PaO_2>8.0kPa$（>60mmHg），SaO_2 可达到 90% 以上，如吸入氧浓度在 60% 以上才能维持一定的 SaO_2，应考虑使用呼气末正压。脉搏氧饱和度测定仪能连续监测脉搏氧饱和度，与动脉血气分析均可作为调节依据。

（2）潮气量（VT）：成人常规设定潮气量为 8~12mL/kg。近年来，主张使用低潮气量，即 6~8mL/kg，机械通气的潮气量大于自主呼吸时的潮气量，目的为预防肺泡塌陷，治疗过程中可根据血气分析指标进行调整。如肺已充气过度，应使用较小的潮气量，如严重的支气管痉挛，以及肺顺应性显著减少的疾病。急性呼吸窘迫综合征时，较大潮气量可使吸入气体分布不均，在顺应性好的肺区，气体分布较多，导致无明显病变的肺泡过度扩张，产生生理无效腔的增加以及并发气压伤，此时应用小潮气量。

（3）呼吸频率（RR）：设置呼吸频率应考虑的因素有患者的自主呼吸状态、血流动力学、通气模式、潮气量及 $PaCO_2$ 等，控制通气或辅助控制通气时应接近生理呼吸频率，即 12~20/min，保证动脉血气正常及患者的舒适。呼吸机的运行过程中，应根据 $PaCO_2$ 以及自主呼吸的情况，随时调整呼吸频率，如患者参与了呼吸，则呼吸频率应降低。COPD 患者使用较慢的呼吸频率，由于呼吸频率降低，可有更充分的时间来呼出气体，这样气体陷闭会减少。肺顺应性较差（如急性呼吸窘迫综合征）的患者可使用较快的频率及较小的潮气量，以防止因为气道压增加而产生的气压伤。

（4）吸气时间及吸/呼比（Ti，I：E）：通常呼气时间设置为 1.2~1.5s，吸/呼比设定在 1：1.5~2。在整个呼吸周期中，吸气时间占 33%，呼气时间占 66%。较短的吸气时间，能扩张大部分顺应性较好的肺泡以减少无效腔；如果吸气时间较长，则可能增加平均气道压力，而影响血流动力学。个别 COPD 患者可用吸/呼比为 1：2~3 进行机械通气，因较长的呼气时间可使呼气更完全，并减少气体陷闭。对急性呼吸窘迫综合征患者，可延长呼气时间即增加吸/呼比，设置为 1：1~1.5，甚至反比通气以改善氧合。

（5）吸气流速：吸气流速为吸气时间的决定因素，也为吸/呼比的决定因素。应调节适当的流速率，使吸/呼比维持在理想的水平，也使潮气量和呼吸频率保持在适当的水平。在容量控制通气时，如患者无自主呼吸，则吸气流速应低于 40L/min，如患者有自主呼吸时，则吸气流速应为 40~60L/min。

（6）触发灵敏度：灵敏度与触发水平有关，触发水平可调节在某一水平，使呼吸机释放出吸气流量。吸气相的触发有压力触发和流量触发。①压力触发：触发呼吸时，管道内压力降至一定水平，呼吸机可被触发并形成吸气流量，吸气时管道中所形成压力必须低于基线压力。灵敏度设置应较容易地触发呼吸机而产生气流。如用较大力量触发呼吸机，或产生气流的时间发生延缓，则可增加呼吸肌群工作强度。触发灵敏度太高，患者可一次接一次地触发通气。一般设置在低于吸气末压力 0.049~0.196kPa（0.5~2cmH_2O）。②流量触发：流量触发型呼吸机，不需患者做功来触发呼吸机，无延缓时间，使患者更为舒适。呼吸机可通过近端流量传感器监测实际进入肺部的流量，触发反应极快，影响因素小，故能最大限度地减少呼吸功，同步效果好。一般设置在 1~3L/min。

（7）通气压力（IP）：在应用压力控制通气时，需要设置通气压力，应用正压通气抵消胸肺的弹性阻力使肺膨胀，一般设置在 1.471~1.961kPa（15~20cmH_2O）为宜，容量控制通气则无须设置。

（8）呼气末正压（PEEP）：指在呼气末气道压力并不降低为零，而仍保持在一定的正压水平。PEEP 能复原不张的肺泡，阻止肺泡和小气道在呼气时关闭，并能将肺水从肺泡内重新分布到肺血管外。能降低肺内分流，增加功能残气量，改善肺顺应性，减少氧弥散距离，增进氧合。一般情况下，最佳 PEEP 水平是在循环功能或状态能够负担前提下，吸入氧浓度在 0.5 以下、$PaO_2 \geq 8.0kPa$（60mmHg）时的最低水平。

（9）报警设置：气道压力上限报警：应设置在通气峰压之上 0.49~0.98kPa（5~10cmH_2O），下限为能保持吸气的最低压力。潮气量或每分通气量过低或过高报警：应设置在预定潮气量或每分通气量 10%~15% 的以下或以上水平。

（四）人工气道的管理

1.吸入气体的加温加湿问题　气管插管或切开的患者失去了上呼吸道的温、湿化作用，机械通气时需使用加温加湿器予以补偿。湿化瓶内需用蒸馏水，要求吸入气体温度在 32~36℃，24h 湿化液量至少 250mL。

2.吸痰 每次吸痰前后予高浓度氧（吸入氧浓度>60%）吸入 2s，吸痰时间不宜过长，一般不超过 15s，吸痰时应注意防止交叉感染。

3.雾化吸入 通过文丘里效应将药物水溶液雾化成 5~10μm 微滴送入气道后在局部发挥药物作用。常用药物有β_2受体兴奋药、糖皮质激素等。

4.气管内滴入 通常用于稀释、化解痰液。1/2~1h1 次缓慢注入气管深部。

5.气囊充放气 气管黏膜下毛细血管内压为 3.3kPa（25mmHg），为避免黏膜缺血坏死，气囊内压须<3.3kPa（<25mmHg），在保证气管导管与气管间隙基本不漏气的前提下，尽可能降低充气压力；气囊充气以注入气体量刚好封闭气道，听不到漏气后再注入 0.5mL 为宜。目前对于一次性气管导管不需要气囊放气。

（五）机械通气的撤离

应用机械通气后，原发疾病得到控制，肺部通气与换气功能改善，逐渐撤离机械通气对患者的呼吸支持，最终使患者完全脱离呼吸机的过程，即为机械通气撤离，简称撤机。

1.撤机的指征 导致呼吸衰竭的原发病因已经解除，患者全身情况好转，神志清楚，血流动力学稳定，咳嗽反射有力，自主呼吸增强，自主频率低于 25/min。吸氧浓度<40%时血气分析正常。

2.撤机的方式

（1）直接撤机：病情较轻、短期或间歇使用呼吸机者，可试验停机 1h，观察临床表现和血气分析，如无明显异常即可撤机，无须过渡阶段。

（2）T 形管撤机：用 T 形管进行自主呼吸试验，停机宜在上午进行，开始停机时间宜短，每次 10~20min，若自主呼吸超过 2h，生命体征稳定，血气分析正常，可停机。

（3）SIMV 模式撤机：SIMV 模式允许患者在呼吸机强制通气的间期进行自主呼吸，逐渐降低强制通气的次数而进行撤机。撤机过程中，机械通气的强制通气部分逐渐减少，而自主呼吸的部分逐渐增多，直到完全过渡到自主呼吸。

（4）PSV 撤机：降低吸气压力支持水平，加大呼吸肌负荷，当吸气压力为 0.49~0.69kPa（5~7cmH$_2$O）时，稳定 4~6h 后可撤机。

（5）SIMV 与 PSV 联合应用撤机：可使撤机更为平稳，开始时使用 SIMV 提供 80% 的通气量，PSV 用较高水平的压力支持，以克服呼吸机管道阻力，逐渐向下调节 SIMV 频率，当下调至 2~4/min 后，再将 PSV 压力水平下调到 0.49~0.59kPa（5~6cmH$_2$O），稳定 4~6h 可撤机。

3.拔管 成功撤机后，即要考虑拔管。其时机为患者的呼吸功能进一步恢复，感染控制、痰量减少，具备相当的咳嗽能力，吞咽功能正常。拔管前应彻底吸痰，拔管前 1~2h 注射地塞米松 5~10mg，拔管时抽出气囊的气体，拔管后给予吸氧，术后 2h 内不要进食，密切观察患者呼吸、循环和意识的变化。

（六）机械通气引起的并发症

机械通气时应用人工气道和正压通气，导致了一些并发症的发生。临床上应给予积极的预防和治疗。

1.低血压和少尿 正压通气通过使胸腔负压转为正压，造成静脉回流受阻，回心血量减少，血压降低。心排血量的下降和胸膜腔内压升高引起的静脉淤血，则可导致肾动脉缺血和肾静脉淤血，加重肾功能障碍，引起水钠潴留，尿量减少。应合理设定各项通气参数，选择最佳的呼气末正压，补充血容量和（或）加用多巴胺等正性药物。少尿时酌情应用呋塞米。

2.上消化道出血　正压通气时，由于血流动力学的改变、心排血量的降低，血压下降等导致胃肠道灌注压下降，出现供血不足；另外，胸腔内压上升，周围静脉回流受阻，胃肠道静脉压上升、淤血等，引起出血。可应用 H_2 受体阻断药防治消化道出血。

3.呼吸机相关性肺损伤

（1）气压伤：机械通气时，肺部压力过高，可引起肺泡损伤或破裂，产生肺部气压伤：肺间质气肿、纵隔气肿、气胸和皮下气肿等。吸气峰压>4.9kPa（50cmH$_2$O），易发生肺部气压伤，如肺内有气体分布不均，气压伤的发生率则更高。肺气肿、哮喘和急性呼吸窘迫综合征时，平均气道压力也增高，更易发生肺部气压伤。

（2）容积伤：由于机械通气后导致肺过度膨胀而产生的继发性肺损伤。吸气时肺过度牵张可引起肺水肿、弥漫性肺泡损害、上皮损害及微血管通透性增加。

（3）预防措施：①预防肺泡过度扩张：降低潮气量及呼气末正压水平、调整吸气流速和吸/呼比比例等措施。②改善肺内气体分布：应用较慢的吸气流速和减速流量波形，适当对气管痉挛的患者使用支气管扩张药。③合理设置报警上限，将压力上限或潮气量上限调定在高于吸气峰压和呼出潮气量的10%~15%水平上。④减轻咳嗽，选用适当的通气模式使呼吸机与患者相配合，使用镇静药或肌松药阻止患者与呼吸机对抗。

4.呼吸机相关性肺炎

（1）原因：人工气道因失去了正常状态下上呼吸道对病原体的滤过作用。呼吸机消毒不严；严重疾病、体质差，加之长期用抗生素和激素；呼吸道湿化不够，分泌物黏稠，纤毛运动减弱，分泌物在肺部沉积；胃部、口咽部的病原体，主要为革兰阴性杆菌被误吸入支气管肺部。

（2）预防措施：抬高患者头部，防止胃液反流和吸入胃内溶液；医护人员在接触患者之前认真洗手，严格无菌操作；防止咽部滞留物吸入下呼吸道；保证呼吸道充分湿化；雾化吸入或静脉预防性应用抗生素；重症监护室内可设置空气净化装置。

二、无创正压通气

无创正压通气是指无须建立人工气道的正压通气，常通过鼻或面罩等方法连接患者。临床研究证明，在合适的患者中无创正压通气可以减少急性呼吸衰竭的气管插管或气管切开的需要以及相应的并发症，改善预后；减少慢性呼吸衰竭呼吸机的依赖，减少患者的痛苦和医疗费用，提高生活的质量。

无创正压通气可以避免人工气道的不良反应、气道损伤、呼吸机相关性肺炎等，但同时不具有人工气道的一些作用，如气道引流、良好的气道密封性等。由于无创正压通气不可避免地存在或多或少的漏气，使得通气支持不能达到与有创机械通气相同的水平，临床主要应用于意识状态较好的轻、中度的呼吸衰竭，或自主呼吸功能有所恢复、从有创机械通气撤离的呼吸衰竭患者，而有意识障碍、有并发症或多器官功能障碍的严重呼吸衰竭应选择有创机械通气。无创正压通气与有创机械通气各自具有不同的适应证和临床地位，两者相互补充，而不是相互替代。

（一）适应证

具有呼吸功能不全的表现，并且无使用无创正压通气的禁忌证均可试用无创正压通气。患者出现较为严重的呼吸困难，辅助呼吸肌的动用，而常规氧疗方法（鼻导管和面罩）不能维持满意氧合或氧合障碍有恶化趋势时，应及时使用无创正压通气。无创正压通气并发症较少，可随时停用、间断使用，故可以早期试用。但患者必须具备使用无创正压通气的基本条件：较好的意识状态、咳痰能力、自主呼吸能力、血流动力学状况和良好的配合无创正压通气的能力。

（二）禁忌证

意识障碍、呼吸微弱或停止、无力排痰、严重的脏器功能不全、上消化道大出血、血流动力学不稳定等，未经引流的气胸或纵隔气肿、严重腹胀、上气道或颌面部损伤、术后、畸形、不能配合无创正压通气或面罩不适等。

（三）呼吸机的选择

要求能提供双相的压力控制或压力支持，其提供的吸气压力可达到 1.96~2.94kPa（20~30cmH_2O），能够提供满足患者吸气需求的高流量气体（60~100L/min），具备一些基本的报警功能；若用于I型呼吸衰竭，要求能提供较高的吸氧浓度（>50%）和更高的流速需求。

（四）连接方式

应准备不同大小型号的鼻罩和口鼻面罩以供不同患者使用。鼻罩和口鼻面罩都能成功地用于急性呼吸衰竭的患者，在应用无创正压通气的初始阶段，口鼻面罩应首先考虑应用，患者病情改善24h后若还需较长时间应用无创正压通气则可更换为鼻罩。

（五）通气模式与参数调节

1.通气模式　持续气道正压和双水平正压通气是最为常用的两种通气模式，以后者最为常用。双水平正压通气有两种工作方式：自主呼吸通气模式（S模式，相当于PSV+PEEP）和后备控制通气模式（T模式，相当于PCV+PEEP）。因此，双水平正压通气的参数设置包括吸气压（IPAP），呼气压（EPAP）及后备控制通气频率。当自主呼吸间隔时间低于设定值（由后备频率决定）时，即处于自主呼吸通气模式；自主呼吸间隔时间超过设定值时，即由自主呼吸通气模式转向后备控制通气模式。在急性心源性肺水肿患者首选持续气道正压，如果存在高碳酸血症或呼吸困难不缓解可考虑换用双水平正压通气。

2.双水平正压通气参数调节原则　呼气压、吸气压均从较低水平开始，待患者耐受后再逐渐上调，直到达到满意的通气和氧合水平，或调至患者可能耐受的最高水平。双水平正压通气模式通气参数设置的常用参考值如下：吸气压/潮气量：0.98~2.45kPa（10~25cmH_2O）/7~15mL/kg；呼气压：0.29~0.49kPa（3~5cmH_2O）[I型呼吸衰竭时用0.39~1.18kPa（4~12cmH_2O）]；后备频率（T模式）：10~20/min，吸气时间：0.8~1.2s。

（六）无创正压通气转换为有创通气的时机

应用无创正压通气 1~2h 病情不能改善应转为有创通气。在应用无创正压通气过程中如何及时、准确地判断无创正压通气的效果，对于是继续应用无创正压通气，还是转换为有创机械通气具有重要意义：一方面，可以提高无创正压通气的有效性，另一方面，可避免延迟气管插管，从而提高无创正压通气的安全性，对于能够成功应用无创正压通气的患者的特征可能是基础病情较轻、应用无创正压通气后血气能快速明显改善、呼吸频率下降。而可能失败的相关因素为较高的APACHEII评分、意识障碍或昏迷、对无创正压通气的初始治疗反应不明显、X线胸片提示肺炎、呼吸道分泌物很多、高龄、满口缺齿、营养不良等。

（张顶高）

第五节　体外膜氧合

体外膜氧合（extracorporeal membrane oxygenation，ECMO）系由体外膜肺和泵系统组成，主要功能以氧合为主。应用时在局麻下，从大静脉引出血流，经滚动泵驱入到膜肺，进行氧合及清除CO_2，自膜肺引出的动脉血再流回体内，以此方式供氧进行气体交换。

一、适应证及禁忌证

1.呼吸衰竭　急性严重的可能致死的呼吸衰竭，常规治疗无效，如原发病为可逆时为应用ECMO的指征。如ARDS，具体指征为：患者用通气机合理通气和药物治疗后气体交换功能极差；年龄小于60岁，通气机使用6天以内；神经系统反应正常；氧合减低；肺内分流大于30%；$PaO_2 \leq 13.3kPa$；CO_2排出降低；每分钟通气量>200ml/kg时$PaCO_2 > 6kPa$。

相对禁忌证为：通气机使用6~10天；免疫抑制；全身败血症；有活动性出血。绝对禁忌证为：通气机使用10天以上；败血症休克、代谢性酸中毒和BE<-5mmol/L，且持续12小时；心脏停搏；脑损害；终末性疾病。

2.新生儿呼吸衰竭　大多数用常规通气治疗可获成功，如通气机支持、内外科治疗无效，常用ECMO辅助。其适应证为：

（1）新生儿持续肺动脉高压。

（2）胎粪吸入。

（3）新生儿透明膜肺病。

（4）败血症和肺炎。

（5）先天性膈疝。

禁忌证为体重小于1.5kg；胎龄小于35周；经纯氧通气10天无效提示有严重的不可逆肺损伤；有严重的染色体异常；颅内或其他部位有不可控制的出血；肺发育不良或严重的支气管肺发育异常。

3.ECMO用于心脏辅助　ECMO作心脏辅助最常见的原因是心脏手术后心肺功能不全，绝大多数用于儿童或用于不易于开胸的紧急情况。心脏病、心脏移植、心肌炎也能从ECMO辅助获得好处。

ECMO作心脏辅助的两个实用指征：①持续性低心排综合征；②心脏切开后肺血管反应性异常。

ECMO作心脏辅助的禁忌证：①心脏停搏时；②心脏停搏前神经系统情况不好；③

急性或严重脑损害；④其他不正常情况（无法治疗的疾病、转移性癌、艾滋病）；⑤长时间休克、代谢性酸中毒，BE<-5mmol/L，且持续12小时，或平均动脉压降低，新生儿<5.3kPa，婴儿<6.7kPa、儿童<8.0kPa且持续12小时。

二、并发症

1.出血 是 ECMO 最主要并发症，肝素化是出血最可能的原因。出血可发生在任何器官，颅内出血后果最严重。

2.栓塞 血块、空气或颗粒物的栓塞在静脉-动脉 ECMO 中值得引起注意。

3.感染 肺继发感染或插管部位感染。

4.DIC。

5.心力衰竭。

（张顶高）

第六节 纤维支气管镜

一、适应证

（1）不明原因咯血，需明确出血部位和咯血原因者，或原因和病变部位明确，但内科治疗无效或反复大咯血而又不能行急诊手术需局部止血治疗者。

（2）X 线胸片示块影、肺不张、阻塞性肺炎，疑为肺癌者。

（3）X 线胸片阴性，但痰细胞学阳性的"隐性肺癌"者。

（4）性质不明的弥漫性病变，孤立性结节或肿块，需钳取或针吸肺组织做病理切片或细胞学检查者。

（5）原因不明的肺不张或胸腔积液者。

（6）原因不明的喉返神经麻痹和膈神经麻痹者。

（7）不明原因的干咳或局限性喘鸣者。

（8）吸收缓慢或反复发作性肺炎。

（9）需用双套管吸取或刷取肺深部细支气管的分泌物做病原学培养，以避免口腔污染。

二、禁忌证

（1）对麻醉药过敏者以及不能配合检查的受检者。

（2）有严重心肺功能不全、严重心律失常、频发心绞痛者。

（3）全身状况极度衰弱不能耐受检查者。

（4）凝血功能严重障碍以致无法控制的出血素质者。

（5）主动脉瘤有破裂危险者。

（6）新近有上呼吸道感染或高热、哮喘发作、大咯血者需待症状控制后再考虑做纤维支气管镜检查。

三、检查方法

1.做好术前准备 术前向病人说明检查目的、意义、大致过程和配合的方法，以消除病人的顾虑，使检查顺利进行。受检者需有近期胸片，包括正侧位片、必要时有断层片或胸部 CT 片，以确定病变位有出血倾向者需做凝血时间和血小板计数等检查。对年老体弱、心肺功能不佳者做心电图和肺功能检查。术前受检者禁食 4h。术前半小时肌内注射阿托品 0.5mg 和地西泮 10mg。

2.局部麻醉　常用 2%利多卡因溶液，可在纤支镜镜管插入气管后滴入或经环甲膜穿刺注入。

3.操作步骤　患者一般取平卧位，不能平卧者可取坐位。术者用左手或右手持纤维支气管镜的操纵部，拨动角度调节环和钮，持镜经鼻或口腔插入，找到会厌与声门，观察声门活动情况。当声门张开时，将镜快速送入气管，在直视下边向前推进边观察气管、隆突、先进入健侧再进入患侧，依据各支气管的位置，拨动操纵部调节钮，依次插入各段支气管。

四、临床应用

1.协助疾病诊断　①肺癌的诊断；②肺不张的诊断；③对胸片正常的咯血病人的诊断；④肺部感染性病变的诊断；⑤弥漫性肺部间质性疾病的诊断；⑥胸膜疾病的诊断。

2.协助疾病的治疗　①用于呼吸衰竭的救治，可利用纤支镜通过气管插管的内径口或气管切开的气管套管口或直接插镜进行床边吸痰；②胸外伤及胸腹手术后并发症的治疗，由于胸外伤、胸腹手术后限制了患者的咳嗽动作，使血液或痰液滞留导致肺不张或肺部感染等并发症。通过纤支镜吸引可避免或减少并发症的发生；③取异物；④肺部感染性疾病的治疗，可通过纤支镜吸引分泌物以及局部给药治疗；⑤用于大气道狭窄的介入治疗。⑥肺泡蛋白沉积症的治疗。

五、并发症

主要并发症有喉痉挛、术中术后出血、低氧血症、气胸、术后发热、麻醉药反应等，偶见心脏骤停。

（郭轶男）

第七节　慢性阻塞性肺疾病急性加重

慢性阻塞性肺病（COPD）是一种具有气流受限特征的可以预防和治疗的疾病，气流受限不完全可逆、呈进行性发展，与肺部对烟雾等有害气体或有害颗粒的异常炎症反应有关。COPD 是严重危害人类健康的疾病之一，据统计 COPD 病死率已经超过脑血管病成为世界第三位死亡原因。我国 COPD 的患病率较高，40 岁以上中国人群中男性 COPD 患病率为 12.4%，女性为 5.1%，总患病率为 8.2%。目前约有 4300 万 COPD 患者，每年因该病死亡逾 100 万人。COPD 主要累及肺脏，包括小气道、肺实质、肺血管导致慢性支气管炎、肺气肿和肺心病。此外，也可引起全身反应（肺外表现），如心血管病发病倾向增高、全身软弱乏力、骨质疏松、抑郁症和焦虑症等，是影响患者生活质量的重要方面。

慢性阻塞性肺疾病急性加重（AECOPD）是 COPD 自然病程当中的一个急性事件，

是导致患者死亡的重要原因，很多患者频繁发作急性加重严重影响了患者生存质量。AECOPD 的特征为 COPD 患者短期内出现咳嗽、咳痰、气短和（或）喘息加重，痰量增多，呈脓性或黏脓性，可伴发热等炎症明显加重的表现；可能需要改变常规的治疗，是导致患者看急诊的一个常见原因。

AECOPD 最常见的原因是气管支气管病毒、细菌感染和空气污染，但是约 1/3 患者急性加重的原因尚不清楚。研究显示，AECOPD 患者痰细菌培养的阳性率为 40%~50%，常见的细菌为流感嗜血杆菌、卡他莫拉菌、肺炎链球菌、铜绿假单胞菌等。近年的研究发现，COPD 患者在稳定期气道内已存在细菌定植。常见的病毒有鼻病毒、冠状病毒、流感病毒、副流感病毒、腺病毒、呼吸道合胞病毒；其他诱因包括肺炎、充血性心衰、肺栓塞、药物（β-受体阻滞剂、镇静剂）、心律失常等。

AECOPD 产生机制是在气道慢性炎症的基础上，在微生物和空气污染等因素的作用下，气道炎症加剧，导致支气管狭窄、水肿、黏性分泌物增多，从而出现急性加重的症状。

一、诊断要点

（1）COPD 的诊断标准是基于肺功能检查，存在不完全可逆性气流受限（使用支气管扩张剂后第一秒用力呼气容积占用力肺活量的百分比<70%）是必备条件，结合临床有慢性咳嗽、咯痰和进行性呼吸困难病史，以及有 COPD 危险因素可以诊断 COPD。

（2）AECOPD 诊断是一种急性起病的过程，其特征是患者呼吸系统症状恶化，超出日常的变异，如出现短期咳嗽、咳痰、气短和（或）喘息加重，痰量增多，呈脓性或黏液脓痰，尚要改变基础 COPD 的常规用药。

（3）由于没有确切的诊断性实验或辅助检查指标，上面所提到的急性加重诊断均为临床诊断。因此，对于一个可能是急性加重的患者临床上更重要的在于评估其严重程度并排除其他疾病引起的症状恶化；而评价急性加重的程度就要综合分析患者以往的病史、症状、体征、相关的实验室检查及辅助检查。同时根据以上评估判断是否须入院治疗。

①症状 轻者为咳嗽、咳痰、喘息加重；重者可出现急性呼吸衰竭或慢性呼吸衰竭急性加重；呼吸性酸中毒。

②体征 口唇发绀，喘息貌，桶状胸，双肺广泛或散在干鸣音；也可出现湿啰音。

③辅助检查 血常规检查、生化检查、胸部 X 线检查、动脉血气分析、心电图检查。

二、院前处理要点

（1）评估生命体征（包括是否缺氧），对危重者给予必要的生命支持。

（2）了解过去病史，是否有慢性咳嗽、咯痰、进行性呼吸困难等症状或有 COPD 病史。

（3）了解近期呼吸道症状加重程度。

（4）如有条件给予生命监护，包括血氧饱和度监测。

（5）给予氧疗，注意一般用低流量持续吸氧。

（6）呼吸困难严重、血氧饱和度不能达到 90%（对于慢性呼吸衰竭者不能达到平时稳定水平），在有条件情况下给予机械通气。

（7）处理其他异常（如给予痰液引流、吸入性支气管扩张剂等）。

（8）尽快运送到目标医院。

三、急诊处理

（一）病情评估

（1）了解患者加重前的用药史、合并疾病；特别需要了解患者的气促、咳嗽、痰量、痰色和询问活动受限频度和发作时的严重度。老年患者还要了解是否出现乏力、厌食、精神萎靡不振、嗜睡等非特异情况。

（2）检查患者的神志、发绀程度、呼吸频率，是否有浅快呼吸，是否有辅助呼吸肌参与呼吸；呼吸音强弱、肺部啰音、心率；肺动脉瓣第二心音是否亢进；外周水肿是否有加重；有助于判断心、肺功能及感染情况。

（3）心电图 有助于诊断心室肥大、心律失常和心肌缺血。

（4）胸部 X 线（后前位加侧位） 能够排除其他可能疑似急性加重症状的其他疾病。

（5）动脉血气分析 评估急性加重的重要指标。如患者在呼吸室内空气时，$PaO_2<60mmHg$ 和（或）$SaO_2<90\%$，伴或不伴 $PaCO_2>50mmHg$，提示呼吸衰竭。如呼吸衰竭的患者出现中到重度的酸中毒（pH 值<7.136）加高碳酸血症（$PaCO_2>45\sim60mmHg$）是病情严重的指标，机械通气的指征，甚至较高碳酸血症更为重要。

（6）生化检查可发现有无电解质紊乱、糖尿病和营养不良。

（7）全血细胞计数能够明确有无白细胞、红细胞增多或减少、血小板是否正常。

（二）急诊治疗方案

（1）评价症状、血气分析、胸部 X 线的严重程度。

（2）给予控制性氧疗，应用鼻导管或 Venturi 面罩控制 $FiO_2 0.24\sim0.25$，目标 $SpO_2 90\%\sim92\%$；$PaCO_2 60\sim65mmHg$，并在治疗 $30\sim60$ 分钟后复查动脉血气分析。

（3）支气管舒张剂的应用治疗 AECOPD 时主张多次吸入短效β-受体激动剂（沙丁胺醇），吸入每 $4\sim6$ 小时 1 次；如效果不佳可加用异丙托溴铵等抗胆碱能药物，直到症状改善。可以用定量气雾剂或溶液制剂，其目的是使支气管舒张，改善通气。氨茶碱目前被认为是二线静脉治疗药物，当使用上述短效支气管舒张剂疗效不佳时可考虑使用。氨茶碱可以 0.25g 稀释后静脉滴注或静脉注射，但应注意心率加快等副作用。茶碱类药物对肺功能的改善作用不持久，但其不良反应却比较明显，故使用时需注意。

（4）抗生素的应用 AECOPD 患者应用抗生素治疗是有意义的，积极高效的抗菌治疗不仅可以迅速缓解患者的症状，而且可以有效地降低细菌负荷，预防下次急性加重。选用抗生素以口服制剂为主，剂量取决于该抗生素的口服生物利用度及患者能否进食。若需静脉应用，则在患者病情稳定后迅速序贯口服抗生素，疗程为 $3\sim7$ 天。为了合理选择抗生素，将 AECOPD 患者分为 3 组：A 组为轻度加重、无危险因素者，主要病原菌为流感嗜血杆菌、肺炎链球菌、卡他莫拉菌、肺炎支原体和病毒；B 组为中度加重、有危险因素者，主要病原菌为 A 组中的病原菌加耐药菌（β-内酰胺酶菌株、青霉素耐药的肺炎链球菌）、肠杆菌科（肺炎克雷伯菌、大肠埃希菌、变形杆菌及肠杆菌属等）；C 组为重度加重、具有铜绿假单胞菌感染危险因素者，主要病原菌在 B 组基础上加铜绿假单胞菌。

（5）祛痰 给予痰液稀释剂如盐酸氨溴索。

（6）其他药物 合并急性呼吸衰竭的 COPD 患者不建议使用呼吸兴奋剂，因其治疗 COPD 急性呼吸衰竭的疗效并不显著。还应辅以液体平衡监测、营养支持、预防深静脉栓塞（如用抗凝药物肝素等），以及祛痰等措施。

（郭轶男）

第八节　重症哮喘

长期以来教科书中多提到哮喘持续状态。指哮喘发作，用一般的抗哮喘治疗病情并无改善，严重发作超过 24h 不缓解者，谓之哮喘持续状态。但近年多不再用这个名称，因为：①哮喘持续状态指的是发作严重程度，而重点不是指时间；②有些患者几小时或仅数十分钟的发作，即有致命的危险。故现在多数主张用重度哮喘这一名称。并有人提出潜在致命性哮喘（PFA）即指有高度死亡危险的哮喘患者：①曾有因呼吸停止而进行人工通气治疗者；②因哮喘发作而导致呼吸性酸中毒者；③每年有两次因哮喘加重而入院进行抢救者；④哮喘发作严重而有纵隔气肿或发生自发性气胸者。

一、发病因素

（一）诱发因素

1.接触大量致敏原和精神创伤　这类患者 34 例曾进行气管插管并未发现大量分泌物，主要是气管高度痉挛引起的气管狭窄，对通气治疗反应良好、常经处理后迅速缓解。

2.呼吸道感染，诱发致死性哮喘的可能因素。

（1）细菌的内毒素在自然界普遍存在，随时可吸入体内作为变应原。

（2）感染原在肺内刺激中性粒细胞在支气管聚积。

（3）细菌内毒素可引起气道狭窄。

（4）细菌内毒素吸入后 FEV_1 下降，可持续 5h 以上。

3.过量使用 β_2 受体激动剂　长期的、过量的使用 β_2 激动剂、症状可缓解掩盖了炎症进展，造成气道反应性增高。大量 β_2 激动剂可导致室性心律失常，也是哮喘突然死亡的原因之一。

4.对病情缺乏恰当的评估与监护　对咳嗽性哮喘误诊为炎性病变或心功能不全，因而导致治疗上失误，增加致死性的危险。

（二）发展为重症哮喘的因素

1.与医生有关因素

（1）未能正确估计病情，轻中度哮喘未能认识到有发展为重度哮喘的可能。

（2）对中度哮喘激素应用量不足。

（3）对皮质类固醇应用有恐惧心理。

（4）缺乏对哮喘病的理解。

（5）过多依靠支气管扩张剂。

（6）不能坚持有效地治疗方案，过多地使用其他无效方案。

2.发展为重症哮喘与患者有关的因素

（1）未按医嘱用药。

（2）恐惧使用激素的心理、自己减量使用。

（3）不去医院就诊，希望能自己缓解或自己改变治疗方案。

（4）缺乏必要的治疗。

（5）急救就诊过晚。

（6）经济困难无钱治疗。

（7）心理障碍或对疾病缺乏正确认识。

（8）拒绝治疗，对治疗缺乏信心。

（9）过敏原未除。

（10）家庭不和。

二、致死性哮喘病理生理

（一）呼吸功能损害

1.气道阻力增加、肺泡空气滞留和过度充气。

2.胸膜腔负压增加。

3.增加呼吸功。

4.残气、功能残气、全肺体积增加。

5.V/Q 比值异常。

6.肺泡残腔和肺泡通气增加（最后发生全身耗竭）。

（二）心血管功能的改变

1.肺动脉压上升。

2.右心损伤。

3.左右心室后负荷增加。

4.趋向于发生肺水肿。

5.心率、血压升高。

三、气道严重阻塞的心搏骤停可能发生的指征

1.神志改变，如昏迷、恐慌、精神异常。

2.发绀，PaO_2<8kPa（60mmHg）。

3.奇脉，吸气时收缩压下降>2kPa（15mmHg）。

4.心动过速，心率>110 次/min。

5.不能说出一句完整的话（单音吐字）。

6.胸部听诊呼吸音低，无哮鸣及啰音，心音减弱。

7.心动过缓。

8.耗竭状态，全身冷汗，面色灰暗。

9.呼吸频率>30 次/min。

10.$PaCO_2$趋于正常或上升，$PaCO_2$>0.23PaO_2+2.128kPa（15.96mmHg）。

11.pH 下降。

四、严重程度的判定

（一）病史

既往多有因哮喘急性发作而急诊看病或住院史。或在病史中可询问出上述导致重症

哮喘的原因。此外，重症哮喘患者多有体力活动明显受限，生活自理困难，夜间睡眠受到严重干扰等情况。

（二）临床表现

1.神志，精神障碍；焦急、烦躁、嗜睡、意识模糊。

2.只能用单音节说话，或根本不能说话。

3.端坐呼吸，前倾位。

4.出冷汗或大汗淋漓，四肢末端发凉。

5.口唇，甲床发绀。

6.辅助呼吸肌过度运动，出现三凹征，胸腹部矛盾运动。

7.双肺弥漫性哮鸣音，或哮鸣音由响亮转为微弱乃至消失。

8.即使安静状态下亦出现显著呼吸困难，RR>33 次/min，呼吸幅度浅，或有节律异常。

9.HR>120 次/min（应除外发热、贫血及药物作用），心律不齐。

10.血压降低。

11.奇脉，收缩压下降 2.4~3.3kPa（18~25mmHg）。

（三）实验室检查及特殊检查

1.床旁肺功能测定

FVC<1.0L，FEV_1<0.5L 或 FEV_1<30%预计值。PEER<50%预计值（或平素最佳值）或 PEER<100L/min。

2.动脉血气分析　普通哮喘发作时多表现为 PaO_2 降低，$PaCO_2$ 也降低（过度通气），如果 PaO_2<8kPa（60mmHg），同时 $PaCO_2$ 由降低转为"正常"，甚至高于正常（高碳酸血症），pH 值降低，提示气道阻塞严重，呼吸肌疲劳，呼吸衰竭。

3.心电图　可有肺型 P 波，或 ST-T 改变，心律失常。

4.X 线检查　有助于发现肺不张，自发性气胸，纵隔气肿等并发症。

五、治疗

抢救致命性哮喘的成功要点首先是分析哮喘加重的原因并及时解除。无诱因的恶化者预示着病情加重，有诱因而不能及时发现对症治疗可致疾病继续恶化。第二，对病情要有正确的估计，并识别有无并发症的存在。避免使患者发展为多脏器功能衰竭，使治疗更加困难。第三，合理的重症治疗，必须在全面治疗的基础上加特殊治疗。

（一）恶化诱因必须及时消除

哮喘湿化不足，激素量不足，必须及时纠正。哮喘伴发咳嗽时，有时误认为感染的存在，只重视抗生素的治疗而忽视支气管扩张者和抗变应性反应的治疗，则使病情加重。其他如气胸、纵隔气肿、肺感染等必须检胸片证实。及时血气检查，以帮助制定合理的抢救方案。

（二）客观评估病情

对病情客观估计是抢救成功与否的另一重要环节，有的患者发病后很快昏迷，故有人主张用重症哮喘患者代替持续性哮喘一词。重症哮喘的处理主要是防止心搏骤停，一旦发生则复苏比较困难。故有心跳呼吸暂停较大可能者则应及时插管，以保证氧的供给和适当的通气。$PaCO_2$ 高一些关系不大，但 PaO_2 一定要保证在 8kPa（60mmHg）以上。

（三）气道分泌物湿化

包括充足液体的供应及雾化吸入，松解痰液是哮喘的基本治疗。保持尿量 50ml/h，1000ml/d 以上，是液体足量的标志。雾化液化的盐水加支气管扩张药为宜，但氨苯碱吸入无效。达先片不增加痰的体积，但稀化痰液为比较理想的祛痰药。

（四）支气管哮喘治疗的新概念

哮喘的处理分为两大类。支气管扩张药属于症状治疗、对症治疗，即刻效应明显。但药物作用消失后症状再次出现，不能真正的持久的缓解病情。特异性治疗如激素类药物属于根本治疗，但需要一定时间，数小时、数日、数周才起作用。缓解症状后就可以稳定一段时间，数周、数月不等。Cockcroft 指出，临床上治疗支气管哮喘，单纯用支气管扩张剂控制症状，不用抗变应性炎症治疗，使之潜伏发展，这可能是近年来哮喘死亡逐年增加的原因之一。哮喘发病机制中气道变应性炎症重要性远远大于支气管平滑肌痉挛，变态反应性炎症是哮喘病理的基础，而支气管高反应性是生理功能的异常表现。其治疗原则为持续的抗炎症治疗辅以支气管扩张药的治疗。在急性加重期应两者并重。支气管扩张药可以缓解症状，抗炎症治疗可以使哮喘得到长期稳定的症状改善。

近年来国内外报道 NO 是一种重要的支气管扩张剂，可用于支气管哮喘，作为支气管痉挛缓解的一个手段。吸入 NO 对正常人气道无影响。但对抗甲酰胆碱激发的支气管收缩，对支气管哮喘患者的气道有舒张作用，对 COPD 慢性气道阻塞无作用。北京红十字会朝阳医院治疗 10 例，吸入 No 40ppm 浓度，20min，均有症状改善，FEV_1 及 PEF 上升。其治疗机制可能与抑制炎症介质释放有关，扩张支气管是通过升高细胞内的 cGMP 水平有关。

（五）支气管哮喘处理包括以下措施

1.确认患者有无恶化诱因。

2.保证氧的供给，特别是组织的氧运送。

3.β_2 受体兴奋药

如给沙丁胺醇，博利康尼等治疗。当前气雾剂吸入是首推给药方式，今后发展方向是粉剂吸入，不久的将来气雾剂将禁止使用。该法作用快，药物直接作用于靶细胞，并按需使用。间歇雾化吸入沙丁胺醇 1mg 稀释成 5~10ml，每次 5~10min，每隔半小时 1 次，对持续急、重症哮喘有较好效果。亦有报告用气雾剂 4~6 喷于容器中进行吸入者。也有报告持续雾化吸入舒喘灵 10ml，历时 45min，治疗致死性哮喘，取得理想效果。

有报告沙丁胺醇 500mg 静脉滴入于第 1h，以后 5~20μg/min 滴入，止喘效果较好，有少数报告可有轻度心肌损伤。

4.皮质激素类　重症哮喘原则上是给大量、症状缓解后给维持量。抢救患者时必须及时全身给药，但静脉给药亦需数小时才发挥作用，故为了急救必须同时给支气管扩展药。

（1）甲泼尼龙 40~120mg，静脉，每 6h 1 次，或氢化可的松 100~200mg，静脉，每 4~6h 1 次。

（2）皮质类固醇吸入：多用于中轻度哮喘，有布地奈德、倍氯米松双丙酸脂，（BDP）等。有人报告布地奈德局部抗炎作用强，全身作用小，800μg/d 没有全身副作用出现，并产生下丘脑-垂体-肾上腺轴（HPA）的抑制作用小，对骨代谢也很少发生影响。

激素对哮喘的治疗作用是多重性，作用机制的分子生物学来考虑，皮质激素是高度亲脂性的，因而能很快地进入细胞内，与肾上腺糖皮质激素受体（GR）结合。激素与GR结合后，GR活化后结构及形态均发生改变。激素的抗炎作用主要是通过增加脂皮素-1的合成，脂皮素-1能抑制磷酸酯A2和减少前列腺素，白三烯和血小板活化因子的产生。今后有人工脂皮素-1合成后/则大大减少激素的应用副作用，另外GR与GRE（肾上腺皮质激素反应元）的相互作用也会增加气道平滑肌的细胞中的β_2受体，并阻止β_2受体调节功能下降。激素治疗哮喘更主要的机制是细胞因子基因转录使哮喘炎症得到控制。气道上皮细胞是细胞因子，如GM-GSF、IL8、RANTS等重要来源。吸入激素后，支气管上皮细胞是其直接作用的靶细胞，故很快减少炎症反应。激素治疗哮喘作用是多重性，表现有能阻止嗜酸细胞、肥大细胞、巨噬细胞和淋巴细胞浸润；抑制前列腺素、白三烯、血小板活化因子的合成，干扰花生四烯酸的代谢；减少微血管的渗漏，抑制黏液的分泌，阻止炎症的趋化和激活，增加气道平滑肌细胞中β_2受体和阻止其活性下降。

（六）其他支气管扩张剂

1.氨茶碱　前几年强调氨茶碱血中浓度低于10mg/L则无扩张支气管的作用。近年来研究5~10mg/L仍有作用。急性哮喘发作首次剂量茶碱6mg/kg半小时内快速滴入，以后以0.2~0.9mg（kg•h），维持。其FEV_1与血中茶碱浓度相关。

2.抗胆碱能药物　异丙托品缓解气道狭窄速度较慢，对急性哮喘效果不甚肯定。近年认为对COPD扩张支气管作用优于氏β_2受体兴奋剂。

3.氯胺酮可减少气道阻力。用此药必须有呼吸机做好准备，插管前或插管后仍气道痉挛严重者可短期应用。镇静药物在重度哮喘，$PaCO_2$上升趋势者，不宜应用，人工通气后则无禁忌。

4.硫酸镁　轻度哮喘可试用，重症哮喘效果不肯定。

5.挥发性麻醉剂　如乙醚、氟烷。异氟烷和安氟醚，这些药物常用于各种药物治疗无效的患者，因该类药可以松弛支气管平滑肌痉挛，故有时这些挥发性麻醉剂可起到满意效果，但这些药物应用中存在一定的问题。

第一问题：即给药技术问题，必须有一个特殊装置送入气道，同时这些药物可污染室内空气。

第二问题：即该药对心脑抑制和低通气后$PaCO_2$上升，脑血管扩张，脑血流和颅内压增加导致脑水肿问题。

以上两个问题在应用时必须给予注意。

（七）人工通气是致死性哮喘抢救的最后一个手段

碱性药物的治疗对部分致命性哮喘特别是有代谢性酸中毒的患者，$NaHCO_3$可恢复支气管对拟肾上腺素药物的反应性。有人认为pH在7.20以下即可给$NaHCO_3$，但若以呼吸性酸中毒为主者，还是主张以迅速用人工通气降低$PaCO_2$为宜。在不具备血气分析的单位，对顽固性哮喘可以试用小量$NaHCO_3$，首次剂量为90mmol，以后每隔15~30min可继用44mmol。

乙醚应用于治疗重度哮喘已有20年历史。氟烷有扩张支气管作用，它能松弛平滑肌和拮抗气道由组织胺和乙酰胆碱作用，对循环系统可引起心律不齐及血压下降。本文用肌肉松弛剂司可林及氯胺酮各50mg先后静脉推注，同时给予气管插管人工通气并用安定及氯丙嗪维持患者安静，甚至打断自主呼吸，使患者脱离危险。麻醉药的使用必须有人工通气做后盾，否则是十分危险的。各国文献报道，人工通气抢救危重哮喘病死率约为 10%~15%。危重哮喘人工通气的指征：①全身衰竭；②$PaCO_2$>6kPa 的通气功能衰竭。关于 $PaCO_2$ 上升到什么程度即使用人工通气意见尚不一致；③意识障碍，因低氧或二氧化碳潴留；④心血管虚脱、休克与机械通气时有矛盾。但由于呼吸衰竭引起的心血管虚脱，人工通气之后常能立即见功效；⑤有心脏骤停病史或可能性者，应早期使用人工通气。

支气管哮喘患者呼吸机使用注意事项：①须选用定容呼吸机，以保持所需的潮气量，对哮喘患者近年多主张用呼气末正压呼吸，低潮气量容许性高碳酸血症可以试用。用呼气延迟对防止肺泡过度充气还是有益的；②满意氧疗法是保持吸氧浓度的 40%以下，PaO_2>8kPa；③气管插管内径尽量大些，成年人气管插管内径一般不小于 8mm。因管径小不但增加呼气阻力而且吸痰不便；④清醒而不安患者，最好在镇静剂和肌肉松弛剂下进行气管插管。插管必须争取时间，否则可发生危险；⑤$PaCO_2$ 下降速度要及时控制，特别是 HCO_3^- 升高的患者不要使 $PaCO_2$ 下降至正常，以防止 pH 偏碱而引起心律不齐或抽搐；⑥呼吸次数尽量适当降低，以增加呼气时间减少过度通气；⑦呼吸机最大气道压一般不超过 5.4kPa（40cmH$_2$O）；⑧随时测血气作为调节呼吸机的依据；⑨气道阻力过大时，加用 β$_2$ 受体兴奋剂或 0.5%氟烷吸入；⑩气管内湿化，每半小时给 10ml 左右 1.4%NaHCO$_3$ 防止黏液栓形成。

上述两种治疗手段虽然有效，但 NaHCO$_3$ 并非对每个有酸中毒的患者都有良好的作用。我们对呼吸机的应用也只是把它作为抢救致命性哮喘患者的最后一个措施。人工通气只是协助患者渡过短暂的危险阶段。支气管痉挛的缓解还必须靠支气管扩张药，糖皮质激素治疗。特别是氨茶碱的应用，近年来有较大的进展，通过血液药物浓度的监测疗效有明显提高。总之，特殊治疗的成功是在全面完善基础治疗配合下进行的。近年有人报告在无使用呼吸机条件的基层单位，气管切开或气管插管后尽量湿化气道后吸痰使哮喘危重持续状态者得以缓解，此方法仅提供试用。

（郭轶男）

第九节　重症肺炎

重症肺炎又称中毒性肺炎或暴发性肺炎，是由各种病原体所致肺实质性炎症，造成严重菌血症或毒血症进而引起血压下降、休克、神志模糊、烦躁不安、谵妄和昏迷。美国胸科学会（ATS）1993 年提出重症肺炎的界定是：①呼吸频率 >30 次/min；②PaO_2<60mmHg，PaO_2/FiO_2<300，需行机械通气治疗；③血压<90/60mmHg；④胸片显示双侧或多肺叶受累，或入院 48h 内病变扩大>50%；⑤尿量<20ml/h，或急性-肾衰竭需要透析治疗。通常所谓休克型肺炎或中毒型肺炎应当说仅是重症肺炎中的一种类型。

一、病因与发病机制

（一）病因

重症肺炎最常见的致病菌为肺炎双球菌，其次为化脓性链球菌、金黄色葡萄球菌、绿脓杆菌、流感嗜血杆菌、厌氧菌等，还有少见的病毒，如流感病毒、鼻病毒等，这些病原体所分泌的内毒素造成血管舒缩功能障碍及神经反射调节异常，导致周围循环衰竭、血压下降、休克、细胞损伤和重要脏器功能损害等。

（二）发病机制

当机体免疫功能低下时，侵入肺实质的病原菌及其毒素可引起一下情况。

（1）激活机体某些反应系统，包括交感-肾上腺髓质系统，补体系统，激肽系统，凝血与纤溶系统等，产生各种生物活性物质，作用于血管舒缩中枢。

（2）机体的神经-内分泌系统的强烈反应，导致内源性鸦片释放。

（3）中毒性心肌炎影响心输出量。

（4）通过垂体-肾上腺皮质系统，引起肾上腺皮质功能不全。

以上因素均可使有效循环血量下降，引起微循环功能障碍，造成细胞损伤和重要脏器功能损害。

二、诊断要点

（一）呼吸系统表现

起病急骤，进展快，早期主要为寒战高热，体温在 39~40℃，呈稽留热，伴咳嗽、咳痰、咯血、胸痛、呼吸困难，常有发绀，肺部语颤增强，叩诊浊音，可闻及支气管呼吸音及湿啰音。

（二）休克表现

一般在发病 24~72h 内，也有在 24h 内突然出现血压下降，血压低于 80/50mmHg 或测不出，伴有四肢厥冷、面色苍白、出汗、口唇发绀、神志模糊、烦躁不安、嗜睡、昏迷、尿少或无尿。

（三）其他临床表现

可有心率增快、心律紊乱、奔马律等心肌损害表现；亦有恶心、呕吐、腹痛、腹泻，严重者出现水和电解质紊乱。老年患者体温可以轻度升高或低于正常。

（四）血常规

血白细胞高达（10~20）×10^9/L，中性粒细胞占 80%以上，有核左移，并且出现中毒颗粒和核变性，甚至可有类白血病反应。

（五）X 线表现

早期表现为肺纹理增多，或局限性一个肺段的淡薄、较均匀阴影，以后迅速发展为肺段、肺叶炎症。不同类型的肺炎有不同的 X 线表现，应注意加以区别。

（六）痰液检查

使用抗生素前应当争取作痰培养，一般连送 3 次。留痰时应注意晨起漱口、刷牙、用力咳嗽，使深部支气管的分泌物能够咳出，以保证痰的质量。咳出的痰应立即送验，不应超过 2h。

（七）动脉血气分析

由于肺部广泛炎症引起通气/血流比例失调，血气分析主要表现为动脉低氧血症和代谢性酸中毒，过度通气的患者可以出现呼吸性碱中毒，肺部病变进展迅速，造成通气量下降者也可出现呼吸性酸中毒。

三、病情判断

在临床上凡出现以下表现，提示病情危重。

（1）全身中毒症状重，表现持续高热，呈稽留热，体温在 39~40℃，起病急，寒战高热，胸痛，呼吸困难，发绀。

（2）在 24h 之内，出现休克表现。

（3）合并有心肌损害的表现，心率增快、心律紊乱、奔马律等。

（4）血白细胞增高，有类白血病反应。

（5）血气分析示有呼吸性酸中毒和代谢性酸中毒。

四、治疗

（一）一般支持疗法

卧床休息，注意保暖，发热者可用冰袋敷前额或物理降温，有气急发绀等缺氧者应给予吸氧，咳嗽剧烈者可用镇咳祛痰药。

（二）抗感染治疗

尽早控制感染可预防休克的发生，在未查清病原体前，要根据临床表现判断最可能的病原，选择 2~3 种抗生素联合应用，然后根据痰培养和药敏结果选用敏感抗生素有针对性治疗。控制感染的原则是早期、足量和联合应用抗生素。尽可能静脉用药。若为肺炎链球菌，要选用大剂量青霉素，1200 万~2400 万 U/d 静脉点滴。应用一周左右病变多有明显吸收，病情严重者可适当延长用药时间或用氨基苷类，氟喹诺酮类抗生素。金黄色葡萄球菌对普通青霉素高度耐药，可选用苯唑青霉素，2.0~4.0g，每 4~6h 一次，静脉滴注，或用头孢唑林 4.0~6.0/d 静脉滴注。也可加用红霉素、利福平等。如为革兰阴性杆菌或混合感染可选用下列抗生素：①三代头孢菌素如头孢噻肟、头孢三嗪、头孢哌酮等；②新型青霉素类如氨苄西林-舒巴坦，泰门汀等；③氟喹诺酮类如环丙沙星、氧氟沙星等；④也可以选用广谱抗生素泰能，目前该药抗菌谱最广；⑤耐甲氧西林金黄色葡萄球菌（MRSA）感染首选万古霉素，2.0g/d，分 2 次静脉滴注，使用中注意其肾毒性。

（三）抗休克

1.补充血容量　休克性肺炎主要是有效血容量不足，故必须迅速扩容纠正是治疗关键。一般选用低分子量右旋糖酐、平衡盐液、葡萄糖生理盐水；低蛋白血症者可选用血浆、白蛋白和全血。有酸中毒可加用 5%碳酸氢钠。原则上先用低分子量右旋糖酐或平衡盐液，以迅速恢复组织灌注，在特殊情况下可输入血浆或白蛋白。输入速度应先快后慢，输液量应先多后少，力争在数小时内使微循环改善，休克状态逆转。下列证据可反映血容量已补足：口唇红润，肢端温暖，收缩压>11.97kPa（90mmHg）；脉压差>3.9kPa（30mmHg），脉率<100 次/min，尿量>30ml/h，血红蛋白和红细胞压积恢复至基础水平。年老体弱、心、肾功能不全者要酌减输液量。

2.血管活性物质的应用

（1）休克的早期或血容量一时未能补足时，输液中可加入适量间羟胺、去甲肾上腺素维持收缩压在 12~13.33kPa（90~100mmHg），去甲肾上腺素的剂量为 0.5~1mg%，滴速为 20 滴/min，常与酚妥拉明（苄胺唑啉）合用，间羟胺作用缓和持久，对肾血管收缩作用较轻，剂量为 5~20mg%，滴速为 20~40 滴/min。

（2）感染性休克的病理基础是小血管痉挛，而血管扩药剂则在补充血容量的情况下进行。常用的血管扩张药有以下几种。

①α-受体阻滞药：酚妥拉明，用量 5~10mg，加入 5%葡萄糖中缓慢静滴。②β受体兴奋剂：多巴胺系体内合成去甲肾上腺素的前体，一般用量 2~15μg/（kg•min），若滴速超过 20μg/（kg•min）仍不能维持适当血压，可改用血管收缩药或其他药物合用。③胆碱能药物：常用的药物有山莨菪碱（654-2），一般用量 0.5mg/kg 静脉注射，必要时可重复，青光眼及排尿困难者禁用。④特异性阿片受体拮抗药：纳洛酮是通过阻滞休克时从垂体大量释放β-内啡肽类物质的扩血管效应，改善低血压。一般使用 0.4~0.8mg 静脉注射，必要时 2~4h 重复 1 次，继以 1.2mg 置于 500ml 液体中静滴。

3.纠正水电解质和酸碱紊乱　经过上述抗休克处理后血压仍未回升时，要注意酸血症的存在，可用 5%碳酸氢钠、氨丁三醇（三羟甲基氨基甲烷，THAM）、11.2%乳酸钠，肝功能障碍和高乳酸血者不宜用 11.2%乳酸钠。

4.及早应用肾上腺皮质激素　休克性肺炎患者如无消化道出血等并发症，在有效抗感染基础上主张早期、大量短时间应用。常用甲泼尼龙（甲基强的松龙）200~300mg，地塞米松 10~30mg/次，必要时 4~6h 重复 1 次。

5.并发症的治疗　及时发现，积极处理并发症，如中毒性心肌炎、肺水肿、肾衰、呼吸衰竭、脓胸。

（四）纠正酸碱平衡紊乱

酸中毒首选 5%碳酸氢钠静脉滴注，一般轻度酸中毒静脉滴注 250ml，中度至重度者 500~900ml。亦可根据血气结果灵活应用。

（五）应用血管活性药物

经过补充血容量、吸氧、纠正酸中毒等综合治疗后，如血压仍未回升，症状未见好转者可用血管活性药物。一般认为，若患者有皮肤湿冷、四肢温暖、冷汗少、尿量少等症状时以血管舒张为主，可选用收缩血管药物。可以使用间羟胺 10~40mg 加 5%葡萄糖（GS）250ml 静脉滴注，也可加入多巴胺 40~80mg 以改善血液量的重新分布。如患者全身发冷、面色苍白、少尿或无尿等以血管痉挛占优势时，可首选α-受体阻滞剂酚妥拉明 5~10mg 加 5%GS250ml 静脉滴注。

近年来，国内外用纳洛酮治疗休克取得一定效果，该药为吗啡拮抗剂，可以阻滞β-内啡肽等物质产生降压作用，还有稳定溶酶体、保护心肌等作用，在休克状态下一般使用 0.4~0.8mg 静脉注射，也可置于 500ml 液体中静脉滴注。

（六）抗胆碱能药物

常用的有山莨菪碱，一般用量为 10~20mg 静脉注射，每半小时至 1h 静推一次，病情好转后逐渐延长给药时间。

（七）糖皮质激素的应用

在有效抗感染的基础上可以短期使用，可用琥珀酸氢化可的松或地塞米松，一般用 1~3d，情况好转后迅速撤停。

（八）机械通气重症

肺炎患者不同器官功能损害机制各不相同，治疗各异，但核心问题是呼吸功能的支持。通过呼吸支持，有效纠正缺氧和酸中毒，是防止和治疗心、肾功能损害的基础。重症肺炎需要机械通气支持者从 58%~88%不等，机械通气的衔接有面罩和人工气道（气管插管与切开），我们认为衔接方式的选择重点应参考患者神志状态、呼吸道分泌物多少以及呼吸肌劳累程度等，在神志欠清，不能自主排痰和呼吸肌疲劳患者应采用气管插管。

（九）并发症的治疗

及时发现并发症如脓胸、中毒性心肌炎、肺水肿、呼吸衰竭、肾衰竭，应积极进行相应治疗。

（十）病情交代

（1）详细询问病史，有利于确定病因和病情判断。

（2）休克型肺炎急性起病，发展迅速，可因多种原因造成死亡，须向家属交代清楚。

（郭轶男）

第十节　急性呼吸窘迫综合征

性呼吸窘迫综合征（acute respiratory distress syndrome，ARDS）是指原心肺功能正常，由于肺外或肺内的严重疾病引起肺毛细血管炎症性损伤，通透性增加，继发急性高通透性肺水肿和进行缺氧性呼吸衰竭。

急性呼吸窘迫综合征是以低氧血症为特征的急性起病的呼吸衰竭。病理基础是各种原因引起的肺泡-毛细血管损伤，肺泡膜通透性增加，肺泡表面活性物质破坏，透明膜形成和肺泡萎陷，肺顺应性降低、通气血流比例失调和肺内分流增加是 ARDS 典型的病理生理改变，进行性低氧血症和呼吸窘迫为 ARDS 特征性的临床表现。

1967 年 Ashbaugh 首先描述并提出 ARDS。4 年以后，"成人呼吸窘迫综合征"被正式推广采用。根据病因和病理特点不同，ARDS 还被称为休克肺、灌注肺、湿肺、白肺、成人肺透明膜病变等。1992 年欧美危重病及呼吸疾病专家召开 ARDS 联席会议，以统一概念和认识，提出了 ARDS 的现代概念和诊断标准。①急性而非成人：ARDS 并非仅发生于成人，儿童亦可发生。成人并不能代表 ARDS 的特征，急性却能反映 ARDS 起病的过程。因此，ARDS 中的"A"由成人（adult）改为急性（acute），称为急性呼吸窘迫综合征。②急性肺损伤与 ARDS 是连续的病理生理过程：急性肺损伤是感染、创伤后出现的以肺部炎症和通透性增加为主要表现的临床综合征，强调包括从轻到重的较宽广的连续病理生理过程，ARDS 是其最严重的极端阶段。这一认识反映了当前 ARDS 概念的转变和认识的深化，对早期认识和处理 ARDS 显然是有益的。③ARDS 是多器官功能障碍综合征的肺部表现：ARDS 是感染、创伤等诱导的全身炎症反应综合征（SIRS）在肺部的表现，是 SIRS 导致的多器官功能障碍综合征（MODS）的一个组成部分，可以肺损伤为主要表现，也可继发于其他器官功能损伤而表现为 MODS。④推荐的诊断标准包括：急性发病；X 线胸片表现为双肺弥漫性渗出性改变；氧合指数（PaO_2/FiO_2）小于 300mmHg；肺动脉嵌顿压（PAWP）<18mmHg，或无左心房高压的证据，达上述标准为急性肺损伤（ALI），PaO_2/FiO_2 小于 200mmHg 为 ARDS。

创伤是导致 ARDS 的最常见原因之一。根据肺损伤的机制，可将 ARDS 病因分为直接性和间接性损伤。创伤后 ARDS 病因复杂，常有多因素交叉作用。早期主要是直接损伤，包括肺钝挫伤，吸入性损伤和误吸，后期主要为间接性损伤，主要是持续的创伤性休克，挤压综合征和急性肾损伤，积极的液体复苏以及创面的反复感染和菌血症。由于这些因素的长期作用，导致创伤后 ARDS 病程持续时间较长，而且可以出现多次反复，临床上必须高度重视。

时至今日，虽然 ARDS 治疗策略不断改进和更新，但与 1967 最初提出 ARDS 相比，ARDS 的病死率没有显著改善，仍高达 30%~40%。患者年龄、病变严重程度、导致 ARDS 病因以及是否发展为 MODS 均是影响 ARDS 预后的主要因素。其中，感染导致的 ARDS 患者病死率高于其他原因引起的 ARDS。研究表明，发病早期低氧血症的程度与预后无相关性；而发病后 24~72 小时之间 01 的变化趋势可反映患者预后；另外，肺损伤评分（LIS）（表 3-10-1）也有助于判断预后，有研究显示，US>3.5 患者生存率为 18%，2.5<LIS<3.5 生存率为 30%，1.1<LIS<2.4 生存率为 59%，LIS<1.1 生存率可达 66%。

表 3-10-1　LIS 评分表

	胸片	低氧血症 （PiO$_2$/FiO$_2$）（mmHg）	PEEP 水平 （mmHg）	呼吸系统顺应性 （ml/cmH$_2$O）
0 分	无肺不张	≥300	≥5	≥80
1 分	肺不张位于 1 个象限	225~299	6~8	60~79
2 分	肺不张位于 2 个象限	175-224	9~11	40~59
3 分	肺不张位于 3 个象限	100~174	12~14	20~39
4 分	肺不张位于 4 个象限	<100	多 15	>19

注：上述 4 项或 3 项（除肺顺应性）评分的总和除以项目数（分别为 4 或 3），得到肺损伤评分结果。

一、发病机制

诱发 ARDS 的致病因素包括肺部疾病，如误吸、重症肺部感染（包括流感病毒、肺孢子虫病等）、肺外伤、栓塞（脂肪、羊水）和毒害气体吸入（光气、烟雾）等。肺外疾病，如创伤、败血症、各种原因的休克、体外循环、大量输库存血、急性胰腺炎、DIC、长期高浓度氧（>70%）吸入等。ARDS 的发病机理目前未完全明了，一般认为下列环节有重要作用：

（一）炎症细胞的聚集和活化

1.多形核白细胞　多形核白细胞（PMN）介导的肺损伤在 ARDS 发生发展中起极为重要的作用。研究显示，ARDS 早期，支气管肺泡灌洗液（BALF）中 PMN 数量增加，PMN 蛋白酶浓度升高，两者与 ALI 的程度和患者的预后直接相关。由脓毒血症导致 ARDS 而死亡的患者 BALF 中，PMN 及其蛋白酶浓度持续升高。

正常情况下，PMN 在肺内仅占 1.6%，PMN 包括中性、嗜酸性和嗜碱性粒细胞，其中中性粒细胞所占比例最高，对 ARDS 的发生和发展的作用也最大。机体发生脓毒血症后数小时内，肺泡巨噬细胞产生白介素（ILs）和肿瘤坏死因子（TNF-a），同时上调肺毛细血管内皮细胞和中性粒细胞表面黏附分子的表达，均促进 PMN 在肺内积聚和活化，通过释放蛋白酶、氧自由基、花生四烯酸（AA）代谢产物等损伤肺泡毛细血管膜。另外 PMN 还可通过释放上述炎症介质激活补体、凝血和纤溶系统，诱发其他炎症介质的释放，产生瀑布级联反应，形成恶性循环，进一步促进和加重肺损伤。在 ARDS 发生和发展的过程中，PMN 发挥着中心作用。

2.巨噬细胞　巨噬细胞为多功能细胞，主要来自骨髓内多核细胞，在机体的防御中起重要作用。根据所在部位不同，巨噬细胞分为不同亚型，包括肺泡巨噬细胞、肺间质和肺血管内巨噬细胞、胸膜巨噬细胞、血管巨噬细胞和支气管巨噬细胞等。肺泡巨噬细胞主要分布在肺泡膜表面的一层衬液中，是体内唯一能与空气接触的细胞群，组成肺组织的第一道防线。受到毒素等的刺激后产生炎症介质如肿瘤坏死因子α（TNF）-α、白细胞介素（IL）-1 等细胞因子和白三烯等，有助于杀灭病原体；同时在肺泡局部释放大量氧自由基、蛋白溶解酶，强烈趋化 PMN 在肺内聚集，进一步促进炎症介质大量释放，导致肺泡-毛细血管损伤。肺间质巨噬细胞与间质内其他细胞及细胞外基质密切接触，具有较强的调节功能，形成肺组织防御的第二道防线。该细胞产生和释放炎症介质的能力明显低于肺泡巨噬细胞，但有较强的分泌 IL-1 和 IL-6 的功能。肺血管内巨噬细胞受到毒素等刺激后，也可产生氧自由基、溶酶体酶、前列腺素和白三烯等炎症介质，参与 ALI 的发病。

3.淋巴细胞　耗竭绵羊的 T 淋巴细胞可缓解内毒素诱导的肺动脉高压，提示 T 淋巴细胞可能释放 TXA_2，参与 ARDS 发生。

4.上皮细胞和内皮细胞　有害气体吸入后，首先损伤肺泡上皮细胞。而创伤或感染等产生的有害物质首先损伤肺毛细血管内皮细胞，释放氧自由基，并表达黏附分子。黏附分子诱导粒细胞和巨噬细胞黏附于血管内皮，损伤内皮细胞。研究表明，肺毛细血管内皮细胞损伤 2 小时后可出现肺间质水肿，严重肺损伤 12~24 小时后可出现肺泡水肿。

（二）炎症介质合成与释放

1.花生四烯酸代谢产物　花生四烯酸（AA）存在于所有的细胞膜磷脂中，经磷脂酶 A_2（PLA）催化后通过两个途径代谢产生氧化产物。经脂氧酶催化，最终转化为白三烯 A_4（LTA_4）、LTB_4、LTC_4 和 LTD_4 等物质。LTB_4 具有强大的化学激动和驱动作用，PMN 的趋化活性几乎全部来源于 LTB_4。LTC_4 和 LTD_4 具有支气管平滑肌和毛细血管收缩作用，增加血管渗透性。另外经环氧合酶途径代谢为前列腺素 $F_{2α}$（PGF_2）、PGE_2、PGD_2、血栓素 A_2（TXA_2）和前列环素（PGI_2）。TXA_2 显著降低细胞内环磷酸腺苷（cAMP）水平，导致血管的强烈收缩和血小板聚集。PGI_2 主要来自血管内皮细胞，可刺激腺苷酸环化酶，使细胞内 cAMP 水平升高，因此具有对抗 TXA_2 的作用。

脓毒血症、休克、弥散性血管内凝血等导致 TXA_2 与 PGI_2 的产生和释放失调，是引起肺损伤的重要因素。ARDS 动物的血浆和肺淋巴液中 TXA_2 水平明显升高，布洛芬、吲哚美辛等环氧化酶抑制剂能部分缓解 ARDS，ARDS 患者及动物血浆中 LT 亦明显升高。AA 代谢产物是导致 ARDS 的重要介质。

2.氧自由基　氧自由基（OR）是诱导 ARDS 的重要介质。PMN、肺泡巨噬细胞等被激活后，细胞膜上 NADPH 氧化酶活性增强，引起呼吸爆发，释放大量 OR。OR 包括超氧阴离子（O_2^-）、羟自由基（OH^-）、单线态氧（$^1O_2$）和过氧化氢（H_2O_2）。OR 对机体损伤广泛，损伤机制主要包括：①脂过氧化：主要作用于生物膜磷脂的多不饱和脂肪酸，形成脂过氧化物，产生大量丙二醛及新生 OR。该反应一旦开始，则反复发生。细胞膜上的多不饱和脂肪酸的损失及丙二醛的作用可使细胞膜严重损伤，导致细胞功能改变。细胞线粒体膜受损伤后，失去正常氧化磷酸化过程，导致三羧酸循环障碍和细胞呼吸功能异常。溶酶体膜损伤导致溶酶体酶释放和细胞自溶。核膜的破坏可造成 DNA 等物质损伤。②蛋白质的氧化、肽链断裂与交联：OR 可氧化α₁-抗胰蛋白酶等含巯基的氨基酸，使该类酶和蛋白质失活。③OR 可导致 DNA 分子的断裂，从而影响细胞代谢的各个方面。④与血浆成分反应生成大量趋化物质，诱导粒细胞在肺内聚集，使炎症性损伤扩大。

3.蛋白溶解酶　蛋白溶解酶存在于白细胞的颗粒中，白细胞、巨噬细胞等炎症细胞激活时可释放大量蛋白溶解酶，直接参与 ARDS 的发生发展。主要包括中性粒细胞弹性蛋白酶、胶原酶和组织蛋白酶等，其中中性粒细胞弹性蛋白酶具有特异性水解弹性蛋白的作用，破坏力最强。弹性蛋白是构成气血屏障细胞外基质的主要成分，被分解后上皮细胞之间的紧密连接破坏，大量蛋白和活性物质渗透至肺间质。中性粒细胞弹性蛋白酶还分解胶原蛋白和纤维连接蛋白等结构蛋白；降解血浆蛋白；激活补体；诱导细胞因子表达，分解表面活性蛋白，降低表面活性物质的作用。可见中性粒细胞弹性蛋白酶的多重效应构成一个级联网络而形成恶性循环。正常肺组织有α₁-抗胰蛋白酶（α₁-AT）等抑制物对抗中性粒细胞弹性蛋白酶的破坏作用。但随着病情的发展，机体α₁-AT 保护性作用受到破坏，导致急性肺损伤。

4.补体及凝血和纤溶系统　补体激活参与 ARDS 发生。ARDS 发病早期，首先补体系统被激活，血浆补体水平下降，而降解产物 C3a 和 C5a 水平明显升高，导致毛细血管通透性增加。脓毒血症导致的细菌毒素或细胞损伤等可直接激活凝血因子 XII，引起凝血系统的内源性激活，导致高凝倾向和微血栓形成，是导致 ARDS 的重要原因；XIU 可使激肽释放酶原转化为激肽释放酶，引起缓激肽的大量释放，诱导肺毛细血管扩张和通透性增高，导致肺损伤。

5.血小板活化因子　血小板活化因子（PAF）主要来自血小板、白细胞和血管内皮细胞。血小板受到血循环中的致病因子或肺组织炎症的刺激，在肺内滞留、聚集，并释放，TXA2、LTC4、LTD4 和 PAF 等介质。PAF 引起肺-毛细血管膜渗透性增加的机制为：①PAF 是很强的趋化因子，可促使 PMN 在肺内聚集，释放炎症介质。②PAF 作用于肺毛细血管内皮细胞膜受体，通过第二信使磷酸肌醇的介导，使内皮细胞中 Ca^{2+}浓度升高，使微丝中的肌动蛋白等收缩成分收缩，内皮细胞连接部位出现裂隙，通透性增加。

6.肿瘤坏死因子　肿瘤坏死因子（TNF-α）是肺损伤的启动因子之一。主要由单核-巨噬细胞产生。TNF-α可使 PMN 在肺内聚集、黏附、损伤肺毛细血管内皮细胞膜，并激活 PMN 释放多种炎症介质；刺激 PCEC 合成前凝血质和纤溶酶原抑制物；刺激血小板产生 PAF；导致凝血-纤溶平衡失调，促使微血栓形成。TNF-α还能抑制肺毛细血管内皮细胞膜增生，增加血管的渗透性。

7.白细胞介素与 ARDS 关系　密切的白细胞介素（IL）包括 IL-1、IL-8 等。IL-1 主要由单核-巨噬细胞产生，是急性相反应的主要调节物质，亦为免疫反应的始动因子，具有组织因子样促凝血作用。IL-1 与 IL-2 和 7 干扰素同时存在时可显著增强 PMN 趋化性。IL-1 还诱导单核-巨噬细胞产生 IL-6、IL-8、PGE2 等。IL-8 是 PMN 的激活和趋化因子，IL-8 不能被血清灭活，在病灶内积蓄，导致持续炎症反应效应。

（三）肺泡表面活性物质破坏

表面活性物质的异常是 ARDS 不断发展的主要因素之一。表面活性物质由肺泡Ⅱ型上皮细胞合成，为脂质与蛋白质复合物，其作用包括：降低肺泡气液界面的表面张力，防止肺泡萎陷；保持适当的肺顺应性；防止肺微血管内液体渗入肺泡间质和肺泡，减少肺水肿的发生。脓毒血症、创伤等导致Ⅱ型肺泡上皮细胞损伤，表面活性物质合成减少；炎症细胞和介质使表面活性物质消耗过多、活性降低、灭活增快。表面活性物质的缺乏和功能异常，导致大量肺泡陷闭，使血浆易于渗入肺间质与肺泡，出现肺泡水肿和透明膜形成。

（四）神经因素

脓毒血症、休克和颅脑外伤等都通过兴奋交感神经而收缩肺静脉，导致肺毛细血管充血、静水压力升高和通透性增加，导致 ALI。动物实验显示使用α-肾上腺能阻断剂，可防止颅脑外伤导致的肺水肿，提示交感神经兴奋在 ARDS 发病机制中的作用。颅内压增高常伴随周围性高血压，使肺组织血容量骤增，也是诱发 ALI 的原因。

（五）肝脏和肠道等器官在 ALI 发生中的作用

1.肝功能　正常人大约 90%的功能性网状内皮细胞存在于肝脏，主要为 Kupffer 细胞，能够清除循环中的毒素和细菌。肝脏功能损害可能加重 ARDS，主要机制如下：①肝功能不全时，毒素和细菌可越过肝脏进入体循环，诱导或加重肺损伤。②肝脏 Kupffer 细胞受内毒素刺激时，释放大量 TNF-α、IL-1 等炎症介质，进入循环损伤肺等器官。③Kupffer 细胞具有清除循环中的毒性介质的功能，肝功能不全时炎症介质作用时间会延长，可能使 ARDS 恶化。④肝脏是纤维连接蛋白的主要来源，肝功能损害时，纤维连接蛋白释放减少，将导致肺毛细血管通透性增高。抗胰蛋白酶主要也来源于肝脏，对灭活蛋白酶具有重要作用。

2.肠道功能　胃肠黏膜的完整性是机体免受细菌和毒素侵袭的天然免疫屏障。胃肠黏膜对缺血、缺氧以及再灌注损伤的反应非常敏感，脓毒血症、创伤、休克等均可导致胃肠黏膜缺血缺氧性损伤，造成肠道黏膜对毒素和细菌的通透性增高，毒素和细菌移位人血，诱导或加重肺损伤。

（六）炎症反应在 ARDS 发病机制中的地位

目前认为，ARDS 是感染、创伤等原因导致机体炎症反应失控的结果。外源性损伤或毒素对炎症细胞的激活是 ARDS 的启动因素，炎症细胞在内皮细胞表面黏附及诱导内皮细胞损伤是导致 ARDS 的根本原因。代偿性炎症反应综合征（CARS）和 SIRS 作为炎症反应对立统一的两个方面，一旦失衡将导致内环境失衡，引起肺内、肺外器官功能损害。

感染、创伤等原因导致器官功能损害的发展过程常表现为两种极端。一种是大量炎症介质释放入循环，刺激炎症介质瀑布样释放，而内源性抗炎介质又不足以抵消其作用，结果导致 SIRS。另一种极端是内源性抗炎介质释放过多，结果导致 CARS。SIRS/CARS 失衡的后果是炎症反应扩散和失控，使其由保护性作用转变为自身破坏性作用，不但损伤局部组织细胞，同时打击远隔器官，导致 ARDS 等器官功能损害。就其本质而言，ARDS 是机体炎症反应失控的结果，也就是说是 SIRS/CARS 失衡的严重后果。

尽管 ARDS 的原发疾病不尽相同，但造成的肺部损害是相似的，其基本病理改变是广泛肺泡上皮和微血管的损伤，导致肺泡-毛细血管通透性增高性肺水肿。近年来，ARDS发病机理的研究已深入到细胞水平和分子水平。发现一些在生理条件下具有代谢、内分泌、免疫防御等功能的肺内细胞，在 ARDS 时发生质和量的异常变化，而成为急性炎症反应的效应细胞。中性白细胞（PMN）一般被认为在 ARDS 肺病炎症的机理中起重要作用，是促进炎症反应引起毛细血管通透性增加的主要细胞成分。根据最新研究，在 ARDS 的发病过程中，始发因素为补体激活，其中包括 C_{56-9}，特别是 C_{5a}，使多核白细胞聚集。多核白细胞（PMN）的聚集，可导致 PMN 内部细胞膜上的还原辅酶II（NADPH）氧化酶活性增强，引起"呼吸爆发"，释放大量氧自由基和其他介质（如酶类、血栓素 A_2、白三烯类（LTS）、前列腺素类（PGS）等，PMN 黏附于血管内皮细胞；同时通过 C_{3a} 使血小板聚集，并引起凝血及纤溶现象，血中 FDP 特别是 D 单体可增加肺毛细血管通透性及纤维联结蛋白（FN）的损害。因此实验中已见到中性白细胞聚集活性（NAA）、血小板聚集率（PAR）上升，总补体溶血活性下降（CH_{50}），C_{3a}、C_{5a}、C_{56-9} 上升，血栓素 A（TXA_2）、前列环素（PGI_2）上升，中性白细胞内弹性蛋白酶（NE）及 α_1 抗胰蛋白酶（α_1AT）下降，血管紧张素转换酶（ACE）上升，脂质过氧化物（LPO）及过氧化物歧化酶（SOD）上升，肺泡灌洗液（BALF）蛋白增加，以及 LPO 分解产物在呼气中出现如乙烷、乙烯及血浆中共轭二烯，血浆中 FN 的下降和乳酸脱氢酶（LDH）同工酶的变化，但有些测定临床应用尚有困难。有人认为，ARDS 的发生率与血中 TXA_2 水平和 TXA_2/PGI_2 比值关系密切。此外，中性白细胞中的蛋白酶还可通过酶作用而激活补体、纤维蛋白酶和 Hageman 因子，加重炎症的过程。另外，血小板激活因子（PAF）、纤维介素（Fn）、前凝血质和纤溶酶原激活物均与 ARDS 的发生有关。总之，ARDS 的发病机理是错综复杂的。要全面阐明尚需进一步研究。简而言之，大量炎症细胞在肺内聚集："扣押"，尤其是 PMN 和血小板聚集是重要的致病因素，通过补体等激活，释放氧代谢产物、蛋白溶解酶类、花生四烯酸代谢产物等可导致急性肺损伤。肺泡巨噬细胞主要发挥启动和调节炎症反应的作用，内皮细胞和嗜酸细胞参与 ARDS 病变过程，淋巴毒素、肿瘤坏死因子、白细胞介素I对炎症反应有多方面的调节作用，通过多途径的毒性作用，造成广泛的微栓塞，使肺内血液分流明显增加而导致呼吸功能恶化，出现不可逆的低氧血症。

　　总之，感染、创伤、误吸等直接和间接损伤肺的因素均可导致 ARDS。但 ARDS 并不是细菌、毒素等直接损害的结果，而是机体炎症反应失控导致的自身破坏性反应的结果。ARDS 实际上是 SIRS/CARS 失衡在具体器官水平的表现。

二、病理

（一）病理学改变

　　各种原因所致 ARDS 的病理变化基本相同，分为渗出期、增生期和纤维化期，三个阶段相互关联并部分重叠（图 3-10-1）。

　　1.病理分期

　　（1）渗出期（early exudative phase）：发病后 24~96 小时，主要特点是毛细血管内皮细胞和 I 型肺泡上皮细胞受损。毛细血管内皮细胞肿胀，细胞间隙增宽，胞饮速度增加，基底膜裂解，导致血管内液体漏出，形成肺水肿。由于同时存在修复功能，与肺水肿的程度相比，毛细血管内皮细胞的损伤程度较轻。肺间质顺应性较好，可容纳较多水肿液，只有当血管外肺水超过肺血管容量的 20%时，才出现肺泡水肿。Ⅰ型肺泡上皮细胞变性肿胀，空泡化，脱离基底膜。11 型上皮细胞空泡化，板层小体减少或消失。上皮细胞破坏明显处有透明膜形成和肺不张，呼吸性细支气管和肺泡管处尤为明显。肺血管内有中性粒细胞扣留和微血栓形成，有时可见脂肪栓子，肺间质内中性粒细胞浸润。电镜下可见肺泡表面活性物质层出现断裂、聚集或脱落到肺泡腔，腔内充满富蛋白质水肿液，同时可见灶性或大片性肺泡萎陷不张。

（2）增生期（proliferative phase）：发病后 3~7 天，显著增生出现于发病后 2~3 周。主要表现为Ⅱ型肺泡上皮细胞大量增生，覆盖脱落的基底膜，肺水肿减轻，肺泡膜因Ⅱ型上皮细胞增生、间质多形核白细胞和成纤维细胞浸润而增厚，毛细血管数目减少。肺泡囊和肺泡管可见纤维化，肌性小动脉内出现纤维细胞性内膜增生，导致管腔狭窄。

（3）纤维化期（fibrotic phase）：肺组织纤维增生出现于发病后 36 小时，7~10 天后增生显著，若病变迁延不愈超过 3~4 周，肺泡间隔内纤维组织增生致肺泡隔增厚，Ⅲ型弹性纤维被Ⅰ型僵硬的胶原纤维替代。有研究显示，死亡的 ARDS 患者其肺内该胶原纤维的含量增加至正常的 2~3 倍。电镜下显示肺组织纤维化的程度与患者死亡率呈正相关。另外可见透明膜弥漫分布于全肺，此后透明膜中成纤维细胞浸润，逐渐转化为纤维组织，导致弥漫性不规则性纤维化。肺血管床发生广泛管壁增厚，动脉变性扭曲，肺毛细血管扩张。肺容积明显缩小。肺泡管的纤维化是晚期 ARDS 患者的典型病理变化。进入纤维化期后，ARDS 患者有 15%~40%死于难以纠正的呼吸衰竭。

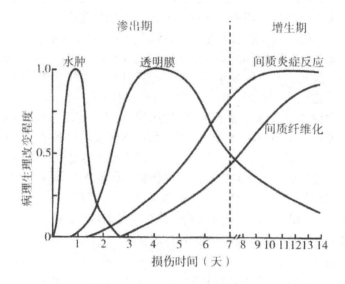

图 3-10-1 ARDS 的病理变化

2.病理学特征 ARDS 肺部病变的不均一性是其特征性、标志的病理变化，这种不均一性导致 ARDS 机械通气治疗策略实施存在困难。不均一性主要包括：病变部位的不均一性、病例过程的不均一和病理改变的不均一。

（1）病变部位的不均一性：ARDS 病变可分布于下肺，也可能分布于上肺，呈现不均一分布的特征。另外病变分布有一定的重力依赖性，即下肺区和背侧肺区病变重，上肺区和前侧肺区病变轻微，中间部分介于两者之间。

（2）病理过程的不均一性：不同病变部位可能处于不同的病理阶段，即使同一病变部位的不同部分，可能也处于不同的病理阶段。

（3）病因相关的病理改变呈多样性：不同病因引起的 ARDS，肺的病理形态变化有一定差异。全身性感染和急性胰腺炎所致的 ARDS，肺内中性粒细胞浸润十分明显。创伤后 ARDS 肺血管内常有纤维蛋白和血小板微血栓形成。而脂肪栓塞综合征则往往造成严重的肺小血管炎症改变。

（二）病理生理改变

1.肺容积减少　ARDS 患者早期就有肺容积减少，表现为肺总量、肺活量、潮气量和功能残气量明显低于正常，其中以功能残气量减少最为明显。严重 ARDS 患者实际参与通气的肺泡可能仅占正常肺泡的三分之一。因此，ARDS 的肺是小肺（small lung）或婴儿肺（baby lung）。

2.肺顺应性降低　肺顺应性降低是 ARDS 的特征之一。主要与肺泡表面活性物质减少引起的表面张力增高和肺不张、肺水肿导致的肺容积减少有关。表现为肺泡压力-容积（P-V）曲线与正常肺组织相比有显著不同，需要较高气道压力，才能达到所需的潮气量。

以功能残气量（FRC）为基点，肺泡压力变化为横坐标，肺容量变化为纵坐标绘制的关系曲线为肺顺应性曲线（肺 P-V 曲线）。正常肺 P-V 曲线呈反抛物线形，分为二段一点，即陡直段和高位平坦段，二段交点为高位转折点（upper inflection point，UIP）。曲线陡直段的压力和容量的变化呈线性关系，较小的压力变化即能引起较大的潮气量变化，提示肺顺应性好；而在高位平坦段，较小的容量变化即可导致压力的显著升高，提示肺顺应性减低，发生肺损伤的机会增加。正常情况下，UIP 为肺容量占肺总量 85%~90% 和跨肺压达 35~50cmH_2O 的位置。

ARDS 患者由于肺泡大量萎陷，肺顺应性降低，故肺 P-V 曲线呈现"S"形改变，起始段平坦，出现低位转折点（lower inflection point，LIP），同时 FRC 和肺总量下降，导致中间陡直段的容积显著减少。低位平坦段显示随着肺泡内压增加，肺泡扩张较少，提示肺顺应性低；随着肺泡内压的进一步升高，陷闭肺泡大量开放，肺容积明显增加，肺 P-V 曲线出现 LIP，代表大量肺泡在非常窄的压力范围内开放；随着肺泡内压的进一步增加，正常肺组织和开放的陷闭肺组织的容积增加，出现陡直段；同正常肺组织相似，肺容积扩张到一定程度，曲线也会出现 UIP 和高位平坦段，提示肺泡过度膨胀，肺顺应性降低。

在 ARDS 的纤维化期，肺组织广泛纤维化使肺顺应性进一步降低。

3.通气/血流比例失调　通气/血流比值失调是导致低氧血症的主要原因。ARDS 由于肺部病变的不均一性，通气/血流比值升高和通气/血流比值降低可能同时存在于不同的肺部病变区域中。

（1）通气/血流比值降低及真性分流：间质肺水肿压迫小气道、小气道痉挛收缩和表面活性物质减少均导致肺泡部分萎陷，使相应肺单位通气减少，通气/血流比值降低，产生生理性分流。另外，广泛肺泡不张和肺泡水肿引起局部肺单位只有血流而没有通气，即出现真性分流或解剖样分流。ARDS 早期肺内分流率（Q_s/Q_t）可达 10%~20%，甚至更高，后期可高达 30% 以上。

（2）通气/血流比值升高：肺微血管痉挛或狭窄、广泛肺栓塞和血栓形成使部分肺单位周围的毛细血管血流量明显减少或中断，导致无效腔样通气。ARDS 后期无效腔率可高达 60%。

4.对 CO_2 清除的影响　ARDS 早期，由于低氧血症致肺泡通气量增加，且 CO_2 弥散能力为 O_2 的 20 倍，故 CO_2 排出增加，引起低碳酸血症；但到 ARDS 后期，随着肺组织纤维化，毛细血管闭塞，通气/血流比值升高的气体交换单位数量增加，通气/血流比值降低的单位数量减少，无效腔通气增加，有效肺泡通气量减少，导致 CO_2 排出障碍，动脉血 CO_2 分压升高，出现高碳酸血症。

5.肺循环改变

（1）肺毛细血管通透性明显增加：由于大量炎症介质释放及肺泡内皮细胞、上皮细胞受损，肺毛细血管通透性明显增加。通透性增高性肺水肿是主要的 ARDS 肺循环改变，也是 ARDS 病理生理改变的特征。

（2）肺动脉高压：肺动脉高压，但肺动脉嵌顿压正常是 ARDS 肺循环的另一个特点。ARDS 早期，肺动脉高压是可逆的，与低氧血症和缩血管介质（TXA_2、TNF-α等）引起肺动脉痉挛以及一氧化氮生成减少有关。ARDS 后期的肺动脉高压为不可逆的，除上述原因外，主要与肺小动脉平滑肌增生和非肌性动脉演变为肌性动脉等结构性改变有关。值得注意的是，尽管肺动脉压力明显增高，但 ARDS 肺动脉嵌顿压一般为正常，这是与心源性肺水肿的重要区别。

三、临床表现

ARDS 由于病因复杂，部分患者存在严重创伤，包括截肢、巨大创面及骨折等，同时又具有强烈的精神创伤，故临床表现可以隐匿或不典型，主要表现为呼吸困难不典型，临床表现与 X 线胸片明显不一致，临床医生必须高度警惕。

1.症状　呼吸频速、呼吸窘迫是口唇及指端发绀 ARDS 的主要临床表现之一。其特点是起病急，呼吸频速、呼吸困难和发绀进行性加重是其临床特点。通常在 ARDS 起病 1~2 天内，发生呼吸频速，呼吸频率大于 20 次/分，并逐渐进行性加快，可达 30~50 次/分。随着呼吸频率增快，呼吸困难也逐渐明显，危重者呼吸频率可达 60 次/分以上，呈现呼吸窘迫症状。

随着呼吸频数和呼吸困难的发展，缺氧症状也日益明显，患者表现烦躁不安、心率增速、唇及指甲发绀。缺氧症状以鼻导管或面罩吸氧的常规氧疗方法无法缓解。此外，在疾病后期，多伴有肺部感染，表现为发热、畏寒、咳嗽和咳痰等症状。

2.体征　疾病初期除呼吸频数外，可无明显的呼吸系统体征，随着病情进展，出现唇及指甲发绀，吸气时锁骨上窝及胸骨上窝下陷，有的患者两肺听诊可闻及干湿性啰音、哮鸣音，后期可出现肺实变体征，如呼吸音减低或水泡音等。

四、分期

按照 Moore 标准，一般将 ARDS 分为 4 期。

1.第一期（急性损伤期）　损伤后数小时，原发病为主要临床表现。呼吸频率开始增快，导致过度通气。无典型的呼吸窘迫。可不出现 ARDS 症状，血气分析示低碳酸血症，动脉血氧分压尚属正常或正常低值。X 线胸片无阳性发现。

2.第二期（相对稳定期）　多在原发病发生 6~48 小时后，表现为呼吸增快、浅速，逐渐出现呼吸困难，肺部可听到湿性啰音或少数干啰音。血气分析示低碳酸血症，动脉血氧分压下降，肺内分流增加。X线胸片显示细网状浸润阴影，反映肺血管周围液体积聚增多，肺间质液体含量增加。

3.第三期（急性呼吸衰竭期）　此期病情发展迅速，出现发绀，并进行性加重。呼吸困难加剧，表现为呼吸窘迫。肺部听诊湿性啰音增多，心率增快。动脉血氧分压进一步下降，常规氧疗难以纠正。X线胸片因间质与肺泡水肿而出现典型的、弥漫性雾状浸润阴影。

4.第四期（终末期）　呼吸窘迫和发绀持续加重，患者严重缺氧，出现神经精神症状如嗜睡、谵妄、昏迷等。血气分析示严重低氧血症、高碳酸血症，常有混合性酸碱失衡，最终导致心力衰竭或休克。X线胸片显示融合成大片状阴影，呈"白肺"（磨玻璃状）。

不同原因引起的ARDS，其临床表现可能会有所差别。通常内科系统疾病引起的ARDS起病较缓慢，临床分期不如创伤等原因引起的ARDS分期那样明确。但总的来说，ARDS的病程往往呈急性过程。但也有一部分病例，病程较长。

五、辅助检查

1.X线胸片　早期胸片常为阴性，进而出现肺纹理增加和斑片状阴影，后期为大片实变阴影，并可见支气管充气征。ARDS的X线改变常较临床症状延迟4~24小时，而且受治疗干预的影响很大。为纠正休克而大量液体复苏时，常使肺水肿加重，X线胸片上斑片状阴影增加，而加强利尿使肺水肿减轻，阴影减少；机械通气，特别是呼气末正压（PEEP）和其他提高平均气道压力的手段，也增加肺充气程度，使胸片上阴影减少，但气体交换异常并不一定缓解。

2.CT扫描与　正位胸片相比，CT扫描能更准确地反映病变肺区域的大小。通过病变范，可较准确地判定气体交换和肺顺应性病变的程度。另外，CT扫描可发现气压伤及小灶性肺部感染。

3.肺气体交换障碍的监测　监测肺气体交换对ARDS的诊断和治疗具有重要价值。动脉血气分析是评价肺气体交换的主要临床手段。ARDS早期至急性呼吸衰竭期，常表现为呼吸性碱中毒和不同程度的低氧血症，肺泡-动脉氧分压差$[D(A-a)O_2]$升高，高于35~45mmHg。由于肺内分流增加（>10%），通过常规氧疗，低氧血症往往难以纠正。对于肺损伤恶化、低氧血症进行性加重而实施机械通气的患者，PaO_2/FiO_2进行性下降，可反映ARDS低氧血症程度，与ARDS患者的预后直接相关，该指标也常常用于肺损伤的评分系统。另外，除表现为低氧血症外，ARDS患者的换气功能障碍还表现为无效腔通气增加，在ARDS后期往往表现为动脉二氧化碳分压升高。

4.肺力学监测　肺力学监测是反映肺机械特征改变的重要手段，可通过床边呼吸功能监测仪监测。主要改变包括顺应性降低和气道阻力增加。

5.肺功能检测　肺容量和肺活量、功能残气量和残气量均减少；呼吸无效腔增加，无效腔量/潮气量>0.5；静-动脉分流量增加。

6.血流动力学监测　血流动力学监测对ARDS的诊断和治疗具有重要意义。ARDS的血流动力学常表现为肺动脉嵌顿压正常或降低。监测肺动脉嵌顿压，有助于与心源性肺水肿的鉴别；同时，可直接指导ARDS的液体治疗，避免输液过多或容量不足。

7.支气管灌洗液　支气管灌洗及保护性支气管刷片是诊断肺部感染及细菌学调查的重要手段，ARDS 患者肺泡灌洗液的检查常可发现中性粒细胞明显增高（非特异性改变），可高达 80%（正常小于 5%）。肺泡灌洗液发现大量嗜酸性粒细胞，对诊断和治疗有指导价值。

8.肺泡毛细血管屏障功能和血管外肺水　肺泡毛细血管屏障功能受损是 ARDS 的重要特征。测定屏障受损情况，对评价肺损伤程度具有重要意义。测定肺泡灌洗液中蛋白浓度或肺泡灌洗液蛋白浓度与血浆蛋白浓度的比值，可反映从肺泡毛细血管中漏入肺泡的蛋白量，是评价肺泡毛细血管屏障损伤的常用方法。

肺泡灌洗液中蛋白含量与血浆蛋白含量之比>0.7，应考虑 ARDS，而心源性肺水肿的比值<0.5。血管外肺水增加也是肺泡毛细血管屏障受损的表现。肺血管外含水量测定可用来判断肺水肿的程度、转归和疗效，目前用热燃料双示踪剂稀释法测定。正常人血管外肺水含量不超过 500ml，ARDS 患者的血管外肺水可增加到 3000~4000ml。

9.电阻抗断层成像技术　新近，电阻抗断层成像技术（electrical impedance tomography，EIT），由于无辐射、无创伤等优点，被认为是有广泛应用前景的床旁呼吸监测技术。EIT 能较准确反映肺不同区域气体分布状态和容积改变，有研究发现 EIT 可能是实现 ARDS 床旁个体化潮气量选择、实施肺复张和指导 PEEP 选择的重要手段和希望。

六、诊断

1.诊断依据　具有脓毒血症、休克、重症肺部感染、大量输血、急性胰腺炎等引起 ARDS 的原发病；疾病过程中出现呼吸频速、呼吸窘迫、低氧血症和发绀，常规氧疗难以纠正缺氧；血气分析示肺换气功能进行性下降；胸片示肺纹理增多，边缘模糊的斑片状或片状阴影，排除其他肺部疾病和左心功能衰竭。

2.诊断标准

（1）Murray 评分法诊断标准：1988 年 Murray 等提出了 ARDS 的评分法诊断标准，对 ARDS 作量化诊断。评分内容包括 3 方面内容：①肺损伤程度的定量评分。②具有 ARDS 患病的危险因素。③合并肺外器官功能不全。

根据 PaO_2/FiO_2、PEEP 水平、X 线胸片中受累象限数及肺顺应性变化的评分评价肺损伤程度。0 分无肺损伤，0.1~2.5 分为轻度、中度肺损伤，评分>2.5 分为重度肺损伤，即 ARDS。

Murray 评分法 ARDS 诊断标准强调了肺损伤从轻到重的连续发展过程，对肺损伤作量化评价。Owens 等研究显示肺损伤评分与肺脏受累范围呈显著正相关（r=0.75，P<0.01），而且也与肺血管通透性密切相关（r=0.73，P<0.01）。可见，该标准可较准确地评价肺损伤程度。

（2）欧美联席会议诊断标准：尽管 Murray 标准有利于临床科研，但应用于临床就显得过于烦琐，难以推广。1992 年欧美 ARDS 联席会议提出新标准（表 3-10-2），被广泛推广采用。

急性肺损伤：①急性起病。②$PaO_2/FiO_2 \leq 300mmHg$（不管 PEEP 水平）。③正位 X 线胸片显示双肺均有斑片状阴影。④肺动脉嵌顿压≤18mmHg，或无左心房压力增高的临床证据。诊断 ARDS 除要满足上述急性肺损伤的诊断标准外，需 $PaO_2/FiO_2 \leq 200mmHg$，反映肺损伤程度更严重。

表 3-10-2　急性肺损伤与 ARDS 的诊断标准

	起病	氧合障碍程度	X 线胸片	肺动脉嵌顿压
急性肺损伤	急性	$PaO_2/FiO_2 \leq 300mmHg$	双肺有斑片状阴影	肺动脉嵌顿压≤18mmHg，或无左心房压力增高的临床证据
AKDS	急性	$PaO_2/FiO_2 \leq 200mmHg$	双肺有斑片状阴影	肺动脉嵌顿压≤18mmHg，或无左心房压力增高的临床证据增高的临床证据

该标准与以往标准有很大区别：①PEEP 改善氧合的效应具有时间依赖性，而且其水平的提高与氧合改善并不呈正相关，因此不考虑 PEEP 水平。②医师的经验及指征掌握等许多因素均影响机械通气应用，可因未及时采用机械通气，而使患者延误诊断，因此，也不把机械通气作为诊断条件。③肺动脉嵌顿压≤18mmHg 作为诊断条件，有助于排除心源性肺水肿。④与以往诊断标准中的 $PaO_2/FiO_2 \leq 100 \sim 150mmHg$ 相比，$PaO_2/FiO_2 \leq 200mmHg$ 作为诊断条件能使 ARDS 患者更早地得到诊断和治疗。

Moss 等将欧美 ARDS 标准与 Murray 的评分标准做比较，结果显示对于具有明确 ARDS 危险因素的患者来说，特异性分别为 96% 和 94%，灵敏度分别为 100% 和 81%，诊断准确率分别为 97% 和 90%，显然前者优于后者。对于无明确 ARDS 危险因素患者来说，欧美 ARDS 标准也略优于 Murray 的评分标准。因此，欧美 ARDS 诊断标准对临床更有价值，目前已被广泛采用。

（3）1995 年全国危重急救医学学术会议（庐山）提出我国 ARDS 分期诊断标准

①有诱发 ARDS 的原发病因。

②先兆期 ARDS 的诊断应具备下述 5 项中的三项：

1）呼吸频率 20~25 次/分。

2）（F_iO_2 0.21）$PaO_2 \leq 9.31kPa$（≤70mmHg），>7.98kPa（60mmHg）。

3）$PaO_2/FiO_2 \geq 39.9kPa$（≥300mmHg）。

4）$P_{A-B}O_2$（F_iO_2 0.21）3.32~6.65kPa（25~50mmHg）。

5）胸片正常。

③早期 ARDS 的诊断应具备 6 项中 3 项。

1）呼吸频率>28 次/分。

2）（F_iO_2 0.21）$PaO_2 \leq 7.90kPa$（60mmHg）>6.60kPa（50mmHg）。

3）$PaO_2 < 4.65kPa$（35mmHg）。

4）$PaO_2/FiO2 \leq 39.90kPa$（≤300mmHg），>26.60kPa（>200mmHg）。

5）（F_iO_2 1.0）$P_{A-B}O_2 > 13.3kPa$（>100mmHg），<26.60kPa（<200mmHg）。

6）胸片示肺泡无实变或实变≤1/2 肺野。

注：①当今国内应用可测数据机械通气尚未普及，故应用机械通气时方能测定的肺顺应性及 PEEP 压力值，不予采用。需用右心导管才能准确测定的分流量（Q_s/Q_t），也不予采用。$P_{A-B}O_2$ 虽是计算值，因 ARDS 主要是换气功能障碍，它是确定换气功能障碍的重要指标之一，并且能较准确地换算，故予采用。②结合 APACHEIII危重评分系统，可以较精确地评定病情严重程度及预测预后。

（4）2011ARDS 柏林诊断标准：ARDS 是一个序贯事件，诊断标准必须联合危险因素、临床表现，氧合指标、影像学变化甚至生物标记物等综合考虑。当前多种 ARDS 的诊断标准有其合理和可行的一面，但对于没有明确诱因的 ARDS 患者，以上诊断标准的可靠性较低，临床上迫切需要准确便捷地诊断 ARDS 的标准。

2011 年 10 月德国柏林欧洲重症医学年会上，Ranieri 教授代表 ARDS 定义工作组提出了新的诊断标准——"柏林标准"，见表 3-10-3，全文正式发表在今年的 JA-MA 杂志，希望实现临床的可行性、可靠性和有效性。

临床诊断标准的可行性就是依据临床常用的检查指标就能对疾病进行诊断。新的诊断标准从起病时间、氧合指数、肺水肿的来源和胸片的表现四个方面对 ARDS 进行诊断，而并未采用平台压、无效腔、血管外肺水、炎症指标、CT 或电阻抗断层成像（EIT）等其他非常规检查手段，因此在临床上依据入院常规检查即可对患者进行诊断。

诊断标准的可靠性就是不同医师依据诊断标准对同一患者的诊断应当一致。"柏林标准"不仅从氧合指数的角度区分了轻中重度 ARDS，并且通过胸部影像学可将重度 ARDS（累及 3 个~4 个象限者）与轻中度 ARDS 相区分，与 AECC 的诊断标准相比，在临床上更具可操作性和可靠性。

诊断标准的有效性意味着医师依据诊断标准能够迅速做出诊断，且诊断的敏感性和特异性均比较高，而临床医师依据诊断还可以对患者的预后进行初步的评价。

ARDS 柏林诊断标准在 AECC 的诊断标准的基础上，进一步完善了 ARDS 的诊断依据。首先，将 ARDS 依据氧合指数分为三个病程连续发展的过程，并且去除了急性肺损伤的诊断标准；其次，对于 ARDS 起病时机进行了规定；第三，加入了 PEEP 对氧合指数的影响；第四，剔除了 PAWP 对心功能不全的诊断，支持高静水压性肺水肿并非导致呼吸衰竭的主要原因；第五，可以借助胸部影像学，协助区别重度 ARDS 与轻中度 ARDS；第六，提出了导致 ARDS 的一些危险因素，但主要还是为了排除心源性肺水肿；第七，其有效性较 AECC 的诊断标准更高，其预计病死率的受试者工作曲线（ROC）下面积分别为 0.577（95% CI 0.561~0.593）vs 0.536（95%CI 0.520~0.553；P<0.001）。

表 3-10-3　急性呼吸窘迫综合征的诊断标准

发病时机	在已知诱因后，或新出现或原有呼吸系统症状加重后一周内发病		
胸部影像学 [a]	双肺透光度减低，且不能完全用胸腔积液、肺叶不张或结节解释		
肺水肿来源	无法用心功能衰竭或液体负荷过多解释的呼吸衰竭如果没有危险因素，则需要客观评估（如心脏超声检查）排除静水压升高的肺水肿		
低氧血症 [b]	轻度：PEEP/CPAP　≥ 5 cmH₂O 时　200 mmHg < PaO₂/FiO₂ ≤ 300 mmHg		
	中度：PEEP/CPAP　≥ 5 cmH₂O 时　100 mmHg < PaO₂/FiO₂ ≤ 200 mmHg		
	重度：PEEP/CPAP　≥ 5 cmH₂O 时　PaO₂/FiO₂ ≤ 100　mmHg		

CPAP，持续气道正压；　PEEP，呼气末正压

a.胸片或 CT 扫描

b.如果海拔超过1000m，应根据如下公式进行校正：[PaO2/FiO2×(大气压/760)]

c.轻度 ARDS 患者可能接受无创通气

注：胸部影像学包括 X 线片和CT；如海拔高于 1 000 米，氧合指数需校正，即校正氧合指数＝氧合指数×（760／大气压）。

此外，按照柏林标准对 4 个多中心的 4 188 例和 3 个单中心的 269 例患者数据进行评估，结果显示：22％的患者符合柏林定义的轻度 ARDS 的诊断标准，50％和 28％分别符合中度和重度 ARDS 的诊断标准。轻、中、重者的中位病死率分别为 27％［95％可信区间（CI）24％~30％］、32％（95％ CI 29％~34％）和 45％（95％CI 42％~48％）；病情越轻，无须使用呼吸机的中位时间就越长，轻度、中度和重度 ARDS 患者分别为 20 天、16 天和 1 天。可见柏林标准在评估临床预后方面具有一定价值。但 ARDS 的柏林标准仍然存在一些缺憾。首先，标准中去除了一些非临床常规评价指标，比如平台压、无效腔测定等，可能会降低诊断的特异性；其次，尽管对胸片的诊断依据较前有所完善，但评价标准依然不清楚，可能会出现诊断可靠性的下降；最后，柏林标准来源于一些研究的临床数据和专家意见，能否符合临床诊断并且广泛推广，可能还需要进一步的临床研究。

总之，ARDS 的"柏林标准"依据临床可行、可靠和有效的标准，提高了临床上的可操作性，但其诊断的准确性和对预后的判断仍需要临床研究进一步证实。表 1 ARDS 的柏林标准 ARDS 轻度中度重度起病时间一周之内急性起病的或者加重的呼吸系统症状低氧血症 200mmHg<氧合指数≤300mmHg 且 PEEP 或 CPAP≥5cmH$_2$O 100mmHg<氧合指数≤200mmHg 且 PEEP 或 CPAP≥5cmH$_2$O 氧合指数≤100mmHg 且 PEEP 或 CPAP≥5cmH$_2$O 肺水肿来源呼吸衰竭无法用心功能不全或液体过负荷解释；如果没有危险因素，需要客观指标（如超声心动图）排除高静水压性肺水肿胸部影像学双侧浸润影，不能由胸腔积液、结节、肿块、肺叶塌陷所完全解释。

七、鉴别诊断

主要与急性肺水肿鉴别。急性肺水肿时，患者咳嗽，咳粉红色泡沫痰，双肺底可听到湿啰音，吸氧、强心剂、利尿剂治疗效果好。ARDS 时临床表现为进行性呼吸困难，咳稀血水样痰，急性呼吸窘迫，高流量吸氧，氧分压持续下降。

ARDS 突出的临床征象为肺水肿和呼吸困难。在诊断标准上无特异性，因此需要与其他能够引起和 ARDS 症状类似的疾病相鉴别。

1.心源性肺水肿　见于冠心病、高血压性心脏病、风湿性心脏病和尿毒症等引起的急性左心功能不全。其主要原因是左心功能衰竭，致肺毛细血管静水压升高，液体从肺毛细血管漏出，至肺水肿和肺弥散功能障碍，水肿液中蛋白含量不高。而 ARDS 的肺部改变主要是由于肺泡毛细血管膜损伤，致通透性增高引起的肺间质和肺泡性水肿，水肿液中蛋白含量增高。根据病史、病理基础和临床表现，结合 X 线胸片和血气分析等，可进行鉴别诊断（表 3-10-4）。

2.其他非心源性肺水肿　ARDS 属于非心源性肺水肿的一种，但其他多种疾病也可导致非心源性肺水肿，如肝硬化和肾病综合征等。另外还可见于胸腔抽液、抽气过多、过快或抽吸负压过大，使胸膜腔负压骤然升高形成的肺复张性肺水肿。其他少见的情况有纵隔肿瘤、肺静脉纤维化等引起的肺静脉受压或闭塞，致肺循环压力升高所致的压力性肺水肿。此类患者的共同特点为有明确的病史，肺水肿的症状、体征及 X 线征象出现较快，治疗后消失也快。低氧血症一般不重，通过吸氧易于纠正。

表 3-10-4　ARDS 与心源性肺水肿的鉴别诊断

	ARDS	心源性肺水肿
发病机制	肺实质细胞损害、肺毛细血管通透性增加	肺毛细血管静水压升高
起病	较缓	急
病史	感染、创伤、休克等	心血管疾病
痰的性质	非泡沫状稀血样痰	粉红色泡沫痰
痰内蛋白含量	高	低
痰中蛋白/血浆蛋白	>0.7	<0.5
体位	能平卧	端坐呼吸
胸部听诊	早期可无啰音，后期湿啰音广泛分布，不局限于下肺	湿啰音主要分布于双肺底
肺动脉嵌顿压	<18mmHg	>18mmHg
X 线		
心脏大小	正常	常增大
血流分布	正常或对称分布	逆向分布
叶间裂	少见	多见
支气管血管袖	少见	多见
胸膜渗出	少见	多见
支气管气象	多见	少见
水肿液分布	斑片状，周边区多见	肺门周围多见
治疗		
强心利尿	无效	有效
提高吸入氧浓度	难以纠正低氧	低氧血症可改善

3.急性肺栓塞　各种原因导致的急性肺栓塞，患者突然起病，表现为剧烈胸痛、呼吸急促、呼吸困难、烦躁不安、咯血、发绀和休克等症状。动脉血氧分压和二氧化碳分压同时下降，与 ARDS 颇为相似。但急性肺栓塞多有长期卧床、深静脉血栓形成、手术、肿瘤或羊水栓塞等病史，查体可发现气急、心动过速、肺部湿啰音、胸膜摩擦音或胸腔积液、肺动脉第二音亢进伴分裂、右心衰竭和肢体肿胀、疼痛、皮肤色素沉着、深静脉血栓体征。X 线胸片检查可见典型的三角形或圆形阴影，还可见肺动脉段突出。典型的心电图可见 I 导联 S 波加深、III 导联 Q 波变深和 T 波倒置（即 SIQTIII改变）、肺性 P 波、电轴右偏、不完全或完全性右束支传导阻滞。D-二聚体（+）。选择性肺动脉造影和胸片结合放射性核素扫描可确诊本病。

4.特发性肺间质纤维化　此病病因不明，临床表现为刺激性干咳、进行性呼吸困难、发绀和持续性低氧血症，逐渐出现呼吸功能衰竭，可与 ARDS 相混淆。但本病起病隐袭，多属慢性经过，少数呈亚急性；肺部听诊可闻及高调的、爆裂性湿性啰音，声音似乎非常表浅，如同在耳边发生一样，具有特征性；血气分析呈 I 型呼吸衰竭（动脉血氧分压降低，二氧化碳分压降低或不变）；X 线胸片可见网状结节影，有时呈蜂窝样改变；免疫学检查示 IgG 和 IgM 常有异常；病理上以广泛间质性肺炎和肺间质纤维化为特点；肺功能检查可见限制性通气功能障碍和弥散功能降低。

5.慢性阻塞性肺疾病并发呼吸衰竭 此类患者既往有慢性胸、肺疾患病史，常于感染后发病；临床表现为发热、咳嗽、气促、呼吸困难和发绀；血气分析示动脉血氧分压降低，多合并有二氧化碳分压升高。而 ARDS 患者既往心肺功能正常，血气分析早期以动脉低氧血症为主，二氧化碳分压正常或降低；常规氧疗不能改善低氧血症。可见，根据病史、体征、X 线胸片、肺功能和血气分析等检查不难与 ARDS 鉴别。

八、治疗

ARDS 是一种急性呼吸系统危重症，对它的成功治疗必须遵循呼吸病学与危重症医学紧密结合的原则，并在严密监护下进行。治疗目标包括：改善肺氧合功能，纠正缺氧，保护器官功能，防治并发症和治疗基础病。治疗措施包括：积极治疗原发病，氧疗，机械通气（应用呼气末正压）以及调节机体液体平衡等。

ARDS 是 MODS 的一个重要组成部分，对 ARDS 的治疗是防治 MODS 的一部分。其原因为纠正缺氧，提高全身氧输送，维持组织灌注，防止组织进一步损伤，同时尽可能避免医源性并发症，主要包括液体负荷过高、氧中毒、容积伤和院内感染。在治疗上可分为病因治疗和支持治疗。调控机体炎症反应和以纠正病理生理改变为基础的肺保护性通气策略始终是 ARDS 主要的研究方向。目前对于 ARDS 肺毛细血管通透性增加、肺泡上皮受损以及失衡的炎症反应而言，缺乏特异且有效的治疗手段。主要限于器官功能支持及全身支持治疗，呼吸支持治疗为缓解肺损伤的发展创造时间、为促进肺组织恢复和减轻炎症反应提供可能，肺保护性通气是近十多年来 ARDS 机械通气策略的重大突破，但大量阴性结果的 RCT 使得肺保护性机械通气策略面临前所未有的争议和挑战。

（一）病因治疗

仍是治疗、控制 ARDS 的关键。

1.控制致病因素 原发病是影响 ARDS 预后和转归的关键，及时去除或控制致病因素是 ARDS 治疗最关键的环节。主要包括充分引流感染灶、有效的清创和使用合理的抗生素。当然，腹腔、肺部感染的迁延，急性胰腺炎的发展等都使病因治疗相当困难。

2.调控机体炎症 反应 ARDS 作为机体过度炎症反应的后果，SIRS 是其根本原因，调控炎症反应不但是 ARDS 病因治疗的重要手段，而且也可能是控制 ARDS、降低病死率的关键。近年来，国内外学者对 SIRS 的调控治疗进行了大量研究：①糖皮质激素：糖皮质激素是 ARDS 治疗中最富有争议的药物。前瞻性、多中心、安慰剂对照试验显示，ARDS 早期应用大剂量激素，不能降低病死率，同时可能增加感染的发生率。1998 年 Meduri 进行的临床研究显示，糖皮质激素可明显改善 ARDS 肺损伤，降低住院病死率，但该研究样本量较小，需进一步扩大样本量，进行多中心的对照研究。近几年有研究显示 ARDS 晚期应用糖皮质激素有助于阻止肺纤维化的进展，可改善患者生存率。但应用的同时必须监测患者病情，防止并发或加重感染；其作用也有待于进一步大规模临床、前瞻、对照研究进行验证。②环氧化酶抑制剂及前列腺素 E_1；布洛芬、消炎痛等环氧化酶抑制剂对炎症反应有强烈抑制作用，可改善 ARDS 炎症反应，降低体温和心率。前列腺素 E，具有扩张血管、抑制血小板聚集和调节炎症反应、降低肺动脉和体循环压力、提高心排血量、氧合指数和组织供氧量的作用。但有关前列腺素 E_1 对 ARDS 的治疗作用尚不肯定，需进一步研究明确其作用。③酮康唑：酮康唑是强烈的血栓素合成酶抑制剂，对白三烯的合成也有抑制作用。初步的临床研究显示，对于全身性感染等 ARDS 高危患者，酮康唑治疗组 ARDS 患病率明显降低；而对于 ARDS 患者，酮康唑能明显降低病死率。④乙酮可可碱：乙酮可可碱是一种磷酸二酯酶抑制剂。在全身性感染和 ARDS 的动物实验研究中，乙酮可可碱能明显抑制白细胞趋化和激活，对肿瘤坏死因子等炎症性细胞因子的表达具有明显抑制效应。但乙酮可可碱对 ARDS 的临床疗效尚不肯定，需进一步临床研究证实。⑤内毒素及细胞因子单抗：内毒素单克隆抗体、细菌通透性增高蛋白可阻断内毒素对炎性细胞的激活，而 TNF、IL-1 和 IL-8 等细胞因子单克隆抗体或受体拮抗剂（IL-1Ra）可直接中和炎症介质，在动物实验中均能防止肺损伤发生，降低动物病死率，结果令人鼓舞。但针对细胞因子等炎症介质的免疫治疗措施在感染及 ARDS 患者的临床试验均未观察到肯定疗效。

（二）呼吸支持治疗

纠正低氧血症是 ARDS 治疗的首要任务，早期有力的呼吸支持是 ARDS 治疗的主要手段，其根本目的是保证全身氧输送，改善组织细胞缺氧。氧疗是最基本的纠正 ARDS 低氧血症、提高全身氧输送的支持治疗措施。

临床上有多种氧疗装置可供选择和应用，在选择氧疗装置时需考虑到患者低氧血症的严重程度，装置给氧浓度的精确性，患者的舒适度及对氧疗的依从性等。Beers 将氧疗装置依据流速的高低分为两大类（表 3-4）：低流速系统和高流速系统。低流速系统给氧的流速较低，一般<6L/min，患者每次吸入的为氧疗装置送出氧与室内空气混合的气体，因此吸入的氧浓度是可变化的，它取决于氧气流速、患者呼吸的频率和潮气量。高流速系统则以高流速给氧，通常超过患者每分通气量的 4 倍，患者的呼吸方式对吸入氧浓度没有影响。

表 3-10-5　低流速系统和高流速氧疗系统氧流速与吸入氧浓度关系

氧疗系统	氧疗装置	氧流速（L/min）	吸入氧浓度（%）
低流速氧疗系统	鼻导管或鼻塞	1	25
		2	29
		3	33
		4	37
		5	41
		6	45
	简单面罩	0.5~4	24~40
		5~6	40
		6~7	50
		7~8	60
	附贮袋面罩	6	60
		7	70
		8	80
		9	90
		10	>99

（续表）

	非重复呼吸面罩	4~10	60~100
高流速氧疗系统	Venturi 面罩	3（80）*	24
		6（68）	28
		9（50）	40
		12（50）	0.40
		15（41）	0.50

注：*括号内数值表示进入面罩的空气流量。

当常规氧疗不能纠正低氧血症和缓解呼吸窘迫时，应早期积极进行气管插管实施机械通气，使患者不致死于早期严重的低氧血症，为治疗赢得时间。近年来，呼吸支持治疗取得长足的进步，并系统地提出机械通气治疗的新策略，主要包括以下内容。

1.小潮气量避免高潮气量、限制气道平台压　小潮气量通气是 ARDS 病理生理改变的要求和结果："小肺"或"婴儿肺"是 ARDS 的特征，ARDS 参与通气的肺容积显著减少，大量研究显示，常规或大潮气量通气易导致肺泡过度膨胀和气道平台压力过高，激活炎症细胞，促进炎症介质释放增加，引起或加重肺泡上皮细胞和肺泡毛细血管内皮细胞损伤，产生肺间质或肺泡水肿，导致呼吸机相关肺损伤以及肺外器官如肠道、肾脏损伤，诱发多器官功能障碍综合征。因此，ARDS 患者应避免高潮气量和高气道平台压，应尽早采用小潮气量（6ml/kg 理想体重，参见表 3-10-6 公式计算理想体重）通气，并使吸气末气道平台压力不超过 30cmH$_2$O。

目前 5 个多中心、随机、对照试验比较了常规潮气量与小潮气量通气对 ARDS 病死率的影响（表 3-10-6）。其中 3 项研究显示患者病死率均无显著改变。Amato 和 NIHARDSNet 的研究则表明，与常规潮气量通气组比较，小潮气量通气组 ARDS 患者病死率显著降低。进一步对比分析各项研究显示，阴性结果的研究中常规潮气量组和小潮气量组的潮气量差别较小，可能是导致阴性结果的主要原因之一。可见，ARDS 患者应采用小潮气量通气。

表 3-10-6　MH ARDS Net 机械通气模式和参数设置方法

MH ARDS Net 机械通气模式和参数设置方法
通气模式——容量辅助/控制通气潮气量 6 ml/kg（理想体重）
保持气道平台压<30cmH$_2$O
潮气量 6ml/kg 时气道平台压>30cmH$_2$O，减少潮气量至 4ml/kg（理想体重）
动脉血氧饱和度或经皮血氧饱和度 88%~95% 之间不同
FiO$_2$ 对应的预期 PEEP 水平
FiO$_2$ 0.3 0.4 0.4 0.5 0.5 0.6 0.7 0.7 0.7 0.8 0.9 0.9 0.9 1.0
PEEP5 5 8 8 10 10 10 12 14 14 14 16 18 20~24

注：*理想体重的计算公式
男性=50+2.3[身高（英尺）-60]或50+0.91[身高（cm）-152.4]
女性=45.5+2.3[身高（英尺）-60]或45.5+0.91[身高（cm）-152.4]。

潮气量个体化的选择和实施：ARDS 患者由于病因、病变类型和病变累及范围不同，塌陷肺泡区域大小、分布不同，导致肺的不均一性，患者正常通气肺泡的数量和容积存在显著差异。尽管 ARDS Net 的研究发现 6ml/lcg 的小潮气量可以降低 ARDS 患者的病死率，但随后的研究和临床工作中均发现不是所有 ARDS 患者都适合 6ml/kg 的潮气量，如何实现潮气量的个体化选择呢？

结合平台压设置潮气量较合理：ARDS 机械通气期间肺泡内压过高是产生呼吸机相关肺损伤的重要原因之一，气道平台压能够客观反映肺泡内压。Amato 对上述 5 项多中心、随机、对照研究进行综合分析，结果显示 4 项研究（MH ARDS Net 研究除外）中小潮气量通气组气道平台压力低于 30cmH$_2$O，而常规潮气量通气组高于 30cmH$_2$O。然而进一步研究发现随着平台压的降低（>33cmH$_2$O、27~33cmH$_2$O、23~27cmH$_2$O、<23cmH$_2$O 四组），患者的病死率显著下降，即使平台压已经小于 30cmH$_2$O，仍需考虑是否可进一步降低潮气量，降低平台压，改善患者预后。对于应用 6ml/kg 潮气量，平台压仍在 28~30cmH$_2$O 以上的患者，提示肺顺应性差，病情较重，需要逐步降低潮气量，降低平台压。Termgni 等的研究中以控制气道平台压在 25~28cmH$_2$O 为目标，减小潮气量至 4ml/kg，减轻肺的炎症反应，减轻肺损伤。因此，结合患者的平台压设置潮气量较合理，限制平台压在 28cmH$_2$O 以下，甚至更低。提示 ARDS 机械通气时应限制气道平台压力，以防止肺泡内压过高，这可能比限制潮气量更为重要。

肺顺应性指导潮气量的设定：顺应性差的患者给予较小的潮气量，控制其平台压，减轻肺损伤。Deans 对 ARDS Net 的研究分析发现，对于基础肺顺应性下降不明显、顺应性较好的患者，若仍给予 6ml/kg 潮气量，病死率是增加的；而肺顺应性差的患者给予 6ml/kg 潮气量预后会改善。Bmnder 等研究发现：肺顺应性越好，患者所需潮气量越大；肺顺应性越差，所需潮气量越小。但由于患者胸腔肺容积和胸壁顺应性的差异，潮气量与顺应性之间暂无明确的换算关系，限制了临床的实施。

根据肺组织应力和应变选择潮气量更为科学：目前认为引起 VILI 的始动因素是肺组织整体和局部异常的应力和应变（stress/strain）。ARDS 患者可以根据不同的 FRC 设置潮气量，以控制应力和应变在安全范围内（目前认为应力上限为 27cmH$_2$O、应变上限为 2cmH$_2$O）。即低 FRC 患者需要小潮气，而相对较高的 FRC 患者则可能应给予较大潮气量。可见，依据肺组织应力和应变有助于潮气量的个体化设置。与平台压相比，肺组织应力更为直接地反映了肺组织力学改变。由于去除了胸壁顺应性的影响，肺组织应力直接反映了克服肺组织弹性阻力所需要的压力。与平台压相比，依据肺组织应力和应变设置潮气量的方法更为合理。目前 FRC 和跨肺压的床旁监测已成为可能，依据肺组织应力和应变设定潮气量为临床医生提供新的途径。

ARDS 患者机械通气时应采用小潮气量（6ml/kg 以下）通气，同时限制气道平台压力不超过 30cmH$_2$O，以避免呼吸机相关肺损伤和肺外器官损伤，防止多器官功能障碍综合征，最终能够降低 ARDS 病死率。

高碳酸血症不再是限制小潮气量实施的主要原因：高碳酸血症是小潮气量通气最常见的并发症。虽然有研究发现 ARDS 患者可以耐受一定程度的 PaCO$_2$ 升高，但急性二氧化碳升高导致包括脑及外周血管扩张、心率加快、血压升高和心排血量增加等一系列病理生理学改变。颅内压增高是应用允许性高碳酸血症的禁忌证，而某些代谢性酸中毒的患者合并允许性高碳酸血症时，严重的酸血症可能抑制心肌收缩力，降低心脏和血管对儿茶酚胺等药物的反应性。$PaCO_2$升高至 80mmHg 以上时，需考虑增加呼吸频率（40次/分），补充碳酸氢钠（最高剂量 20mEq/h）等方法处理，若 $PaCO_2$ 仍高时可用体外膜肺清除 CO_2，随着科学技术和医疗水平的提高，体外膜肺清除 CO_2 逐渐成为小潮气量通气顺利实施的有力保障。

2.积极、充分肺复张　ARDS 广泛肺泡塌陷和肺水肿不但导致顽固的低氧血症，而且导致可复张肺泡反复吸气复张与呼气塌陷产生剪切力，导致呼吸机相关肺损伤。大量临床和实验研究均表明，适当水平呼气末正压（PEEP）防止呼气末肺泡塌陷，改善通气/血流比值失调和低氧血症。另一方面消除肺泡反复开放与塌陷产生的剪切力损伤。另外还可减少肺泡毛细血管内液体渗出，减轻肺水肿。因此，ARDS 患者应在充分肺复张的前提下，采用适当水平的 PEEP 进行机械通气。

充分肺复张是应用 PEEP 防止肺泡再次塌陷的前提。PEEP 维持塌陷肺泡复张的功能依赖于吸气期肺泡的充张程度，吸气期肺泡充张越充分，PEEP 维持塌陷肺泡复张的程度越高。

（1）肺复张手法（recruitment maneuver，RM）：是在可接受的气道峰值压范围内，间歇性给予较高的复张压，以期促使塌陷的肺泡复张进而改善氧合。目前常用的 RM 方式主要包括控制性肺膨胀（sustained inflation，SI）、PEEP 递增法（incremental PEEP，IP）及压力控制法（PCV 法）（图 3-10-2）。

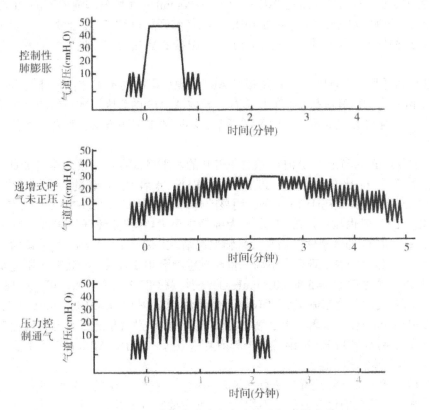

图 3-10-2　肺复张手法实施过程压力-时间波型

控制性肺膨胀：控制性肺膨胀的实施是在机械通气时采用持续气道正压的方式，一般设置正压水平 30~45cmH$_2$O，持续 30~40 秒，然后调整到常规通气模式。

PEEP 递增法：PEEP 递增法的实施是将呼吸机调整到压力模式，首先设定气道压上限，一般为 35~40cmH$_2$O，然后将 PEEP 每 30 秒递增 5cmH$_2$O，气道高压也随之上升 5cmH$_2$O，为保证气道压不大于 35cmH$_2$O，高压上升到 35cmH$_2$O 时，可每 30 秒递增 PEEP5cmH$_2$O，直至 PEEP 为 35cmH$_2$O，维持 30 秒。随后每 30 秒递减 PEEP 和气道高压各 5cmH$_2$O，直到实施肺复张前水平。

压力控制法：压力控制法的实施是将呼吸机调整到压力模式，同时提高气道高压和 PEEP 水平，一般高压 40~45cmH$_2$O，PEEP15~20cmH$_2$O，维持 1~2 分钟，然后调整到常规通气模式。

临床上肺复张手法的实施应考虑到患者的耐受性，可予以充分的镇静以保证 RM 的顺利实施。由于 ARDS 患者存在程度不等的肺不张，因此，打开塌陷肺泡所需的跨肺压也不同。实施 RM 时临床医师需结合患者具体情况选择合适的肺复张压力。

（2）肺复张效果的评价：如何评价肺泡复张效果，目前还无统一认识。CT 是测定肺复张容积的金标准，但无法在床边实时开展。目前临床上常用肺复张后氧合指数 ≥400mmHg 或反复肺复张后氧合指数变化<5%，来判断是否达到完全复张。也可用 PaO$_2$+PaCO$_2$≥400mmHg（吸入氧浓度 100%）评价肺复张的效果，Borges 等通过观察复张后氧合和胸部 CT 的关系，发现 PaO$_2$+PaCO$_2$≥400mmHg （吸入氧浓度 100%）时，CT 显示只有 5%的肺泡塌陷，而且 PaO$_2$+PaCO$_2$≥400mmHg 对塌陷肺泡的预测 ROC 曲线下面积 0.943，说明 PaO$_2$+PaCO$_2$≥400mmHg 是维持肺开放可靠指标。此外，电阻抗法评价肺开放效果尚处于实验阶段。目前临床上还可根据 P-V 曲线和呼吸力学的变化判断肺复张效果。

（3）肺复张的影响因素：肺复张对 ARDS 预后影响的不确定性可能与多种因素有关，以下因素影响患者对肺复张的反应性：导致 ARDS 的病因、肺损伤的严重程度、患者的病程、实施肺复张的压力、时间和频率、不同的肺复张方法、患者的体位、肺的可复张性等。

3.最佳 PEEP 的滴定　　ARDS 最佳 PEEP 的水平目前存在争议。尽管如此，Barbas 等通过荟萃分析比较了不同 PEEP 对 ARDS 患者生存率的影响，结果表明 PEEP>12cmH$_2$O 尤其是高于 16cmH$_2$O 明显改善患者生存率。通过胸部 CT 观察 PEEP 肺泡复张效应的研究也显示，PEEP 水平为肺静态压力-容积曲线低位转折点对应的压力 （Pflex）+2cmH$_2$O 通气条件下仍有大量肺泡塌陷。2003 年由 Slutsky 等进行的一项临床研究显示，MH ARDSNet 研究中小潮气量通气组呼吸频率较快，导致呼气不完全，产生一定水平的内源性 PEEP（5.8±3.0）cmH$_2$O，使得总 PEEP 水平升高，可达（16.3±2.9） cmH$_2$O，而常规潮气量组呼吸频率较慢，内源性 PEEP 仅（1.4±1.0）cmH$_2$O，总 PEEP 为（11.7±0.9）cmH$_2$O，显著低于小潮气量通气组，故小潮气量通气组患者病死率的降低可能部分源于高水平 PEEP 的维持塌陷肺泡复张效应。提示，ARDS 需要设置较高水平 PEEP 防止呼气末肺泡塌陷。

ARDS 患者 PEEP 的设置方法目前缺乏大规模、前瞻、随机、对照研究，无统一标准，实验和临床研究的设置方法各不相同。目前主要有以下几种方法：①上述 MH ARDS

Net 关于小潮气量的对比研究中，依赖氧合障碍的严重程度以及维持足够氧合所需的吸入氧浓度（FiO_2）来设置 PEEP，从表 3-10-6 中可见，该方法以维持一定动脉血氧饱和度为目标，所需 FiO_2 越高，设置的 PEEP 水平也越高。故 PEEP 的设置基于患者氧合障碍的严重程度，但 PEEP 维持肺泡复张的效应如何不明确。②一些专家认为依据床边测定的肺顺应性来滴定 PEEP 水平，即设置为获得最大顺应性所需的 PEEP 水平，但最大顺应性并不代表最佳的肺泡复张。③以 Pflex 作为设置 PEEP 的依据（Pflex+2cmH₂O），该方法综合考虑 PEEP 对动脉氧合和心排出量的影响，但 Pflex 对应的压力仅代表塌陷肺泡开始复张，随着气道压力的升高，塌陷肺泡的复张仍在继续，故 Pflex+2cmH₂O 也不能反映充分的肺泡复张。

　　上述方法各有利弊，近来有学者提出新的 PEEP 设置方法。①Lahhaman 和 Amato 等学者提出肺泡充分复张后依据 PEEP 变化引起的动脉血氧分压变化来选择 PEEP。即 PEEP 递增法复张塌陷肺泡后逐步降低 PEEP，当动脉氧分压较前一次 PEEP 对应的值降低 5% 以上时提示肺泡重新塌陷，则动脉氧分压显著降低前的 PEEP 为最佳 PEEP。②Slutsky 和 Ranieri 等提出通过测定恒定流速、容量控制通气条件下气道压力，时间曲线吸气支的应激指数（stress index）来确定 ARDS 患者的 PEEP 水平，应激指数位于 0.9 和 1.1 之间时，提示塌陷肺泡充分复张，该指数对应的 PEEP 为最佳 PEEP。可见，上述两种方法从维持塌陷肺泡复张的角度设置 PEEP，更加符合 ARDS 的病理生理改变，可能成为设置 PEEP 的主要方法，但其临床实用和可靠性需要循证医学的证据加以证实。③2010 年 Zhao 等在床边利用 EIT，通过观察塌陷和复张肺组织容积分布的变化及肺组织均一性的改变来滴定最佳 PEEP，EIT 法来滴定 PEEP 不再局限于既往单纯呼吸力学和氧合的变化，而是着眼于使用合适 PEEP 后，ARDS 肺病理生理、组织形态学的改善，并且 EIT 可以在床旁即时反映整体及局部肺的容积变化，从而直观、快速反应肺复张和 PEEP 的效果、指导肺开放策略的实施，具有一定的优势和临床应用前景。④2010 年 Sinderby 等利用单次潮气量和膈肌电活动电位（Edi）比值来滴定最佳 PEEP，为 PEEP 选择提供全新的视角和理念。

　　4.调整吸呼比　吸呼比影响肺内气体分布和通气/血流比值。对于 ARDS 患者，采用反比通气，有助于传导气道与肺泡之间气体的均匀分布；延长气体交换时间；升高平均肺泡压力，改善通气/血流比值，纠正低氧血症；降低气道峰值压力，减少气压伤的可能性；形成内源性 PEEP（PEEPi），有助于时间常数长的肺泡保持复张状态，改善通气/血流比值。当然，通过延长吸气时间而产生的 PEEPi 与外源性 PEEP 不同，PEEPi 有助于稳定时间常数长的肺泡，而外源性 PEEP 主要使时间常数短的肺泡趋于稳定；辅助通气时，患者触发吸气需额外做功克服 PEEPi，增加呼吸负荷；PEEPi 难以监测和调节，且 ARDS 肺单位以时间常数短的肺泡为主，因此，临床多采用外源性 PEEP 治疗 ARDS。

　　5.保留自主呼吸　采用保留部分自主呼吸的通气模式是 ARDS 呼吸支持的趋势。部分通气支持模式可部分减少对机械通气的依赖，降低气道峰值压，减少对静脉回流和肺循环的影响，从而可能通过提高心排出量而增加全身氧输送；有助于使塌陷肺泡复张，而改善通气/血流比值；可减少镇静剂和肌松剂的使用，保留患者主动运动能力和呼吸道清洁排痰能力，减少对血流动力学和胃肠运动的干扰，同时，有助于早期发现合并症。当然，部分通气支持尚存在一些问题，例如自主呼吸引起胸腔内压降低，可能使肺泡的跨肺压增大,有可能增加气压伤的危险性,需进一步研究观察。

压力预设通气为减速气流,吸气早期的气流高,有助于塌陷肺泡复张,也有助于低顺应性肺泡的充气膨胀,改善肺内气体分布和通气/血流比值;吸气期气道压力恒定,使肺泡内压不会超过预设压力水平,可防止跨肺压过高,同时气道压力恒定,防止气道峰值压力过高,均可降低气压伤发生的可能性;气道平均压力较恒流高,有利于肺泡复张,改善氧合;减速气流与生理条件下的气流类似,患者易耐受,减少人机对抗。由此可见,ARDS 患者采用减速气流的通气模式更为有益。常用的支持自主呼吸的压力预设通气主要包括压力支持通气(PSV)、容量支持通气(VSV)、气道压力释放通气(APRV)及双相气道压力正压通气(BIPAP)等。

双相气道正压通气(BIPAP)是一种定时改变 CPAP 水平的通气模式,可支持患者的自主呼吸。高水平 CPAP 促使肺泡扩张,CPAP 的压力梯度、肺顺应性、气道阻力及转换频率决定肺泡通气量。在无自主呼吸情况下,BIPAP 实际上就是压力控制通气,但有自主呼吸时,自主呼吸可在高、低两个水平 CPAP 上进行。目前认为 BIPAP 是实施低潮气量通气的最佳模式之一。容量支持通气(VSV)是 PSV 的改进模式,通过自动调节 PSV 支持水平,使潮气量保持恒定,具有较好的应用前景。另外,成比例通气(PAV)是一种新型的通气模式,吸气期呼吸机提供与患者吸气气道压力成比例的辅助压力,而不控制患者的呼吸方式。该通气模式需要患者具有正常的呼吸中枢驱动。采用 PAV 时,患者较舒适,可减少人机对抗和对镇静剂的需求量;同时利于恢复和提高患者的呼吸控制能力,适应自身通气的需求。可见,PAV 是根据患者自主呼吸设计的通气模式,更接近于生理需求,或许是治疗 ARDS 的更有前途的通气模式。

6.俯卧位通气 ARDS 病变分布不均一,重力依赖区更易发生肺泡塌陷和不张,相应地塌陷肺泡的复张较为困难。俯卧位通气降低胸膜腔压力梯度,减少心脏的压迫效应,促进重力依赖区肺泡复张,有利于通气/血流失调和氧合的改善,同时还有助于肺内分泌物的引流,利于肺部感染的控制。俯卧位通气是 ARDS 肺保护性通气策略的必要补充。既往研究显示即使已经采用小潮气量肺保护性通气和积极肺复张,仍有 10%~16% 的重症 ARDS 患者死于严重低氧血症。可见严重、顽固性低氧血症仍是十分棘手的临床难题。俯卧位时通过体位改变改善肺组织压力梯度,改变重力依赖区和非重力依赖区的分布,明显减少背侧肺泡的过度膨胀和肺泡反复塌陷-复张,减小肺组织应力、改善肺均一性,改善氧合,并且减少肺复张时的压力和 PEEP 水平,避免或减轻呼吸机相关肺损伤。另外,俯卧位后体位的改变有利于气道分泌物的引流。因此,俯卧位不仅有利于氧合改善,减轻肺损伤,还有助于气道分泌物的引流,有利于肺部炎症的控制。早期的研究发现俯卧位通气虽然能够改善 ARDS 患者氧合,对病死率影响不大。新近的 meta 分析发现对于严重 ARDS 患者(氧合指数低于 100mmHg)俯卧位通气不仅可以改善氧合,还可以明显改善患者预后。

俯卧位的持续时间及病情严重程度影响俯卧位的效果。俯卧位的持续时间长短与患者病情的严重程度及导致 ARDS 原因有关,肺损伤越严重,需要俯卧位时间越长,有研究发现对于重症 ARDS 患者,俯卧位的时间甚至需要长达 20 小时/天;另外,肺内原因的 ARDS 对俯卧位反应慢,需要时间长,肺外原因的 ARDS 患者俯卧位后氧合改善较快,需时间相对较短。一般建议看到氧合不再升高时应该停止俯卧位通气。

俯卧位通气可通过翻身床来实施，实施过程中避免压迫气管插管，注意各导管的位置和连接是否牢靠。没有翻身床的情况下，需在额部、双肩、下腹部和膝部垫人软垫。防止压迫性损伤和胸廓扩张受限。

俯卧位通气伴随危及生命的潜在并发症，包括气管内插管及中心静脉导管的意外脱落。但予以恰当的预防，这些并发症是可以避免的。对于合并有休克、室性或室上性心律失常等的血流动力学不稳定患者，存在颜面部创伤或未处理的不稳定性骨折的患者，为俯卧位通气的禁忌证。

7.45°半卧位机械通气　患者平卧位易于发生院内获得性肺炎。研究表明，由于气管内插管或气管切开导致声门的关闭功能丧失，机械通气患者胃肠内容物易于反流误吸进入下呼吸道，是发生院内获得性肺炎的主要原因。前瞻性、随机、对照试验观察了机械通气患者仰卧位和半卧位院内获得性肺炎的发生率，结果显示平卧位和半卧位（头部抬高45°以上）可疑院内获得性肺炎的发生率分别为34%和8%（P=0.003），经微生物培养确诊后发生率分别为23%和5%（P=0.018）。可见，半卧位显著降低机械通气患者院内获得性肺炎的发生。进一步相关分析显示，仰卧位和肠内营养是机械通气患者发生院内获得性肺炎的独立危险因素，哥拉斯格评分低于9分则是附加因素，进行肠内营养的患者发生院内感染肺炎的概率最高。因此，机械通气患者尤其对于进行肠内营养或（和）昏迷患者，除颈部术后、进行操作、发作性低血压等情况下保持平卧位外，其余时间均应持续处于半卧位，以减少院内获得性肺炎的发生。

8.每日唤醒、进行自主呼吸测试机械通气　一方面纠正低氧血症，改善肺泡通气，促进肺泡复张，降低患者呼吸做功，另一方面可产生呼吸机相关肺炎、呼吸机相关肺损伤、呼吸机依赖等并发症。因此，机械通气期间应客观评估患者病情，相应作出合理的临床决策，每日唤醒、适时进行SBT，尽早脱机拔管，尽可能缩短机械通气时间。

自主呼吸测试（SBT）的目的是评估患者是否可终止机械通气。因此，当患者满足以下条件时，应进行SBT，以尽早脱机拔管。需要满足的条件包括：①清醒。②血流动力学稳定（未使用升压药）。③无新的潜在严重病变。④需要低的通气条件及PEEP。⑤面罩或鼻导管吸氧可达到所需的FiO_2。如果SBT成功，则考虑拔管。SBT可采用$5cmH_2O$持续气道压通气尊T管进行（图3-10-3）。

最近前瞻、随机、多中心、对照研究表明，对达到上述条件的机械通气患者每日进行SBT，可缩短机械通气时间，提高脱机拔管成功率。SBT方式包括T管、$5cmH_2O$持续气道正压通气（CPAP）或低水平（依据气管插管的内径采用5~10cmHg）的压力支持通气。另外，有研究对比了SBT持续30分钟与120分钟对患者的影响，结果显示两种SBT时间对患者成功脱机拔管和再插管率均无显著差异，而SBT持续30分钟组ICU停留时间和总住院时间均显著缩短（表3-10-7）。故SBT推荐持续30分钟。需要指出的是该方法也适用于ALI/ARDS以外的机械通气患者。

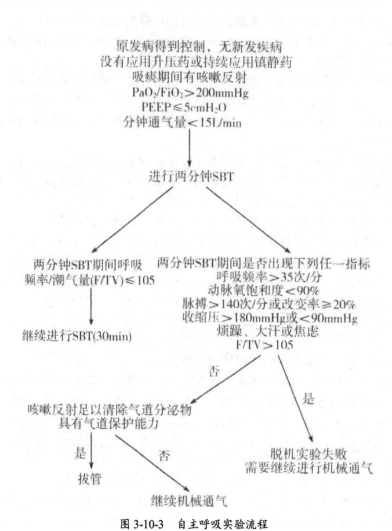

图 3-10-3 自主呼吸实验流程

表 3-10-7 SBT 持续时间（30 分钟和 120 分钟）对患者的影响

	SBT 时间(分钟)		P
	30	120	
患者数（例）	270	256	
脱机拔管率（%）	87.8	84.4	0.32
SBT 失败率（%）	12.2	15.6	0.32
48 小时无再插管率（%）	13.5	13.4	0.91
ICU 病死率（%）	13	9	0.18
住院病死率（%）	19	18	0.96
ICX 停留时间（天）	10	12	0.005
总住院时间（天）	22	27	0.02

9.一氧化氮吸入　近年来一氧化氮在 ARDS 中的作用受到重视。其生理学效应主要表现为以下几方面：①调节肺内免疫和炎症反应：主要通过杀灭细菌、真菌及寄生虫等病原体而增强非特异性免疫功能，同时可抑制中性粒细胞的趋化、黏附、聚集和释放活性物质，减少炎性细胞释放 TNF-α、IL-1、IL-6、IL-8 等炎症性细胞因子，减轻肺内炎症反应。②减轻肺水肿：吸入一氧化氮可选择性扩张肺血管、降低肺动脉压力，减轻肺水肿。③减少肺内分流：一氧化氮吸入后进入通气较好的肺泡，促进肺泡周围毛细血管的扩张，促进血液由通气不良的肺泡向通气较好的肺泡转移，从而改善通气/血流失调，降低肺内分流，改善气体交换，改善氧合。可见，吸入一氧化氮不仅对症纠正低氧，而且还具有病因治疗作用。吸入的一氧化氮很快与血红蛋白结合而失活，可避免扩张体循环血管，对动脉血压和心排出量无不良影响。一般认为，吸入低于 20PPm 的一氧化氮就能明显改善气体交换，而对平均动脉压及心排出量无明显影响。由于一氧化氮吸入改善顽固性低氧血症，能够降低呼吸机条件和吸入氧浓度，对需高通气条件和高吸入氧浓度的重度 ARDS 患者，可能减少医源性肺损伤，并赢得宝贵的治疗时间。

10.补充外源性肺泡表面活性物质　肺泡表面活性物质有助于降低肺泡表面张力，防止肺泡萎陷和肺容积减少，维持正常气体交换和肺顺应性，阻止肺组织间隙的液体向肺泡内转移。ARDS 时，肺泡 n 型上皮细胞损伤，表面活性物质合成减少；肺组织各种非表面活性蛋白如免疫球蛋白、血清蛋白、纤维蛋白、脂肪酸、溶血卵磷脂以及 C 反应蛋白等浓度大大增加，竞争表面活性物质在气液界面的作用，稀释表面活性物质的浓度，并且抑制磷脂和表面活性物质合成和分泌；导致肺泡表面活性物质明显减少和功能异常。补充外源性肺泡表面活性物质在动物试验和小儿患者取得了良好效果，能够降低肺泡表面张力，防止和改善肺泡塌陷，改善通气/血流比例失调、降低气道压力以及防止肺部感染。另外，有研究认为外源性补充肺泡表面活性物质还具有抑制微生物生长和免疫调节的作用。

目前关于表面活性物质对成人 ARDS 治疗的时机、使用方法、剂型（人工合成或来源于动物）、使用剂量、是否需要重复使用以及应用所采取的机械通气模式和参数设置等均需进行进一步的研究和探讨。

11.液体通气　液体通气，特别是部分液体通气明显改善 ARDS 低氧血症和肺功能，可能成为 ARDS 保护性通气策略的必要补充。目前液体通气多以 Perflubron（有人译为潘氟隆，PFC）为氧气和二氧化碳的载体。其有效性机制包括以下几方面：①促进肺下垂部位和背部肺泡复张；PFC 的比重较高，进入肺内位于下垂部位或背部，使该区域肺内压升高，有效对抗由重力引起的附加静水压，促进肺泡复张。可见，PFC 的作用类似于 PEEP 的作用，但可避免 PEEP 引起的非下垂区域肺泡过度膨胀引起的气压伤以及心排出量下降的副作用。②改善肺组织病变：PFC 可减轻血浆向肺泡内渗出，促进肺泡复张；PFC 比重较大，作为灌洗液将肺泡内渗出物及炎症介质稀释清除。③类表面活性物质效应：PFC 的表面张力低，进入肺泡可作为表面活性物质的有效补充。促进肺泡复张，改善通气/血流失调，纠正低氧血症。

尽管液体通气用于动物 ARDS 模型的研究已经取得相当成功的经验，但用于人类的研究尚处于初级阶段。由于液体通气的作用机制是针对 ARDS 的病理生理过程，故成为 ARDS 治疗的新途径。但液体通气需较强镇静甚至肌松抑制自主呼吸，循环易发生波动；

PFC 的高放射密度，可能影响观察肺部病理改变；PFC 剂量和效果维持时间的进一步探讨均是应用液体通气需关注的方面。

12.体外膜肺氧合部分重症　ARDS 患者即使已经采用最优化的机械通气策略，仍然难以改善氧合，继而出现严重低氧血症和继发性器官功能障碍。体外膜肺氧合（extracorporeal membrane oxygenation，ECMO）是通过体外氧合器长时间体外心肺支持，也就是通过体外循环代替或部分代替心肺功能的支持治疗手段。重症低氧血症患者通过ECM0 保证氧合和二氧化碳清除，同时积极治疗原发病，是重症 ARDS 患者的救援措施，可有效纠正患者气体交换障碍，改善低氧血症。2009 年 CESAR 和澳大利亚、新西兰用ECMO 治疗重症甲型（H，%）流感并发 ARDS 患者的多中心研究显示，若病因可逆的严重 ARDS 患者，通过 EC-MO 保证氧合和二氧化碳清除，同时采用较低机械通气条件，等待肺损伤的修复，能明显降低患者病死率。由此可见，对充分肺复张、俯卧位通气、高频震荡通气和 NO 吸入等措施仍然无效的 ARDS，ECMO 可能是不错的选择。

13.神经电活动辅助通气　神经电活动辅助通气（neurally adjusted ventilatory assist，NA-VA）是一种新型的机械通气模式。NAVA 通过监测膈肌电活动信号（electrical activity of diaphragm，EAdi），感知患者的实际通气需要，并提供相应的通气支持。越来越多的研究显示 NAVA 在肺保护方面有下列突出优势：①改善人机同步性，NAVA 利用 EAdi 信号触发呼吸机通气，不受内源性 PEEP 和通气支持水平的影响，与自身呼吸形式相匹配。②降低呼吸肌肉负荷。由于 NAVA 能保持良好的人机同步性，并且滴定合适的 NAVA 水平，从而提供最佳的压力支持，使得患者呼吸肌肉负荷显著降低。③有利于个体化潮气量选择，避免肺泡过度膨胀。NAVA 采用 EAdi 信号触发呼吸机送气和吸/呼气切换，通过患者自身呼吸回路反馈机制调节 EAdi 强度，从而实现真正意义的个体化潮气量选择。④增加潮气量和呼吸频率变异度，促进塌陷肺泡复张。动物实验证实潮气量的变异度增加能够促进塌陷肺泡复张，改善呼吸系统顺应性，同时降低气道峰压，减少肺内分流及无效腔样通气，改善肺部气体分布不均一性。研究表明 NAVA 潮气量大小的变异度是传统通气模式的两倍，更加接近生理变异状态。⑤有利于指导 PEEP 选择。由于 ARDS 大量肺泡塌陷和肺泡水肿，激活迷走神经反射，使膈肌在呼气末不能完全松弛，以维持呼气末肺容积，防止肺泡塌陷，这种膈肌呼气相的电紧张活动称为 Tonic EAdi。若 PEEP 选择合适，即在呼气末维持最佳肺容积、防止肺泡塌陷，Tonic EAdi 也应降至最低。在 ALI 动物实验中发现当 Tonic EAdi 降至最低的 PEEP 水平即为 EAdi 导向的最佳 PEEP，还需进一步临床研究证实 Tonic EAdi 选择 PEEP 的可行性和价值。

14.变异性通气　变异性通气（variable mechanical ventilation）呼吸频率和潮气量按照一定的变异性（随机变异或生理变异）进行变化的机械通气模式。这种通气模式不是简单通气参数的变化，而是符合一定规律的通气参数的变异，可能更符合患者生理需要。临床及动物研究均发现变异性通气能改善 ARDS 氧合和肺顺应性，促进肺泡复张，减轻肺损伤。Suki 等研究发现，变异性通气可以促进重力依赖区塌陷肺泡的复张，增加相应区域血流分布，有肺保护作用。可能的原因为：变异性通气过程中产生与患者需要相匹配的不同的气道压力和吸气时间，从而使得不同时间常数的肺泡达到最大限度的复张和稳定。Gama 等在动物实验中发现 PSV，变异性通气可以明显改善 AU 动物氧合。变异性通气的肺保护作用还需要进一步研究。

15.ARDS 机械通气策略的具体实施步骤 机械通气是 ARDS 重要的治疗手段,经过大量的临床研究和具体实践,小潮气量肺保护性通气、肺开放策略和针对重症 ARDS 的救援措施均逐步应用于临床。面对重症 ARDS,尤其是严重、顽固性低氧血症的患者,临床医生对于机械通气治疗措施的选择和实施需要有正确的判断和清晰的思路。有学者根据文献及实践经验初步拟订 ARDS 机械通气治疗流程图(图 3-10-4),以使 ARDS 机械通气治疗更加规范、有序,为临床医生提供清晰的治疗临床思路。

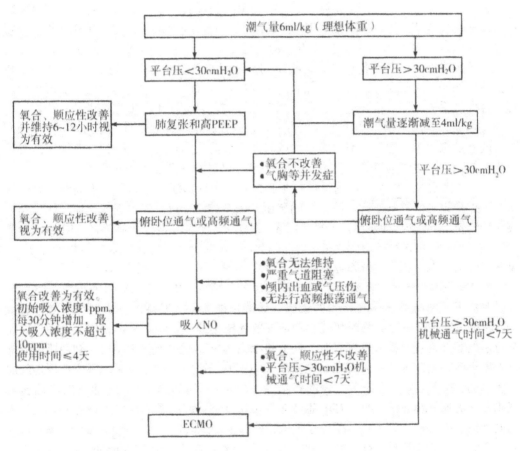

图 3-10-4 ARDS 患者在脱机过程中自主呼吸试验(SBT)的实施程序

(三)药物治疗

1.糖皮质激素 全身和局部炎症反应是 ARDS 发生和发展的重要机制,调控炎症反应是 ARDS 的根本治疗措施。利用糖皮质激素的抗炎作用预防和治疗 ARDS 一直存在争议。大剂量糖皮质激素不能起到预防 ARDS 发生和发展的作用,反而增加感染等并发症已普遍被临床医生接受。小剂量糖皮质激素治疗 ARDS 的起始时间、剂量、疗程与适用人群也一直备受关注。近期 meta 分析显示,应用小剂量糖皮质激素治疗早期 ARDS 患者可改善 ARDS 患者氧合,缩短机械通气时间并降低患者的病死率,提示对于重症 ARDS 患者早期应用小剂量糖皮质激素可能是有利的,但其有益作用仍需要大规模的随机对照研究进一步证实。特别值得注意的是,近期研究显示对继发于流行性感冒的重症 ARDS

患者，早期应用糖皮质激素可能是有害的。

持续的过度炎症反应和肺纤维化是导致 ARDS 晚期病情恶化和治疗困难的重要原因，有学者提出可应用糖皮质激素防治晚期 ARDS 患者肺纤维化。但 ARDSNet 研究显示，ARDS 发病大于 14 天的患者应用小剂量糖皮质激素后病死率显著增加，提示晚期 ARDS 患者也不宜常规应用糖皮质激素治疗。因此，对于早期重症 ARDS 患者，可根据患者个体情况权衡利弊决定小剂量糖皮质激素的应用，而晚期 ARDS 患者不宜应用糖皮质激素治疗。

2.鱼油　鱼油富含 ω-3 脂肪酸，是有效的免疫调理营养素，通过多种机制对 ARDS 患者发挥免疫调节作用。mate 分析证实，应用鱼油可以显著改善氧合和肺顺应性，缩短机械通气时间及 ICU 住院时间并降低 ARDS 患者的病死率。尽管应用鱼油治疗 ARDS 取得了较大进展，但其给药途径、时机及剂量等问题仍值得关注。肠内给予 ω-3 脂肪酸虽然能增加肠道黏膜血供，保护肠黏膜屏障功能，但吸收差，尤其是鱼油在脂质代谢过程中会大量丢失。肠外给药避开了脂质代谢的影响，目前常用于重症患者的治疗，但仍有并发感染、胆汁淤积及肝功能损伤的风险。研究显示，鱼油剂量大于 0.05g/（kg•d）时可改善危重症患者生存、率并缩短住院时间。目前认为 0.2g/（kg•d）的鱼油可改善危重患者的预后，但该剂量是否适用于 ARDS 患者仍需大规模临床研究验证。

3.一氧化氮 NO 吸入　可选择性扩张肺血管，吸入 NO 后分布于肺内通气良好的区域，可扩张该区域的肺血管，降低肺动脉压，减少肺内分流，改善通气血流比例失调。临床研究及 mate 分析均显示，一氧化氮吸入治疗的 24 小时内可明显改善 ARDS 患者氧合，但并不能降低 ARDS 患者的病死率。因此，吸入 NO 不作为 ARDS 的常规治疗手段。仅在一般治疗无效的严重低氧血症时考虑应用。

4.神经肌肉阻滞剂　多数 ICU 机械通气患者包括 ARDS 患者使用小潮气量通气和允许性高碳酸血症通气策略在恰当的镇痛、镇静下能够耐受机械通气。然而，有些重症 ARDS 患者即使在深度镇静时仍然存在明显的人机不同步，特别是在应用反比通气、俯卧位通气等非常规机械通气模式时。2002 年美国危重病医学会（SCCM）神经肌肉阻滞剂使用指南指出：ICU 中只有在其他治疗（如镇静、镇痛）均无效后才考虑使用神经肌肉阻滞剂。《新英格兰杂志》发表的多中心、随机、对照研究显示，严重 ARDS 机械通气患者与对照组相比，早期 ARDS 患者短期（48 小时）应用顺式阿曲库铵可明显提高人机同步性，降低呼吸肌氧耗，减少呼吸机相关肺损伤，改善氧合并降低 ARDS 患者病死率，但并不增加肌肉无力的发生。同时发现，对于氧合指数低于 120mmHg 的重症 ARDS 患者病死率的改善更为明显。虽然该研究结果不能推论到其他种类神经肌肉阻滞剂的应用，但仍提示对于镇静、镇痛治疗无效的部分重症早期 ARDS 患者短期应用神经肌肉阻滞剂可能有益。值得注意的是，神经肌肉阻滞剂的种类及疗程均可影响用药后肌肉无力的发生。同时，在使用神经肌肉阻滞剂前，应充分镇静以使患者达到无意识状态。

5.其他药物治疗　ARDS 患者存在肺泡表面活性物质减少或功能丧失，易引起肺泡塌陷。因此，补充肺泡表面活性物质可能成为 ARDS 的治疗手段。但研究显示，补充表面活性物质并缩短机械通气时间也不降低病死率，而且目前药物来源、用药剂量、具体给药时间、给药间隔等诸多问题仍有待解决，因此，目前表面活性物质还不能作为 ARDS 的常规治疗手段。

鉴于炎症反应在 ARDS 发病过程中的重要作用,细胞因子拮抗剂可能成为 ARDS 治疗的药物之一。但由于炎症反应的复杂性,目前仍无有利临床证据证实任何细胞因子的拮抗剂对于 ARDS 治疗的有效性,因此,细胞因子的拮抗剂不能用于 ARDS 常规治疗。

此外,虽然部分临床或动物实验发现重组人活化蛋白 C、前列腺素 E,抗氧化剂等环氧化酶抑制剂可能对于 ARDS 患者具有有益作用,但目前上述药物均不能用于 ARDS 的常规治疗。

(四)液体管理

液体管理是 ARDS 治疗的重要环节。ARDS 的肺水肿主要与肺泡毛细血管通透性增加导致血管内液体漏出有关,其次毛细血管静水压升高可加重肺水肿的形成。故对 ARDS 应严格限制液体输入。通过限制输液和利尿而保持较低肺动脉嵌压的 ARDS 患者,有较好的肺功能和转归。而且,早期限制输液和利尿并不增加肾衰竭和休克的危险性。因此,在维持足够心排出量的前提下,通过利尿和适当限制输液量,保持较低前负荷,使肺动脉嵌顿压不超过 12mmHg 是必要的。

1.保证器官灌注,限制性液体管理 高通透性肺水肿是 ARDS 的病理生理特征,肺水肿程度与 ARDS 预后呈正相关,研究显示,创伤导致的 ARDS 患者,液体正平衡时患者病死率明显增加。积极的液体管理改善 ARDS 患者肺水肿具有重要的临床意义。研究表明应用利尿剂减轻肺水肿可改善氧合、减轻肺损伤,缩短 ICU 住院时间。但减轻肺水肿的同时可能会导致有效循环血量下降,器官灌注不足。因此 ARDS 患者的液体管理必须考虑二者的平衡。在维持循环稳定,保证器官灌注的前提下,限制性液体管理是积极有利的。

2.增加胶体渗透压 ARDS 患者采用晶体液还是胶体液进行液体复苏一直存在争论。值得注意的是胶体渗透压是决定毛细血管渗出和肺水肿严重程度的重要因素。研究证实,低蛋白血症可导致 ARDS 病情恶化,机械通气时间延长,病死率增加。尽管白蛋白联合呋塞米治疗未能明显降低低蛋白血症(总蛋白<50~60g/L)ARDS 患者病死率,但与单纯应用呋塞米相比氧合明显改善、休克时间缩短。因此,对低蛋白血症的 ARDS 患者,有必要输入白蛋白或人工胶体液,有助于提高胶体渗透压,实现液体负平衡,减少肺水生成,甚至改善预后。

3.改善肺毛细血管通透性 肺泡上皮细胞和毛细血管内皮细胞受损,导致通透性增加是 ARDS 主要的病理改变,因此改善肺毛细血管通透性是减轻 ARDS 肺水肿的关键。但临床上可行的方法不多,近年来有研究发现,ARDS 患者β受体阻滞剂雾化吸入 7 天后血管外肺水明显低于对照组、气道平台压降低,提示β受体阻滞剂有改善肺毛细血管通透性的作用。

(五)营养和代谢支持

早期营养支持值得重视。危重患者应尽早开始营养代谢支持,根据患者的肠道功能情况,决定营养途径。肠道功能障碍的患者,采用肠外营养,应包括糖、脂肪、氨基酸、微量元素和维生素等营养要素,根据全身情况决定糖脂热量比和热氮比。总热量不应超过患者的基本需要,一般为 25~30kcal/(kg·d)。如总热量过高,可能导致肝功能不全、容量负荷这高和高血糖等并发症。肠道功能正常或部分恢复的患者,尽早开始肠内营养,有助于恢复肠道功能和保持肠黏膜屏障,防止毒素及细菌移位引起 ARDS 恶化。

（六）间充质干细胞可能成为 ARDS 治疗的朱来

促进损伤肺毛细血管内皮细胞和肺泡上皮细胞的有效修复可能是 LI/ARDS 治疗的关键和希望。随着干细胞工程学的发展，间充质干细胞（MSC）作为一种理想的组织修复来源，且具有低免疫原性、免疫调节及抗炎作用，在 ALI/ARDS 治疗中受到越来越多关注。MSC 具有减轻肺损伤、抗纤维化和抑制炎症反应的作用。研究发现给予外源性的 MSC 后，能明显减轻肺的炎症反应和纤维化，减少细胞外基质成分层粘连蛋白和透明质烷的分泌。另外，MSC 可增加肺泡液体清除能力，有助于维持肺泡血管屏障的完整性。MSC 还可作为基因治疗的细胞载体，使基因在肺组织高选择性和持久表达，并针对损伤局部提供治疗蛋白。

（七）并发症的治疗

ARDS 的发生发病过程中，可发生脏器功能衰竭，最常见的并发症是肾、胃肠、中枢神经、肝、凝血等。

1.控制感染　ARDS 病人的免疫功能低下，气道防卫功能降低，在气管插管、气管切开、频繁吸痰等因素易诱发肺部感染。可做痰、支气管肺泡分泌物、血、尿培养，寻找致病微生物。及时应用抗生素或相应治疗。

2.氧中毒　避免持久吸入 50%以上氧浓度的氧气。

3.胃出血　由于应用激素及严重缺氧而引起消化道应激性溃疡，导致胃、十二指肠大出血，急诊临床多应用甲氰米胍 1.0~1.2g，静脉点滴，或口服氢氧化铝凝胶，去甲肾上腺素+冰盐水口服等。

4.纠正酸碱平衡紊乱　ARDS 早期可由于通气过度发生呼吸性碱中毒；继而可由于输入含枸橼酸的血、肾小球滤过率减少和肾排碱功能减退及低 K^+ 低 Cl^- 等并发代谢性碱中毒；如有严重缺氧、创伤和休克可出现代谢性酸中毒；后期可由于呼吸衰竭导致高碳酸血症，出现呼吸性酸中毒和高乳酸血症的代谢性酸中毒。以上情况必须及时合理纠正，并注意血气监护。

5.强心剂的应用　在无明显心功能不全时，不必常规应用洋地黄药物。由于感染、休克可给心肌造成损害，大量输液也能加重心脏负担，故小剂量、短期应用，对治疗 ARDS 有效。

6.纠正酸碱平衡紊乱　ARDS 早期可由于通气过度发生呼吸性碱中毒，继而可由于输入含枸橼酸的血、肾小球滤过率减少和肾排碱功能减退及低 K^+ 低 Cl^- 等并发代谢性碱中毒；如有严重缺氧、创伤和休克可出现代谢性酸中毒；后期可由于呼吸衰竭导致高碳酸血症，出现呼吸性酸中毒和高乳酸血症的代谢性酸中毒。以上情况必须及时合理纠正，并注意血气监护。

7.心律失常　因缺氧、酸碱失衡、水电紊乱等因素导致心律失常，应针对发生原因及时纠正。

8.弥散性血管内凝血（DIC）　血小板计数如逐日降低，要警惕 DIC 发生并做相应的抗凝治疗。

九、预后

ARDS 的死亡率在 50%左右，与严重程度有关。常死于基础疾病、多器官功能衰竭和顽固性低氧血症。能康复者部分能完全恢复，部分留下肺纤维化，但多不影响生活质量。

十、预防

①对休克、严重创伤、感染等易发生 ARDS 的患者,在病程中应随时警惕本病的发生。对某些重症疾病,尤其意识不清的患者,应加强护理,防止误吸、休克等,以预防 ARDS 发生。②对上述疾病过程中,呼吸频率有增加趋势(>20 次/分),应认为有发生 ARDS 的可能,宜严密观察病情变化;如呼吸频率进行性加快,虽未达 28 次/分,或 PaO_2 虽>8kPa,PaO_2/FIO_2>300,但有进行性下降,应列为高度可疑病例,早期进行有关治疗,防止进展为治疗困难的典型 ARDS。

(虎琼华)

第十一节 急性肺水肿

急性肺水肿(acute pulmonary edema)是指由于某种原因,肺脏内血管与组织之间液体交换功能紊乱所致肺含水量增加的病理状态。

一、临床特征

(一)病因及发病机制

根据病因不同可分为心源性和非心源性两种。前者临床常见,主要见于急性左心功能衰竭引起的肺水肿,后者主要包括感染、中毒、缺氧、尿毒症、过敏性休克、免疫反应及神经源性肺水肿。根据体液聚集部位不同又分为间质性肺水肿、肺泡性肺水肿及混合性(间质性+肺泡性)肺水肿。发病机制主要有:①肺毛细血管静水压增高。②肺毛细血管通透性增加。③血浆蛋白渗透压降低。④肺淋巴回流受阻。⑤组织间质负压增加。⑥神经源性肺水肿。⑦其他如医源性、高原性肺水肿等。急性肺水肿的病理生理改变主要为低氧血症、二氧化碳潴留、心源性休克、肺顺应性下降、气道阻力增加等。

(二)临床表现

早期肺间质性水肿引起刺激性干咳、呼吸加快、面色稍苍白、精神差、烦躁不安;中期肺间质水肿的上述症状进一步加重,表现为呼吸急促、鼻翼扇动、三凹征明显、发绀,临床表现与上呼吸道感染或气管炎相类似;晚期肺间质水肿的上述症状进一步加重,表现为呼吸急促、鼻翼扇动、三凹征明显、发绀,常误诊为支气管肺炎合并心衰。当晚期肺间质水肿合并肺泡水肿时,可咳出大量白色或粉红色泡沫痰,伴有呼吸短促、烦躁不安,严重者可出现陈-施呼吸、周围性呼吸衰竭,它是由于呼吸中枢对缺氧不敏感,靠潴留的二氧化碳周期性兴奋所致;当大脑皮质严重缺氧时,可出现意识障碍,甚至昏迷、呼吸和心跳停止。

(1)体征:早期呼吸增快,肺部尚无湿啰音;中期双肺可闻及干湿啰音及哮鸣音,心率加快,血压升高,心源性肺水肿可发现心脏病体征;晚期病情加重可出现端坐呼吸、面色苍白或发绀、心率减慢、血压下降(休克),甚至心律紊乱。

(2)血气分析:提示早期肺间质水肿时 PaO_2 和 $PaCO_2$ 均轻度降低;晚期肺泡水肿时低氧血症加重,甚至出现二氧化碳潴留和混合性酸中毒。

（3）X线检查：肺间质性水肿时肺血管纹理模糊、增多，肺门阴影不清，肺透光度降低，肺小叶间隔增宽，两下肺肋膈角区可见与胸膜垂直横向走行的 Kerley B 线，偶见上肺呈弧形斜向肺门的 Kerley A 线。肺泡性肺水肿时表现多样，分布和形态不同，可分为 3 种：①中央型：呈大片状模糊阴影，聚集于以肺门为中心的肺野部分，两侧较对称，形似蝶翼状，肺尖、肺底及肺外围部分清晰。②弥搜型：为两肺广泛分布的大小不一、密度不均、边缘模糊的阴影，常融合成片，分布不对称，以肺野内中带为主。③局限型：仅累及单侧或局限于一叶。有时可伴少量胸腔积液。

（三）诊断依据

1.病因　具有发生肺水肿的因素（心源性或非心源性）。

2.症状　突然发生呼吸困难、发绀、咳嗽，呈刺激性，或伴泡沫样痰（血性或非血性）。

3.体征　两肺底可闻及细湿性啰音或散在哮鸣音，早期心率增快，血压升高，晚期下降。具备以上条件，无论实验室与X线检查如何，均应考虑急性肺水肿可能。

二、一般治疗

（一）基础治疗

1.吸氧　吸氧浓度 30%~60%，必要时>60%（鼻塞、鼻导管或面罩）。

2.抗泡沫疗法　在吸氧的玻璃瓶中装入 50%~75%乙醇吸入（氧流量 4~6L/min），每次吸氧 10~20min，间隔 15~30min，重复 1~2 次。目的是使肺泡内泡沫的表面张力降低而破裂，增加气体与肺泡壁的接触面积，改善气体交换。有机械通气后，此法已不常使用。

3.体位　坐位或半坐位，并使两下肢下垂，目的是减少右心静脉回流量，休克者禁用。

（二）药物治疗

1.吗啡　0.05~0.1mg/kg 皮下注射或静脉缓注，2~4h 可重复 1 次，必要时 10~20μg/（kg·h）持续静脉点滴。吗啡类药物对左心衰引起的肺水肿有显著效果。作用机制：①抑制呼吸中枢改善呼吸困难，降低胸廓负压。②镇静。③降低心脏代谢，减轻心脏负荷。对新生儿、休克、溺水、过敏、中枢性疾病等引起的肺水肿禁用。

2.去乙酰毛花苷（西地兰）　0.02~0.05mg/kg，首剂给予 1/2 量加入 5%葡萄糖 10~20ml 静脉注射，余量分 2 次分别于 4~6h 给予，如不能肯定近期内是否用过洋地黄制剂时，首剂给予 0.01mg/kg 加入 5%葡萄糖 10~20ml 静脉注射，必要时同样剂量于 6~8h 重复 1~2 次。溺水引起的肺水肿慎用。

3.呋塞米（速尿）1~2mg/kg，静脉注射。可减少血容量，降低毛细血管压，使肺水肿症状改变。休克、低血压者慎用。

4.酚妥拉明（苄胺唑啉）　2~6μg/（kg·min）持续静脉点滴，最大量不超过 30μg/（kg·min），必要时 5mg/次+5%葡萄糖 10ml 缓慢静脉注射，常与多巴胺配用，必要时与间羟胺（阿拉明）配用。酚妥拉明使全身皮肤及内脏血管扩张，使回心血量减少，肺毛细血管压下降，改善肺水肿，该药有迅速降压作用，用药期间注意血压的监测。

5.硝普钠　0.2μg/（kg·min）持续静脉点滴，每 5min 递增 0.1~0.2μg/（kg·min），直到获得疗效，最大量不超过 3~5μg/（kg·min）。硝普钠通过扩张动、静脉平滑肌，减轻心脏的前后负荷，长期用药可引起氰化物和硫氰酸盐中毒（一般使用不超过 3 日），近年来，已逐渐被硝酸甘油取代。

6.硝酸甘油　1μg/（kg•min）持续静脉点滴，每 20~60min 递增 1μg/（kg•min），直至合适剂量，最大剂量不超过 10μg/（kg•min）。硝酸甘油主要扩张动静脉平滑肌，减轻心脏前后负荷，同时有扩张冠状动脉的作用。

7.米力农　负荷量 50~75μg/kg，维持量 0.5~0.75μg/（kg•min），可直接用维持量。米力农为磷酸二酯酶抑制剂，除增强心肌收缩力外，有扩张体循环和肺循环血管的作用，神经源性肺水肿可以使用。

（郭轶男）

第十二节　肺栓塞

一、概述

肺栓塞是指各种栓子堵塞肺动脉或其分支后引起的以肺循环障碍为主要表现的临床和病理生理综合征。少数患者肺栓塞后会发生肺出血或坏死，称作肺梗死。引起肺栓塞的栓子有血栓栓子、脂肪栓子、羊水栓子以及空气栓子等，以血栓栓子最为常见，称作肺血栓栓塞症，其栓子常源于下肢深静脉血栓脱落。肺血栓栓塞症的临床表现复杂多样，易于漏诊及误诊，大块肺栓塞常导致患者出现显著的低血压和严重的呼吸困难，可导致患者猝死。

二、临床表现

1.急性肺心病　表现为突然呼吸困难、濒死感、发绀、右心衰竭、低血压、指端湿冷，见于突然栓塞两个肺叶以上的患者。

2.肺梗死　有不足 1/3 的患者表现为突然呼吸困难、胸痛、咯血及胸膜摩擦音或胸腔积液。

3.不能解释的呼吸困难　表现为原因不明的呼吸困难及气促，尤以活动后明显，是肺栓塞症最常见的临床表现。

4.慢性反复性肺血栓　表现为发病隐匿，进展缓慢的重度肺动脉高压和右心功能不全。

5.猝死　少部分患者表现为猝死，常是大块栓子栓塞肺动脉主干引起的。

6.肺部体征　常出现呼吸急促、发绀、肺部啰音等，也可以在合并肺不张或胸腔积液时出现相应的体征。此外，有相当一部分患者无肺部体征。

7.循环系统体征　有心动过速，血压变化，严重者出现血压下降，甚至休克；颈静脉充盈或异常搏动；肺动脉瓣第二心音（P_2）亢进及分裂，尖瓣区收缩期杂音。

8.其他体征　可以有发热，多在 38.5℃以下，合并感染时可有高热。肺血栓栓塞症的患者常可见下肢深静脉血栓形成的体征。

9.一般检查

（1）血气分析：常表现为呼吸性碱中毒伴低氧血症。血气分析正常不能除外诊断。

（2）心电图检查：典型表现为 $S_IQ_{III}T_{III}$，电轴右偏。但更多见的是非特异性 ST、T

波改变及心律失常等。

（3）胸部 X 线检查：胸部 X 线检查多正常或大致正常。有肺梗死时，可见楔形阴影。此外有时可见并发肺不张或胸腔积液的表现。

（4）血生化检验：血常规可见中性粒细胞升高，肌酸肌酶、胆红素轻度升高，肌钙蛋白阳性。

（5）超声心动图：对诊断不特异，但可以除外其他原因引起的右心室压力升高。偶可见到肺动脉内血栓。

10.特殊检查

（1）D-二聚体：具有较高的敏感性，阴性结果可以除外诊断，而阳性结果则需做更进一步检查。

（2）通气/血流（V/Q）肺扫描：典型表现为呈肺段分布的灌注缺损，与通气显影不匹配。

（3）螺旋 CT 和电子束 CT 肺血管造影（CTPA）：能够发现肺段以上的肺动脉内栓子。

（4）磁共振肺动脉造影（MRPA）：对肺段以上的肺动脉栓塞敏感性和特异性均较高。

（5）肺动脉造影：是肺栓塞症诊断的金标准，直接征象有肺动脉内造影剂充盈缺损伴或不伴有轨道征的血流阻断；间接征象有肺动脉造影剂流动缓慢，局部低灌注、静脉回流延迟等。

11.下肢静脉血栓形成的检查

（1）血管超声多普勒检查：常用于检查股静脉、腘静脉和胫后静脉，该方法的准确性为93%。

（2）放射性检查静脉造影：常见血流梗阻，侧支循环形成静脉瓣功能不全，血流逆入浅静脉，浅静脉代偿性增粗、扭曲等。

（3）静脉造影：可显示静脉堵塞的部位、范围、程度及侧支循环的情况。

（4）肢体阻抗容积波图：表现为阻抗上升或下降速度均明显减慢。

三、诊断

1.有肺栓塞症的危险因素，尤其是有血栓形成的高危因素等，多出现下肢深静脉血栓形成的症状和体征时。

2.当临床上出现以下情况时应考虑成栓塞症：①下肢无力，静脉曲张，不对称性下肢水肿，血栓性静脉炎；②原有疾病突然发生变化，呼吸困难加重或创伤后呼吸困难、胸痛、咯血；③不明原因的低血压、休克、晕厥及呼吸困难等。

3.对可疑患者行 D-二聚体检查，阳性患者可进一步选择通气/血流（V/Q）肺扫描、CT-PA、MRPA 或肺动脉造影，可明确诊断。

4.下肢血管超声多普勒检查，放射性核素静脉造影，静脉造影及下肢肢体阻抗容积波图均可发现下肢的深静脉血栓形成，从而为肺栓塞症提供佐证。

5.需要与冠心病、肺炎、原发性肺动脉高压、主动脉夹层以及其他原因所致的胸腔积液、晕厥、休克等鉴别。

四、治疗方案及原则

1.一般处理及支持治疗

（1）应对患者的呼吸、心率、血压、血气等进行严密监测。

（2）绝对卧床休息，保持大便通畅，避免用力，可给予镇静止痛及镇咳祛痰治疗。

（3）吸氧纠正低氧血症。

（4）限制输液量纠正低血压。

2.抗凝治疗

（1）肝素：3000~5000IU 或按 80IU/kg 静脉注射后以 18IU/（k•h）持续静脉滴注，再根据 APTT 调整用量，使 INR 值在 1.15~2.5 之间。

（2）低分子肝素：不能监测 APIT 时，而肾功能正常者，可以用低分子肝素替代肝素。

（3）华法林：肝素或低分子肝素治疗 5~10d 后，可口服华法林 3.0~5.0mg/d，调整剂量使 INR 值在 2.0~3.0 之间。华法林应与肝素或低分子肝素重叠应用 4~5d。

3.溶栓治疗

（1）尿激酶：负荷量 4400IU/kg，静脉注射 10min。随后 2200IU（kg•h），持续 12h 或按 20000IU/kg 持续静脉注射 2h。

（2）链激酶：负荷量 250000IU/kg，静脉注射 30min，随后 100000IU/（kg•h），持续静脉注射 24h。

（3）rt-PA：50mg，持续静脉滴注 2h。

当应用尿激酶和链激酶时，不强调应用肝素治疗，但以 rt-PA 溶栓时，则必须同时使用肝素。

4.肺动脉取栓术　用于致命性的肺动脉主干或主要分支堵塞的大面积肺栓塞症。

5.下腔静脉放置滤器　适用于有抗凝治疗禁忌证、充分抗凝治疗失败后及高危患者，如进展性深静脉血栓、严重的肺动脉高压征象。

五、处置

1.所有怀疑为肺栓塞症的患者，均应入住 ICU 病房密切观察生命体征，并积极完成常规检查，及必要的特殊检查，直至排除或明确诊断。

2.对于病情稳定的患者，在一般处理及对症治疗的基础上，要积极给予抗凝治疗，标准的疗程是：①仅有一过性危险因素，如因手术或外伤需要卧床者，抗凝治疗 4~6 周；②因先天性因素所致者，抗凝 3 个月；③其他原因者抗凝治疗 6 个月；④对于复发的患者或有潜在复发性血栓症患者（抗磷脂抗体综合征），需终身抗凝治疗。

3.对于血流动力学不稳定的患者如低血压、休克、急性心功能不全，晕厥以及心脏猝停者，应积极溶栓治疗。

4.对于高度怀疑大块肺栓塞引起心脏骤停者,在积极进行心肺复苏的同时,进行 rt-PA 溶栓治疗。短时间内复苏不能成功者可考虑介入碎栓治疗或手术取栓治疗。

六、注意事项

1.肺栓塞症的症状及体征均缺乏特异性，应在有危险因素的患者出现相关症状时警惕肺栓塞症的发生。

2.肺栓塞症，尤其是肺血栓栓塞症可以因反复多次栓子脱落引起症状，因此初始症状稳定的患者，必须严密观察防止症状再发或加重。

3.心电图检查缺乏特异时，阴性结果不能排除诊断，有异常发现时应与冠心病等鉴别。

4.溶栓治疗适用病程在 2 周以内的患者。进行溶栓治疗时，注意溶栓的适应证和禁忌证。肺梗死，引起的咯血不是溶栓的禁忌证。

5.肺动脉取栓术，风险大，死亡率高，技术要求高，除非危及生命的紧急情况，要慎重。

（郭轶男）

第十三节　大咯血

咯血是指喉部以下呼吸器官的出血，经咳嗽动作从口腔排出，每次咯血量和持续时间不一。通常大咯血指一次咯血量>200ml，或 24h 内咯血量>400ml，或 48h 内超过 600ml；或持续咯血而需输液以维持血容量，以及因咯血而引起呼吸道阻塞导致窒息者。急性致死性大咯血是指急剧从口鼻喷射出大量鲜血，出血量>2000ml 者。短时间内咯血在300~400ml 者，血压和脉搏可无改变，咯血量增至 700~800ml 时，血压和脉搏可有轻度改变，如一次咯血量达 1500~2000ml 或更多，即可发生休克。国外报道急性致死性大咯血死亡率 50%~90%，因此，及时治疗，对抢救病人生命有重要意义。

一、诊断
（一）病史
询问与大咯血相关疾病史、咯血诱因、咯血量，尤注意其伴随症状。

1.咯血伴发热　可见于肺结核、肺炎、肺脓肿、肺出血型钩端螺旋体病、流行性出血热、支气管肺癌等。

2.咯血伴胸痛　可见于大叶性肺炎、肺梗死、肺结核、支气管肺癌等。

3.咯血伴大量脓痰　可见于肺脓肿、支气管扩张以及支气管癌合并感染等。

4.咯血伴呛咳　可见于支气管肺癌、肺炎、支原体肺炎等。

5.咯血伴皮肤黏膜出血　注意钩端螺旋体病、流行性出血热、血液病、结缔组织病等。

6.咯血伴黄疸　须注意钩端螺旋体病、大叶性肺炎、肺梗死等。

（二）体格检查
应注意有无肺部啰音、皮肤黏膜出血、淋巴结肿大、心脏杂音、肝脾肿大及体重减轻等。出血部位的判断可根据肺部体征及 X 线检查确定。

（三）实验室检查
1.胸部 X 线检查　在病情许可情况下，应及时摄胸片，包括后前位和侧位，以便了解病变性质和出血部位。肺动脉和支气管动脉造影可帮助精确判定出血部位，但多仅限于做栓塞治疗前行造影检查。支气管造影有助于支气管扩张的诊断。

2.纤维支气管镜 可发现支气管静脉曲张破裂出血，深入到亚肺段，对确定出血部位及性质、有无肿瘤能提供极大帮助，并可在直视下行活组织检查作病理学诊断。

3.化验检查 注意痰液的性状及细菌、真菌和细胞学检查。疑为出血性疾病者应做血常规、血小板计数、凝血酶原时间和凝血活酶时间测定。

（四）鉴别诊断

1.咯血首先需与口腔、咽、鼻出血鉴别 鼻腔出血多从前鼻孔流出，常在鼻中隔前下方发现出血灶，有时鼻腔后部出血量较多，可被误诊为咯血。用鼻咽镜检查，可见血液从后鼻孔沿咽壁下流，即可确诊。

2.大咯血与呕血的鉴别

见表3-10-8。

表3-10-8 大咯血与呕血的鉴别

鉴别项目	咯血	呕血
病史	呼吸道疾病、心脏病（肺结核、支气管扩张、肺癌等）	上消化道疾病（消化性溃疡、肝硬化等）
前驱症状	喉痒，胸闷，咳嗽	上腹不适，疼痛，恶心，呕吐等
出血方式	咯出	呕出，可为喷射状
血液性状	鲜红，伴有痰液，泡沫状	棕黑色、暗红，有时鲜红色伴胃内容物
反应	碱性	酸性
演变	大咯血后常持续血痰数天，除咽入多量血液外，无黑便	呕血停止后无持续血痰，但柏油便常可持续数天

二、治疗

大咯血应采取综合治疗措施，即迅速有效止血、保持呼吸道通畅、一般及时对症治疗、控制症的防治。

（一）一般治疗

1.卧床休息 大咯血病人应绝对卧床休息，尽量避免搬动或转送他院，颠簸可加重咯血，甚至导致死亡。一般应取患侧卧位，轻轻将气管内存留的积血咯出，减少出血和避免血液流向健侧。

2.镇静 大咯血时病人常有恐惧、精神紧张，必须稳定病人情绪，解除其顾虑，同时对无严重呼吸功能障碍和体质极度衰弱者适当给予镇静药，口服地西泮 2.5mg 或舒乐安定 2mg，3 次/d；或肌注地西泮 5~10mg，l~2 次/d。严重者可口服或肌注苯巴比妥。

3.镇咳 原则上一般不用镇咳剂。剧咳者可给予咳必清 25~50mg，3 次/d，或可待因 15~30mg，3 次/d 口服，作为对症治疗，并有降低胸内肺循环压的作用。年老体弱、肺功能不全者，咯血时慎用镇咳药以免抑制咳嗽反射和呼吸中枢，使血块不能咯出而窒息。气促者应给予氧疗。禁用吗啡，以免抑制咳嗽反射，造成血液滞留于气管内，引起呼吸道阻塞、呼吸困难及继发感染。

4.加强护理 应密切观察病人，随时做好大咯血和窒息的各项抢救准备。注意体温、脉搏、呼吸、血压和心率等生命体征，定期记录咯血量，若有口渴、烦躁、湿冷、面色苍白、咯血不止或窒息者应及时抢救。

（二）止血措施

除采用药物止血外，必须针对不同病因采取相应的措施，才能彻底止血。

1.止血药的应用　视病情选用以下药物。

（1）垂体后叶素：有降低肺循环压力的作用，可使肺小动脉收缩，减少肺内血流量，破裂的肺血管形成的血块可堵塞而止血，因此对大咯血者疗效迅速而显著。①用法：大咯血时以脑垂体后叶素 5~10U 加入 50%葡萄糖液 20~40ml 中，缓慢静脉滴注（持续 10~15min），每日可用 2 次，必要时间隔 4~8h 可重复应用。咯血持续或短期内反复咯血者以垂体后叶素 10~20U 加入 5%~10%葡萄糖液 500ml 中，缓慢静滴，1~2h 内滴完，大咯血控制后，仍可维持用 1~2d，2 次/d，每次 5~10U，肌注，以控制残余的小量出血。②副作用：注射过快可引起头痛、面色苍白、心悸、恶心、出汗、胸闷、腹痛、排便感觉和血压升高等，应减慢注射速度，甚至停用。③禁忌证：本药有强烈的收缩冠状动脉和子宫作用，对高血压、冠心病、肺心病、心力衰竭和孕妇忌用，过去对本药有较明显副反应者应慎用。

（2）普鲁卡因：用于对垂体后叶素有禁忌者，本药具有扩张血管、降低肺循环压力的作用，用前应做皮试。具体用法：0.5%普鲁卡因 150~300mg 加入 5%~10%葡萄糖液 500ml 中缓慢静滴；或 0.5%普鲁卡因 50mg 加入 50%葡萄糖液 40ml 中静脉注射，1~2 次/d。

（3）纠正凝血障碍药物：主要为抑制蛋白溶酶原的激活因子，使纤维蛋白溶酶原不能激活为纤维蛋白溶酶。从而抑制纤维蛋白的溶解，达到止血作用。即时止血作用不如前述药物明显，多用于持续咯血者。但多数咯血者无凝血障碍，故疗效评价不一。常用药物包括：①6-氨基己酸（EACA）：EACA6.0g 加入 5%~10%葡萄糖液 250ml 中静脉滴注，2 次/d。②氨甲苯酸（PAMBA）：作用 EACA 强 4~5 倍。用法：PAMBA100~200mg 加入 50%葡萄糖液 40ml，静脉注射，2 次/d；或 200mg 加入 5%~10%葡萄糖液 500ml 中静脉滴注。③氨甲环酸（AMCA）：AMCA250mg 加入 50%葡萄糖液 40ml 中，静脉注射，1~2 次/d；或 AMCA750mg 加入 5%~10%葡萄糖液 500ml 中，静脉滴注。

（4）其他药物：常用的有：①安特诺新（安络血）：对毛细血管通透性有强大抑制作用，并有增加毛细血管抵抗力和加速管壁回缩作用。用法：10~20mg，肌内注射，2 次/d；或 5mg 口服，3 次/d。②立止血：可用 1~2U 静脉注射或肌内注射，1~2 次/d。③维生素 C：200~300mg 口服，3 次/d。④中药中止血药很多，如三七粉、云南白药等均可使用。⑤近年使用凝血酶原复合物。用于凝血机制障碍、凝血酶原时间延长者，疗效较为显著，剂量为 10~20U/kg 加入 5%~10%葡萄糖液 200ml 中，开始缓慢静滴，以后可稍快，1h 左右滴完。

（5）鱼精蛋白注射液：本药为肝素拮抗剂，使肝素迅速失效，丧失抗凝效力，并使组织中的凝血活酶形成凝血酶，加速凝血过程。可用于凝血功能障碍和肝功能不全的咯血者。用法：鱼精蛋白 50~100mg 加入 50%葡萄糖液 40ml 缓慢静注，1~2 次/d，部分患者可出现过敏反应，宜慎用。

2.输血　持续大咯血出现循环血容量不足现象，如收缩压降至<13.3kPa（100mmHg）应及时补充血容量，宜少量多次输新鲜血（每次 100~200ml），除能补充血容量外，尚

有止血作用。

3.人工气腹　对反复大咯血，上述治疗无效时，可行人工气腹治疗，尤以病变在两肺中、下肺野疗效更显著，且病人无腹肌粘连，若肺组织纤维硬变则疗效较差。首次注气量 1000~1500ml，必要时隔 1~2d 重复注气一次，每次 400~600ml。

4.手术治疗　对于出血部位明确、而无手术禁忌的大咯血患者及时恰当的手术有时可挽救生命。

（1）指征：①肺部病变引起的致死性大咯血经严格内科各种治疗无效者；②可能引起呼吸道阻塞和窒息者；③考虑为结核性或非结核性支气管扩张、结核性空洞内动脉瘤破裂、肺脓肿和肺癌等大咯血，可行肺段和肺叶切除术。

（2）禁忌证：①两肺病变广泛，两肺周围病灶、支气管癌转移或咯血部位未能确定；②肺功能不全；③全身情况太差；④凝血功能障碍；⑤肺切除术后再咯血。

5.局部止血治疗　对严重反复咯血病人，如临床情况严重，肺功能较差，不适于手术治疗者，可考虑做局部止血治疗。用硬质支气管镜放入填塞气囊作止血和防止血液扩散至健侧肺；用纤维支气管镜辨认出血的叶、段支气管口，而后将聚乙烯导管由活检孔插入至病变部位，并注入冷（4℃）生理盐水 50ml，留置 30~60s 后吸出，重复数次，因冷刺激使血管收缩而止血；或注入凝血酶 5ml（100U/ml）；或肾上腺素液（1∶2000）1~2ml；亦有用血管气囊导管自纤维支气管镜活检孔插入至出血部位的叶、段支气管腔，注入气体充胀气囊后留置。经 24h 后放松气囊观察，若无继续出血即可拔除气囊导管。

6.支气管动脉栓塞法　经股动脉插管，将导管插到病变区域支气管动脉分支的血管腔内，注入吸收性明胶海绵或聚四氯乙烯栓子（直径 0.5~2.0mm）10 余个，形成栓塞，以控制支气管动脉出血，能较快达到止血目的。

（三）原发病的治疗

1.抗感染治疗　适用于支气管与肺部感染而大量咯血者。根据经验或敏选择相应的抗生素静滴。

2.抗结核治疗　肺结核大咯血多有活动性病灶，应积极抗结核治疗。如异烟肼 300~400mgl 次/d，口服。链霉素 0.75g/d 肌注（50 岁以上或肾功能减退者可用 0.5g），利福平 1 次/d，空腹口服 450~600mg。也可根据病情改用其他抗结核药物。

3.其他

根据原发病不同作相应的治疗。

（四）并发症的治疗

1.大咯血并窒息　大咯血致死的主要原因是窒息，应及早预防、识别和抢救。

（1）窒息早期特征：咯血突然减少或停止，同时感胸闷，喉头作响，烦躁不安，呼吸浅速或骤停，表情恐怖或呆滞，全身发绀，双手乱抓，大汗淋漓，眼瞪口张，大小便失禁，一侧或双侧肺呼吸音消失。

（2）抢救措施：应争分夺秒、快速准确，抢救的重点是保持呼吸道通畅和纠正缺氧。①立即抱起病人下身，倒置使身体躯干与床成 40°~90°角，另一人托下部向背部屈曲并拍击背部，倒出肺内的血液。对一侧肺已切除，余肺发生咯血窒息者将病人卧于切除肺的一侧，健侧肺在上方，头低脚高。②清除血块：用开口器把口张开，并用舌钳将舌拉出，清除口咽部积存血块，或用导管自鼻腔插至咽喉部，借吸引器吸出口、鼻、咽喉内的血块，并刺激咽喉部，使病人用力咯出堵塞于气管内的血块。必要时可用气管插管或气管切开，通过冲洗和吸引，亦可迅速恢复呼吸道通畅。③给予高流量吸氧，若自主呼吸极弱或消失，则用呼吸机辅助呼吸治疗。在呼吸道通畅情况下同时用呼吸兴奋剂。④窒息解除后继续各种相应处理，纠正酸中毒，控制休克，处理肺水肿、呼吸道感染、肺不张等。⑤止血：仍继续咯血者，可用垂体后叶素等止血药物。

2.大咯血并发肺不张及肺炎

（1）肺不张：因血块阻塞支气管或因应用大量镇静剂、镇咳剂等抑制了咳嗽而妨碍支气管分泌物的排出，阻塞支气管而导致阻塞性肺不张。处理措施包括：①鼓励病人翻身排痰，侧卧位，病侧（肺不张侧）在上，健侧在下，垫高床脚，轻拍患者背部鼓励病人咳痰。②停用一切镇咳剂及镇静剂。③用解痉药、祛痰药雾化吸入以利排痰，可口服氯化铵、鲜竹沥；氨茶碱口服或静脉注射；雾化吸入α-糜蛋白酶 5mg+生理盐水 10ml+庆大霉素 8 万 U，2 次/d，每次 15min。

（2）肺炎：血块部分堵塞支气管使其分泌物引流不畅，继发肺部感染，处理：①加强排痰，体位引流（侧卧位，病侧在上）。②抗生素：青霉素 400 万~800 万 U/d+生理盐水 500ml 静滴，或先锋霉素 V6.0g+生理盐水 500ml 静滴，或选用其他抗生素。

3.大咯血并休克　中等量咯血很少引起休克，反复大咯血则可导致休克，如伴有感染的毒素作用，则更易引起休克。治疗上应迅速补充血容量（输液或输血）；适当使用血管活性药，但血压不宜升得太高，以免再咯血；使用广谱有效抗生素，尽快控制感染。

（虎琼华

第四章　神经系统急危重症

第一节　脑功能监测与评估

脑功能监测方法较多，常用的有脑电图、感觉诱发电位、脑电地形图及颅内压测定与颅神经病理反射。

一、脑电图监测

（一）注意事项

1.检查的前 1 天和当天，禁止服用神经系统兴奋剂和抑制剂，并于检查的前 1 天晚上用肥皂水把头皮洗净。

2.为防止低血糖，不宜空腹检查，检查时必须携带病历及申请报告。

3.若病人不合作，则应先给予适量的镇静药物，以使其入睡后再检查。

（二）脑电图波幅标准

1.高波幅　大于 100μV（75~100）。

2.低波幅　小于 30μV（10~30）。

3.中波幅　为 50~75μV（50~100）。

（三）脑电图常见波形

1.正弦波　圆顶平滑，向上为负波，向下为正波。

2.棘波　每个波长时间 20~60ms，呈双相、单相、中性、阴性。

3.间波　80~200ms，上升直至下降波。

4.平顶波　顶平坦。

5.棘慢综合波　3 周/秒，多见于癫痫小发作。

6.频发性棘慢波综合　两个棘波中间夹有一个慢波。

7.三相波　负正负三相波，多见于肝昏迷。

8.K 综合　于嗜睡中发生，12 周/秒，继之出现 12~14 周/秒组成的波形。

9.峰波　于睡眠中发生，顶区出现驼峰波。

10.复形波　在大慢波上又有α波或其他波形。

（四）正常脑电图波幅及波频率（表 4-1-1）

（五）异常脑电图（表 4-1-2）

表 4-1-1　正常脑电波

波形种类	多发部位	波幅（μV）	频率（周/秒）
甲种（α波）	顶、枕部为主	50 或 5~30	8~13 或 10
乙种（β波）	额、颞部为主	20~25	18~30 或 17~50
丙种（γ波）	额部中央区，正常人可见	10~25	30~45
丁种（δ波）	病灶处好发	10~20 若大于 100 示该处坏死灶	0.5~3
θ波	正常人额部可见，不超过 25%	20~50 若大于 50 示不正常	4~7
中央波	10~20（意义不大）	14~17	

表 4-1-2　异常脑电波

病种	波形特点
癫痫大发作	阵发性高电位，20~30 周/秒的多棘波
癫痫小发作	阵发性高电位，3~3.5 周/秒的棘慢波组合
癫痫精神运动性发作	中至高电位，4~6 周/秒的平顶波
颅内肿瘤、脓肿、血肿	局限性慢波，位相倒置现象
颅内感染性疾病	大脑各部位出现弥散性慢波，偶有局限性慢波
脑血管意外	可见类似占位性病变的改变
大脑半球动静脉畸形，颅脑外伤	急性期见弥漫性波活动，局限性与阵发性慢波

二、感觉诱发电位监测

刺激感觉器官或感觉神经引起脑内电位的变化，称为感觉诱发电位。可分躯体感觉诱发电位、脑干听觉诱发电位与视觉诱发电位。

（一）躯体感觉诱发电位（SEP）

刺激周围神经，通过脊髓丘脑束与薄、楔束传导而出现的回位变化。周围神经、脊髓、脑干、丘脑与大脑等处病变，可影响 SEP 的波形、波幅与潜伏期。偏瘫病人的 SEP 有 80%潜伏期延长，波幅降低甚至消失；格林巴利综合征、顶叶病变与大脑皮层弥漫性病变等，均可出现 SEP 异常。

（二）脑干听觉诱发电位（BAEP）

通过声音刺激在头顶处引导出的电位变化。它对听神经、脑干、丘脑与听觉皮层等病变有诊断意义。尤其对脑死亡可做出客观诊断，对垂危病人是否继续进行治疗可提供依据。

（三）视觉诱发电位（AEP）

以光或方格图案刺激视网膜，在头皮枕叶相应部位记录到的电位变化。对视觉通路中的视神经、脑干、丘脑与大脑皮层各部病变有诊断价值。

三、脑电地形图

将脑电信号通过电子计算机进行二次处理后，以图像的形式显示出大脑损伤部位的诊断技术。首先对不同频带脑波（α_1、α_2、β_1、β_2）通过计算机进行傅立叶转换成功率谱，然后将各频带的功率谱打印在大脑模式图上，以进行定位诊断。亦可将感觉诱发电位以地形图的方法显示出其电位变化。脑电地形图对脑血管病、精神病、癫痫、脑炎、脑肿瘤等具有定位诊断价值。

四、烦内压监测

（一）颅内压力正常值

1.腰穿压力　侧卧位：0.78~1.76kPa；端坐位：2.45~2.94kPa。

2.侧脑室压力　卧位：0.69~1.18kPa。

3.枕大池压力　0.78~1.37kPa。

（二）颅内压增高和降低的临床意义

1.颅内压增高（大于 26.7kPa）　多见于脑水肿，脑脊液循环通路梗阻，脑脊液分泌增多或吸收障碍，硬脑膜内体积增加，脑瘤组织增加，脑内静脉淤血或静脉窦血栓，颅内循环血量增加，动脉压急剧增高，颅内外伤，颅内感染，静滴过量低渗液体，维生素A过多，慢性低血钙。

2.颅内压降低　多见于反复腰穿，持续脑室引流，脑脊液鼻漏，脊髓麻醉，低血压休克，脉络层分泌的反射性抑制。枕骨大孔下或脊髓腔梗阻，颅内手术后，严重脱水，过量的利尿，反复呕吐、腹泻，胰岛素休克。

五、脑神经病理反射

1.巴彬斯基（Babinski）征　用锤柄尖端轻划足掌面外侧，自跟部起向前划动。若阳性反应则蹲趾向背屈曲，其他脚趾呈扇形散开。阳性者提示锥体束疾病。意识不清、深睡时可出现此反应。

2.欧贲汉（Oppenheim）征　用指沿胫骨前自上而下推动而引出。阳性表现及临床意义同巴氏征。

3.戈登（Gondon）征　用手压迫腓肠肌引出。阳性表现及临床意义同巴宾斯基征。

4.恰道克（Chad dock）征　用锐器刺激足背部引出。阳性表现及临床意义同巴宾斯基征。

5.克尼格（Kemig）征　病人仰卧，一下肢在髋关节屈曲，使与躯干呈直角，让该下肢与膝关节伸直，若阳性反应则该下肢膝关节被伸展时出现疼痛或伸展受限。提示脑膜受刺激、脑膜炎、蛛网膜下腔出血、脑压增高。

6.布鲁钦斯基（Brudzinski）征　病人仰卧，一下肢髋关节向腹部屈曲，若另一下肢也自动屈曲即为阳性反应。或病人仰卧，颈部屈曲，使下颌与胸部接近，若膝髋关节反射性屈曲即为阳性反应。其意义同克氏征。

7.霍夫曼（Hoffmann）征　检查时用左手托住病人一手，用右手食指和中指夹住病人的中指，并以拇指弹或以叩诊锤轻叩，若病人拇指及其余各指出现屈曲、内展动作即为阳性。临床上见于锥体束病变。

（王娟）

第二节　神经系统影像学检查

一、头颅X线平片和脊柱平片

头颅平片包括头颅正、侧位，颅底，内听道，视神经孔，舌下神经孔及蝶鞍像等。主要观察颅骨的厚度、密度和各部的结构；颅底的裂和孔；蝶鞍和颅内钙化斑及脑回压迹、脑膜中动脉压迹等。

脊柱平片包括前后位、侧位和斜位。观察脊柱的生理屈度，骨质有无破坏、骨折、脱位、变形和骨质增生，以及有无椎弓根、椎间孔和椎间隙的改变，有无脊柱裂和椎旁软组织阴影等。

二、计算机体层扫描成像（CT）

CT诊断的原理是利用各种组织对X线的不同吸收系数，通过电子计算机处理得到图像。CT扫描层厚可以薄至1mm，更清晰地显示微小病变。对X线吸收高于脑白质则表现为增白的高密度影，如钙化、脑出血等；对X线吸收低于脑白质则表现为灰黑色的低密度影，如坏死、水肿、囊肿等。

常规CT主要用于颅内血肿、脑外伤、脑出血、蛛网膜下腔出血、脑梗死、脑肿瘤、脑积水、脑萎缩、脑炎及脑寄生虫病等的诊断。有些病变需要通过静脉注射造影剂（泛影葡胺）增强组织密度，提高诊断的阳性率。

CT血管成像（CTA）指静脉注射含碘造影剂后，经计算机对图像进行处理可以三维显示颅内血管系统。CTA可以清楚显示Willis动脉环和大脑前、中、后动脉及其主要分支，对闭塞性脑血管病提供重要的诊断依据。

CT灌注成像可以在注射对比剂后显示局部脑血容量（rCBV）、局部脑血流量（rCBF）和平均通过时间（MTT）等，将缺血性脑血管病的诊断提早到发病后2小时。

螺旋脑CT扫描的原理是X线管连续转动时产生X线，检查床在纵轴上连续平直运动和相对于扫描区X线管的运行轨迹为螺旋形。它可以清晰显示动脉硬化斑块以及是否有钙化等。

三、磁共振成像（MRI）

磁共振成像检查是一种无放射线的影像学检查，它可以提供多方位图像（轴位、失状位、冠状位），是诊断颅内和脊髓病变的最重要的检查手段，在检查软组织的结构病变时比CT更敏感。MRI的黑白对比度源于体内各种组织磁共振（MR）信号的差异。T_1成像时，T_1短的组织产生强信号呈白色（如脂肪），T_1长的组织为低信号呈黑色（如体液）；反之，T_2成像时，T_2长的组织信号强呈白色（如体液），而T_2短的组织信号较弱呈灰黑色。心腔和大血管在T_1和T_2加权像上均呈黑色，称流空效应。MRI能够提供更清晰的大脑灰白质的对比度；检查出多发性硬化以及癫痫病灶；发现脑炎及脑膜炎（强化）的病变区域；对脊髓病变（炎症及脊髓血管病、脊髓肿瘤、脊髓空洞症、椎间盘脱出等）以及对后颅窝病变提出较精确的定位。适应于脑血管病、痴呆、脑脊髓脱髓鞘病、感染、变性病、肿瘤、外伤等疾病的检查。禁忌证包括颅内有动脉夹、眼内或其他部位的金属异物、心脏起搏器（钛合金除外）、耳蜗移植物以及患者需要密切监测的情况。

顺磁性造影剂钆（gadolinium-DTPA）：通过改变氢质子的磁性作用而获得高 MR 信号，产生有效的对比作用，增加对肿瘤和炎症诊断的敏感性，使病灶与周围组织和结构之间的关系显示得更清晰。

磁共振成像血管造影（MRA）：在不使用造影剂的情况下，单独显示血管结构。主要用于颅内动脉瘤、脑血管畸形、大血管闭塞和静脉窦闭塞等的诊断。

脂肪抑制技术和水抑制技术：选择性地抑制脂肪信号，使其失去亮的信号特征变为暗信号，以区分同样为亮信号的不同结构，在临床诊断上有重要的意义。水抑制是使其在 T_2 加权像上由亮信号变成暗信号，使脑脊液信号被抑制，而与水混杂的信号更明显，有助于病灶的发现和病变性质的识别。

弥散加权磁共振成像（DWI）：其影像对比形成是以组织内水质子的微观运动为基础，可提供普通 MRI 所不能提供的信息。它能够区分细胞毒性水肿（发生在卒中时）与血管源性水肿，可早期显示脑缺血，具有高度的特异性。弥散加权 MRI 在急性脑缺血起病数小时内即能可靠地确定病变，尽早地显示病灶，采用溶栓治疗；还可以区分急性梗死（信号较高）和陈旧性梗死，早期发现颅内出血。

灌注加权磁共振成像（PWI）：通过注射对比剂测定流经脑部的相对血流量。它能发现脑血流异常，并证实治疗后早期组织再灌注。

功能性磁共振成像（fMRI）：以脱氧血红蛋白的敏感效应为基础，对皮层功能进行定位成像。大脑皮层兴奋时如语言、声音、视觉刺激或手指运动等，脑组织动脉血增多，含氧血红蛋白增加，脱氧血红蛋白减少，从而使功能区信号增强。目前已用于肿瘤和脑卒中的功能评价。

磁共振波谱分析（MRS）：对体内的组织化学成分进行分析，可以提供病变组织的代谢功能及生化方面的信息。目前采用的是质子 MRS（^{1}H-MRS），可测定多种脑代谢产物和神经递质的共振峰，以 N-乙酰天门冬氨酸（NAA）、肌醇、肌酸、胆碱和乳酸研究最多。用于痴呆、缺氧性脑病、肿瘤的分类和癫痫等疾病的研究。

MRI 在许多方面已取代了 CT 检查，它较 CT 分辨率更高、显示更清楚，尤其是脑干和后颅窝病变，并且对人体无放射性损害。但对骨、钙化病灶及出血性病变，MRI 不如 CT。体内装有起搏器或其他铁磁性金属者不能使用 MRI 检查。

四、单光子发射计算机体层扫描成像（SPECT）

单光子计算机体层扫描成像是利用发射 γ 光子的核素成像的放射性同位素体层显像技术。将常用的 ^{99m}Tc 标记的放射性药物注入血循环，它在脑内的分布与局部脑血流量成正比，发射单光子，利用断层扫描和影像重建，构成矢状、冠状及任意方位的断面，或三维立体像。主要了解脑血流和脑代谢。对脑膜瘤和血管丰富的或恶性度高的脑瘤，阳性率可达 90% 以上；对急性脑血管病、癫痫、帕金森病、痴呆及脑生理功能的研究也有重要的价值。

五、正电子发射计算机体层扫描成像（PET）

正电子发射计算机体层扫描成像是利用 β^+ 衰变核素成像的放射性同位素体层显像技

术，是一种无创性的探索人脑生化过程的技术。对肿瘤性疾病的病理生理过程、血流状态、受体密度的变化及分子代谢水平的认识有重要的意义。正电子发射同位素（^{11}C、^{13}N、^{15}O、^{18}F-脱氧葡萄糖、^{18}F-多巴）被吸入或静脉注射后，能顺利通过血脑屏障进入脑组织，经显像技术处理后可获得脑切面组织的图像，可计算出脑血流、氧摄取、葡萄糖利用和^{18}F-多巴的分布的情况，效果明显优于SPECT。临床意义体现在以下方面：①肿瘤的分级，瘤组织与放射性坏死组织的鉴别；②癫痫病灶的定位，癫痫发作期癫痫灶代谢增加；③帕金森病早期诊断，早期和症状较轻的未经治疗的帕金森病可见到基底节高代谢，单侧帕金森病有对侧基底节高代谢；④各种痴呆的鉴别，AD表现为全脑代谢减低以及对称性顶叶和颞叶^{18}F-脱氧葡萄糖下降；⑤脑梗死的早期可见低代谢和局部脑血流减少。PET还用于脑功能的研究，如脑内受体、递质、生化改变及临床药理学研究等

六、脑血管造影和数字减影血管造影

脑血管造影是将含碘显影剂如泛影葡胺注入颈动脉或椎动脉内，在动脉期、毛细血管期和静脉期分别摄片。数字减影血管造影（DSA）是应用计算机程序将组织图像转变成数字信号输入并存储，然后经动脉或静脉注入造影剂，将获得的第二次图像再输入计算机进行减影处理，使充盈造影剂的血管图像保留下来，而骨骼、脑组织等影像等被减影除去，保留下的血管图像经再处理后转送到监视器上，得到清晰的血管影像。脑血管造影通常用股动脉插管法，可做全脑血管造影，观察脑血管的走行、有无移位、闭塞和有无异常血管等。主要适应证是头颈部血管病变如动脉瘤和血管畸形等。

（王娟）

第三节　高压氧治疗技术

人体生理活动所需能量来自组织细胞氧化过程，当许多严重疾病，尤其是心肺疾患造成组织缺氧时，将导致生理活动严重障碍，甚至危及生命。研究和解决组织缺氧，从而保证重要器官的生命活动，赢得必要的时间，以使其他治疗措施发挥作用，对治疗抢救工作极为重要。

一、缺氧机制与氧疗的生理生化学基础

在海平面，干燥空气氧分压（PO_2）是21.2kPa（159.0mmHg）。空气经呼吸道、肺泡、毛细血管、体循环、各组织细胞，最后到达细胞内线粒体（细胞氧化代谢场所），氧分压从21.2kPa降至0.5~3kPa（3.8~22.5mmHg）。这种从空气到线粒体，PO_2减低所经过的步骤称为氧降阶梯。氧降阶梯中的任一环节发生障碍，都可最后导致组织缺氧。

（一）大气氧分压与缺氧

海平面大气压为101kPa（760mmHg），大气氧浓度为20.94%。根据道尔顿（Dalton）分压定律，则大气中氧分压PO_2＝101kPa（760mmHg）×20.94%＝21.2kPa（159mmHg）。高于或低于海平面时，虽其氧浓度不变，但随气压的升高或下降其氧分压亦升高或下降。在高海拔地区，如海拔高度1600m，大气压为75.81~77.14kPa（570~580mmHg），此时吸入气氧分压仅为16.1kPa（121mmHg），只能使正常人的PaO_2达到9.31kPa（70mmHg）

左右，此为大气性缺氧，或高原性缺氧。

（二）外呼吸与缺氧和氧疗

环境大气进入呼吸道后，由于温度升高，水蒸气分压相应增加，氧分子浓度被稀释而分压有所下降。体温37℃时呼吸道内水蒸气压为6.3kPa（47mmHg），故呼吸道内吸入氧的氧分压实际为（101.0~6.3）×20.94%＝19.93kPa 或（760~747）×20.94%＝149mmHg。

气道中气体进入肺泡即被肺泡内存气（功能残气）稀释。肺泡腔内气体是经过与肺动脉血气体交换后的气体，氧分压低而二氧化碳分压则高于空气，故肺泡内氧分压进一步下降。这种下降与功能残气量的大小，体内氧耗量和肺泡通气量有关，以公式表达则为 PAO_2（$101.0-6.3$）×（FiO_2-VO_2/VA）式中 VO_2 为机体每分钟耗氧量；VA 为每分钟肺泡通气量；FiO_2 为吸入氧气浓度；可以看出以下三种情况。

（1）当机体每分耗氧量不变，肺泡气氧分压与肺泡通气量呈正相关，肺泡通气量下降或功能残气量增多（其中含 CO_2 增多），均使 PAO_2 下降。

（2）如 VO_2/VA 不变时，提高吸入氧气浓度可使 PAO_2 增加，这是极为方便有效地提高 PAO_2 的措施，亦正是氧疗的依据。吸入氧气浓度从21%增加到30%时对 PAO_2 的影响。

（3）VA＝呼吸频率（次/分）×（潮气容积－无效腔气量）。在病理情况下，潮气容积不能增加，而增加呼吸频率又可使耗氧量增加，同时频率过快，无效腔气量相对增大反使 VA 下降，此时如减少无效腔气量（如气管切开）不失为一种增加肺泡通气量的措施，但这种措施必须有其指征。VA 与 $PaCO_2$ 之间的双曲线关系。在通气不足的病理情况下，通过调整吸入氧气浓度固然可以纠正其 PaO_2 的下降，但通气不足时 PaO_2 也会相应地升高，并且在消除了低氧对通气的刺激作用以后，$PaCO_2$ 将进一步上升，因此，对于通气不足造成的血氧降低的患者，尤其是严重的通气不足者，$PaCO_2$ 将升高到危险的程度。此时应以低浓度吸氧（<30%）为宜，并且最好同时增加肺泡通气量，例如机械辅助呼吸或气管切开或应用呼吸兴奋剂。肺泡氧通过肺泡-毛细血管膜弥散入肺毛细血管。由于弥散阻力，使氧分压再有所下降。

影响弥散的因素有弥散面积、肺泡间隔厚度、气体相对分子质量大小及其溶解度、弥散膜两侧气体分压差等。氧疗时，由于提高了吸氧浓度，增加了 PAO_2，从而提高了弥散膜两侧气体分压差，这极有利于肺内血液的氧合。

与弥散、肺静脉血氧合过程的同时，部分周围静脉血如支气管和心脏血液循环的静脉血直接流入动脉（解剖静动脉分流），和部分肺泡的通气量小于血流量而产生的分流（生理静动脉分流），使动脉血氧分压又低于肺毛细血管氧分压。显而易见，肺泡气与动脉血之间存在一个氧分压差，即 P（A－a）DO_2。正常时 P（A－a）DO_2 有一定范围，青年人应不大于 2.26kPa（17mmHg），老年人应不大于 3.19kPa（24mmHg）。

（三）氧的运输与缺氧和氧疗

氧在血液中以与血红蛋白结合和物理溶解两种形式运输，前者是氧在血液中存在和运输的主要形式。每克 Hb 能结合 1.34mL 氧。按健康人每升血液含 150gHb 计，则每升血液 Hb 结合氧量为 1.34×150＝200mL/L。物理溶解氧量每升为 PaO_2×0.003l/100mL 血浆/0.133kPa×10（37℃），约为 3.1mL，其与 Hb 结合氧量之和即为氧含量（CaO_2）。故血氧含量（动脉），以公式表达为 $CaO_2/L＝Hb/L×1.34×SaO_2+PaO_2×0.031$。

运送到组织的氧量受 Hb/L、呼吸以及循环系统功能影响。每分钟内运输的氧量＝Hb/L×1.34×SaO_2×CO+0.031×PaO_2×CO_2，由公式可见，当 SaO_2 和 PaO_2 一定的情况下，心输出量与运送至组织的氧量成正相关，故临床上由呼吸系统病患导致缺 O_2 的患者，同时改善心功能，提高心输出量对于纠正组织缺氧十分重要。

（四）内呼吸与缺氧和氧疗

组织利用氧后，PO_2 必然下降，下降程度与运输给组织的氧量，Hb 在组织中释放 O_2 的程度（P50）和组织氧耗量都有关系。

在组织水平，氧通过弥散作用由毛细血管进入细胞内，这一过程主要决定于 PaO_2 氧疗时，由于吸入氧气浓度的增加，PAO_2 和 PaO_2 均增高。同时增加了有效弥散距离，对组织供氧十分有利。

弥散入细胞内的氧，90%在线粒体内被利用。其氧化过程包括多种辅酶和细胞色素氧化酶。当某种原因，如氰化物中毒，抑制了线粒体内的生物氧化过程，即造成细胞中毒性缺 O_2，此时，即使 PaO_2、SaO_2 和 CO_2 正常，仍有组织缺 O_2，显然，氧疗是无效的。

二、缺氧对机体的影响

健康人的 PaO_2 高于 11.97kPa（90mmHg）；60 岁老年人的 PaO_2 不低于 10.64kPa（80mmHg）。PaO_2<7.98kPa（60mmHg）时即诊为呼吸衰竭；PaO_2<6.65kPa（50mmHg），可出现发绀；当 PaO_2 降至 5.32kPa（40mmHg）时，PaO_2＝PAO_2，氧向组织弥散困难；PaO_2<3.99kPa（30mmHg），则心、脑、肝、肾等重要脏器细胞内的正常氧化代谢就要发生严重障碍，这种状态若不立即纠正，必将招致器官组织细胞严重损害，甚至危及生命。

中枢神经系统对缺氧最敏感。数秒钟氧供不足就可使脑电发生变化。中度缺 O_2 大脑兴奋性增高，重度缺 O_2 将转入抑制，严重时则发生麻痹。PaO_2 在 3.99kPa（30mmHg）即发生意识障碍，PaO_2 降至 2.66kPa（20mmHg）脑细胞将发生不可逆性改变甚至死亡。另外，缺 O_2 会引起脑血管扩张、血管壁通透性增高，发生脑水肿，严重时脑出血和脑软化。

缺 O_2 对心血管系统影响也较为显著。心传导系统对缺 O_2 特别敏感，可使其应激性增高，发生心律失常。中度缺 O_2 可以反射地兴奋血管运动中枢和交感神经，使心率增快，输出量增多，血压增高；严重缺 O_2 时，左心功能受损，心率、心排量及血压均下降，甚至发生肺水肿。

缺 O_2 对肺的影响，可引起肺小动脉痉挛和炎症，从而诱发肺动脉高压。缺 O_2 还可减少Ⅱ型肺泡细胞的板层小体所分泌的表面活性物质，使肺泡表面张力上升，引起肺不张，形成肺内病理性分流，从而加重缺 O_2；缺 O_2 还损害肺泡上皮和血管内皮细胞，导致肺水肿。

O_2 对消化系统的影响，其首先的症状为腹胀、肠道功能紊乱。严重时，消化道黏膜糜烂、坏死、出血。

缺 O_2 对细胞代谢的影响，缺 O_2 导致组织细胞无氧代谢，乳酸堆积。ATP 合成减少甚至耗竭，以致"钠泵"失灵，Na^+、H^+进入细胞内，K^+逸到细胞外，形成细胞内水肿和酸中毒以及细胞外的高钾血症。此外，红细胞在无氧代谢情况下产生大量 2，3-DPG，使氧离曲线右移。

缺 O_2 对肝、择、骨髓的影响，缺 O_2 影响肝、肾细胞对氨基酸和脂肪酸的利用，ATP供应减少，能量缺乏，肝、肾功能降低，使 SGPT 升高，尿量减少并引起氮质血症。慢性缺氧可通过肾小球旁细胞产生促红细胞生成素因子，作用于红细胞生成素原，使转变为红细胞生成素，刺激骨髓引起继发性红细胞增多。

三、缺氧及其判断

缺氧是指机体组织氧供不足，即由于氧的摄取，携带或运输障碍，或由于细胞受损，利用氧的能力降低，引起线粒体内氧化磷酸化过程停止，无氧代谢开始，并导致乳酸堆积。低氧血症是指 PaO_2 低于正常预计值的状态。预计值计算公式为：坐位 104.2－（年龄×0.27）；卧位 103.5－（年龄×0.42）±4（单位为毫米汞柱）。由呼吸系统疾病所致的组织缺 O_2 都有低氧血症。

对缺氧的判断应综合估价：混合静脉血氧含量；动脉血氧含量；心输出量；血流分布；影响组织摄取氧的各种因素（如 pH、温度、PCO_2、2，3-DPG 等，其中某些因素以 P50 估价）。临床上习惯用 PaO_2 和 SaO_2 来估计缺 O_2 程度，但这只反映外呼吸气体交换的结果，不能准确地反映组织缺 O_2 的情况。按 PaO_2 和 SaO_2，缺 O_2 程度可分轻、中、重三种。

（1）轻度无发绀，$PaO_2>6.65kPa$（50mmHg），$SaO_2>80\%$，一般不必给氧，但若有呼吸困难，则可考虑给 O_2。

（2）中度有发绀，$PaO_2$3.99~6.65kPa（30~50mmHg），$SaO_2$60%~80%，一般需给 O_2。

（3）重度显著发绀，$PaO_2<3.99kPa$（30mmHg），$SaO_2<60\%$，是给氧的绝对指征。

四、氧疗适应证

（一）从病理生理角度看

1.肺泡通气量降低　由肺泡通气量减少导致的低氧血症，是氧疗的最好适应证，但其不能解决通气不足的问题，故还必须改善通气，增加肺泡通气量。

2.通气血流比例失调　此为缺 O_2 的最常见的原因。吸 O_2 可以纠正这种缺 O_2。当血液流经未充分通气的肺泡区域时，可与氧疗后增加了氧分压的肺泡气氧合，从而提高 PaO_2。

3.弥散能力降低　吸 O_2 增加了吸入氧气浓度，也即增加肺泡气氧分压，从而增加氧的弥散量，改善低氧血症。

4.右向左分流　右向左分流可看作是通气/血流比例失调的极端情况即 V/Q＝0。如血液流经大面积肺不张的区域，因没有通气，血液不经过氧合，故氧疗无效。

5.其他情况下的氧疗适应证　心功能不全，心输出量严重减少时；大量失血、严重贫血；CO 中毒等，可用高浓度氧乃至高压氧来提高 CaO_2，改善组织缺 O_2 状态。

（二）临床上可根据 Mifhoeber 提出的标准作为氧疗依据

1.$PaCO_2<5.99kPa$（45mmHg）

（1）$PaO_2>8.65kPa$（65mmHg），PaO_2：正常，说明无组织缺 O_2，不需氧疗。

（2）$PaO_2<8.65kPa$（65mmHg），$PaO_2<4.66kPa$（35mmHg），需要氧治疗。

（3）若为冠心患者，为了保障心肌氧的供应，最好保持 $PaO_2>9.31kPa$（70mmHg）

为宜。

2.$PaCO_2$>5.99kPa（45mmHg）

（1）PaO_2>6.65kPa（50mmHg），PvO_2 正常，可以不给氧治疗。这类患者多为慢性低氧血症，对缺 O_2 有耐力。

（2）PaO_2<6，65kPa（50mmHg），PvO_2 低于 4，66kPa（35mmHg）则需要给氧治疗。

3.一般氧治疗的指标

慢性或急性缺 O_2，$PaCO_2$ 过高或过低均需氧治疗，均应提高 PaO_2 至 6.65kPa（50mmHg）以上。在 COPD 并发冠心病者，PaO_2<8.0kPa（60mmHg）时即应氧疗。

五、氧疗方法

（一）给氧浓度的计算

1.鼻导管给 O_2 浓度计算　鼻导管给 O_2 时吸入氧浓度随患者的潮气量和呼吸类型的不同而变化。当潮气量 500mL，呼吸 20 次/分，吸/呼＝1/2 的正常通气时，若给 $O_2$1L/分，入氧气浓度为 24%，以后每增加 1L，吸入氧气浓度约增加 4%。故鼻导管给 O_2 浓度可遵以下公式求得：FiO_2＝21%+4×氧流量（升/分）。氧流量数值可直接从氧流量计中读出。例如，氧流量计读数为 2L/min，则吸入氧气浓度为 21+4×2＝29%。

2，面罩给 O_2 浓度计算　开放性面罩如 Venturi 面罩，当氧流量为 2L/min 时，$FiO_2$24%；流量为 4L/min 时，FiO_2 为 28%；流量为 8L/min 时，FiO_2 为 35%。

3.简易呼吸器（皮囊）　给氧浓度计算若氧流量为 6L/min 时，吸入氧气浓度大约为 40%~45%。

4.呼吸机给氧浓度计算（定容型）

可按公式：$氧浓度\% = \dfrac{80 \times 氧流量（L/min）}{通气量（L/min）} + 20$。

5.欲达到某一 PaO_2 水平，）吸 O_2 浓度的计算公式

FiO_2＝[（A－a）DO_2+$PaCO_2$×1.2]+PaO_2/683，

式中 PaO_2 是指欲达到的动脉血氧分压的水平；$PaCO_2$ 由动脉血气分析测知（注意，用本公式气体分压的单位用毫米汞柱）。

（二）给氧方法

有低浓度给 O_2（<35%）、中浓度给 O_2（35%~60%）和高浓度 O_2（>60%），以及高压氧疗法等。

1.低浓度氧疗法　又称控制性氧疗法。适用于缺 O_2 伴有 CO_2 潴留（Ⅱ型呼衰）的患者，如 COPD 通气功能衰竭者。此时呼吸中枢对 CO_2 的敏感性降低，主要依赖缺 O_2 刺激颈动脉窦与主动脉体的化感器，反射地兴奋呼吸中枢以增加通气。如 PaO_2 迅速提高，消除了这种缺 O_2 的刺激，必将抑制自主呼吸，$PaCO_2$ 进一步升高，甚至发生呼吸麻痹。

（1）在无血气监测条件时，可行持续、低流量（<1.5L/min）、恒定给 O_2。同时密切观察给 O_2 后症状变化。吸 O_2 后，若患者神志障碍、发绀、气促等症状改善，心率逐渐下降，则可继续给 O_2。但若 PaO_2 上升，心率下降，神志状况反而恶化或出现呼吸抑制征象，则表示有 CO_2 潴留加重，应减少吸氧流量或氧浓度，同时给呼吸兴奋剂或机械通气。

（2）在有血气监测条件时，吸 O_2 前应先测定 PaO_2 和 $PaCO_2$。通常先给 24% 的氧吸入。30min 至 2h 后复查血气，若 $PaCO_2$ 未增加或增加程度小于 1.33kPa（10mmHg），可适当加大吸 O_2 浓度，但应低于 30%（氧流量 3L/min）。若 $PaCO_2$ 增加程度超过 1.33kPa（10mmHg），则应维持原吸氧浓度并密切观察患者的神志状态、呼吸频率、深度、心率、血压和发绀情况。若 $PaCO_2$ 继续上升，出现呼吸抑制，则应及时采取相应措施增加通气量。在控制性氧疗中，$PaCO_2$ 的增高常较 CO_2 潴留的症状早出现 1~2h，因此，血气监测具有重要意义。

在控制性氧疗进程中，患者可能有下列三种反应：①进行性改善：患者发绀消失，神志好转，气促减轻，PaO_2 上升，$PaCO_2$ 无改变或逐渐下降。见于轻度缺 O_2 患者。②$PaCO_2$ 暂时性升高：PaO_2 有改善，但 $PaCO_2$ 升高至一新的水平。患者可出现暂时嗜睡或神态障碍，但 1~2 天后 $PaCO_2$ 可降至治疗前水平，症状也随之改善。此见于中度呼吸衰竭而氧疗得当的患者。③$PaCO_2$ 进行性升高，患者情况迅速恶化，见于重症呼吸衰竭而氧疗不当者。

有人认为，COPD 患者因多有继发性红细胞增多，发绀不一定有组织缺 O_2 此时保持患者清醒，有咳嗽反射，能排除呼吸道分泌物，保证呼吸道通畅是治疗成功的关键。因此，对于 COPD 通气功能衰竭者，发绀但神志清醒者比无发绀而昏迷者预后好得多。

2.中浓度氧疗法　对于失血、贫血、心功能不全、休克等患者，吸入氧浓度没有十分严格的限制。由于高浓度给氧易产生严重的不良反应或毒性反应（见后），故常采用中等浓度给 O_2。

3.高浓度氧疗法　高浓度氧疗法适用于弥散障碍，V/Q 失调、分流，严重心脏病，CO 中毒等有高度缺 O_2 但不伴有 CO_2 潴留的患者。对于限制性通气功能障碍如重症肌无力、大量胸液等，亦可用吸高浓度 O_2 来解除严重的低氧血症以改善缺 O_2，但应同时去除病因。此外，在急性呼衰或慢性呼衰濒危时，PaO 已下降到危及生命的水平，此时亦应给予暂时的高浓度吸 O_2，以迅速将氧分压提到能避免组织细胞发生不可逆损伤的水平，为后续的治疗赢得必要的时间。

4.高压氧疗法　在特殊的加压舱内，将纯氧在 2~3 个大气压下供给患者。主要适应证为 CO 中毒、减压病等，慢性呼吸系统疾病很少需要高压氧疗法。

5.其他氧疗法　有长期连续氧疗法、活动锻炼时氧疗法等。这些氧疗法都可在家庭内进行。长期连续氧疗法（持续一年以上，每天吸氧至少 18h 以上），可以降低肺动脉高压，明显降低其死亡率并提高生命质量。

（三）给氧装置及选择

1.鼻导管和鼻塞　鼻导管插入深度应达软腭水平。特点是简单、经济、方便、易行。鼻塞置于一侧鼻前庭，可取得与鼻导管完全相间的效果，其优点是，可避免导管插入鼻腔所产生的不适刺激。国内常用这两种方法。但给 O_2 浓度只能达到 40%~50%，氧流量一般低于 6L/min，否则常因流速过大而使患者感到不适。双鼻管是由两个较短的输氧小管伸入鼻孔 0.5~1.0cm，对鼻黏膜无任何刺激，国外目前大都采用此法。

由于鼻导管和鼻塞给 O_2 浓度随患者的潮气量和呼吸类型的不同而有变化（增加分时通气量将减低吸氧浓度，反之亦然），故最适用于呼吸规则的患者，以保证恒定的吸入氧气浓度。

2.面罩　面罩有文丘里（Venturi）面罩，Edinburgh 面罩，MC 面罩，普通面罩和部分重呼吸面罩。其中最常用的是文丘里面罩。此为一圆锥形塑料面罩。在其顶端有一小喷出口，氧气通过它进入，按 Venturi 原理，空气经附近的孔进入。面罩内的氧浓度取决于气孔的大小。当氧的流速为 4L/分时，输给患者的总流量（氧气+空气）大约 40 升/分。在这样高的流速下，呼出气的重复吸入是微不足道的，因此，并不产生 CO_2 潴留。这种面罩能产生 24%、8%、35%、40% 的氧浓度。Venturi 面罩属高流量法供氧装置，其特点是能保证准确的吸入氧浓度而不受通气比率、呼吸类型和分时通气量的影响。

3.氧帐　为用塑料制成的直径 50cm，高 65cm 的圆形头帐。帐顶连接一氧喷嘴，通过喷嘴控制进入的空气量，以调节帐内的氧浓度。优点是较舒适，但耗 O_2 量很大。

给氧装置的选择应根据具体情况而定。在低浓度给 O_2 时可选用鼻导管、鼻塞或文丘里面罩。当高浓度给 O_2 时可用普通面罩、Pneuma 等，但在连通这些面罩时，要求有活瓣装置，以便将吸气与呼气分开。对于小儿和重症不合作的患者可选用氧帐给 O_2。

4.简易呼吸器及机械通气给氧　机械通气给氧常用的有：①高频射流通气给 O_2；②间歇正压通气给 O_2；③持续呼吸道正压给 O_2；④呼末正压通气给 O_2。

（王娟）

第四节　亚低温技术

20 世纪 90 年代初期低温脑保护实验研究发现轻到中度低温（32℃~35℃）有显著的脑保护作用，同时由于降温程度不大，副作用明显减少。此后轻到中度低温技术在神经外科得到了广泛的应用。

2002 年新英格兰医学杂志同时发表了 2 项随机、前瞻性的临床研究结果，一项研究在欧洲 5 个国家的 9 个中心进行，另一项在澳大利亚墨尔本的 4 家医院进行。结果轻度低温比常温明显提高医院外发生心脏停搏后昏迷患者的生存率和神经系统的恢复。进一步证明了亚低温治疗在高级生命支持中的重要地位，使亚低温治疗有了充分的临床证据。随后 Resuscitation（2003 年，2005 年）相继发表了国际复苏联络委员会（IL-COR）高级生命支援特别小组的建议，对发生于医院外心脏停搏的成年患者进行低温治疗，中心体内温度应降至 32℃~34℃持续时间应为 12~24 小时，扩大 CPR 低温治疗的临床适应证，并得到美国心脏学会（AHA）和协调委员会的批准，为亚低温治疗临床应用的推广提供了充分的理论基础。

AHA 心肺复苏与心血管急救指南（2005 年，2010 年）建议对心脏停搏后（院内和院外）表现为昏迷的患者快速进行亚低温治疗（32℃~34℃），并界定了心脏停搏后患者进行低温治疗的准入标准；描述了诱导低体温治疗 24 小时的方法学；确定了复温阶段的特定步骤，从而确保患者安全的恢复到正常体温。

一、适应证

心脏停搏后自主循环恢复的患者，符合以下情况。

（1）心脏停搏后自主循环恢复（包括心源性停搏和非心脏原因的停搏）。

（2）心脏停搏后无反应或不能遵嘱。

（3）自主循环恢复后中心体温≥35℃。

（4）有人见证的心脏自主停止工作时间<60分钟。

（5）血流动力学稳定，存在或不存在外界因素支持均可（如升压药或主动脉球囊反搏）。

二、排除标准

（1）妊娠。

（2）年龄<18或>85岁。

（3）放弃复苏的患者。

（4）疾病终末期。

（5）慢性肾功能衰竭。

（6）持续难治的室性心律失常。

（7）严重的心动过缓并且无临时起搏器支持。

（8）活动性出血，如消化道出血或颅内出血。

（9）创伤性的心脏完全停搏。

（10）心脏停搏之前存在昏迷状态或严重的神经系统功能障碍。

（11）心脏停搏后苏醒并且对言语指令配合。

（12）血小板数<50×10^9/L。

（13）相对的排除标准　如感染性休克。

三、操作常规

1.急诊医师评估　是否有适应证及禁忌证。

2.收住ICU　重症监护室医师协商讨论是否收住ICU，在进入ICU之前可以考虑行脑部CT检查。

3.相关设施　患者进入监护室准备开始低体温治疗时，确保以下设施到位。注意：不要因各种监测管路未安置好而延误启动低温治疗。

（1）持续心电监测，包括连续监测血氧饱和度。

（2）持续体温监测，建议选用有温度探头的导尿管。

（3）冷却降温机，降温毯（冰毯），如Arctic Sun冷却降温机和合适的垫子以保证40%的身体表面被覆盖。肥胖的患者需要更大的垫子。辅助垫子备用。

（4）在操作间的药品冷柜中应该储藏备用冰盐水（4℃）。

（5）气管插管和机械通气（有条件应监测呼气末二氧化碳）。

（6）留置中心静脉监测CVP。

（7）设置外周动脉导管用来进行侵入性的血压监测。

（8）FloTrac或PiCCO导管来评估液体容量和血流动力学。

（9）脑电双频指数监测（BIS）。

4.在开始亚低温操作之前评估患者的临床状况

（1）评估患者的心脏节律并记录QTc（Q-T/R-R间期的平方根）。

（2）获得生命体征

①通过直肠或者膀胱的温度探头持续监测中心体温。

②获得 BP、HR、MAP、CVP、CO/CI、SVV、ScvO$_2$。

③评估心脏节律，包括每 4 小时记录 1 次心电图并且计算 QTc，观察是否有 J 波（V$_3$ 和 V$_4$ 最明显）。注意：没有心电监测也不要延误降温冷却。

④评估呼吸频率和通气功能。因为外周血管收缩，指氧监测氧合经常不可靠，需要行动脉血气来评估氧合。

（3）评估基础实验数值，其中包括：动脉血气和乳酸、全血细胞计数、PT/APTT、INR、BMP、镁、磷、钙、钾、钠、氯、淀粉酶、心肌酶。小于 50 岁的女性要行妊娠实验检查。

（4）评估意识状态和神经系统情况

①GCS（格拉斯哥）评分和脑干反射评分。

②如果可能的话，在决定进行低体温治疗前通过其家人获得神经系统功能的信息，包括：CPC-OPC 评分，修正的 Rankin 评分，停搏前相关神经损伤。

③评估情绪激动情况，应用 Richmond 激动镇静评分量表（RASS）。

（5）在应用冷却降温垫之前评估皮肤完整性。

（6）评估基础脑电双频指数读数（BIS）。

（7）评估基础脑电图读数（没有脑电数据也不要延误冷却降温）。

5.开始低体温治疗（最好在心脏停搏 60 分钟之内）

（1）在自主循环恢复后，如患者仍然昏迷，应立即评估低温治疗。

（2）如确认患者适合低温治疗，应即刻开始实施，静脉滴注冰盐水（冰箱制冷至约 4℃）10~30ml/kg，滴注时间超过 30 分钟。

①在滴注期间持续监测生命体征和体温。

②设置及调试冷却降温机和降温毯。在冰盐水滴注完成之前不要启动冷却降温机（外界的降温会影响机器的算法）。

③为防止复温，输注完冰盐水后应立刻启动冷却降温机并使用降温毯。

（3）根据医嘱决定开始进行镇静和镇痛，注意监测血压。

①吗啡 2~4mg/h 静脉推注或芬太尼 1~3µg/（kg•h）静脉推注，吗啡能减轻心脏负担，芬太尼有助于控制寒战。

②丙泊酚 10µg/（kg•min）静脉推注，每 10 分钟增加 5µg 的剂量，目的是达到 RASS 镇静评分到 4 或脑电双频指数监测（BIS）40~60。极量为 100µg/（kg•min），用量大于 50µg/（kg•min）时要评估代谢性酸中毒的可能

③监测平均动脉压，平均动脉压的目标是 80~100mmHg。

如果没有急性冠脉综合征（ACS）、慢性心力衰竭（CHF）或者休克的证据，可以采用 MAP 的上限值，如果存在 ACS 或 CHF，根据心肌缺血或心功能不全的程度来决定 MAP 的控制值。

输注液体来保证血容量。GEF 或 CFI 正常情况下，使 SVV<10%，条件允许的情况下，监测舒张末期容积指数（GEDVI）在 680~800ml/m^2。

当血容量正常后应用升压药或血管活性药来升高 MAP。如果 CO 值是正常的，每搏变异量（SVV）<10%，可应用间羟胺或去甲肾上腺素升高 MAP；如果 CO 值减低，每搏变异量（SVV）<10%，应用多巴酚丁胺来达到目标 MAP，单用多巴酚丁胺 MAP 不能

维持时，加用多巴胺或肾上腺素。

如果中心静脉血氧饱和度（ScvO₂）<65%可以考虑应用浓缩红细胞使血红蛋白>100g/L，并增加多巴酚丁胺的用量。

（4）放置持续体温监测探头（膀胱或直肠），并且和冷却降温机连接。

（5）将机器的冷却垫连接在患者身上，应用自动模式，将降温垫与机器的软管连接。

①设置预期目标温度33℃，按自动按钮，开始降温。

②按照机器上的指示进行冷却降温。

③降温冷却开始时要在危重症特护单上记录时间。

（6）使用下列药物控制癫痫以及预防癫痫的发生，并开始应用肌松药。

①如果在开始冷却前证实患者有肌阵挛抽搐或者癫痫惊厥等症状，可以静脉注射苯妥英钠0.2g，然后再每12小时给予0.2g。有条件的情况下监测苯妥英钠的浓度。根据具体情况持续或间断监测脑电图。

②在开始诱导低温治疗之前静脉注入肌松药物，罗库溴铵0.6mg/kg静脉维持滴注，肌松药会降低诱导低温后寒战的发生率。如果有肝肾功能损伤的话，应注意药物蓄积。

③一旦达到目标体温后不再使用肌松药。

（7）在诱导低温治疗期间监测生命体征、血氧饱和度、呼气末二氧化碳和是否存在寒战，每隔15分钟心电图；然后每隔30分钟评估1次，持续2小时；然后每小时评估1次。

①在诱导低温治疗期间每隔30分钟进行RASS评分1次，然后每小时评分1次。

②持续监测降温机水温和患者的中心体温。

（8）要在4~6小时内达到目标体温32℃~34℃，如果6小时内达不到目标体温要对患者进行评估，找寻原因。年轻的患者对于降温的反应要强于老年患者，寒战和血管收缩的比例也要高于老年患者。肥胖者降温要慢，降温过快会出现脂肪损伤。

（9）当患者达到目标中心温度时记录其时间。保持目标温度18小时或从诱导低温开始算起24个小时，如患者在33℃~34℃时出现血流动力学不稳定，停止冷却开始复温。

（10）评估周围环境以利于降温。

①关闭呼吸机管路内的加热装置。

②拉上窗帘遮蔽阳光。

③停用加热毯。

④关闭所有不必要的顶灯。

⑤设置室内温度至20℃。

（11）根据医嘱选择预防应激性溃疡用药。

（12）安置膝盖高位的连续按压仪器或应用低分子肝素来预防深静脉血栓。

（13）尽快做心脏超声。

（14）监测是否有心律失常。

6.评估难治性的寒战（对最大剂量的丙泊酚都无反应）

（1）罗库溴铵0.6mg/kg静脉泵入（如果有肝肾功能损伤的话，应注意药物蓄积）。

（2）哌替啶25mg静脉推注，然后每隔半小时推注25mg，最大剂量是500mg/24h。

（3）在应用肌松药物前确保患者已完全镇静。

（4）在应用肌松药物前行脑电图检查或持续脑电监测。

7.继续进行评估和监测

（1）如上所述的生命体征和体温。

（2）持续心电监测。

（3）评估是否有寒战的征象。如果存在，开始进行如上所述的干预措施，每隔 1 小时评估 1 次皮肤情况。

（4）每隔 1 小时评估 1 次尿量。

（5）利用 RASS 量表来评估患者的躁动情况。

（6）每隔 4 小时进行 1 次全身评估。

（7）在低温治疗期间每隔 8 小时做 1 次 12 导联心电图，记录 QTc。正常的 QTc 是小于 0.45，如果在低温期间 QTc 延长可能预示着尖端扭转型室速将发生。

（8）每隔 1 小时测 1 次血糖，用胰岛素将血糖控制在 8~10mmol/L 之间。

（9）在诱导患者降温并达到目标体温之前每隔 1 小时监测 1 次 BMP、钙、钠、氯、镁和磷；达到目标体温后每隔 4 小时监测 1 次；复温直至 37℃ 期间每隔 2 小时监测 1 次。

（10）全血细胞计数、PT/APTT 和乳酸在降温低温和复温期间都是每隔 6 小时监测 1 次。

（11）达到正常体温后，这些实验室数据均由监测医生记录完毕。

（12）心肌酶和动脉血气分析也可以考虑监测。

（13）如果患者肾功能正常，在低温治疗开始时尿量会增加，会造成潜在的钠、钾、磷、镁和钙的丢失。

①低钾血症可能会导致和加重室性心律失常，严重的低钾血症可见于低温治疗的患者当中，多提示钾离子向细胞内移动而非真正意义上的低钾。

②低镁血症可能会导致室性心律失常（尖端扭转室速），肌肉和神经系统过度兴奋。

③升高的乳酸水平提示代谢性酸中毒。如果血气分析提示代谢性酸中毒要重新评估丙泊酚的用量。

④低体温的并发症（表 4-3）。

（14）监测动脉血压和 EF、SVV，条件允许可监测全心射血分数（GEF）或心功能指数（CFI）。

①如果 EF>50% 或 GEF>25% 或 CFI>4.5L/min：如果 SVV>10%，给予生理盐水静点，监测 SVV，至 SVV<10%。开始去甲肾上腺素静脉滴注，速度 4μg/min 维持 MAP>80mmHg。

②如果 EF<50% 或 GEF<25% 或 CFI<4.5L/min：如果 SVY<10%，开始多巴酚丁胺静点，起始速度 2.5μg/（kg•min），维持 MAP>80mmHg。

（15）如果可能的话，持续记录脑电图或 BIS 监测，如果条件不具备每隔 12 小时记录 1 次。

8.复温

（1）在下述情况下开始复温

①达到目标体温后 18 小时或从开始降温起 24 小时。

②低温治疗流程被终止。

③血小板数<5×10⁹/L。

④患者的血流动力学不稳定。

⑤不稳定的心律失常持续存在。

（2）应用降温机上的自动模式。

（3）设定预期温度至37.0℃。

①设定温度升高速度为每小时增高0.25℃~0.5℃，直至达到目标体温37℃。

②复温过程中持续监测生命体征，血氧饱和度，呼气末二氧化碳，每隔30分钟监测心电图。一旦达到目标体温，继续监测中心温度（持续48小时）。

③监测是否存在因血管扩张而导致的低血容量和MAP/BP降低的征象。

④监测复温期间电解质的变化，复温期间每隔2小时评估基础代谢功能（BMP），钠、钾、氯、镁、磷和钙。

（4）复温时每小时升高0.25℃~0.5℃。

（5）复温期间评估是否有心律失常。

（6）患者的中心体温达到36℃，停镇静剂、神经肌肉阻滞剂。

（7）评估是否存在反跳性高体温。

（8）继续应用降温机/降温毯维持正常体温（37℃~37.5℃）12小时。

表4-4-1 低体温的并发症

	低温治疗至 30℃~35℃后的影响	干预措施
躯体	寒战，外周血管收缩，肌肉活动增加	芬太尼，镇静剂，丙泊酚，哌替啶神经肌肉阻滞剂
代谢	脂肪代谢至代谢性乳酸增加代谢性酸中毒	低温治疗期间每隔4小时抽血查血气和电解质，监测是否有酸中毒情况，评估丙泊酚的使用情况，考虑给患者做培养检查
内分泌	胰岛素敏感度降低 皮质醇，肾上腺素和去甲肾上腺素增加 胰岛素分泌降低 这些都造成血糖水平升高	每小时监测血糖，保持血糖浓度在 110~140mg/dl 之间
心血管	心动过速（35℃~36℃），心动过缓（<35℃） CVP升高，心排下降，ScvO₂上升，血压升高（血管收缩和后负荷增加），轻微的心律失常（<32℃） 快速型心律失常的风险增加（开始表现为房颤28℃~30℃） 心电图变化，PR间期延长，QRS波增宽，Q-T间期延长，J波	保证足够的心排和外周灌注，监测心律和心率 可以考虑应用抗心律失常药，保持温度在33℃~34℃之间 如观察到Q-T间期延长即刻呼叫心脏内科医生（Q-T间期延长会导致心律失常）
肾脏	尿量增加会导致电解质和液体丢失	监测和补充电解质，监测血压，CVP，按需补充液体，可给予补充蛋白来维持胶体渗透压
消化道	活动受损，肠梗阻，肝损害 轻微胰腺炎（发生频繁）	监测肠梗阻，监测肝酶，监测淀粉酶和脂肪酶
凝血	血小板数减低，白细胞功能受损，中性粒细胞和巨噬细胞功能受损，促炎症介质释放受抑制	监测血小板计数，监测乳酸，监测感染血的微生物检查结果，监测是否发生肺炎，是否有伤口感染，是否有皮肤破溃，是否有尿路感染

（王娟）

第五节　急性脑血管病

急性脑血管病（acute cerebro vascular disease，ACVD）又称脑血管意外、脑卒中或卒中，是一组病起急骤、伴有脑局部血液循环和功能发生障碍的疾病。其发病率、病死率、致残率较高。随年龄增长，脑血管意外的发病率呈陡直上升。按病因与病理，急性脑血管病可分为缺血性和出血性卒中2大类。前者主要包括短暂性脑缺血发作、脑梗死（脑血栓形成和脑栓塞）；后者主要包括脑出血、蛛网膜下隙出血。若同时或先后有缺血及出血病损者，又称混合性卒中。按发病临床过程，可分为可逆性、进展性和完全性卒中。

一、病因和诱因

（一）病因

1.血管病变 动脉粥样硬化，脑动脉炎（风湿、结核、梅毒、钩端螺旋体病等），脑血管发育异常（动脉瘤、血管畸形）等。

2.血液成分改变

（1）血液黏稠度增高：高血脂、高血糖、高蛋白血症、红细胞增多症、血小板增多症、白血病等。

（2）凝血机制异常：血小板减少性紫癜、血友病、弥散性血管内凝血，或妊娠、产后、手术后等所致的高凝血状态。

3.血流动力学改变 如高血压，低血压，脑动脉痉挛，心脏功能障碍等。

（二）诱因

主要有精神紧张、情绪激动、过度疲劳、用力过猛、用力排便、气候变化等。

研究认为，与脑血管疾病有关的致病危险因素有：年龄、高血压、心脏病、糖尿病、动脉粥样硬化、高血脂、吸烟、酗酒等。其中高血压是最重要的危险因素，年龄、心脏病和糖尿病是缺血性脑血管病的主要危险因素，酗酒是出血性脑血管病的主要危险指标。

二、临床表现

急性脑血管病的临床表现随病因、发病机制和病损部位不同而异，但发病急骤、口眼歪斜和半身不遂为其主要共性。即临床主要表现为全脑损害症状和局部神经功能损害症状。

1.全脑症状 由于出血、梗死后脑水肿和颅内压增高所致头痛、头晕、呕吐及意识障碍等。

2.局灶症状 根据脑血管受损的部位不同而异，多为失语、吞咽困难、饮水发呛、面瘫、偏瘫、交叉瘫等。

三、辅助检查

（一）常规检查

血、尿常规，血脂，血糖，肝、肾功能，心电图等。

（二）头颅CT

对脑血管病的诊断和鉴别诊断有很大价值。又可显示脑血管病变的部位、范围、脑水肿情况，对脑血管的治疗疗效观察、判断预后提供直观的证据。

1.缺血性卒中 CT特征是阻塞动脉分布区出现低密度影，因其改变程度取决于缺血区脑组织的病理变化，故发病后12h内可无异常发现，12h后半数以上可见低密度影。2~3周的病变区密度因脑水肿消退而相对增高，与正常脑组织密度接近，出现所谓"模糊效应"而易漏诊。2个月后，梗死区水肿、占位效应消失，坏死的脑组织被吞噬消除，成为一个低密度囊腔。可伴有局限性脑萎缩。

2.出血性卒中 CT 特征是出血区血肿密度增高，CT 值达 60~80HU，血肿周围为低密度的水肿带，占位效应表现为中线结构向对侧移位。出血量计算公式为：$\pi/6 \times$长$\times$宽$\times$高（cm）－出血量（ml）。第 2 周~2 个月期间，血肿开始吸收、密度影呈向心性缩小，边缘模糊，密度减低。2 个月后为囊状低密度区。

3.蛛网膜下隙出血 CT 特征是在蛛网膜下隙、脑沟与脑池部位可见密度增高影，出血量大时形成高密度的脑池铸型。

（三）磁共振（MRI）

与 CT 相比，对缺血性卒中的早期诊断优于 CT，即发病 2h 后常能显示异常，4h 后肯定能显示异常；对 CT 上的"盲区"（脑干、颅后窝及靠近骨质部位均不受骨质伪影干扰）病变清晰可见；多发性梗死灶、腔隙性梗死（直径<1.5cm）均能准确显示。

四、诊断与鉴别诊断

（一）确立是否为卒中

对中老年患者，尤其伴有高血压、动脉硬化者，如发病急骤，突然出现全脑损害症状和（或）局灶性神经系统体征，即应考虑有急性脑血管病可能。如以全脑症状昏迷为主要临床表现者，要和其他颅内病变及全身性疾病（如颅内感染、占位及中毒等）引起的昏迷相鉴别。如以局灶症状为主要临床表现者，要和外伤性颅内血肿、颅内肿瘤出血等相鉴别。

（二）确立卒中的类型

重点在于区别急性脑血管病是缺血性的还是出血性的，以利急救处理。两组疾病鉴别见表 4-5-1。一般通过分析患者年龄，起病与病程，症状和体征等，即可初步区别。

表 4-5-1 急性脑血管病的鉴别诊断

鉴别要点	缺血性卒中		出血性卒中	
	脑血栓	脑栓塞	脑出血	蛛网膜下隙出血
常见病因	动脉粥样硬化	心脏病、瓣膜病	高血压	动脉瘤或脑血管畸形
发病年龄	老年（60岁以上）	青壮年	中老年（50~60岁）	不定
起病形式	较慢（小时、日）	最急（秒、分）	急（分、小时）	急（分）
诱因	安静、休息时	多在心律转换时	活动、激动时	活动、激动时
头痛	不常见	无	常有	剧烈
呕吐	无	可有	多见	多见
昏迷	常无	可有	多见	可有
偏瘫	有	有	有	无
脑膜刺激征	无	无	可有	明显
高血压	可有	无	有	无
头颅CT	病灶呈低密度区	病灶呈低密度区	病灶呈高密度区	蛛网膜下隙或脑室内呈高密度区
MRI	T_1W 低信号区	T_1W 低信号区	T_1W 脑内高信号区	T_1W 蛛网膜下隙或脑室内高信号区

病程动态呈可逆性的，症状持续时间短暂，不超过 24h 即完全恢复者为短暂性脑缺血发作（transient ischemic attack，TIA）。不超过 3 周而完全缓解者为可逆性卒中。6h 至数日内症状进展呈阶梯式加重，为进展性卒中。发病 6h 之内达到高峰，为完全性卒中，临床多见于脑出血、脑栓塞及少数颈内动脉或大脑中动脉主干的脑血栓形成，常表现完全性瘫痪或昏迷。

（三）确立卒中的病因

CT 或 MRI 可直接明确脑血管病的病因及定位，进一步完善诊断及治疗。但在患者生命体征不稳定或血压骤然增高时，不应即时做 CT，应先采用脱水、降压、吸氧等处理，待病情允许时方可考虑。

五、急诊处理

（一）缺血性卒中

目的是增进缺血区的血液供应和氧的利用，减轻脑软化的发生。

1.一般处理　急性期应卧床休息，加强支持疗法，注意水、电解质的平衡。对吞咽困难、饮水发呛者，可采用鼻饲流质。有意识障碍者要加强呼吸道及皮肤的护理，防止肺部感染及压疮的发生。

2.血管扩张药　此类药物可降低血管阻力，增加侧支循环，增加脑血流量，缩小病灶范围，促进病灶周围组织恢复功能。但近年来不少学者认为，在发病 24h 后脑水肿逐渐加重，病变处血管处于麻痹状态，此时使用血管扩张药对病灶区血管不起作用，而使正常部位血管扩张，使病灶区的血流更加减少，产生所谓"脑内盗血综合征"。所以一般不主张使用血管扩张药。如果要用，要在发病 3h 之内或在 3 周以后血管调节恢复正常后使用。常用药物有罂粟碱、烟酸、碳酸氢钠、普乐林（葛根素）等。

3.抗凝、抗血小板药

（1）右旋糖酐-40：可增加血容量、改善微循环、降低血黏度，使血小板的集聚性降低。常用量 500mL/d，10~15d 为一疗程。

（2）阿司匹林：0.3g 口服，1 次/d。

（3）双嘧达莫：口服 50~100mg/次，3 次/d。

（4）藻酸双酯钠：具有抗凝、降低血黏度，降低血脂、改善微循环作用。用量：2~4mg/kg 加入葡萄糖液 500mL 中静滴，1 次/d，10d 为一疗程。口服 100mg/次，3 次/d。

（5）肝素钠：对凝血过程各环节均有影响。用法：6000~12500U 加入 5%葡萄糖液 500mL 中静滴，20 滴/min，8~12h/次，持续应用不超过 72h。用药期间注意测定全血凝血时间，如不具备化验条件，不能应用。

4.溶栓治疗　利用溶栓的药物将形成的血栓溶解，使血管再通，理论上讲是一种可取的治疗方法。多数学者主张在脑梗死形成的超早期（发病 6h 之内）进行溶栓治疗，此时，虽然脑血管闭塞造成脑组织缺血，但其周围区域即"缺血半暗区"的神经组织仅出现代谢性损伤、功能障碍。溶栓后一旦恢复血流灌注，其神经功能有恢复的可能。而缺血 6h 后，将出现不可逆的神经损伤。

临床采用静脉溶栓及动脉溶栓 2 种方法。

（1）静脉溶栓治疗。通过静脉注射方式进行溶栓抗凝。常用药物：①链激酶：20 万~50 万 U 加入生理盐水 100mL 中静滴，30min 滴完。以后 5 万~10 万 U/h 静脉维持，一般用 12h~5d。②尿激酶：30 万 U 加入 5%葡萄糖液 500mL 中静滴，连用 3d，以后用 10 万 U/d 静脉维持，共用 7d。

（2）动脉介入溶栓治疗。在数字减影血管造影的引导下，通过股动脉插入导管做全脑血管造影，明确血管闭塞部位，而后在闭塞的血管处注入溶栓药物（尿激酶），使溶栓药物直接与血栓接触，溶解血栓，使闭塞的血管再通。理论上讲，动脉介入溶栓疗法优于静脉溶栓，但其并发症有颅内出血、再灌注损伤、再闭塞以及受医院的条件限制，动脉溶栓目前尚未能广泛开展。用药期间，注意检测全血凝血功能，防止体内出血及脑出血。

5.防治脑水肿　大面积脑梗死脑水肿明显，可常规给予甘露醇、山梨醇、肾上腺皮质激素、利尿药等，一般可用 3~7d。

6.脑保护药　脑组织对缺氧极为敏感，当脑梗死发生后如不经处理，在缺血区的中心，脑血流量完全停止，脑细胞几乎完全死亡。应用脑保护药就是减轻或避免局灶性脑损害。

（1）钙通道阻滞药：选择性扩张脑血管、增加缺血区的脑血流量、抗动脉粥样硬化、维持红细胞的变形能力及抗血小板集聚作用。如尼莫地平可静滴或口服。

（2）巴比妥类：降低脑耗氧量，减少乳酸产生，增加脑内葡萄糖、糖原和磷酸肌酸水平，提高对脑缺血、缺氧的耐受性；可清除自由基，稳定细胞膜和阻止钙离子进入细胞内，防止脑血管痉挛及脑自溶；降低颅内压、减轻脑水肿；扩张脑血管，增加脑血流，促进脑的循环和功能恢复。因这类药对呼吸有抑制，目前未普遍开展，仅限用于设备完善的加强监护病房（ICU）中，且用法及剂量也未统一。

此外维生素 E、维生素 C、甘露醇等均有消除脑内自由基，促进可逆性损害的恢复，对脑有保护作用。

7.脑细胞活化药　促进脑细胞代谢，减轻脑细胞损伤，促使神经功能恢复，防止和减少脑损害的后遗症。

（1）脑活素，能通过血-脑屏障进入神经元细胞，促进蛋白质合成，并影响其呼吸链，增强抗缺氧能力，激活腺苷酸环化酶和催化其他激素系统，从而促进脑细胞功能恢复。用法：20mL 加入生理盐水 100mL 中静滴，1 次/d，10~20d 为一疗程。

（2）胞二磷胆碱，是核酸衍生物，磷脂酰胆碱合成的主要辅酶，通过促进磷脂酰胆碱的合成而改善脑功能；又能增强上行网状结构激活系统的功能促使苏醒；可降低脑血管的阻力，增加脑血流量，改善脑血液循环，促进大脑物质代谢。用法：0.5~1.0g 加入 5%葡萄糖液 250mL 中静滴，1 次/d，10~14d 为一疗程。

（3）细胞色素 C，为细胞呼吸激活药，对细胞氧化还原过程具有迅速的酶促作用，增加脑血流和脑氧代谢率，从而改善脑代谢。用法：40~60mg 加入 10%葡萄糖液 500mL 中静滴，1 次/d。用药前须做皮试。

(4)三磷酸腺苷（ATP），参与体内脂肪、蛋白质、糖、核酸的代谢，可通过血-脑屏障，为脑细胞提供能源。

（5）辅酶 A（CoA），为体内乙酰化反应的辅酶，是线粒体膜上丙酮酸脱氢酶系的辅酶之一，对糖、脂肪、蛋白质的代谢起着重要作用，可促进受损细胞恢复功能。用法：常与 ATP、胰岛素（RI）组成"能量合剂"，即 ATP 40mg+CoA 100U+RK（6~8）U 加入 5%葡萄糖液 500mL 中静滴，可提高疗效。

8.对症治疗 控制血糖、血压、感染及高压氧疗等。

（二）出血性卒中

稳定出血所引起的急性脑功能紊乱，防止再出血及降低颅内压。

1.一般处理

（1）保持安静：有条件就地抢救，需检查头颅 CT 或送住院过程中尽量减少搬动患者，尤其注意对头部的保护，必要时吸氧、降颅压等，病情稍平稳后由医务人员护送。发病后应绝对卧床，脑出血应卧床 2~4 周，蛛网膜下隙出血应卧床 4~6 周。

（2）监测生命体征：包括意识、瞳孔、呼吸、脉搏、血压、体温等。

（3）保持呼吸道通畅：有意识障碍者，应采取侧卧位，吸痰、给氧，必要时气管切开。

（4）降温治疗：头部放置冰袋或冰帽，或者人工冬眠，以降低脑代谢率，减少脑耗氧量，有利于脑功能恢复和减轻脑水肿。

（5）支持疗法：静脉输液补充水分和营养，液体量在 1500~2500mL/d。起病 3d 后病情稳定但仍不能进食者，应行鼻饲流质饮食。应用脱水药物易丢失电解质，应定期复查血电解质，及时补充。

（6）防治并发症：按时翻身拍背，保持床单清洁卫生，防止压疮发生。插导尿管者，需定期膀胱冲洗。应用抗生素。

2.降低颅内压、控制脑水肿 即刻应用 20%甘露醇 250mL 快速静滴，血压过高时可加用呋塞米 20~40mg 静推，4~6h 重复应用。对血压不高者也可酌情使用地塞米松 5~10mg 静推或静滴。

3.控制血压 控制血压可预防继续出血及再出血，选用作用温和、不良反应小的降压药。血压一般降至（18.7~20.0）/（12.0~13.3）kPa（140~150）/（90~100）mmHg，不宜低于平时的基础血压水平。

4.止血药 脑出血并非因凝血机制障碍所致，一般认为止血药效果并不理想，但对蛛网膜下隙出血则有一定的止血作用，可能与蛛网膜下隙出血后有继发性纤溶活动增强有关。用法：氨基己酸（EACA）6~12g 加入 5%葡萄糖液 500mL 中静滴，1 次/d。或氨甲苯酸（PAM-BA）0.4~0.6g 加入 5%葡萄糖液 500mL 中静滴，1~2 次/d。可连用 1~3 周。

5.防治脑血管痉挛 脑血管痉挛是蛛网膜下隙出血的严重并发症，主要由于出血后血凝块的直接刺激和红细胞破坏后氧合血红蛋白浓度升高引起，使症状再度加重。一般发生在出血 3d 以后，7~8d 达高峰，持续 2~3 周，发生率可达 30%~50%。

6.钙通道阻滞药 尼莫地平 120mg/d，分 3 次口服，连用 3~4 周，有较好疗效。

六、预后

一般缺血性脑血管病预后尚好，但对大面积梗死患者，尤其伴有意识障碍者，其预后如同脑出血。脑出血预后取决于出血的部位、出血量。除灶性脑出血外，大多脑出血均预后较差。下面几点可帮助判断预后：①昏迷时间长、程度深，预后不良；②脑室、脑干出血预后不良；③脑出血患者体温突然升高，预后不良；④并发心、肺功能障碍，或消化道出血，预后不良；⑤血压持续升高，降压治疗无效；或血压显著下降，甚至休克，预后不良。

（王娟）

第六节　中枢神经系统急性感染性疾病

化脓性脑膜炎简称化脑，是小儿时期常见的由化脓性细菌引起的中枢神经系统急性感染性疾病。临床以急性发热、惊厥、意识障碍、颅内压增高、脑膜刺激征及脑脊液脓性改变为特征。如未及时治疗，神经系统后遗症较多，病死率为5~15%。

一、护理常规

1.维持正常体温　每4h测体温1次，观察热型及伴随症状。体温超过38.5℃时予物理降温；如超过39℃及时遵医嘱给予药物降温，防止高热惊厥，记录降温效果。

2.体位　颅内高压者抬高头部，保持中位线，避免扭曲颈部。有脑疝发生时，选择平卧位，呕吐时头侧向一边，防止窒息。

3.饮食护理　给予高热量、清淡、易消化的流质或半流质饮食，昏迷患儿予鼻饲。

4.安全护理　惊厥发作时将患儿头偏向一侧，防止呕吐物误吸引起窒息。给予口腔保护防舌咬伤。躁动不安或惊厥时做好保护性约束，并加强看护，防受伤及坠床。操作尽量集中进行，保持环境的安静，减少对患儿的刺激。

5.病情观察

（1）监测生命体征，若患儿出现意识障碍、前囟紧张、躁动不安、频繁呕吐、四肢肌张力增高等，提示有脑水肿、颅内压升高的可能，若呼吸节律不规则、瞳孔忽大忽小或两侧不等大、对光反应迟钝、血压升高，应注意脑疝及呼吸衰竭的存在。做好预防和抢救脑疝的配合工作。

（2）并发症的观察，如患儿在治疗中发热不退或退而复升，前囟饱满、颅缝裂开、呕吐不止、频繁惊厥，应考虑有并发症存在。

6.用药护理　解各种药物的使用要求、副作用及配伍禁忌；青霉素应现配现用；注意观察氯霉素的骨髓抑制作用；除甘露醇外，其他液体静脉输注速度不宜太快，以免加重脑水肿。

7.口腔护理　呕吐后及时清除呕吐物，减少不良刺激。保持口腔清洁。

8.皮肤护理　及时清除大小便，保持臀部干燥，必要时使用气垫等抗压力器材，预防褥疮的发生。

9.心理护理　做好患儿及家属的心理评估，介绍病情和治疗、护理方法，使其主动配合，并鼓励患儿和家长共同参与制定护理计划，解除其心理恐惧和焦虑。

10.健康宣教　指导家属掌握肢体运动功能锻炼、语言训练的方法，树立治疗疾病的信心。

（王娟）

第七节　癫痫持续状态

癫痫（epilepsy，EP）是由多种病因引起的大脑神经元异常放电所致的脑功能障碍综合征。临床表现为发作性运动、感觉、意识、自主神经、精神等不同程度障碍，最常见者为抽搐发作。

脑部疾病或全身性疾病所引起的癫痫发作，称继发性癫痫。无明显原因可寻的癫痫发作，称原发性癫痫。癫痫可表现大发作、小发作、精神运动性发作、局灶性发作、肌阵挛、自主神经性发作、癫痫持续状态等类型。多数学者认为：若癫痫发作频繁，抽搐间期意识没有完全恢复，或 1 次发作持续 30min 以上者称为癫痫持续状态。各种类型的癫痫均可发生癫痫持续状态，但以癫痫大发作持续状态为最常见，且病情凶险，病死率及致残率最高。

一、病因和诱因

（一）病因

1.原发性（特发性）癫痫　此类患者的脑部目前条件下尚不能发现可以解释发病的结构变化或代谢异常，常在儿童期起病，与遗传有着密切关系。

2.继发性（症状性）癫痫　继发于多种器质性脑部病变和代谢障碍，2 岁前或 20 岁后发病多见。

（1）先天性疾病：染色体异常、遗传性代谢障碍、脑畸形、先天脑积水等。

（2）外伤：产伤是婴幼儿继发性癫痫的常见原因。成人闭合性脑外伤癫痫发病率为 5%，开放性损伤和颅内有异物存留者发病率更高，可达 40%，昏迷时间越长，发病率越高。

（3）颅内肿瘤：发生在额、顶、颞等区的肿瘤致癫痫的可能性大。

（4）颅内感染：各种脑炎、脑膜炎、脑脓肿、脑猪囊尾蚴病等。

（5）脑血管病：脑动脉硬化、脑出血、脑梗死等。

（6）变性疾病：脑萎缩、老年性痴呆、多发性硬化等。

（7）其他：药物、食物及各种毒物中毒，代谢紊乱及内分泌疾病（如低血糖、低血钙、尿毒症）等。

（二）诱因

常见诱因包括：①抗癫痫药突然停用或减量；②癫痫控制不及时；③环境因素的改变；④疲劳、饥饿、饮酒、情感冲动；⑤内分泌改变（经期性癫痫，妊娠性癫痫）。

二、临床表现

下面是癫痫大发作持续状态的主要表现，如常以尖叫开始，突然意识丧失，摔倒，肌肉呈强直性抽动，头后仰或转向一侧，眼球上蹿或斜视，口吐白沫，牙关紧闭、唇舌咬破，大小便失禁。可有短暂性呼吸停止，发绀，瞳孔扩大，对光反应消失。病理反射阳性。发作停止时，进入昏睡，醒后感全身酸痛和疲惫，对整个过程全无记忆，发作全过程为 5~15min，为大发作的临床特点。若大发作 1 次 30min 以上或连续多次发作，发作间歇意识未恢复，可为大发作持续状态。

三、辅助检查、

1.血液常规、生化检查　包括血钠、血钙、血糖、血镁等。

2.脑电图　发作持续状态的脑电图均有癫痫性异常放电，故对癫痫诊断十分重要。

3.脑脊液　可做脑脊液常规、生化、囊虫抗原抗体、乳酸测定等检查，寻找癫痫病因。

4.头颅 CT　有助于头颅外伤、颅内占位性病变、急性脑血管病、脑猪囊尾蚴病等引起的癫痫发作鉴别。

四、诊断依据

根据以往有癫痫病史，并有引起癫痫发作的诱因，目睹有意识丧失及全身强直-阵挛持久发作或反复发作，发作间期意识没有完全恢复，或一次性发作持续 30min 以上，癫痫持续状态的诊断可以建立。如想进一步明确病因则需详细了解病史、体检及相关检查等。

（一）病史

了解既往有无类似发作史，家族性发作史，有无难产、头颅外伤、脑炎等病史。如儿童期起病，有类似发作史或有家族发作史，原发性癫痫可能性大。既往有脑炎病史而发作的癫痫，继发性癫痫可能性大，可能与脑炎愈合后遗留的瘢痕和粘连有关。

（二）体格检查

重点观察意识、体温、心率（脉搏）呼吸、血压、皮肤黏膜、口中气味、头颅外伤及神经系统定位体征。如患者有慢性支气管炎史，体检皮肤发绀，双肺有干湿啰音，出现意识不清，癫痫样抽搐，可能为肺性脑病；血压急剧增高伴有神经系统定位体征，可能为急性脑血管病；颈项强直可考虑脑膜炎或蛛网膜下隙出血；皮下有囊虫结节的抽搐，需要考虑脑猪囊尾蚴病；伴有发热可能为严重感染；口中有酒味、农药味等可考虑为中毒所致；突发的不明原因的癫痫大发作，抗痫治疗不理想，要考虑灭鼠药（氟乙酰胺及敌鼠强）中毒的可能；严重心动过缓或心律失常，发作时有心搏停止、心音及脉搏消失，可能为心源性脑缺氧综合征。

五、鉴别诊断

部分病例初次发作即为大发作持续状态，应和下列疾病鉴别。

1.晕厥　晕厥有短暂的意识丧失，有时伴有上肢的短促阵挛。晕厥患者脑电图正常有助于鉴别。

2.癔症性抽搐　区别在于癫痫发作一般有固定形式；癔症性抽搐常乱而无一定形式。癫痫大发作时瞳孔散大，对光反应消失，有病理反射，常咬破舌头，尿失禁等，脑电图异常；而癔症性抽搐无上述现象，患者常有自卫性，很少伤及自己，脑电图正常。

3.其他原因所致的抽搐　如破伤风、狂犬病等引起的强直性抽搐，可通过病史，怕声，怕光，恐水及受外界刺激可诱发抽搐等特点来鉴别。

六、急诊处理

癫痫持续状态的诊断和治疗需要同时进行，因为癫痫损害大脑，发作持续时间越长，损害程度越严重。如果癫痫时间超过 5min 需立即干预。癫痫持续状态治疗原则：①选强有力、足量的抗惊厥药物，及时控制发作；②维持生命体征，预防和控制并发症；③寻找并治疗原发病；④正规抗癫痫治疗。

（一）一般治疗

1.患者平卧，将头偏一侧，松解衣领、腰带以利呼吸通畅。用开口器或缠纱布的压舌板，置于患者上下门齿之间，以防咬破舌头。吸出口腔内唾液与食物残渣，以防窒息。

2.迅速给氧，严密观察体温、脉搏、呼吸、血压。如抽搐停止后，呼吸仍未恢复，应立即人工呼吸协助恢复。

（二）从速控制发作

1.地西泮（安定）　是癫痫持续状态的首选药物。作用快，注射后 1~3min 内即可生效。静注数分钟即可达血浆有效浓度，但作用时间短，半衰期 30~60min。成人常用 10~20mg 缓慢静注，每 30min 重复应用。为防止呼吸抑制，最好采用经稀释后的地西泮缓慢静注，速度不超过 2mg/min。同时密切观察呼吸、心率和血压。

2.苯巴比妥钠　静注地西泮同时或地西泮控制抽搐不理想，可用苯巴比妥钠 0.1~0.2g 肌内注射。因起效较慢，临床常和地西泮交替使用。

3.苯妥英钠　为起效慢、作用时间长的抗惊厥药。静注后 60min 左右血浆达有效浓度，半衰期 10~15h。在用苯巴比妥钠控制不佳时，可考虑应用。成人每次 200~500mg，用注射用水稀释成 5%~10%溶液，以不超过 50mg/min 的速度缓慢静注。控制发作后可改口服。因起效缓慢，故在此药起效前，注射地西泮辅助之。不良反应为低血压、心脏传导阻滞、心力衰竭。老年人慎用。应用时应监测血压及心电图。

4.硝西泮和氯硝西泮　硝西泮的疗效与地西泮相近，但静注剂量需增加 1 倍。氯硝西泮是广谱的治疗癫痫持续状态药物，半衰期为 22~32mim，作用迅速，多数在几分钟内可控制发作，疗效维持时间比地西泮长，在 1 次静脉注射 1~4mg 后，60%的患者可控制长达 24h。对大发作效果显著，但对呼吸、心脏抑制比地西泮强，应注意观察。

5.水合氯醛　用 10%水合氯醛 20~30mL，加入等量生理盐水保留灌肠或鼻饲。

6.副醛　抗惊厥作用较强，较安全。成人剂量 8~10mL，加等量植物油稀释后做保留灌肠。

7.丙戊酸钠注射剂（德巴金）　静脉注射，首次剂量为 15mg/kg，以后以 1mg/（kg•h）的速度静脉滴注，达到每日总量 20~30mg/kg。国内市场上的德巴金，每瓶含 400mg 丙戊酸钠粉剂，用注射用水配成溶液后直接静脉推注，亦可加入 0.9%生理盐水中静脉滴注。

8.利多卡因　对于地西泮类一线抗癫痫药物无效者，可选用利多卡因。本药无呼吸抑制作用，起效快，安全，亦不影响觉醒水平。成人剂量：利多卡因 50~100mg 加入 5%葡萄糖液 20mL 中，静脉注射。因疗效持续甚短，应在 30min 内再给利多卡因 50~100mg 加入 5%葡萄糖液中以 1~2mg/min 的速度缓慢滴注，以延长疗效。治疗中要心电监护，有心脏传导阻滞及心动过缓者慎用。

9.全身麻醉　以上方法治疗失败时，在监测生命体征的情况下可试用乙醚全身麻醉，或用硫喷妥钠静脉注射。

（三）维持生命功能，预防和控制并发症

癫痫持续状态可引起严重脑水肿，神经细胞水肿时更易于放电而利于癫痫发作。常规给予甘露醇、肾上腺皮质激素。根据病情可给予抗感染、降温、纠酸、维持水与电解质平衡。

（四）病因治疗

继发性癫痫要尽量查明病因，病因治疗及控制发作同时进行。

（五）正规抗癫痫治疗

发作被控制直至清醒前，可采用鼻饲给维持量抗癫痫药。若鼻饲有禁忌，可每6~8h肌内注射苯巴比妥钠0.1g，直至患者完全清醒，尔后根据病因不同，发作类型不同，给予正规抗癫痫治疗。

七、预后

癫痫大发作持续状态，如发作不能控制，昏迷将加深，体温升高，呼吸与循环均可衰竭。发作较长可导致脑水肿，酸中毒，电解质紊乱，继发感染等，病死率高达21.3%~44%。如能从长时期的癫痫持续状态中恢复过来，部分患者可留有永久性脑损害。

（王娟）

第八节　急性炎症性脱髓鞘性多发性神经病

一、概论

急性炎症性脱髓鞘性多发性神经病（acute inflammatory demyelinating polyneuropathy）又称吉兰-巴雷综合征（Guillain-Barre syndrome）。是一种免疫介导性周围神经病，主要病变是周围神经广泛的炎症性节段性脱髓鞘，临床主要表现为四肢对称性弛缓性瘫痪、腱反射消失、脑神经损害、呼吸肌麻痹，脑脊液可出现蛋白-细胞分离现象。

（一）病因与发病机制

病因未明，一般认为与感染有关，有人认为我国的病前感染因素主要是空肠弯曲菌和呼吸道及肠道病毒，受凉、淋雨、疲劳、创伤常为诱因。发病机制尚不清楚，多数认为属于迟发性过敏性的自身免疫性疾病。

（二）临床表现

任何年龄及季节均可发病。半数以上患者病前1~4周有上呼吸道或消化道感染史，少数有疫苗接种史。急性或亚急性起病，常在1~2周内达高峰。

1.运动障碍　首发症状为四肢对称性无力，少数也可不对称。轻者仅感下肢无力，重者四肢瘫痪，甚至影响肋间肌和膈肌而出现呼吸肌麻痹，出现咳嗽无力、呼吸困难、发绀，患者四肢远端肌肉明显萎缩，腱反射减弱或消失，病理反射阴性。

2.感觉障碍　主诉较多，但客观检查相对较轻。一般表现为肢体远端感觉异常和手套袜子型感觉减退。

3.脑神经受损 以双侧周围性面瘫最常见，其次是延髓麻痹，表现为声嘶、吞咽困难、呼吸麻痹。

4.自主神经症状 可有多汗、皮肤潮红、手足肿胀、皮肤营养障碍；少数可出现心律失常、血压不稳。直肠、膀胱括约肌功能一般不受影响。

（三）辅助检查

脑脊液的典型改变为蛋白质明显增高而细胞数正常，称蛋白-细胞分离现象，是本病的特点。电生理学检查可发现神经传导速度减慢。

（四）治疗要点

1.呼吸麻痹的治疗 呼吸麻痹是 GBS 的主要危险，呼吸麻痹的抢救成功与否是增加本病治愈率、降低病死率的关键，而呼吸机的正确使用是成功抢救呼吸麻痹的保证。因此，应严密观察病情，对有呼吸困难者及时进行气管切开和人工辅助呼吸。

2.支持及对症治疗 注意水电解质平衡，预防肺炎、深静脉血栓及压疮的发生。发现血压异常、心律失常、二便障碍应及时治疗。

3.其他 ①血浆交换疗法：可清除血浆中的致病因子如抗体成分，但费用昂贵，只限于有条件的医院进行。②静脉注射免疫球蛋白，成人为 0.4g/（kg•d），连用 5 日，对免疫球蛋白过敏者禁用。③皮质激素曾长期广泛地用于本病治疗，但近年研究发现无明显疗效且不良反应较多。④辅助治疗可选用 B 族维生素，辅酶 A、三磷腺苷、加兰他敏、地巴唑等药物。

二、护理诊断

1.低效性呼吸形态——与呼吸肌无力、咳嗽反射消失等有关。

2.躯体移动障碍——与肌肉无力或瘫痪、感觉减退或丧失有关。

3.有误吸的危险——与病变累及脑神经致吞咽困难有关。

三、护理措施

（一）改善患者的呼吸功能。

1.保持患者呼吸道通畅，随时清除呼吸道分泌物，鼓励患者咳嗽、深呼吸，必要时吸痰。

2.观察患者呼吸频率、节律、深度，如出现呼吸无力、吞咽困难、呕吐反射减弱应立即通知医生，并给予吸氧。

3.如有缺氧症状（憋气、烦躁、出汗、发绀），肺活量降低至 20~25mL/kg 体重以下，动脉血氧分压<9.3kPa，应尽早使用呼吸机。通常先用气管插管，如 1 日以上无好转，则行气管切开，并外接呼吸机。根据患者情况调节呼吸机的通气量和压力。有条件者应将患者移送到呼吸监护室进行监护。呼吸麻痹的抢救是降低本病死亡率的关键。

（二）躯体移动障碍的护理

1.保持床铺干燥、整洁、松软。

2.协助患者 2~3 小时翻身 1 次，必要时按摩受压的部位，每日 2 次。避免皮肤受机械性损伤，应用医用气垫等保护性措施。

3.保持肢体轻度伸展，帮助患者进行被动运动，防止肌肉萎缩，维持运动功能。下肢瘫痪并足下垂者可用"T"形板固定防止畸形。

4.提供良好的生活护理，协助进食和洗漱，保持卫生，做好大小便护理。

（三）防止误吸和窒息

1.延髓麻痹者宜早进行鼻饲，进食及食后30分钟宜取坐位，以免误入气管而引起窒息。

2.备好吸引装置，如发生误吸应立即用吸引器进行吸引。

3.患者如因误吸而发生肺部感染，遵医嘱使用有效抗生素。

（四）心理护理

患者常因疾病而产生焦虑、恐惧，应及时了解其心理状况，告诉患者本病大多数可以完全恢复，增强其战胜疾病的勇气。对有语言表达困难的患者，护士应与家属配合，帮助患者学习非语言沟通技巧。

（王娟）

第九节　重症肌无力

重症肌无力（MG）是一种自身免疫性疾病，是神经肌肉接头处传递发生障碍所引起的一组临床症候，主要表现为受累骨骼肌极易疲劳，经休息或服用抗胆碱药物后症状可获缓解。

重症肌无力危象是指重症肌无力患者因各种因素所致病情加重（如机体感染、过度劳累、妊娠分娩、手术、外伤、治疗不当、精神创伤等）而出现的严重呼吸困难、吞咽障碍状态。重症肌无力危象的发生率占重症肌无力患者总数的9.8%~26%。重症肌无力患者是否发生了危象，主要依据是否出现了严重的呼吸困难的临床表现。危象通常分为3种，即因胆碱酯酶抑制剂用量不足所致的肌无力性危象；因胆碱酯酶抑制剂用量过大所致的胆碱能性危象以及与胆碱酯酶抑制剂用量无关的反拗性危象。不同性质的危象处理方法不同，因此，尽快鉴别危象性质很有必要。

一、病因与发病机制

（一）病因

重症肌无力病程中，常因以下诱因发生肌无力危象：

（1）感染，尤以呼吸道感染最常见。

（2）突然停用抗胆碱酯酶类药物或用药过量。

（3）精神紧张、劳累过度、月经、妊娠和分娩。

（4）阻滞神经-肌肉传递的药物的应用如氨基苷类、多肽类抗生素等。

（5）大剂量皮质类固醇药物应用的初期。

（6）外伤，包括外科手术的创伤以及脱水、电解质紊乱等。

（二）发病机制

重症肌无力确切的发病机制尚未阐明，近年来的研究显示病变在突触后膜，主要是血清中抗乙酰胆碱受体（AChR）的抗体增加，并且沉积在突触后膜上，导致有效的AChR数目减少，从而使突触后膜传递障碍，导致肌无力。另外，10%~15%的MG患者合并胸腺瘤，推测可能有遗传因素的参与。在MG患者中，相当数量的患者合并有其他自身免疫性疾病，如甲状腺功能亢进、系统性红斑狼疮、类风湿性关节炎、天疱疮等。

二、诊断

（一）临床表现

1.肌无力性危象　大多是由于疾病本身的发展所致。常发生于没有用过或仅用小剂量胆碱酯酶抑制剂的全身型重症患者，特别是Ⅲ型和Ⅳ型患者更易发生。有时患者尽管按以前用的剂量服用了胆碱酯酶抑制剂，但当存在某些危象诱发因素时，如合并感染、过度疲劳、精神刺激、月经、分娩、手术、外伤或应用了对神经肌肉传导有阻滞作用的药物，而未能相应适当增加胆碱酯酶抑制剂的剂量，也诱发危象。此时患者的肌无力症状突然变得极为严重，由于咽喉肌和呼吸肌无力，患者不能吞咽和咳痰，呼吸极为困难，常端坐呼吸，呼吸次数增多，呼吸动度变小，可见三凹征，严重时烦躁不安，大汗淋漓，甚至有窒息感，口唇和指甲紫绀等。

2.胆碱能性危象　见于长期服用较大剂量的胆碱酯酶抑制剂的患者。胆碱能性危象在发生严重的呼吸困难和窒息感之前常先表现出明显的胆碱酯酶抑制剂的不良反应：

（1）毒蕈碱样不良反应：①平滑肌症状：上腹部不适、食欲不振、恶心、呕吐、腹痛、腹泻、肠鸣音亢进、尿频、大小便失禁、里急后重、瞳孔缩小及支气管痉挛等；②腺体症状：多汗、流泪、皮肤湿冷、唾液及气管分泌物明显增多。

（2）烟碱样不良反应：表现骨骼肌症状，如肌束震颤、肌肉痉挛和肌肉无力（因过多的 Ach 与终板受体长时间结合，即过度去极化而不能复极化，使肌肉暂时不能接受神经冲动，无法产生适当的动作电位所致）。

（3）中枢神经的不良反应：激动、焦虑、失眠、噩梦、眩晕、头痛、精神错乱、晕厥、惊厥、昏迷等。

长期服用胆碱酯酶抑制剂的患者，特别是服用较大剂量者，在出现了上述不良反应的前提下，若突然出现全身极度无力，吞咽及咳痰不能，呼吸极度困难，唾液明显增多，全身大汗淋漓，瞳孔缩小，口唇紫绀，甚至严重窒息者应考虑到胆碱能危象的可能。

但发生危象的患者大多是长期服用胆碱酯酶抑制剂的患者，即使是肌无力危象，因其毒蕈碱样不良反应也很明显，有时就好像是胆碱能危象；相反，有的患者由于并用了阿托品，其毒蕈碱样不良反应常被掩盖或削弱，尽管是胆碱能性危象，有时却看成是肌无力性危象。因此，不能仅仅根据临床表现鉴别，而应进一做作药物试验。

3.反拗性危象　胆碱酯酶抑制剂的剂量未变，但突然对该药失效而出现了严重的呼吸困难。常见于急性暴发型（Ⅲ型）的患者，或发生于胸腺切除术后数天，也可因感染、电解质紊乱或其他不明原因所致。通常无胆碱能不良反应。

以上三种危象中，肌无力性危象最常见，其次为反拗性危象，真正的胆碱能性危象甚为罕见。

（二）实验室及其他检查

1.腾喜龙试验　腾喜龙为作用时间极短的胆碱酯酶抑制剂。每支 1mL（10mg）。通常试验先缓慢静注 2mg，若明显改善则停止注射，若无任何反应则可再另 8mg 注完。该药在静注中或静注后立即发挥作用，4~5min 作用则消失。对危象患者若用药后肌无力改善则为肌无力危象，若反而加重则为胆碱能性危象。若腾喜龙试验无法判断则可能为混合性（或反拗性危象）。Magyar 报道静注 10mg 腾喜龙后尽管最大吸气量增加，肌力亦改善，但是最大呼气量反而减少。这是由于腾喜龙的毒蕈碱样作用诱发支气管痉挛和分泌物增加，使总通气阻力增加。由于这一不良反应较抗肌无力作用更加持久，故应警惕用量过大的危险性，特别是对那些已合并肺部感染的患者尤应谨慎。另外，在危象时患者大多有焦虑、紧张，不能很好合作，再加上本药作用时间太短，判断常有一定困难，此亦为腾喜龙的不足之处。对有严重的窦缓和Ⅱ度以上房室传导阻滞的患者及哮喘病患者应慎用。

2.新斯的明试验　腾喜龙试验难以断定时则可采用新斯的明试验。用甲基硫酸新斯的明 1.0~1.5mg 肌注，为避免不良反应可并用阿托品 0.5~1.0mg 肌注，10~30min 后若见呼吸、吞咽及四肢肌力明显好转时则为肌无力危象，反而加重则为胆碱能性危象。但对呼吸极度困难、口唇紫绀，已处于窒息状态的患者，必须立即行气管插管或气管切开，千万不要因为药物试验而贻误了抢救时机。对于腾喜龙试验或新斯的明试验均无明显反应也无显著加重者则为混合性危象。这种危象出现时常伴有感染，或用过禁忌药物，亦可发生在胸腺手术后数天内或大剂量激素治疗的早期。

3.心电图检查　发生了危象的患者必须注意对其心脏的监护。日本的武上俊彦报道在死亡的 MG 危象患者中有的与心脏损害有关，尸检证实为心肌炎。对危象患者严密观察心脏损害情况以便及时采取抢救措施至关重要。Berrouschot 等报道在 63 例肌无力危象中有 11 例（17%）发生了严重的心律失常，其中 6 例因此而致死。Saphir 等发现，在死亡的 67 例 MG 患者尸检发现有心肌炎改变者 26 例，高达 39%。

4.胸部 X 线检查　对危象患者抓紧时间拍正侧位胸片，不仅可及时发现有无肺炎或肺不张，还可发现有无新生物以及有无胸腔积液或心包积液等。这些病变的存在常常是呼吸困难不易减轻、危象不易缓解的重要原因。

三、治疗

在危象的早期经腾喜龙试验或新斯的明试验证实为肌无力性危象时应增加胆碱酯酶抑制剂的用量，可立即给予硫酸新斯的明 1mg 肌注，必要时每 20~30min 重复一次。为减少毒蕈碱样不良反应，可合用少量阿托品，但不应常规地大剂量应用，因为它可以使支气管分泌物黏稠，容易堵塞支气管而造成肺不张的危险。当临床症状好转后可逐渐改为口服胆碱酯酶抑制剂。早期的肌无力危象经过上述处理有时可以解除。如果是胆碱能危象则应停用胆碱酯酶抑制剂，并立即给予阿托品 1~2mg 静注。若经上述药物处理不见好转，无论是肌无力危象还是胆碱能危象，以及难以判断的反拗危象，特别是当已经有紫绀甚至已经发生窒息不允许再做试验时，均必须立即采取下列紧急抢救措施。

（一）确保呼吸功能

果断、迅速地行气管插管或气管切开，及时吸痰，确保呼吸道通畅最为重要。对呼吸微弱的患者必须给予正压人工呼吸，以保持足够的通气量，纠正缺氧状态。无论是胆碱能危象还是反拗危象，此项措施必须当机立断，不可稍微迟延，更不应该待昏迷以后再做。是否需要气管插管主要依赖临床表现，亦可参考下列实验室指标：①肺活量 <15mL/kg；②最大吸力（peak inspiratory force）<20cmH_2O；③最大呼力（peak exspiratory force）<40cmH_2O；④血 PaO_2<50mmHg（在不吸 O_2 的情况下）；⑤血 PaCO_2>50mmHg；⑥血 pH<7.25，应立即气管插管。

如果呼吸困难极为严重，不能检查肺功能或血气分析结果尚未出来，则不必等待化验结果，应该立即行气管插管，插管的延误可能导致死亡。对未合并肺部感染、痰液不多的危象患者可行经鼻气管插管，若合并肺部感染，痰液较多，可行气管切开，切开前先插管。Thoma 等在 73 次危象中行气管切开 29 次，占 40%。丛志强等在 172 次危象中行气管切开 71 次，占 41.3%。呼吸困难改善后拔管不应太早，待吞咽和咳嗽反射恢复，而且经完全堵管 48~72h 试验无不良反应时方可拔管。拔管过早有多次切开的危险。Osserman 在 15 例气管切开的患者中，计切过 35 次（11 例切开过 2 次，3 例切开过 3 次，1 例切开过 4 次）。对于有发热和肺部感染的患者应特别注意不要过早拔管。拔管的决定主要根据无呼吸困难的临床表现外，也需要参考一些必要的实验室指标：①平均肺活量达到 25mL/kg（约 70kg 体重的患者可达到 1.75L）；②最大吸力达到 40cmH_2O；③最大呼力达到 50cmH_2O；④血 PaO_2>80mmHg；⑤血 PaCO_2<50mmHg；⑥血 pH 正常（7.35~7.45）。

（二）暂停胆碱酯酶抑制剂

在做好气管插管或切开，装上人工呼吸器，建立适当的呼吸之后，在严密监护下应停用胆碱酯酶抑制剂 24~72h，待终板的 AchR 感受性恢复时，再从小剂量慢慢增加胆碱酯酶抑制剂。这样不仅对胆碱能危象和反拗危象有效，而且对肌无力危象也有益。因停用几天胆碱酯酶抑制剂可明显减少唾液和气管分泌物的分泌量，亦不必使用能引起分泌物黏稠的阿托品。文献报道使用胆碱酯酶抑制剂能使肺部阻力增加 2 倍，危象时的呼吸困难除因呼吸无力外，有时可能与使用了大剂量胆碱酯酶抑制剂使分泌物增多，支气管痉挛和肺阻力增加有关。停药 2~3d 后再重做腾喜龙或新斯的明试验，若明显改善，则重新开始给予适量的新斯的明肌注。当患者能吞咽时尽快改为口服，口服溴吡斯的明应从小剂量开始，逐渐增至最佳剂量，在该药的帮助下力争早日解除吞咽困难和呼吸困难，早日停用人工呼吸器。

（三）积极控制感染

肺部感染或上呼吸道感染常常是肌无力危象的诱因或合并症，若不控制感染则危象难以解除。在尚未做气管插管或切开的患者，应尽量避免使用能引起神经肌肉传导障碍而使危象进一步加重的抗生素，如氨基苷类抗生素、林可霉素等。当已行气管插管或切开，使用人工呼吸器后，则应该根据药敏试验结果，采用最有效的广谱抗生素，而且剂量和疗程均要足。对高热持续不退的顽固性肺炎，可采用抗生素气管内滴入的方法；对合并肺不张的危象患者可采用支气管肺泡灌洗，常可获得显著效果。

（四）迅速降温

发热可缩短突触后膜去极化时间和增加抗胆碱酯酶活力，而使神经肌肉传导障碍加重。短暂性的体温升高本身对危象的诱发和危象的持续时间均起重要作用。因此，在对病因治疗的基础上，应迅速采用冰袋、50%酒精擦澡、冰盐水洗胃和冰毯等物理降温措施。

（五）大剂量糖皮质激素疗法

许多危象是由于 AchR 抗体增多所致，抓紧时机用大剂量糖皮质激素疗法，迅速抑制体液免疫反应，减少抗体的产生，是治疗危象的积极措施。但是，由于大剂量激素引起症状一过性加重，故在尚未做气管插管或切开的危象患者，暂时先不采用大剂量冲击疗法，若已经做了气管插管或切开，大多主张采用较大剂量。一般可用泼尼松 60~80mg/d，晨顿服，或地塞米松 10~20mg/d，静滴。待呼吸困难恢复后再逐渐减量。最近 Arstma 等报道，用特大剂量甲泼尼龙（每次 2000mg，静滴，每隔 5d 一次，可用 2~3 次）治疗 MG 危象均获迅速改善。亦可每天用甲泼尼龙 1000mg 静滴，连用 3d 为一个疗程，若无效，1 周后可冲击第二疗程。每一疗程后可用较小剂量泼尼松或地塞米松维持。每日的甲泼尼龙稀释于生理盐水 500mL，缓慢静滴 12h 以上，点滴太快可引起不良反应。经冲击疗法使危象缓解后则改为较小剂量的泼尼松口服。

（六）血浆置换疗法

本法可将 AchR 抗体除掉，使 AchR 的功能恢复。有人发现，在治疗 MG 危象中一次交换 4.5L 的血液可除去 71% 的 AchR 抗体，第 1 天危象明显改善。Dau 提出，解除危象是血浆交换疗法的第一个适应证。通常每次交换 2000~3000mL 新鲜冰冻血浆，隔日 1 次，3~4 次为一个疗程。危象缓解后仍应口服泼尼松以维持疗效，因为血浆交换的有效期较短，仅为 1 周~2 个月。Stascker 等研究发现，抢救肌无力危象患者时血浆置换优于静脉注射丙种球蛋白。用丙种球蛋白治疗无效的患者用血浆置换仍可有效。本疗法不仅能迅速清除 AchR 抗体，而且能调节 T 细胞的功能，为治疗 MG 危象的一线疗法。

（七）换血疗法

当使用大剂量糖皮质激素疗法未能使危象迅速缓解时，可并用换血疗法。每次先放血 200~300mL，然后输新鲜血 200~300mL，每周 1~2 次，常可使危象期明显缩短，呼吸困难早期改善。最近试验研究发现，MG 患者的血中添加健康人的 T 细胞可抑制 AchR 抗体的产生，说明健康人血中的 Ts 细胞具有良好的抑制功能，而 MG 患者的 Ts 的功能不足。还有人用试验证明，若把健康人 T 细胞培养液的上清液加入 MG 患者的血中也有抑制患者产生 AchR 抗体的作用，说明这种上清液中有抑制因子存在。放血可放出一部分抗体以及产生抗体的淋巴细胞；输血可输入对免疫反应有抑制作用的 Ts 细胞及抑制因子。该方法简便，价格便宜，在基层医院容易开展。

（八）大剂量免疫球蛋白疗法

免疫球蛋白每日 400mg/kg，静脉注射，共 5d。一般用于老年患者无法进行血浆交换者，或没有血浆交换设备时选用。

（王娟）

第十节　脑水肿与颅内高压

脑水肿指脑实质液体增加引起的脑容积和重量增加，是中枢神经系统对内源性或外源性有害刺激所产生的一种非特异性反应。脑细胞内液体蓄积称为脑肿胀，脑细胞间隙中游离液体蓄积称脑水肿。两者是同一病理过程中的不同阶段，且可互为因果，后期常同时存在，统称脑水肿。其临床表现相同，均可出现颅内高压的症状和体征。

颅内压（intracranial pressure，ICP）升高是 CNS 急症遇到的最重要和最普遍的临床问题之一。不可控制的颅内压增高是外伤性颅脑损伤患者的主要死因。随着对颅内压增高病理生理认识的深入，以及神经影像和监测技术的发展，颅内压增高的诊断治疗水平有了很大的提高。本节主要介绍颅内压增高的监测和处理，由于儿童颅内压增高有其自身的特征，故专门进行介绍。

一、颅内压监测和颅内压增高的处理

颅内压力通常用蛛网膜下腔的脑脊液压力来表示。颅内压是在水平侧卧位时经腰椎穿刺所测得的脑脊液压力：正常成人为 70~200mm H_2O，儿童为 50~100mm H_2O。凡由各种致病因素引起颅内容积增加，侧卧位腰椎穿刺所测得的脑脊液压力超过 200mm H_2O，即为颅内压增高。若出现头痛、呕吐、视力障碍及视盘水肿等一系列临床表现时，称为颅内压增高综合征。颅内压增高是临床常见的许多疾病共有的一组症候群。

颅内压增高有两种类型，即弥漫性颅内压增高和局灶性颅内压增高。局灶性颅内压增高首先是局部压力增高，再通过扩散波及全脑。弥漫性颅内压增高通常预后良好，能耐受的压力限度较高，可以通过生理调节而得到缓冲，压力解除后神经功能恢复较快；而局灶性颅内压增高调节能力较差，可耐受的压力限度较低，压力解除后神经功能恢复较慢。

（一）正常颅内压调节机制

根据 Monroe-Kellie 原理，除了血管与颅外相通外，颅腔（包括与之相连的脊髓腔）基本上是一个不能伸缩的容器，其总容积不变。颅内有 3 种内容物，即脑组织、血液及脑脊液，它们的体积在一定范围内可互相代偿。由于颅腔的总容积不变，而在不同的生理和病理情况下颅内容物的体积可变，于是就形成了两者之间的矛盾，需要有精确的生理调节机制来保证两者之间的平衡。如果颅内容物中某一成分体积增加，就必然会导致其他成分的代偿性体积缩减来适应，这是维持正常颅内压的基本原理。若某种成分的体积增加超过了一定的限度，超出了这一生理机制的调节范围，就可导致颅内压增高。3 种内容物中，脑组织体积最大，但对容积代偿所起的作用最小，因而正常颅内压主要是靠脑脊液和脑血流量的调节来维持。一般来说，颅腔内容物容积增加 5%，尚可获得代偿，超过 8%~10% 时则出现明显的颅内压增高。

（二）颅内压增高的机制

1.脑水肿　各种原因引起的颅内压增高多伴有脑水肿，因此，首先介绍脑水肿的 4 种类型：①血管源脑性水肿。系由于脑毛血管内皮细胞通透性增加，血-脑屏障破坏，血管内蛋白质渗往细胞外间隙，使细胞外间隙扩大所致。临床常见，通常以脑白质部分水肿为著。常见于脑外伤、脑肿瘤、脑血管意外、脑炎和脑膜炎等病变的脑水肿早期。②细胞毒性脑水肿。系因神经元、胶质细胞和血管内皮细胞膜上的钠泵功能障碍，Na^+、Cl^- 进入细胞内增多，细胞内渗透压增加，水分大量进入细胞内，从而引起细胞内水肿。常见于脑缺血缺氧、一氧化碳及有机磷中毒、败血症、毒血症及水、电解质失衡等。此类水肿以灰质明显。③间质性脑水肿。由于脑室系统内压力增加，使水分与 Cl^- 进入脑室周围的细胞间隙所致。见于脑积水。④渗透压性脑水肿。当血浆渗透压急剧下降时，为了维持渗透压平衡，水分子由细胞外液进入细胞内，引起脑水肿。

2.脑脊液量增加　由于脑脊液循环通路阻塞或脑脊液生成过多（如脉络膜丛乳头状瘤、侧脑室内炎症等）、脑脊液吸收减少（如颅内静脉窦血栓形成、蛛网膜下腔出血、蛛网膜粘连等），均可致脑脊液量增加，引起颅内压增高。

3.颅内血容量增加　颅内静脉回流受阻或过度灌注，致颅内血容量增多、脑血流量增加。脑外伤后脑血管扩张，颅内占位性病变、高血压脑病、呼吸道梗阻、呼吸中枢衰

竭时 CO_2 积聚（高碳酸血症）引起的脑血管扩张，都导致脑血容量（cerebral blood volume，CBV）增加，可引起颅内压增高。

（三）颅内压增高的病因

颅内压增高的原因主要包括两方面：颅腔内容物体积增大和颅内占位性病变使颅腔容积相对变小。

1.颅内血肿　脑出血后，颅内压的增高与出血的量、出血部位以及出血速度有关。血肿的占位及血肿周围组织的水肿、肿胀是颅内压增高的主要因素。当血肿或水肿的压力引起一定程度的脑组织移位时，可影响室间孔或导水管的脑脊液循环，使侧脑室内的压力增高，从而使颅内压进一步显著升高；当脑内血肿破入脑室时，更加重这种颅内压增高。小脑的血肿或梗死，更易于阻碍脑脊液从第四脑室流出，因而颅内压增高发生较早且较严重。蛛网膜下腔出血时，进入蛛网膜下腔的血液、继发的脑水肿肿胀都可以使颅内压增高；尤其是发病数日后，大量红细胞阻塞蛛网膜颗粒，使得脑脊液回吸收入血液大为减慢，脑脊液滞留，颅内压持续增高。

2.颅内肿瘤　颅内肿瘤分为原发性和继发性肿瘤两大类。一般肿瘤体积越大，颅内压增高越明显，但肿瘤的部位、性质和生长速度对颅内压也有很大的影响。中线部位的肿瘤往往阻塞脑脊液的循环通路，在早期就可造成颅内压的增高。肿瘤周围的水肿也是颅内压增高的重要因素。

3.颅内感染　各种脑膜炎、脑炎，既可以刺激脉络丛分泌过多的脑脊液，又可以引起颅底部炎性粘连，造成脑脊液循环受阻，引起梗阻性及交通性脑积水；各种细菌、真菌、病毒的毒素可以损伤脑细胞及脑血管，导致脑水肿；脓肿、肉芽肿等还具有占位效应，占据颅腔内的空间。

4.脑寄生虫病　脑寄生虫病如脑血吸虫病、脑棘球蚴病、脑绦虫病、脑肺吸虫病等，既可因囊泡、肉芽肿的占位等引起颅内压的增高；又可阻塞脑脊液的循环通路，造成梗阻性脑积水；还可因寄生虫分泌的毒素损伤脑细胞及脑血管，造成细胞毒性及血管源性脑水肿。这些都可造成颅内压的增高。

5.先天性畸形　多种先天性畸形造成颅腔容积变小，可引起颅内压增高，如颅底凹陷和先天性小脑扁桃体下疝畸形、狭颅症等。

6.脑缺氧　各种原因造成的脑缺氧，如窒息、麻醉意外、CO中毒，以及某些全身性疾病如肺性脑病、癫痫持续状态、重度贫血等，均可造成脑缺氧，进一步引起血管源性及细胞毒性脑水肿。

7.中毒　铅、锡、砷等中毒，某些药物中毒如四环素、维生素A过量等，自身中毒如尿毒症、肝性脑病等，均可引起脑水肿，促进脉络丛分泌脑脊液，并可损伤脑血管的自动调节作用，从而形成高颅压。

8.内分泌功能紊乱　年轻女性、肥胖者，尤其是月经紊乱及妊娠时，易于发生良性颅内压增高。可能与雌激素过多、肾上腺皮质激素分泌过少，从而产生脑水肿有关。肥胖者颅内压增高可能与部分类固醇溶于脂肪组织中不能发挥作用，造成相对性肾上腺皮质激素过少有关。

（四）临床表现

头痛、呕吐、视盘水肿是颅内压增高的三主征。

1.头痛 头痛是颅内高压的常见症状，发生率为80%~90%。初时较轻，逐渐加重，并呈持续性、阵发性加剧，清晨时加重是其特点。头痛与病变部位常不相关，多在前额及双颞，后颅窝占位性病变的头痛可位于后枕部。急性颅内压增高者，由于脑室系统产生急性梗阻，所以头痛极为剧烈。肿瘤内出血，可产生突发而剧烈的头痛。

2.呕吐 呕吐不如头痛常见，但可能成为慢性颅内压增高患者的唯一主诉。其典型表现为喷射性呕吐，与饮食关系不大而与头痛剧烈程度有关。位于后颅窝及第四脑室的病变较易引起呕吐。

3.视神经盘水肿 视盘水肿是颅内压增高最客观的重要体征，发生率为60%~70%。虽然有典型的眼底所见，但患者多无明显自觉症状，一般只有一过性视物模糊、色觉异常，或有短暂的视力丧失。这些视觉症状只持续数秒，少数可达30秒左右，称为"弱视发作"。弱视发作常见于慢性颅内压增高的晚期，常与头痛程度一致。如果弱视发作频繁，提示颅内压的增高持续存在，最终导致视力永久性丧失。

眼底表现：早期眼底改变有视盘充血、鼻侧与上下侧边界欠清、生理凹陷变浅等。若乳头虽无隆起但有乳头充血，并有视网膜静脉充盈，加压于眼球不能见乳头面视网膜中央静脉搏动（简称静脉搏动），则诊断可以成立。水肿进一步发展，上述各种眼底改变越来越明显。乳头水肿充血、隆起逐渐增加，并向四周扩展，使境界更加模糊乃至完全消失；乳头高出于视网膜平面，一般越过3.0D，严重者可越过7.0D；视网膜静脉怒张迂曲，动静脉管径之比为1:2、1:3，甚至超过1:4；水肿的乳头表面及其周围，可见线状或火焰状出血斑，数量和大小不一。视神经盘水肿经历一段时间之后，水肿逐渐消退，最后形成继发性视神经萎缩，乳头呈灰白色，境界仍不清楚。此时若颅内压增高得以解除，视力的恢复往往也不理想，甚至继续恶化和失明。但我们要注意视盘水肿程度与颅内压高度不一定成正比，与颅内占位病变位置的关系似乎更为密切。

4.脉搏、血压及呼吸的变化 急性或亚急性颅内压增高时，血压增高，脉搏缓慢（50~60次/分），若压力继续增高，脉搏可以增快。呼吸多为频率改变，先深而慢，随后出现潮式呼吸，也可浅而快，过度换气亦不少见。急性颅内压增高典型的"两低一高"，即脉搏缓慢、呼吸深慢、血压增高，称为Cushing征。

5.意识及精神障碍 颅内压急剧增高时可致昏迷，或呈不同程度的意识障碍，如意识模糊、嗜睡等。慢性颅内压增高时，轻者记忆力减退、注意力不集中，重者可呈进行性痴呆、情感淡漠、大小便失禁。老年及中年患者精神症状多见。

6.其他症状和体征 头晕、猝倒、头皮静脉怒张。小儿患者可有头颅增大、颅缝增宽或分裂、前囟饱满隆起、头颅叩诊时呈破罐声、头皮和额眶部浅静脉扩张。

7.脑疝 急性和慢性颅内压增高者均可以引起脑疝。前者发生较快，有时数小时就可出现；后者发生缓慢，甚至不发生。

（五）诊断

全面详细地询问病史和进行认真的神经系统检查，可发现许多颅内疾病在引起颅内压升高之前已有一些局灶性症状和体征，能初步做出诊断。当发现有视盘水肿、头痛及呕吐三主征时，颅内压增高的诊断大致可以确定。但由于患者的自觉症状常比视盘水肿出现得早，应及时做以下辅助检查，以尽早诊断和治疗。

1.CT 目前CT是诊断颅内占位性病变的首选辅助检查措施。它不仅能对绝大多数占位性病变做出定位诊断，而且还有助于定性诊断。CT 具有无创伤性特点，易于被患者接受。

2.MRI　在 CT 不能确诊的情况下，可进一步行 MRI 检查，以利于确诊。MRI 同样也具有无创伤性，但检查费用高、检查时间较长。

3.DSA　数字减影血管造影（digital subtraction angiography，DSA）主要用于疑有脑血管畸形或动脉瘤等疾病的病例。DSA 图像清晰，检出率高。

4.颅脑 X 线片　颅内压增高时，可见颅骨骨缝分离、指状压迹增多、鞍背骨质稀疏及蝶鞍扩大等征象。

5.腰椎穿刺　腰穿测压对颅内占位性病变患者有一定的危险性，有时引发脑疝，故应当慎重进行。

（六）鉴别诊断

1.颅脑损伤　任何原因引起颅脑损伤导致的脑挫裂伤、脑水肿和颅内血肿，均可使颅内压增高。急性重型颅脑损伤患者早期即可出现颅内压增高。少数患者可以较迟出现，如慢性硬膜下血肿等。颅脑损伤后患者常迅速进入昏迷状态，伴呕吐。脑内血肿可依部位不同而出现偏瘫、失语、抽搐发作等。颅脑 CT 能直接地确定颅内血肿的大小、部位和类型，并能发现脑血管造影所不能诊断的脑室内出血。

2.脑血管性疾病　需鉴别的主要为出血性脑血管病，高血压脑出血最为常见。一般起病较急，颅内压增高的表现在 1~3 天内发展到高峰。患者出现头痛、头晕、呕吐、肢体瘫痪、失语、大小便失禁等，常有不同程度的意识障碍；发病时常有显著的血压升高，多数患者脑膜刺激征阳性；脑脊液压力增高并常呈血性；脑 CT 可明确出血量的大小与出血部位。

3.高血压脑病　高血压脑病是指由于血压骤然剧烈升高而引起急性全面性脑功能障碍。常见于急进型高血压、急慢性肾炎或子痫，偶见于嗜铬细胞瘤，或服用单胺氧化酶抑制剂同时服用含酪胺的食物、铅中毒、库欣综合征等。常急骤起病，血压突然显著升高至 250/150mmHg 以上，舒张压增高较收缩压更为显著；常同时出现严重头痛、恶心、呕吐、颈项强直等颅内压增高症状；神经精神症状包括视力障碍、偏瘫、失语、癫痫样抽搐或肢体肌肉强直、意识障碍等；眼底可呈高血压眼底、视网膜动脉痉挛，甚至视网膜有出血、渗出物和视神经盘水肿。CT 检查可见脑水肿、脑室变窄；脑电图显示弥漫性慢波，α 节律丧失，对光刺激无反应。一般不做腰椎穿刺检查。

4.颅内肿瘤　颅内肿瘤可分为原发性颅内肿瘤和转移瘤。脑肿瘤引起颅内压增高的共同特点为：慢性进行性的颅内压增高。在病程中症状虽可稍有起伏，但总的趋势是逐渐加重，少数慢性颅内压增高患者可突然转为急性发作。根据肿瘤生长的部位可伴随不同的症状，如视力和视野的改变、锥体束损害、癫痫发作、失语、感觉障碍、精神症状、桥脑小脑角综合征等。颅脑 CT 或 MRI 可明确肿瘤生长的部位以及部分肿瘤的性质。

5.脑脓肿　脑脓肿常有原发感染灶，如耳源性、鼻源性或外伤性。血源性初起时可有急性炎症的全身症状，如高热、畏寒、脑膜刺激症状。实验室检查示血液白细胞增多、血沉加快、脑脊液白细胞数增多等。但在脓肿成熟期后，上述症状和体征消失，只表现为慢性颅内压增高，伴有或不伴有局灶性神经系统体征。脑脓肿病程一般较短，精神迟钝较严重。CT 扫描常显示圆形或卵圆形密度减低阴影，静脉注射造影剂后边缘影像明显增强，呈壁薄而光滑之环形密度增高阴影，此外，脓肿周围的低密度脑水肿带较显著。

6.其他脑部感染性疾病　脑部感染是指细菌、病毒、寄生虫、立克次体、螺旋体等引起的脑及脑膜的炎症性疾病。呈急性或亚急性颅内压增高，少数表现为慢性颅内压增高。起病时有感染症状，如发热、全身不适、血象增高等。部分病例有意识障碍、精神错乱、肌阵挛及癫痫发作等，严重者数日内发展至深昏迷。有些可出现精神错乱，表现为呆滞、言语动作减少、反应迟钝或激动不安、言语不连贯，记忆、定向常出现障碍，甚至有错觉、幻觉、妄想及谵妄。神经系统症状多种多样，重要特点为常出现局灶性症状，如偏瘫、失语、双眼同向偏斜、部分性癫痫、不自主运动。其他尚可有颈项强直、脑膜刺激征等。脑脊液常有炎性改变，如脑脊液白细胞增多，蛋白量增多，或有糖或氯化物的降低，补体结合试验阳性等。颅脑 CT 可见有炎性改变。

7.脑积水　由于各种原因所致脑室系统内的脑脊液不断增加，同时脑实质相应减少、脑室扩大，并伴有颅压增高时称为脑积水，也称为进行性或高压性脑积水。在不同的时期其临床表现亦不同。婴儿脑积水主要表现为婴儿出生后数周或数月头颅迅速增大，同时囟门扩大并隆起、张力较高，颅缝分开、头形变圆、颅骨变薄变软。头部叩诊呈"破壶音"，重者叩诊时有颤动感。额极头皮静脉怒张。脑颅很大而面颊显得很小，两眼球下转露出上方的巩膜。患儿精神不振、迟钝、易激惹、头部抬起困难。可有抽搐发作、眼球震颤、共济失调、四肢肌张力增高或轻瘫等症状。脑室造影可见脑室明显扩大。CT 检查可发现肿瘤、准确地观察脑室的大小，并可显示脑室周围的水肿程度。

8.良性颅内压增高　良性颅内压增高又名"假性脑瘤"，系患者仅有颅内压增高的症状和体征，但无占位性病变存在。病因可能是蛛网膜炎、耳源性脑积水、静脉窦血栓等，但经常查不清。临床表现除慢性颅内压增高外，一般无局灶性体征。

9.其他　全身性疾病引起颅内压增高的情况在临床上也相当多见。如感染中毒性脑病、尿毒症、水和电解质及酸碱平衡失调、糖尿病昏迷、肝昏迷、食物中毒等。这些病发展到严重程度均可出现颅内压增高的表现。结合疾病史及全身检查多能做出明确的诊断。

（七）治疗

1.颅内压监测　降低 ICP 治疗在避免病情加重和降低死亡率方面起着十分重要的作用。准确和及时的 ICP 监测是成功治疗 ICP 增高所必需的。持续的 ICP 监测有如下优点：①有利于维持有效的脑灌注压（CPP）。脑灌注压等于平均动脉压（MAP）减去 ICP。已经证明增高的 ICP 可以降低 CPP，一般认为维持 CPP 在 70mmHg 以上比较适当。②颅内压监测可以提供并发症的早期预警。持续增高的 ICP 可以提示有逐渐加重的颅内血肿、脑水肿或脑积水。③ICP 值有判断脑损伤的预后作用。

（1）适应证：颅内压监测被用于包括外伤性颅脑损伤、蛛网膜下腔出血、颅内血肿和脑缺血在内的脑损伤患者。判断什么样的患者适合行 ICP 监测有时很困难。一般来说，如果 ICP 增高到需要治疗，或需要评估 ICP 来决定处理决策时，即可考虑放置 ICP 监测器。在所有临床适应证中，ICP 监测对严重脑外伤的治疗是最有用的，它有利于提前发现继发性脑损伤。

决定对什么样的患者行 ICP 监测，要基于临床和影像学的表现。目前尚无 ICP 监测的通用标准。脑外伤治疗指南推荐 ICP 监测用于严重脑外伤，并有异常 CT 表现的入院患者。严重脑外伤被定义为心肺复苏后或 GCS 评分 3~8 分。异常的 CT 影像显示为血肿、挫伤、水肿或基底池受压。此外，ICP 监测也适合于有严重脑损伤而 CT 影像正常的患者，但这类患者在入院时应有以下 2 条或更多征象：年龄超过 40 岁；单侧或双侧病理征阳性；收缩压小于 90mmHg。颅内压监测一般不用于轻、中度脑损伤。

颅内压监测的首要目的是通过客观数据维持适当的脑灌注，当停止降颅内压治疗 24~72 小时，颅内压仍维持正常水平，即可以停止监测。

（2）禁忌证：没有 ICP 监测的绝对禁忌证，只有相对禁忌证。凝血功能障碍可以显著地增加操作相关出血的风险，如果可能，放置颅内压监测器应当延迟，直到国际标准化比率（international normalized ratio，INR）、凝血酶原时间（prothrombin time，PT）和部分凝血活酶时间（activated partial thromboplastin time，APTT）正常。总之，PT 应该少于 13.5 秒，INR 应该少于 1.4 秒，血小板计数应该超过 $100000/mm^3$。对于有服用抗血小板药物史的患者，应该给予输注血小板，并用出血时间来评价血小板功能。不论是医源性的还是病理性的免疫抑制，都是颅内压监测的相对禁忌证。

（3）颅内压监测仪的类型：ICP 监测仪有几种，分类主要依据监测仪的放置位置以及测定颅内压的技术（表 4-10-1）。选择颅内压监测仪考虑以下几点因素：①患者的临床表现；②是否需要同时做脑脊液引流；③使用的设备伴随的风险及系统的适用性；④医生个人对所使用仪器的熟悉程度和是否容易置入等。

表 4-10-1　颅内压检测仪的选择

类型	优点	缺点	说明
脑室	可调整、准确、可信、可引流 CSF，费用低	感染和出血	金标准是插入侧脑室
脑实质	比脑室侵入性小，准确、可信，容易且置入快	不可调整，费用高，不能引流 CSF	插入脑实质
蛛网膜下腔	比脑室侵入性小	不能引流 CSF	插入蛛网膜下间隙
硬膜下	比脑室侵入性小	准确性差、不能引流 CSF，过时	插入硬膜下间隙
硬膜外	比脑室侵入性小	准确性差、不能引流 CSF，过时	插入硬膜外间隙

2.高颅内压的一般治疗　ICP 升高可以作为 CNS 疾病有力的和独立的预后指标，特别是对于颅脑损伤和脑卒中患者，不可控制的颅内高压是首要死亡原因。对于严重颅脑损伤的患者，如 ICP 持续超过 20mmHg（270mmH₂O），则明显预后不良。CPP 是脑血流量（cerebral blood flood，CBF）的决定因素。脑压的自身调节使 CPP 可波动于 50~150mmHg。当 CPP 超过自身调节的范围，CBF 变为直接依赖于 CPP。在这种情况下，CPP 必须维持在最小临界值上以防止脑血流灌注不足，并且低于最大临界值以防止充血、血管性水肿和 ICP 增高。

（1）头位：头抬高 30° 可以明显降低 ICP，且不降低 CPP 或 CBF。颈部维持在中性位，可避免压迫颈静脉。

（2）镇静及肌松药物使用：因为激动、焦虑、疼痛和躁动会引起颅内压增高和脑代谢增加。镇静药的使用对 ICP 升高患者的管理可以起到有效的作用，特别是对于重度脑损伤的患者，但是镇静药物能掩盖神经系统症状，必须谨慎使用。要避免镇静药剂量过大引起继发低血压，这种情况更易于发生在有潜在的血容量减少的患者。

丙泊酚（propofol）用于神经外科 ICU 的患者日益广泛，尤其是脑损伤患者。丙泊酚有以下潜在的优点：剂量范围广，半衰期短（24~64 分钟），有效的抗抽搐作用和神经保护作用。初始剂量少于 20mg/（kg•min），每 5 分钟增加不超过 10 mg/（kg•min）。与地西泮和阿片制剂相反，长期应用丙泊酚不会引起成瘾和停药反应。但是长时间使用可能需要增加剂量，这是否是由于药物耐受或清除率增加还不清楚。

丙泊酚可引起低血压，尤其是在低血容量患者。如果患者应用异丙酚前有正常血容量，丙泊酚的低血压倾向可以减少。长时间（>48 小时）、高剂量（>66mg（kg•min））应用丙泊酚可以产生乳酸酸中毒，心动过缓和小儿患者的高脂血症，这是一种罕见的并发症，首先在儿科报道，也在成人中观察到，被称为丙泊酚综合征，特征为心力衰竭、代谢性酸中毒和横纹肌溶解，高血钾和肾衰竭也伴随这种综合征，高三酰甘油血症和胰腺炎是罕见合并症。

在 ICU 病房，吗啡（morphine）、芬太尼（fentanyl）和舒芬太尼（sufentanil）是常用的镇痛药物，并且不改变 ICP。依托咪酯（etomidate）可以使气管内插管易于进行。然而，即使是速效制剂的依托咪酯也可能引起合并颅脑损伤的患者肾上腺功能减退。依托咪酯应该避免使用。咪达唑仑（midazolam）可以单独应用或合并吗啡注射，但必须降低剂量以防止低血压，需要时咪达唑仑可以被氟马西尼（flumazenil）拮抗，但是过快的拮抗可以引起难以控制的 ICP 增高。

虽然药物性麻痹可以降低难治性颅内压增高患者的 ICP，但对于严重脑损伤患者而言，早期、常规、长期使用神经肌肉阻断剂以维持 ICP，并不能提高所有患者的预后，这是因为这些药物的使用延长了患者在 ICU 的时间，引起颅外并发症，如与药物麻痹有关联的肺炎和呼吸衰竭等。

（3）脱水疗法

1）甘露醇：甘露醇（mannitol）是使用最广泛的降颅压药物，通过渗透作用、利尿作用和血流动力学作用降低颅内压。一般予 20%甘露醇 250ml 快速静脉滴注，每天 2~4 次。

传统上将其降颅压作用归结为脑缩水，即将脑细胞间隙的水分拉入血管腔，这种作用有赖于血浆和细胞间的渗透压梯度。血-脑屏障（BBB）对甘露醇作用影响很大，BBB 受损时渗透压梯度不能建立，明显限制渗透性利尿剂的作用，但是甘露醇总能降低增高的 ICP。当给以甘露醇 1g/kg 静脉滴注，超过 10 分钟，血浆渗透压将上升 20~30mmol/L，并持续 3 小时（甘露醇利尿的作用也有利于降低颅内压）。

从脑实质中直接减少水分仅仅是应用片露醇后颅内压降低的部分因素。随着甘露醇进入血液后，水分从组织中进入血浆，这种直接的扩血容作用通过减少红细胞的体积、刚度和黏着度，以减少血液黏滞度。改变的血流动力学通过减少血管阻力，增加 CBF 和 CPP。甘露醇直接的血液流变学作用可能才是其降低 ICP 的主要机制。甘露醇开放 BBB 的作用，可能是使内皮细胞脱水而引起紧密连接分离。如果在一个脑水肿区域内皮细胞肿胀，甘露醇可以通过减轻内皮细胞肿胀以增加毛细血管直径，增加 CBF。

快速输入甘露醇后可以立即出现低血压，特别是在低血容量的患者。肾衰竭是甘露醇的一种最严重的副作用，可能机制包括：肾输入小动脉收缩、肾小管肿胀、小管空泡形成、管腔内钠聚集及血浆渗透压增加。传统的临床实践治疗指南推荐血浆渗透压超过320mmol/L不应使用甘露醇，以避免肾功能衰竭。然而最近有报道认为，渗透压和肾功能衰竭间没有明显关联。干预条件下的患者似乎是在高危因素下缓慢出现肾功能受损。

推荐间断大剂量使用甘露醇（0.25~1g/kg），这样可以减少ICP的反弹。对于反弹现象，广泛认可的解释是：有渗透作用的溶质进入水肿的大脑，并聚集产生有害的渗透梯度反转。

2）甘油果糖：甘油果糖注射液（glycerol and fructose）为无色澄明的高渗液体，味微甜、微咸。通过高渗透性脱水，能使脑组织水分含量减少，降低颅内压。甘油果糖降低颅内压作用起效较缓，持续时间较长，经血液进入全身组织后2~3小时分布达到平衡。进入脑脊液及脑组织较慢，清除也较慢。大部分代谢为CO_2及水排出。神经系统方面适应证：①用于脑血管病、脑外伤、脑肿瘤、颅内炎症及其他原因引起的急慢性颅内压增高、脑水肿。②用于脊椎骨折后缓解脊髓、神经根压迫症状。③用于脑外科手术中缩小脑体积。用法用量：成人一般一次250~500ml，静脉滴注，一天1~2次，250ml需滴注1~1.5小时。根据年龄、症状可适当增减。一般无不良反应，偶可出现溶血现象。禁忌证：①有遗传性果糖不耐症患者禁用。②严重循环系统功能障碍、尿崩症、糖尿病患者慎用。

3）高渗生理盐水：高渗生理盐水（hypertonic solutes，HTS）已经被证实对于降低ICP有效，特别是当其他治疗方法失败时。HTS降低ICP的作用机制可能有：①增加脑组织和血管间的渗透压梯度，使液体从细胞间隙进入血管内。②影响血流动力学，增高MAP：细胞间隙液体进入血管腔可增加血浆容量；HTS还可通过激素的作用增加心排血量。更高的MAP有利于防止液体负荷过重和血液稀释。③影响血管调节，HTS治疗可增加毛细血管内径和血浆容量。通过增加CBF，可抵抗血管痉挛和血流灌注不足；通过使上皮细胞和红细胞脱水，可以增加血管内径并提高红细胞通过颅内毛细血管的移动力。④HTS治疗的同时也防止过度灌注引起的ICP增高，通过提高CBF和减少肺水肿直接提高大脑氧输送和氧分压。总之，HTS对多个系统产生复合的作用。直接的作用是通过降低ICP、改善心血管功能以减少继发脑损伤，从而改善预后。

应用HTS治疗也有潜在的副作用：①理论上HTS治疗的最严重并发症是出现脑桥中央脱髓鞘。血清钠快速升高后破坏有髓神经纤维，通常影响深层白质，桥接部位最易受损。②应用HTS导致肾功能不全，甚至有肾衰竭的案例。但相比其他渗透性利尿剂，应用HTS更少发生这种情况。③过度使用HTS可继发出血，常伴随有原发的出血。使用HTS引起凝血障碍的一种解释是，随着快速的血管内容量扩张，血浆成分被稀释。④应用HTS，如果没有同时给予K^+或醋酸盐，可出现低钾血症和高氯性酸中毒。这种情况可以通过预防性给予氯化钾和使用溶解醋酸盐的HTS避免。⑤ICP反弹：单次给予HTS或连续输注HTS后停药可能出现ICP反弹。但是与甘露醇相比，因HTS通过BBB的可能性更小，引起脑水肿反弹的可能性小。

研究显示，应用HTS治疗可使血Na^+增高10~15mmol/L，可以改善ICP超过72小时。高渗性生理盐水不论一次性给予，还是连续输注，都可降低ICP。还没有证据支持某一浓度的HTS较其他浓度对脑水肿更有效，一般用3%氯化钠溶液。

（4）过度换气：脑血管系统对CO_2的反应是调节CBF的主要机制。$PaCO_2$可影响小动脉，对大血管没有显著的影响。在活体，血管周围局部的 $PaCO_2$ 和 pH 变化可以影响血管内皮、平滑肌细胞和管外细胞（管周神经元和胶质细胞），改变血管直径。$PaCO_2$ 在 20~60mmHg，每 1mmHg 的变化大约引起 3% 的 CBF 改变。$PaCO_2$ 和 ICP 之间不是线性关系，人类的 $PaCO_2$ 值在 30~50mmHg 时影响最大。

过度换气对多数严重脑损伤患者的益处在于，通过降低脑血容量达到快速降低 ICP。研究表明，对于严重脑损伤患者，仅仅 0.5ml 血容量的变化就可以产生 ICP 的变化。但过度换气影响 CBF 对脑的氧合，并对代谢有害。正电子发射断层扫描（PET）对严重脑损伤患者成像显示，不论如何改进 CPP 和 ICP，即使中等程度的过度换气（$PaCO_2 < 34mmHg$），也可以减少 CBF，并增加脑组织损害。因此，过度换气多临时用于需要紧急降低 ICP 的情况。

（5）巴比妥类药物：巴比妥类药物可以降低与脑肿胀相关的 ICP，但机制尚不明确。可能的机制为：①巴比妥引起了血流动力学的改变；②巴比妥可引起剂量依赖性的可逆性的神经活性的抑制，从而降低脑代谢；③通过液体-代谢的双重自动调节，参与减少脑脊液和脑血流量，从而降低 ICP；④巴比妥改变了大脑血管的紧张度；⑤巴比妥扮演了自由基清道夫的角色，抑制对脂质膜的过氧化损伤。

巴比妥治疗最为常见而重要的并发症是动脉低血压，这是由于戊巴比妥对心肌的抑制和对全身血管阻力的降低而引起的。戊巴比妥引起的低血压的治疗首选容量替代，如果必要的话给再给予血管活性药物如多巴胺、去氧肾上腺素。实验研究提示，治疗巴比妥昏迷相关的低血压，容量复苏好于血管加压。在用巴比妥治疗颅内高压期间的并发症还包括低血钾、呼吸并发症、肝功能障碍、肾功能障碍、低体温等。何时开始进行巴比妥治疗的指征还没有明确界定。由于巴比妥治疗相关的严重低血压以及对神经学检查的干扰，巴比妥昏迷只限于对其他治疗方法产生抵抗的颅内高压患者。

戊巴比妥（narcoren nembutal）和硫喷妥钠（pentothal）是相对短效的巴比妥类药。硫喷妥钠给药的最大负荷剂量是 5~10mg/kg，而后以 3~5mg/（kg•h）持续给药。戊巴比妥同时采用负荷剂摄和维持剂量的方式给药。以负荷剂 10mg/kg 给药 30 分钟，而后以 5mg/kg 每小时给 3 次药。这样在第 4 次给药后就可提供一个治疗水平的血药浓度。血浆和脑脊液的戊巴比妥水平不能准确地反映戊巴比妥的生理效应，推荐监测脑电图而不是监测戊巴比妥水平。如采用巴比妥治疗，还需要置入 Swan-Ganz 导管来监测患者心排血量、肺泡内楔压和周围血管阻力。

（6）低温：在脑外伤的实验模型中，轻度和中度低温的良好效果已经得到证实；在梗死模型中，缺血期间低温可减小梗死的范围，低温对暂时性缺血比永久性缺血更为有益。目前研究认为，低温对神经保护作用的机制可能有：①低温可以降低脑代谢率；②通过自动调节减少脑脊液和脑血流量，从而降低颅内压；③减轻脑水肿，减轻血-脑屏障障碍，及减少细胞外神经递质的兴奋性，减少自由基的释放。

低温的不利影响包括心律失常的高发生率、凝血障碍、血小板减少、肺部感染、低温诱发的多尿、伴高血清淀粉酶和脂肪酶的胰腺炎、电解质紊乱。因此，低温的应用需执行严格的程序，以防止副作用的发生。虽然低温在动物实验中效果明显，但在临床应用效果不尽如人意。一些前瞻性实验和病例报道提示，亚低温可能有利于改善严重脑外伤和大脑中动脉梗死患者的预后，降低死亡的风险；然而多元分析并不能证明这些是低温的作用。因此，虽然临床上对重型脑外伤患者使用亚低温治疗已得到推广，但对其作用仍存争议。应注意高龄、幼儿、休克、心肺功能障碍者不宜行该治疗。

实施方法：一般首剂给予冬眠合剂 1 号（呢替啶 100mg，氯丙嗪 50mg，异丙嗪 50mg）的半量肌内注射，待患者逐渐进入冬眠状态，对外界的刺激反应明显减弱、瞳孔缩小、对光反射迟钝、呼吸平稳、频率相对较慢、深反射减弱或消失后，即可采取综合性物理降温措施。每 4~6 小时可重复肌内注射 1/4 量的冬眠合剂 1 号，同时可使用苯巴比妥钠或水合氯醛，加强冬眠效果，减轻寒战反应。物理降温主要使用头戴冰帽，在颈、腋窝、腹股沟等体表大血管处放冰袋。冰毯机的使用使降温更平稳。降温速度以每小时下降 1℃ 为宜，肛温降到 32~34℃。体温过低易引起心律失常、低血压、凝血功能障碍等并发症；体温过高，高于 34℃ 则治疗效果不佳。低温维持时间最短 24 小时，最长 5~7 天，复温采用自然复温法，如有自然复温困难者可以使用控温毯调节至 36~37℃ 帮助复温。

（7）类固醇激素：糖皮质激素在颅内原发性或转移性肿瘤的治疗中已成为一种有价值的辅助治疗方法，可改善肿瘤周围的血管源性脑水肿所引起的局部神经功能缺损症状和精神症状。类固醇药物的准确作用机制仍不清楚。

类固醇也能改善脑脓肿引起的血管源性脑水肿，然而对于类固醇是否可用于脑脓肿的治疗，存在争议。一些研究者认为，脑脓肿患者使用类固醇激素后预后更差，因为类同醇的使用抑制了抗生素在感染部位的作用。因此，有人推荐类固醇只限于对即将发生致命脑疝的脑脓肿患者使用。目前可以明确的是，类固醇降低了儿童患者耳聋的发生和神经缺损的出现，皮质类固醇现在是儿科脑膜炎患者的标准治疗。然而值得提出的是，至今为止死亡率没有因此下降。

在很多情况下，包括脑外伤、缺血性卒中、脑出血和缺氧性脑病等，并没有证据显示类同醇的常规使用是有害或是有益。但一般不建议使用。临床常用类固醇类激素有地塞米松和中泼尼龙。①地塞米松：一般入院给予地塞米松 40~50mg 静脉注射，每 6 小时 1 次，连用 3~5 天后视病情逐渐减量至停药，同时应用 H_2 受体拮抗剂以预防应激性溃疡。②甲泼尼龙：甲泼尼龙是一种中效激素类衍生物。剂量以 30mg/kg 为佳，小于 15mg/kg 或大于 60mg/kg 都被证实无明显疗效。第 1 天按体重 30mg/kg 计算（冲击剂量），加入 0.9%氯化钠溶液 250ml 中快速静脉滴注，30 分钟内滴完；间隔 6 小时后再次重复给药；然后改为 500mg 静脉滴注，每 6 小时 1 次；维持 1~2 天后，逐渐减量为每 12 小时 40~80mg。全程共约 10 天。

3.颅内高压的外科治疗

（1）脑脊液引流：脑脊液引流是最为有效而快速地降低颅内压的方法。即使是很少量的脑脊液引流也可有效降低颅内压。脑室导管不仅可以测量颅内压，也可以用于治疗颅内高压。但由于脑室穿刺术需要穿破患者的脑实质，就有发生脑室穿刺术相关血肿的风险，发生需要手术清除的血肿的风险为 0.5%；感染也是一重要的并发症，脑室穿刺术相关感染的危险因子包括：脑室出血伴有脑内出血、神经外科手术、颅内压为 270mm H_2O 或更高、脑室置管超过 5 天。虽然对颅内压监测和脑室穿刺术是否预防性应用抗生素仍无一致的观点，多数医疗机构选择应用。其他并发症还包括的置管失败、导管阻塞和癫痫发作。

（2）去除占位性病变：如果颅内压的增高是由于空间占位性病变的存在，仅用药物治疗是不能有效降低颅内压的。患者的病情常常因为颅内病灶的去除而得到改善。有外伤性颅内血肿的患者常常需手术治疗，但需考虑到血肿大小、部位、血肿的占位效应和临床情况。

多数的自发性大脑中动脉出血位置较深，在基底核和丘脑，因此对自发性的大脑血肿是否手术，仍然存在争议，除非手术治疗是用于挽救生命。目前没有证据显示，对于位置较深的大脑出血，手术去除血肿的疗效好于药物治疗。当评估自发性大脑出血患者的手术指征时应当考虑到某些因素：有明显占位效应，且即将发生脑疝的患者，应急诊手术去除病灶；昏迷患者当有上位脑干反射和伸肌姿势反射丧失的迹象时，就不要考虑外科手术干预；对于小脑的出血，倾向手术去除血肿，尤其是有梗阻性脑积水和脑干受压或血肿的直径大于 3cm 时。

对于脑肿瘤的患者，手术指征需综合考虑到一些因素，如肿瘤的数量、大小、所在部位、肿瘤类型，以及对放疗和化疗的预期反应等。

（3）去骨瓣减压：在颅内压增高相关的 CNS 疾病的治疗中，去骨瓣减压术的价值已得到广泛的证实。在严重颅脑外伤以及脑水肿的患者，GCS 评分高于 6 分时，去骨瓣减压术能明显改善预后。欧洲脑损伤联合会和脑损伤基金联合会、美国神经外科医生协会在对严重脑损伤的指南中，将去骨瓣减压术列为对非手术治疗效果不佳的脑水肿的治疗选择之一。多数大脑中动脉卒中的患者会发生双侧脑水肿和脑移位，导致 80% 的患者死亡，去骨瓣减压术成为恶性大脑中动脉梗死的相关治疗措施后，死亡率下降到 16%~40%。有报道，对于静脉窦血栓形成继发的出血性脑梗死患者，在瞳孔散大前行去骨瓣减压会有较好的功能预后。

二、儿童中枢神经系统急症相关颅内压增高

（一）儿童正常的颅内稳态

颅内硬膜间隙包括 3 个主要部分：脑组织、脑脊液（CSF）和脑血容量（CBV）。脑组织占据了容量的 80%，CSF 占 10%，CBV 占 10%。小婴儿和儿童 CSF 的比例相对较大。随着心脏的收缩和舒张，CBV 交替增加与减少，CSF 在颅内和椎管的蛛网膜下腔之间的流动，处于动态平衡状态，限制可能发生的 ICP 变化。允许硬膜腔容量增加的主要因素是椎管内硬膜外静脉的收缩。在正常平衡状态下，硬脊膜外静脉处于扩张状态，硬脊膜腔不完全扩大。当颅内容量增加，硬膜外静脉收缩，CSF 就流到硬脊膜腔直到其完全扩大。因此，伴随着 ICP 一个小的增加，硬脊膜腔容量就有一个小的增加。婴儿囟门未闭，当囟门扩张时允许颅内容量轻度增加，但是这不足以阻止急性颅内高压的发生，囟门未闭不能保护性对抗 ICP 升高。

1.颅内压的调节因素　CSF 是 ICP 调节的最主要因素。CSF 自由地从侧脑室通过 Monro 孔进入第三脑室；通过导水管进入第四脑室；通过 Luschka 孔和 Magendie 孔进入蛛网膜下腔和颅腔；主要经过大脑表面的蛛网膜绒毛吸收，这与矢状窦关系密切。当 CSF 通路通畅时，CSF 的流动和吸收占硬膜腔缓冲能力的 80%。如果 CSF 的自由流通被阻断，或是由于疾病导致 CSF 循环和吸收紊乱，CSF 对颅内其他成分容量的改变所起的缓冲作用即被干扰，ICP 将会升高。

CBV 是硬膜腔中对 ICP 起缓冲作用的第二因素。70%~80% 的 CBV 存在于静脉系统，但只有很小的一部分来用来调节 ICP。静脉窦收缩可以弥补增加的 ICP，但此过程只发

生在 ICP 升高的后期阶段，而且是在 ICP 非常高时。

ICP 代偿中的第三因素是脑组织本身。尽管多年来认为脑组织是不可压缩的，但在遇到扩大的肿块时，脑组织事实上可压缩。如急性硬膜外血肿，在 CT 扫描时经常可以看到，脑组织在数分钟或数小时内被压缩数厘米。脑组织的压缩能力取决于脑组织的弹性，这受脑组织水肿的程度及动脉压的影响，压力越高和血管自动调节能力越低，脑组织压缩就越严重。

由于 3 种颅内成分的作用能相互改变彼此的体积，颅腔一定范围内容量的增加可不引起 ICP 升高。额外的容量（如生长的肿瘤）可通过 CSF 的减少、静脉血容量的降低或周围脑组织或被压缩来代偿。真正能代偿的容量取决于病变扩大的速度、病变的部位及对脑脊液通路通畅性的影响。压力-容量指数反映了容量和 ICP 之间的关系，在患儿病程的不同时间点，ICP 对容量增加的耐受性不同，随着时间的变化，治疗方案需相应改变。

2.脑血管的压力自动调节　囟门未闭的婴儿正常 ICP 是 5mmHg（67mm H_2O），囟门闭合后正常 ICP 不超过 7.5mmHg（100mm H_2O）。ICP 升高似乎主要与局部和全身血流量对脑的影响，及脑血管的压力自动调节功能有关。CPP 的重要性在于它是血流通过脑的驱动力，当脑血管的压力自动调节功能完整时，在一定范围内 CBF 不随血压和 ICP 的变化而改变。在成人，CPP 的自动调节功能范围在 50~150mmHg。在儿童，这个范围变窄，压力自动调节功能在某种程度上被削弱。例如在新生儿，MAP 在 50mmHg 左右，ICP 在 5mmHg，平均正常 CPP 只有 40~45mmHg。

ICP 升高可引起 CBF 不足，如果 CPP 很低，会发生全脑血供不足，一旦 CBF 低于正常的 25%，脑缺血就会发生。脑血管的压力自动调节功能受创伤、缺氧、局部缺血、感染及肿瘤的影响。因此，临床医生很难推断各年龄阶段患者 CPP 的最低阈值。近期研究显示，成人脑损伤后，CPP 在 70mmHg 以下，CBF 可能会下降，故推荐 CPP 维持在 70mmHg 以上，在儿童没有这种指南。不过，多数儿童在创伤后的压力自动调节功能是完整的。

（二）儿童颅内压增高常见疾病

1.头部创伤及颅内血肿　脑外伤、颅内血肿、凹陷性颅骨骨折、蛛网膜下腔出血、脑肿胀均能导致 ICP 升高。在儿童 75% 的严重脑损伤（GCS<8 分）伴有 ICP 的增高。儿童昏迷的原因很少是由颅内高压造成的，主要是由于创伤、损伤所致的脑功能紊乱。在复苏之前，由于通气不足，$PaCO_2$ 升高，PaO_2 降低，可致 ICP 升高。因此，第一步通常是标准的 ABC 复苏。复苏时需注意避免休克，引起休克的原因有长骨骨折、活动性出血、腹腔器官破裂或肺损伤等。

复苏之后如果患儿处于休克，需要液体复苏。如果血压很低，首先要做的是重建正常血压。在进行 CT 扫描和外科手术前，如果怀疑患儿存在颅内血肿，可静脉应用甘露醇(0.5~1g/kg)来降低 ICP 和预防脑疝的发生。在医院间转运昏迷患儿时，必须监测 SaO_2、动脉血压。

当患儿病情稳定时，需行 CT 检查，引起脑组织明显移位的占位需要手术去除（例如硬膜外或硬膜下血肿）；许多小的硬膜外血肿能很快自行吸收，可行保守治疗；儿童的硬膜下血肿，可通过前囟穿刺，排出血性 CSF，可很快缓冲升高的 ICP 而不需要外科手术；小的脑内血肿在儿童也很少行血肿清除术，因为在清除血肿的同时，会损害部分正常的脑组织，通常通过控制 ICP 可以使受损的脑组织部分恢复。

开放性、凹陷性颅骨骨折需要紧急手术，这些儿童多不昏迷，手术实施的时间越早，脑感染的风险就越低。在急诊室就应该使用抗生素，并预防破伤风的发生。外科手术必须尽可能保留所有的骨片，即使是污染的骨片，也应在清洗后放入高强度碘伏 5 分钟，然后连接起来，关闭颅骨缺损。这样既避免了二次手术，又不增加感染率。多数穿透性颅骨损伤（例如狗咬伤、飞镖伤）需要外科探查来确定是否有硬脑膜的损伤。

将近 70% 的 GCS 评分 <6 分的儿童，在 CT 上显示有蛛网膜下腔出血。蛛网膜下腔出血阻塞了蛛网膜绒毛，升高 ICP 并提高 CSF 流出压，也阻塞了 CSF 通路，阻断了颅内各个腔室间 CSF 的自由流通。一般急性脑积水很少见，但是局部脑肿胀、挫伤、血肿或水肿阻塞 Monro 孔会导致单侧脑室扩大，如 CT 检查发现脑室扩大，可选择脑室穿刺来监测 ICP 并进行引流。

2.血管疾病　在儿童，颅内自发性出血最常见的原因是动静脉畸形（arteriovenous malformation，AVM）破裂，动脉瘤破裂很少见。AVM 可存在于颅腔或脊髓的任何部位，症状和体征取决于破裂发生的部位。最常见的症状是急性起病的剧烈头痛，逐渐出现颈强直和畏光。如果出血进入蛛网膜下腔或脑室系统，可以出现昏迷。出血进入脑实质，就会发生与出血部位有关的神经性功能缺失（例如偏瘫、失语症、偏盲）。也可能发生惊厥，但更常见于未破裂的 AVM。

从头痛、神经性功能缺失到意识改变的速度，因出血量和部位不同而不同。儿童，尤其是青少年，在急诊室出现歇斯底里表现时，常不容易联想到是颅内出血，只有在血肿扩大后出现昏迷才会受到关注。因此，对任何有急性发作的剧烈头痛或神经性功能缺失的儿童，均需要适当治疗并行头颅放射学检查。在腰椎穿刺之前，最好能行颅脑 CT 扫描，如存在大的脑实质内血肿，局部脑组织移位，应禁忌腰椎穿刺。

如果 CT 发现颅内出血，应行血管造影。血管造影的时机取决于意识变化情况及血肿的部位和类型。在手术之前，最好能行血管造影来弄清病变部位，以便于在一次手术中去除血肿和 AVM。当然，如果血肿大或患者有脑疝的体征，意识状态迅速恶化，就必须紧急手术去除血肿，而不应等待血管造影。由于手术残余 AVM 受血肿或水肿的压迫，血管造影或许不能显示 AVM，因此，一旦 ICP 正常和血肿消退，就需要再次造影。残余 AVM 一般在 ICP 控制、患者意识状态改善、脑水肿消退后再手术。如果血管造影未发现病变，3~6 个月后需要重新造影以确保没有剩余的 AVM。只有蛛网膜下腔出血，而没有颅内病变，需行脊髓造影以排除脊髓 AVM。

当出血主要或全部在蛛网膜下腔时，需怀疑动脉瘤破裂可能，必须尽快行动脉造影，以便于紧急手术夹闭动脉瘤。要注意创伤性、霉菌性以及巨大动脉瘤，在儿童通常比在成人更致命。早期手术夹闭动脉瘤可阻止再出血。如果发生血管痉挛，在没有动脉瘤破裂风险的前提下，首先应予控制性高血压、高血容量。在儿童，尽管动脉造影引起痉挛偶有发生，但严重的症状性痉挛并不常见。在成人，钙通道阻滞剂应用于血管痉挛有效，但在儿童没有类似的研究。

海绵状血管瘤通常表现为发作性或慢性进行性头痛及神经功能缺失，因为出血源自静脉而不是动脉，常缺乏剧烈的发作性头痛而使诊断变得更难。通常 ICP 不是急性升高，但是几天后可能会发生脑肿胀和水肿，部分患儿出现视盘水肿。通常需要进行全面的神经放射学检查，出现症状时，病变需要切除。

3.脑积水　在婴儿，由于颅腔的扩大和颅内压的缓慢上升，脑积水很少以一种急症表现出来，因此脑积水不是常见急症。当患儿出现呕吐和烦躁时，需要注意排除脑积水，体检时需要触诊囟门和检查有无斜视和落日征，需要经常测量和记录头围的大小，如果头围的大小有变化或怀疑 ICP 有升高，必须行 CT 检查。

在囟门闭合的较大的患儿，脑积水的临床表现多样。最常见的是剧烈头痛，通常在早晨或午夜最严重，呕吐后缓解，部分头痛患儿伴随有位置觉变化和视觉模糊，头痛发作间期患儿表现可以正常。这些症状是 ICP 波动的结果，表现为一种严重的失代偿状态，患儿可死于这种压力的波动。有以上这些症状的患儿需要紧急行 CT 或 MRI 检查以评估颅内状况。临床检查可能发现双眼向上凝视障碍、动眼神经或外展神经麻痹、视盘水肿、反射亢进、Babinski 征（巴宾斯基征）阳性或颅骨叩诊"破壶"音。

有些患儿可能表现为严重的共济失调、学习成绩差或偶有轻度痴呆。有些患儿可能表现为昏迷而没有任何阳性体征。在上述每一个情况中，考虑存在 ICP 升高，适当进行放射性检查是很重要的。患儿治疗得越早，视力恢复的概率就越大，可以做脑脊液分流术，通常是脑室腹腔分流。由于中脑导水管狭窄而导致的急性脑积水患儿，可通过第三脑室造瘘术治疗。使用甘露醇、类固醇激素没有价值，除非必须通过这些措施来临时缓解症状。

如果脑积水继发于一种病理情况（例如肿瘤或出血），其治疗方式取决于患儿的临床状态。如果患儿意识不清，需要紧急行脑室外引流、脑室腹腔分流或第三脑室造瘘来减轻压力；如果患儿意识正常，在手术切除肿瘤之前，应用类固醇激素治疗几天，以便于进行全面的放射学评估和选择最佳的外科治疗方案。

慢性硬膜下积液可发生于婴儿，经常会有呕吐、烦躁、嗜睡、贫血和囟门隆起的表现，诊断主要靠 CT 检查。如果需要紧急治疗来降低 ICP，最好的方法就是囟门穿刺。部分患儿病因为滥用药物，但毕竟是少数，病因有时不明，或许是出生时桥静脉撕裂和哭闹、紧张后反复出血的结果，最终治疗通常是硬膜下腔-腹腔分流。

4.大脑的假性肿瘤　大脑假性肿瘤的患儿，通常表现为剧烈头痛、进行性视觉丧失、动眼神经或外展神经麻痹。检查必须包括眼底检查，因为视盘水肿或苍白或许是仅有的体征。有的患儿头痛轻微，但其视力已严重受损，通常这样的患儿已看过医生，但因为没有行眼底检查而错过了诊断，这种情况通常出现在超重儿、青春期前儿童或青少年，但也会发生在幼儿。CT 或 MRI 检查显示正常或脑室局部没有异常，通过腰椎穿刺证实 CSF 压力明显升高。可以用类固醇激素、乙酰唑胺或呋塞米进行治疗。如果眼底检查显示中心暗点、清晰度丧失或视盘水肿，需要紧急减压，通常通过腰大池-腹腔分流来解决。此病虽有 CSF 压力升高，但一般不会发生脑室扩大。在使用类固醇激素、使用抗生素、过量使用维生素 A 后会发生脑室扩大，但是在多数情况下病因不明，困难就在于在发生不可逆的视力丧失之前做出诊断。

5.肿瘤　多数脑肿瘤呈慢性表现，但也有部分脑肿瘤表现为一种神经系统急症，这是慢性 ICP 升高失代偿的结果，其机制为急性脑积水、占位效应引起的脑疝、肿瘤出血、肿瘤引起的癫痫发作以及肿瘤致血管闭塞导致的急性卒中。

最常见的急性表现是脑积水，常见于胶质瘤，多数生长在中线和后颅窝。临床表现为长期的早晨头痛、呕吐，或者与肿瘤部位有关的局部神经受损的表现。可通过 CT 或 MRI 确诊。治疗包括皮质激素的应用、脑室引流、第三脑室造瘘或肿瘤切除等，主要取决于患儿的状态、脑室的大小及肿瘤的大小和部位。如果扫描未见颅内肿瘤，必须注意脊髓肿瘤。因此，必须进行系统的神经学检查。

存在头痛或伴有脑疝体征的急性意识丧失患儿，通常存在较大的幕上肿瘤伴周围水肿，并且过去常有头痛病史。如果患儿已昏迷，要做 CT 或 MRI 检查明确诊断。治疗主要取决于意识变化的速度、患儿的反应、肿瘤的部位、影像上中线偏移的程度。急诊手术切除肿瘤时，如果存在与病变有关的急性 ICP 问题，手术时最好先降低 ICP。

儿童肿瘤中有出血的占 5%~10%，通常出现在生长迅速的肿瘤，例如髓母细胞瘤。临床常表现为头痛和急性的意识水平下降，症状和体征像其他的颅内出血，但是常有先期的头痛或局部神经受损的表现。CT 扫描时易被误认为是源于 AVM 破裂的出血。紧急处理是标准的 ABC 方案，最终治疗取决于患儿的状态，包括手术和药物治疗。

癫痫发作在脑肿瘤患儿中不是很常见，但在皮质肿瘤或当有肿瘤转移至皮质时会出现，在肿瘤复发时更常见。

6.感染　脑膜炎经常伴随 ICP 的升高，这是因为蛛网膜绒毛的阻塞以及 CSF 在发炎的蛛网膜下腔流通不畅所致。但 ICP 升高不是脑膜炎治疗中的主要问题，一般不需要进行监测和治疗。脑炎时 ICP 多正常，但在出血性脑炎（例如单纯疱疹病毒），ICP 或许会很高，行 ICP 监测会有所帮助。

在结核性脑膜炎，急性脑积水很常见，有时需要脑室引流。急性脑积水也可以发生在其他形式的脑膜炎中，慢性真菌性脑膜炎可表现为脑积水，CT 显示颅内存在需要引流的脑积水。

脑脓肿不常见，引起脑脓肿最常见的原因是窦腔感染，尤其是额窦，额窦的炎症产生脓毒性血栓性静脉炎可引起额叶脓肿。其他可引起脑脓肿的病因有先天性心脏病和心内膜炎，通常表现为伴随或不伴发热的剧烈头痛，脓肿破裂进入脑室时可发生急性昏迷、高热、多脏器功能障碍等；局部神经受损的表现取决于脓肿的部位；白细胞计数和血沉通常会升高。脑脓肿的诊断由病史和 CT 扫描后的结果来确定。根据脓肿的部位、类型和数量，治疗方式不同。如果患者有意识的改变，且脓肿大并有水肿，则需要对脓肿紧急穿针抽液以缓解 ICP 和预防脑疝，有时需要重复抽液和适当应用抗生素，一般不进行引流和脓肿切除，急性抽液的另一个理由是取脓液培养以选择合适的抗生素。

硬膜外积脓很少见，但是通常出现在颅内手术、鼻窦感染或创伤后。临床表现为剧烈头痛、反应迟钝，很少有局部体征，除非有潜在的脓毒性静脉血栓或硬膜下积脓。过去的治疗总是紧急开颅清除脓肿，这种方法不适用于所有病例。如何处理应取决于患者的具体状况，如血液培养结果、病变的部位和大小；如果病变小，钻孔冲洗可能就足够；如果病变比较大，就需要开颅清除脓肿。

硬膜下积脓通常来源于脑膜炎或有大脑血栓性静脉炎的鼻窦炎，这种病变，尤其在儿童，经常在半球内或两个半球间弥散。ICP 升高通常是因为潜在的脑炎和脑肿胀，而不是积脓的组织，这点在决定是否实施外科手术时起重要作用，因为脑组织会肿胀和感染，手术可导致进一步的皮质损伤。硬膜下积脓引起的癫痫发作很难控制，传统的方法是需要紧急开颅清除脓肿，现在已不推荐。在一些患儿，如果用抗生素后感染能控制，临床情况能改善，可避免手术；需要外科手术者，也可在急性脑炎和 ICP 升高被控制后再进行手术。

儿童中枢神经系统急症中，许多急性的症状和体征是颅内压升高的结果。颅内高压如果不被控制，能引起继发性脑损害和死亡，及时治疗能避免局部或广泛的脑缺血。当怀疑颅内高压时，必须要尽快找出病因，通常通过影像学检查（CT 或 MRI）来完成。对于意识丧失的儿童，阻止或处理颅内高压的主要治疗手段是紧急建立气道和通气，进一步的治疗取决于颅内高压的病因，有的要紧急手术，有的要保守治疗。尽管控制或阻止高 ICP 不能保证患儿一定有好的结果，但在许多恢复好的儿童中仍是一种主要的有益因素。控制 ICP 是处理罹患 CNS 急症的患儿最重要的方法之一。

（王娟）

第十一节　出血性血管疾病

一、脑出血

脑出血是指脑动脉、静脉或毛细血管破裂导致脑实质内的出血。但以动脉出血最为常见。引起脑出血的病因很多，临床上将其分为损伤性和非损伤性两大类。损伤性脑出血归之于颅脑损伤中论述。非损伤性脑出血又称原发性或自发性脑出血，系指脑内的血管病变、坏死、破裂而引起的出血，绝大多数是在高血压伴发的脑小动脉病变的基础上，由脑动脉的破裂而导致的脑出血，故又称高血压性脑出血。脑出血的发病率为每年 50~80 个/10 万人口，约占急性脑血管病的 20%~30%。

（一）病因病理

1.病因

（1）高血压动脉硬化：高血压动脉硬化是引起原发性脑出血最常见的病因，此期高血压病可使脑内小动脉硬化、玻璃样变，形成粟粒状动脉瘤，粟粒状动脉瘤大多数发生在 250μm 以下的小动脉，动脉瘤的直径在 200~900μm 之间，主要分布在基底节、丘脑、桥脑和小脑齿状核；少数发生在尾状核及大脑白质，在血压骤升时易破裂出血。

（2）脑动脉瘤和脑动脉畸形：出血位于脑实质内，形成脑内出血，多见于脑叶。

（3）脑动脉痉挛：高血压引起动脉痉挛甚至闭塞，导致小血管缺氧坏死发生出血。

（4）脑动脉炎：脑动脉炎导致血管管壁坏死，破裂出血，如结节性多动脉炎。

（5）血液病：如白血病、血友病、血小板减少性紫癜、镰状细胞贫血、再生障碍性贫血等。

（6）肿瘤：脑肿瘤侵蚀血管壁或由于新生血管破裂，引起脑内出血，又称"瘤卒中"其中腹质母细胞瘤、黑色素瘤、转移瘤较为多见。

（7）抗凝及溶栓治疗：临床上应用肝素、尿激酶治疗急性缺血性脑梗死时，偶可并发脑出血。

（8）脑静脉或静脉窦血栓形成：也可并发脑内出血，但多为小片状、多发的出血灶。

2.发病原理　高血压脑出血多发生在脑内大动脉直接分出来的穿通小动脉（直径

100~200μm），如大脑中动脉的豆纹动脉、丘脑穿通动脉、基底动脉的脑桥穿通支、小脑上动脉和小脑前下动脉等。这些小动脉不像皮质动脉有分支或侧支通路，可分流血液和分散承受的血压力；相反，它们是管壁薄弱的终末支，以 90 度角从粗大的脑动脉分出和进入脑实质内。因此，它们承受较多的血流和较大的压力。在高血压长期影响下，这些小穿通动脉管壁的结缔组织发生透明变性，管壁内弹力纤维断裂；同时因伴有动脉粥样硬化使管腔狭窄、扭曲，血管阻力增大，血管的舒缩功能减退，甚至局部产生粟粒状微型动脉瘤。此外，慢性高血压患者的脑血流自动调节代偿功能常丧失。当患者情绪波动或从事体力活动时，血压突然升高，引起血管壁破裂而导致出血。近来发现脑出血和脑梗死可互为因果，即在脑出血区可有血管阻塞产生脑梗死，而脑梗死区周围可有血液外渗现象。因此，一些高血压脑出血中，可能先有血管狭窄或阻塞形成脑的小梗死，在此基础上发生出血。

3.病理　高血压性脑出血好发于大脑半球深部的基底节，约占脑出血的 2/3，其中最多见为壳核（占总数的 44%），其次依次为大脑皮质下或脑叶（15%）、丘脑（13%）、脑桥（9%）、小脑（9%）等。不同部位出血，血肿量也不同。例如大脑皮质下和壳核出血，患者耐受量较大，血肿量可达 50~60mL 以上，丘脑、脑桥和小脑出血早期即引起较严重神经功能障碍，故一般血肿量不大。脑实质内出血量大时，可沿神经纤维向四周扩散，侵入内囊、丘脑、脑干，可破入脑室或蛛网膜下隙。血肿可引起脑室受压或移位，发生脑疝。

一般脑出血多短暂，历时十余分钟至 1~2h，但是可在血压波动时多次、反复出血，可发生在发病数小时至数天。一般再出血发生在发病 6h 内，血肿直径>5cm 者易再出血。多数人认为再出血是血肿增大的主要原因。另外，血压、病变血管的直径和管壁、脑血管自动调节功能、止血系统功能、出血灶周边脑实质的结构特性等也影响血肿量。少数患者再出血发生在不同部位。

出血的部位、速度与量影响患者的临床表现。小出血可沿脑组织界面扩大，呈分离或非破坏脑组织形式。因此，小出血对神经功能影响较少，出血吸收后神经功能障碍多能恢复。相反，大出血对神经组织破坏大，可引起颅内压增高。虽然颅内压达到血压水平时，可使出血停止，但是在此之前常已引起脑疝，危及患者生命。脑水肿、脑血流和脑代谢等的变化也在病变发生发展中起重要作用。

出血可破入脑室、蛛网膜下隙，可引起脑积水。脑干受压或推移、扭曲或脑干原发或继发性出血常是致死的主要原因，一般基底节血肿量>85mL 或血肿量超过脑容量 6%，小脑血肿直径>3cm，如不治疗，预后不良。

一旦血肿形成，随时间增长，可发生不同时期的病理变化：出血 7~10 天内，血肿内容呈果酱状血块或未完全凝固的血液，周围脑实质被分离、推移而呈软化带。由于出血和脑水肿造成脑局部回流障碍，脑软化带常有点状出血。出血侧半球水肿、肿胀，可引起该侧脑室变性和向对侧移位，血肿周边毛细血管形成、巨噬细胞浸润等。出血 2~3 周后，血块液化，变为棕色易碎的软块，液体成分增多。血肿存在时间愈久，其内容的颜色愈淡，质地愈稀薄，最后变成草黄色液体。血肿周围组织水肿和斑点状出血消失，代之胶质和结缔组织增生，逐渐形成一层假性包膜，其内侧壁因有血红蛋白分解产物含铁血黄素沉着而呈黄褐色，可保留数月至数年不褪色。少数血肿可机化，**囊壁**可见钙质。

上述这些变化，可引起血肿不同时期的 MRI 表现。

（二）临床表现

脑出血起病突然，常无先兆。常见诱发因素有情绪波动、体力劳动、饭后酒后、性生活、用力屏便和气候变化等。也可无任何诱因。患者常突感头痛、头胀，随之呕吐，可很快出现意识和神经功能障碍，并进行性加重。脑叶出血者常表现癫痫，可在发病时或病程中发生。发病时血压常超过 22.6/13.3kPa（200/100mmHg），个别收缩压只有 21.3kPa（160mmHg）也可发病。不同出血部位的临床表现如下。

1.基底节出血　偏瘫或轻偏瘫、偏身感觉障碍和同向性偏盲（三偏），均发生于出血灶的对侧。此乃血肿压迫内囊。患者双眼向病变侧凝视，可有局灶性抽搐和失语（优势半球出血）。随着出血量增多，患者意识障碍加重，并出现颅内压增高症状，甚至小脑幕裂孔下疝，导致呼吸和循环衰竭而死亡。

2.大脑皮质下出血　头痛明显。如出血位脑中央区，有偏瘫、偏身感觉障碍，特别是辨别觉丧失。如出血在枕顶叶，可有同向偏盲。如发生在额叶，可有强握、吸吮反射，排尿困难，淡漠和反应迟钝。如有抽搐多为局灶性并限于偏瘫侧。优势半球出血者尚有失语、失读，记忆力减退和肢体失认等。

3.丘脑出血　临床表现似壳核出血，但有双眼垂直方向活动障碍或双眼同向上或向下凝视，瞳孔缩小。患者长期处滞呆状态。如血肿阻塞第三脑室，可出现颅内压增高症状和脑积水。

4.脑桥出血　发病后患者很快进入昏迷状态。出血常先自一侧脑桥开始，表现出血侧面瘫和对侧肢体迟缓性偏瘫（交叉性瘫痪）。头和双眼转向非出血侧，呈"凝视瘫肢"状。出血扩大并波及两侧脑桥，则出现双侧面瘫和四肢瘫痪。后者多为迟缓性，少数为痉挛性或呈去脑强直，双病理征阳性，眼球自主活动消失，瞳孔小，为针尖样，对光反应迟钝或消失，此征见于 1/3 患者，为脑桥出血特征症状，系由于脑桥内交感神经纤维受损所致。持续高热（≥39℃），乃因出血阻断丘脑下部对体温的调节。由于脑干呼吸中枢受影响，常出现不规则呼吸和呼吸困难。如双瞳孔散大，对光反应消失，呼吸不规则，脉搏和血压异常，体温不断上升或突然下降，均表示病情危重。

5.小脑出血　大多数患者有头痛、眩晕、呕吐，伴共济失调，站立时向病侧倾倒，病侧肢体不灵活，但无偏瘫、无失语，有构词不良。少数患者发病迅速，短期内昏迷，出现脑干受压征、眼肌麻痹和小脑扁桃体下疝或急性脑积水表现。

6.脑室出血　见于上述脑实质出血，如壳核或丘脑出血可破入侧脑室，量大可充满整个脑室和蛛网膜下隙。小脑或脑桥出血可破入第四脑室，量大可逆流入小脑幕上脑室系统。脑室出血者病情多危重，意识常在发病后 1~2h 内进入昏迷，出现四肢抽搐或瘫痪，双侧病理征阳性。可有脑膜刺激征、多汗、呕吐、去脑强直。呼吸深沉带鼾声，后转为不规则。脉搏也由缓慢有力转为细速和不规则。血压不稳定。如血压下降、体温升高则多示预后不良。

（三）实验室检查

1.脑脊液　由于脑出血患者多有颅内压增高，如临床诊断明确，则不应做腰穿和脑脊液检查，以防脑疝。如诊断不明确，应审慎地做腰穿。一般脑出血起病早期脑脊液中可无红细胞，但数小时后脑脊液常含血液，特别见于出血破入脑室或蛛网膜下隙者，脑脊液可呈血性，蛋白质增高，脑脊液压力增高。仅约 10%患者脑脊液不含血。

2.血和尿常规　血常规常见白细胞增高，血非蛋白氮、尿素氮增高。尿常规有轻度糖尿、蛋白尿，见于 1/3 患者。

（四）诊断

有高血压的中老年人，突然剧烈头痛、呕吐、偏瘫，均应高度怀疑本病，并通过下述方法帮助确定诊断。

1.头部 CT　CT 是本病的主要诊断方法，它能迅速、准确和安全地诊断本病，能准确显示血肿的部位、大小、形态、发展方向、合并脑积水和脑水肿的程度，特别有助于脑室内、脑干和小脑出血的诊断。它能区分脑出血和脑梗死，有助脑出血病因的鉴别诊断，有利于治疗方案的制订、预后判断和病情发展的随访（见表 4-11-1，表 4-11-2 所示）。如基底节血肿的内缘距松果体<28mm，内囊受累者，预后多不良。一般新鲜血块的 CT 值是 70~80Hu，为正常脑组织密度的 2 倍，随着时间增长，血肿吸收，其密度逐步变低。CT 示血肿吸收所需时间取决于血肿的大小和所在部位：直径≤1.5~2.5cm 血肿，需 4~5周；>2cm，6~7 周；脑室内出血，3 周内；蛛网膜下隙出血，≤5~7 天。

表 4-11-1　基底节出血的 CT 分级（Kanaya 等 1992）

分级	类型	标准
I	外囊	出血累及外囊
II	内囊前肢	出血累及内囊前肢
IIIa	内囊后肢	出血累及内囊后肢
IIIb	内囊后肢+脑室	出血累及内囊后肢并破入脑室
IVa	内囊前、后肢	出血累及内囊前、后肢
IVb	内囊前、后肢+脑室或丘脑	出血累及内囊前、后肢并破入脑室或累及丘脑
V		出血累及丘脑或下丘脑

表 4-11-2　丘脑出血的 CT 分级（Kanaya 等 1992）

分级	标准
Ia	出血位于丘脑，不伴脑室出血
Ib	丘脑出血伴脑室出血
IIa	出血累及内囊，但无脑室出血
IIb	出血累及内囊，伴脑室出血
IIIa	出血累及下丘脑或中脑，但无脑室出血
IIIb	出血累及下丘脑或中脑，伴脑室出血

血肿量的计算见下。

（1）多田公式计算法（单位 mL）：血肿量＝π/6×长×宽×层面数。

（2）简易计算法（单位 mL）：血肿量＝1/2×长×宽×层面数。

一般脑出血，平扫 CT 可以做出诊断。但是对下述患者应加做增强头 CT 检查，以利鉴别诊断：①年龄≤40 岁；②无高血压史；③神经系统症状加重>4h；④有肿瘤、血液病、脉管炎和心内膜炎史；⑤蛛网膜下隙出血或非典型高血压脑出血部位。

2.头部 MR　由于 MR 发现新鲜出血的敏感性低，检查费时，故其对急性脑出血的诊断作用不如 CT。但是，对亚急性和慢性脑出血，MR 的 T_1 和 T_2 加权成像有规律性信号改变，即由低或等信号逐渐演变为高信号。这是由于血肿内外化学和物理变化所致，特别是血红蛋白分子水平的变化。一般血肿溶解从中心开始向周边扩展。红细胞内的血红蛋白有下列变化：0~12h 氧合血红蛋白，1~7 天，去氧血红蛋白，5 天~数月，正铁血红蛋白，1 天~数年，含铁血黄素。因此，对亚急性和慢性期脑出血、脑干和颅后窝血肿的诊断，MR 优于 CT。对脑出血不同病因的鉴别诊断，MR 更是不可缺少的手段。

3.脑血管造影　在 CT 应用以前脑血管造影是本病主要诊断方法。目前由于 CT 和 MR 的普及以及脑血管造影检查的局限性，脑血管造影只用于排除脑动脉瘤、AVM 等引起的自发性脑出血。

（五）鉴别诊断

自 CT 和 MR 问世以后，脑出血与脑梗死的鉴别诊断已较容易。虽然自发性脑出血中大多数为高血压病所致，但需警惕除高血压外，还有许多其他不常见的病因。有时高血压只是引起脑出血的触发因素，而脑血管病变另有原因；有时血压高是继发于脑出血后颅内压增高的代偿现象而非真正高血压病。所以，临床上见到脑出血时，不能单凭一次血压检查结果偏高就诊断为高血压脑出血，特别对青年患者更应全面考虑，并进行相应辅助检查，以助鉴别诊断。下面择要介绍。

1.脑动脉瘤和 AVM　是仅次于高血压病的引起自发性脑出血的第二、第三主要病因。对于浅表脑出血、有癫痫、头痛和局灶体征者，应怀疑 AVM，特别是青少年患者。虽然脑动脉瘤破裂主要引起蛛网膜下隙出血，但是当动脉瘤嵌在脑实质内时（如颈内动脉分叉处动脉瘤、前交通动脉瘤、远端大脑后动脉瘤等），则可引起脑实质内出血。对脑叶出血，应怀疑脑动脉瘤。少见情况下，脑动脉瘤（如后交通动脉瘤）可引起基底节出血。对可疑的患者应做薄分层 CT 扫描，特别是增强 CT 可发现直径≥5mm 的动脉瘤。首次 C 检查阴性者，可重复 CT 检查，以排除脑血管痉挛等因素造成的假阴性。必要时可做 CTA 或 DSA 检查。

CT 和 MR 检查有助发现 AVM、海绵状血管瘤、脑肿瘤等。

2.烟雾病　较少见的脑血管病，但是近来随着影像学的发展和普及，本病检出率有增加趋势。好发儿童。典型患者在 MR 片可见基底节区筛状小血管影。DSA 是确诊的主要方法。

3.血液病　如白血病、血友病、血小板减少紫癜、红细胞增多症、镰状细胞病等。仔细询问病史，进行有关化验室检查，不难做出鉴别诊断。

（六）自然病程

约 1/3 患者发病突然，其余历经数小时方恶化和发展到高峰。意识障碍见于 60%患者，其中 40%昏迷。大多数患者在数天内死亡。脑出血的患者常经历下述病程：进行性恶化或好转后又恶化或逐渐好转。昏迷和大出血者预后多不良。大组病例研究显示下列因素影响患者的预后：①意识障碍的程度；②血肿大小；③中线移位程度；④合并脑室出血；⑤血肿部位（如丘脑、脑桥）；⑥年迈。一般少量脑出血、轻度神经障碍者，多能完全康复。有明显局灶神经障碍的中等血肿者，虽成活，多严重病残。

（七）治疗

脑出血处理的关键在"防患于未然"，其中控制高血压病是预防的核心。研究显示未经治疗高血压者发生脑卒中比控制高血压而发生卒中者高达 10 倍。防治高血压病，除合理用药物外，避免烟、酒，消除紧张顾虑，劳逸有度也应重视。

对已发生脑出血者，应根据病情采取相应的治疗方法。

1.西医疗法

（1）内科治疗

1）绝对卧床休息，密切观察病情，避免外界刺激和不必要的搬动。有条件者应住重点监护室（ICU）。

2）控制高血压：血压过高可加重脑水肿，诱发再出血。因此应及时应用降压剂以控制过高的血压。血压降低的程度应根据每个患者的具体情况而定，原则上应逐渐降到脑出血前原有的水平或 20/12kPa（150/90mmHg）左右。降压不可过速或过低，后者可引起脑缺血。美国心脏病联合会（1997）提出高血压脑出血降压指导：收缩压>30.kPa（230mmHg）或舒张压>16.0kPa（120mmHg）者，用硝普钠静脉点滴；收缩压>24.0kPa（180mmHg）或舒张压>14kPa（105mmHg）者用柳胺苄心定静注。如脑出血前血压不高[如 16.0/10.7kPa（120/80mmHg）]，则降压达病前水平（表 4-11-3）。

表 4-11-3　急诊常用降压剂

药名	药理作用	神经作用	全身作用	用法	作用开始时间	作用持续时间	注意事项
硝普钠（Nitroprusside）	直接松弛血管平滑肌	头痛、精神不安	胸腹痛、呕吐、皮疹、甲状腺功能抑制	静滴，避光 50~100mg/500mL	0.5~2s	3~5min	监测血压，肝肾和甲状腺患者慎用长期大剂量
拉贝洛尔（Labetalol）	肾上腺素α和β受体阻滞剂	头晕	心率慢、冠状动脉血流增多、体位低血压、恶心	静注 10~20mg/次，10~20min 后可重复，或首剂静注后改 2~8mg/min 静滴	5min	6h	哮喘、心衰、肝功能不全者禁用
尼卡地平（Nicardipine）	钙通道拮抗剂	头晕、头痛、困倦	皮肤瘙痒、面赤、恶心、心率增快	2.5~15mg/h 静滴	5~10min	1~2h	孕妇、哺乳妇女禁用，青光眼慎用
二氮嗪（Diazoxide）	直接松弛血管平滑肌	头晕、嗜睡	肠道反应、高血糖、钠滞留	静注 150~300mg 每 4~24h	0.5~5min	4~12h	心绞痛、主动脉狭窄者禁用，宜与呋塞米合用

3）控制脑水肿，降低颅内压：脑出血后常引起脑水肿和颅内压增高，它们不仅影响脑供血，而且可危及患者生命。因此，控制脑水肿和降低颅内压是脑出血急性期处理的一个重要环节：①高渗脱水剂如 20%甘露醇 250mL 静脉快速滴注，每天 2~4 次。与呋

塞米（速尿）合用，可增加疗效。输入 4h 后如尿量少于 250mL，要慎用或停用，并检查肾脏功能。10%甘油果糖 250mL 静脉点滴，脱水效果较甘露醇缓和但较持久，特别适用于肾功能不全、合并糖尿病者；②过度通气：只能间断和短期应用，维持 PCO_2 于 3.33~4.00kPa（25~30mmHg），不主张长期或持续应用。研究证明，不当的通气不仅无好处，而且加重脑缺血；③颅内压监测和脑室引流：颅内压监测有助指导脱水剂的应用，特别适用于合伴脑积水者（如小脑出血）。在目前各种颅内压监测方法中，脑室内压监测最准确，且可根据需要引流脑脊液，降低颅内压；④类固醇激素：现已不主张常规应用类固醇激素，对照研究证实激素对脑出血不仅无益，反可增加并发症。

4）防治各系统并发症：肺和心血管并发症常是脑出血患者死亡的主要原因。因此积极防治呼吸道阻塞和感染、心血管病和消化道出血、尿路感染、压（褥）疮、水电解质紊乱等很重要。

5）止血剂：一般脑内动脉出血难以药物制止，但对点状出血、渗血，特别是合并消化道出血时，止血剂还是有一定作用。可酌情选用抗纤维蛋白溶酶剂。

6）对症处理：20%脑出血者有癫痫发作，特别是脑叶出血、合并蛛网膜下隙出血。可选用抗癫痫剂如苯妥英钠、丙戊酸钠等。高热者物理和（或）药物降温。

（2）外科治疗：传统上对高血压脑出血的治疗旨在挽救患者生命，因此一般在内科治疗无效时方采用外科治疗，患者多病情危重，病死率高和疗效差。近来，由于对脑出血病理的深入研究，微创外科技术的发展和应用，不少学者提出外科手术清除血肿和降低颅内压力，不仅能挽救患者生命，而且能更好地保留和恢复患者的神经功能，改善生存质量。

1）手术指征：有争论。一般讲患者的一般情况、年龄、血肿的部位和大小是影响手术指征的重要因素。另外，在决定手术与否时，还应向患者亲属和有关人员说明手术利弊、可能发生问题，争取他们的理解和配合。①脑叶出血：患者清醒、无神经障碍和小血肿（<20mL）者，不必手术，可密切观察和随访。患者意识障碍、大血肿和在 CT 上有占位征者，应手术；②基底节和丘脑出血（图 4-11-1，图 4-11-2）：大血肿、神经障碍者应手术。Knanya 和复旦大学附属华山医院的经验证明，壳核出血中，如患者无昏迷和仅有轻微神经障碍时，内科治疗优于外科治疗；如患者昏迷，则外科治疗组病死率低于内科治疗组，分别为 35%和 72%，但功能恢复两组相近；③脑桥出血：原则上内科治疗。但对非高压性脑桥出血如海绵状血管瘤，可手术治疗；④小脑出血：血肿直径≥2cm 者应手术，特别合并脑积水、意识障碍、神经功能缺失和占位征者。

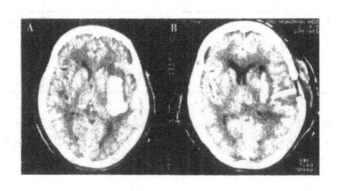

图 4-11-1　基底节血肿（A）经小骨窗血肿引流术后（B）

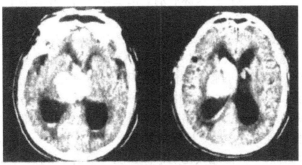

图 4-11-2　丘脑出血破入脑室

2）手术禁忌证：①深昏迷患者（GCS3~5 级）或去脑强直；②生命体征不稳定如血压过高、高热、呼吸不规则，或有严重系统器质性病变者；③脑干出血；④基底节或丘脑出血影响到脑干；⑤病情发展急骤，发病数小时即深刻昏迷。

3）手术方法。

①立体定向穿刺引流血肿：由于脑内血肿具下列特征，适合立体定向穿刺引流：CT 和 MRI 易发现；用 CT 和 MRI 易准确定位；血肿物理特性利于抽吸和引流，特别是配合应用一些特殊手术器和溶栓剂；再出血的危险较小，且一旦发生，用现代影像技术易发现和处理。手术注意事项：a.利用 CT 和 MRI 定位，并选择距血肿较近且避开功能区的穿刺点；b.首次穿刺引流血肿应从血肿中心开始，引流血肿量的 1/2~2/3。过多地追求清除"干净"血肿或清除血肿周边的血块，易引起再出血；c.应用特殊血肿清除器械如机械抽吸捣碎或切割、超声吸引、内镜等有利于未液化血块清除，但应遵循"b"点注意事项；d.溶栓剂应用有助溶解血块和血肿引流。溶栓剂分为液相和固相溶栓剂，前者包括链激酶和尿激酶，后者有组织纤溶酶原激活剂（t-PA）、乙酰纤溶酶原-链激酶激活剂复合物、重组单链尿激酶、重组葡激酶和重组链激酶等。一般固相溶栓剂与血栓或血块有特殊的亲和力，溶栓效果比液相溶栓剂好。虽然 t-PA 和重组葡激酶溶栓效果较重组链激酶好，但它们半衰期短，需反复给药，且价格昂贵。尿激酶半衰期短，大剂量应用易诱发出血。国产重组链激酶具有高纯度、不良反应小，比同类进口链激酶价格低廉的优点。华山医院神经外科应用国产重组链激酶治疗高血压脑出血，30 例患者排出血肿量 6~26mL，平均 13.5mL，无再出血和变态反应。重组链激酶应用方法：a.经直径 2mm 血肿引流管注入含重组链激酶 5mg（50 万 U）的生理盐水 3mL+自体血浆 1mL（后者有加强链激酶作用），夹闭引流管 4h 后开放引流，每天 1 次。连续 3 天，复查头 CT 后拔除引流管；b.重组链激酶制剂应现用现配，久置药液不能使用；d.重组链激酶应用后 5~12 个月内不能再用，如需再用溶栓剂，应改用他药。近来随着微侵袭外科的广泛应用，高血压脑出血的微侵袭外科治疗显示其优越性，国内外许多报告证实应用立体定向穿刺血肿，配合化学和物理溶栓或小骨窗开颅（直视或内镜下）配合溶栓，不仅安全、有效，而且可降低病死率和提高康复率。可是上述报告多为回顾性或非对照研究。因此，高血压脑出血的微侵袭外科治疗的适应证、疗效判断还需大组病例、前瞻性和对照研究的验证。

②开颅血肿清除：主要适用于合并早期脑疝者、小脑出血、原发出血病因不明者。对于后者应探查血肿壁和四周，以排除肿瘤、隐性血管畸形或血管瘤。手术的时机有争论。有主张早期或超早期手术（≤6h），以减少再出血可能；有主张延期（>6h）手术，以避免再出血可能。笔者认为应结合患者具体情况而定，对有高颅压危象，应尽早手术；对病情较稳定者，可密切观察病情，48~72h后再手术。

③脑室穿刺引流：适用于小脑出血合并脑积水、脑室出血。

2.中医辨证论治　本病属于中医学中风、击仆、薄厥、偏枯等证范畴。常由于脏腑阴阳失调，气血逆乱，冲击于上，脑络破而血液外溢所致，多留有歪僻不遂等后遗症，属急危重症。多属传统理论的中腑、中脏之证。

近代以张锡纯为首的中西汇通派已明确高血压、脑出血等概念，对中风的中医理论有了新的认识。《医学衷中参西录》就记载了血压过高而出现"脉弦长有力"的现象。认为《素问•调经论》"血之与气，并走于上，则为大厥"，《素问•脉解篇》"肝气当治而未得，故善怒；善怒者，名曰煎厥"以及《素问•生气通天论》"阳气者，大怒则形气绝，血菀于上，使人薄厥"等论述与高血压引起的脑出血近似。认为肝火暴发、肝风内动等必使血随气升过极而不返，激薄于脑，导致所谓的"脑充血"而发生"内中风"。其所创镇肝熄风汤、建瓴汤为临床治疗高血压；预防中风病的常用方剂。

综观本病，多由于机体脏腑阴阳失调，或素体肝阳偏旺，加上劳倦内伤、忧思恼怒、饮酒饱食、用力过度、气候变化等，致阳化风动，血随气逆，冲击于脑，脑络破溢，引起昏仆不遂而为中风。病机概而论之不外虚（阴虚）、火（肝火、心火）、风（肝风、外风）、痰（痰热、痰湿）、气（气逆）、血（血溢而瘀）六端，此六端在一定条件下可相互影响，相互作用。病性以上盛下虚为主，上盛者为气血逆乱冲击于上，下虚多为肝肾阴虚。基本病机为气血逆乱，上犯于脑。

（1）中医药治疗

1）闭证：突然昏倒，不知人事，牙关紧闭，口噤不开，两手握固，大小便闭，肢体强痉，此为闭证的一般症状。

①阳闭：伴见面赤身热，气粗口臭，烦躁不宁，舌苔黄厚或腻，脉弦滑而数。

治疗方药：辛凉开窍，清肝熄风。可用局方至宝丹1粒灌服或鼻饲以开窍，同时以《医醇剩义》羚羊角汤加减，以清肝熄风，滋阴潜阳。也可用羚羊角粉冲服。古方竹沥水灌服有清热化痰的功效。有抽搐者加全蝎、蜈蚣以解痉。

②阴闭：伴见面白唇黯，静卧不烦，四肢不温，喉中痰鸣，舌苔白腻，脉沉滑或缓。

治法方药：辛温开窍，除痰熄风。局方苏合香丸1粒灌服或鼻饲以开窍，同时服《济生方》涤痰汤加减，若出现戴阳证，乃属病情恶化，急进参附汤加减、白通加猪胆汁汤（鼻饲）扶元敛阳，以救万一。

2）脱证：突然昏仆，不知人事，目合口开，息鼾息微，手撒肢冷，二便自遗，肢体瘫痪，汗多舌萎，脉微欲绝。

治法方药：回阳固脱。用《世医得效方》参附汤急煎灌服或鼻饲，或用参附注射液静脉滴注。若阳气得回，观面赤足冷，虚烦不安，脉极虚弱或浮大无根，为真阴亏耗，阳无所附而出现虚阳上浮欲脱，即用《宣明论方》地黄饮子加减，以养真阴、温肾阳以固脱。

3）肝阳暴亢：突然神志恍惚，半身不遂，舌强言謇，或口舌㖞斜；并眩晕头痛，面红目赤，口苦咽干，心烦易怒，尿赤便干，舌红或绛红，苔黄，脉弦有力。

治法方药：潜阳泻火，平肝熄风。天麻钩藤饮。火盛合龙胆泻肝汤。神志迷蒙配合灌服牛黄清心丸或安宫牛黄丸，也可静滴醒脑静、清开灵等针剂，以清热开窍醒神。

4）痰热腑实：突然半身不遂，神志时清时昧，口舌㖞斜，语謇或失语，大便秘结，喉中痰鸣，舌黯红，苔黄腻，脉弦滑，偏瘫侧脉多弦滑而大。

治法方药：化痰开窍，通腑浑浊。选用《验方》星蒌承气汤。方中芒硝剂量应视病情和体质而定，一般可控制在 10~15g 左右，以大便通畅，涤除痰热为度，不可过量，以免伤正。腑气通后，应予清化热痰、活血通络。若瘀血内阻明显，亦可选用桃仁承气汤。

5）跌仆血瘀：跌仆后头痛或神志蒙昧，遗忘不清，常伴恶心、呕吐，甚则烦躁、项强、谵妄或昏不知人。随后可并见半身不遂、口舌㖞斜等症。舌黯或有瘀斑，脉弦缓或数。

治法方药：通窍活血，豁痰熄风。通窍活血汤加味。同时可静滴清开灵注射液，痰热明显则服鲜竹沥汁或静滴穿琥宁注射液。跌仆后头痛发生即可冲服血竭粉，有活血止血的作用。

（2）中成药应用：闭证可用醒脑注射液（安宫牛黄注射液）2~4mL（1~2g），肌内注射或 4~8mL 加 5%葡萄糖溶液 40mL 静脉推注，1~2 次/d。

脱证以生脉注射液、参附注射液静脉滴注。

（3）针灸治疗

1）闭证：采用上下配穴法，泻法或点刺出血。常用穴位如水沟、十二井穴、太冲、涌泉等。一般以持续行针，捻转泻法，直至意识好转，然后间歇行针。

2）脱证：采用远近配穴法，用艾炷、艾条灸之。常用穴位如关元、神阙（隔盐灸）、百会等。一般关元、神阙以艾炷灸，百会艾条灸，灸至汗止，脉象好转，稍休息后再灸之。

3）尿潴留：一般采用近部取穴法，常用关元透中极、水道透中极、三阴交、阴陵泉。以针感达腹部、会阴者佳，以补法，1 次/d，每次均达到排尿为止。或用电针，针下得气后，接脉冲电针机用疏波，电流由小到大。正极接中极、关元或水道，负极接三阴交、阴陵泉（负极不接腹部穴，因其刺激性强，会使膀胱括约肌痉挛，小便不易排出）。1 次/d，至排尿为止。

4）尿失禁：采用远近配穴，以补法为主。常用穴位如百会、四神聪、关元、中极、三阴交、大椎等。手法以关元、中极针感向外阴方向传，三阴交针感传向阴部。1 次/d，留针 30min，其间行针 2 次，6 次后休息 1cl。或用电针，针下得气后，接脉冲电针机，用疏波，电流量由小到大。1 次/d，6 次后休息 1d。

二、蛛网膜下隙出血

蛛网膜下隙出血系指脑底部或脑表面的血管破裂，血液直接流入蛛网膜下隙，又称自发性蛛网膜下隙出血，以先天性脑动脉瘤为多见。由脑实质内或脑外伤出血破入脑室系统或蛛网膜下隙者，称继发性蛛网膜下隙出血。故本病为多种病因引起的临床综合征。

（一）病因病理及发病机制

1.病因病理　蛛网膜下隙出血最常见的病因为先天性动脉瘤，其次为动静脉畸形和脑动脉硬化性动脉瘤，再次为各种感染所引起的脑动脉炎、脑肿瘤、血液病、胶原系统疾病、抗凝治疗并发症等。部分病例病因未明。颅内动脉瘤多为单发，多发者仅占15%。好发于脑基底动脉环交叉处。脑血管畸形多见于天幕上脑凸面或中深部，脑动脉硬化性动脉瘤则多见于脑底部。动脉瘤破裂处脑实质破坏并继发脑血肿、脑水肿。镜下可见动脉变性、纤维增生和坏死。

2.发病机制　由于先天性及病理性血管的管壁薄弱，内弹力层和肌层纤维的中断，有的血管发育不全及变性，尤其在血管分叉处往往承受压力大，在血流冲击下血管易自行破裂，或当血压增高时被冲裂而出血。此外由于血液的直接刺激，或血细胞破坏释放大量促血管痉挛物质（去甲肾上腺素等），使脑动脉痉挛，如果出血量大将会引起严重颅内压增高，甚至脑疝。

（二）临床表现

在活动状态下急性起病，任何年龄组均可发病，以青壮年居多，其临床特点如下所述。

1.头痛　患者突感头部剧痛难忍如爆炸样疼痛，先由某一局部开始，继而转向全头剧痛，这往往指向血管破裂部位。

2.呕吐　呕吐常并发于头痛后，患者反复呕吐，多呈喷射性。

3.意识障碍　患者可出现烦躁不安，骚动不宁、谵妄及胡言乱语，意识模糊，甚至昏迷或抽搐，大小便失禁。

4.脑膜刺激征　脑膜刺激征为常见且具有诊断意义的体征。在起病早期或深昏迷状态下可能缺如，应注意密切观察病情变化。

5.其他　定位体征往往不明显，绝大部分病例无偏瘫，但有的可出现附加症状，低热、腰背痛、腹痛、下肢痛等。如为脑血管畸形引起常因病变部位不同，而表现为不同的局灶性体征。如为脑动脉瘤破裂引起，多位于脑底Willis环，其临床表现为：①后交通动脉常伴有第Ⅲ脑神经麻痹；②前交通动脉可伴有额叶功能障碍；③大脑中动脉可伴有偏瘫或失语；④颈内动脉可伴有一过性失明，轻偏瘫或无任何症状。

（三）辅助检查

1.腰椎穿刺　出血后两小时，脑脊液压力增高，外观呈均匀，血性且不凝固，此检查具诊断价值。3~4日内出现胆红素，使脑脊液黄变，一般持续3~4周。

2.心电图　心电图可有心肌缺血缺氧性损伤，房室传导阻滞，房颤等改变。

3.脑血管造影或数字减影　脑血管造影或数字减影以显示有无脑动脉瘤或血管畸形，并进一步了解动脉瘤的部位，大小或血管畸形的供血情况，以利手术治疗。

4.CT扫描　CT平扫时可见出血部位、血肿大小及积血范围（脑基底池、外侧裂池、脑穹隆面、脑室等）。增强扫描可发现动脉瘤或血管畸形。

5.经颅多普勒超声波检查　此检查对脑血流状况可作出诊断，并对手术适应证能提供客观指标。

（四）诊断与鉴别诊断

1.诊断

（1）病史：各年龄组均可发病，以青壮年居多，青少年以先天性动脉瘤为多，中老年以动脉硬化性动脉瘤出血为多。既往可有头痛史及有关原发病病史。

（2）诱因：可有用力排便、咳嗽、情绪激动、过劳、兴奋紧张等诱因。

（3）临床征象：急性起病，以剧烈头痛、呕吐，脑膜刺激征阳性，绝大部分患者无偏瘫，腰椎穿刺为血性脑脊液即可确诊。但脑动脉瘤和脑血管畸形主要靠脑血管造影或数字减影来判断病变部位、性质及范围大小。

2.鉴别诊断　本病应与脑出血、出血性脑炎及结核性脑膜炎相鉴别，后者具有明显的脑实质受损的定位体征，以及全身症状突出并有特征性脑脊液性状。CT扫描脑出血显示高密度影，血肿位于脑实质内。

（五）治疗

总的治疗原则为控制脑水肿，预防再出血及脑血管痉挛、脑室积水的产生，同时积极进行病因治疗。急性期首先以内科治疗为主。

（1）保持安静，头部冷敷，绝对卧床4~6周，烦躁时可选用镇静剂。保持大便通畅，避免用力排便、咳嗽、情绪激动等引起颅内压增高的因素。

（2）减轻脑水肿，降低颅内压，仍是治疗急性出血性脑血管病的关键。发病2~4h内脑水肿可达高峰，严重者导致脑疝而死亡。

（3）止血剂对蛛网膜下隙出血有一定帮助。①6-氨基己酸（EACA）。18~24g加入5%~10%葡萄糖液500~1000mL内静脉滴注，1~2次/日，连续使用7~14日或口服6~8g/d，3周为1疗程。但肾功能障碍应慎用。②抗血纤溶芳酸（PAMBA）。可控制纤维蛋白酶的形成。每次500~1000mg溶于5%~10%葡萄糖液500mL内静脉滴注，1~2次/日，维持2~3周，停药采取渐减。③其他止血剂。酌情适当相应选用如氨甲环酸（AMCHA）、仙鹤草素溶液、卡巴克络（安络血）、酚磺乙胺（止血敏）及云南白药等。

（4）防治继发性脑血管痉挛：在出血后96h左右开始应用钙通道阻滞剂尼莫地平，首次剂量0.35mg/kg，以后按0.3mg/kg，每4h1次，口服，维持21日，疗效颇佳。还可试用前列环素、纳洛酮、血栓素等。

（5）预防再出血：一般首次出血后2周内为再出血高峰，第3周后渐少。临床上在4周内视为再出血的危险期，故需绝对安静卧床，避免激动，用力咳嗽或打喷嚏，并低盐少渣饮食，保持大便通畅。

（6）手术治疗：一旦明确动脉瘤应争取早期手术根除治疗，可选用瘤壁加固术，瘤颈夹闭术，用微导管血管内瘤体填塞等手术，以防瘤体再次破裂出血。动静脉畸形部位浅表而不影响神经功能障碍，亦可用电凝治疗或手术切除。如出现脑积水可采用侧脑室分流术。

（王娟）

第五章 内分泌系统急危重症

第一节 内分泌功能监测与评估

一、内分泌系统的组成

（一）概述

内分泌系统是由体内相对集中的内分泌腺和分散于某些器官、组织中的内分泌细胞组成的一个重要的信息传递系统。内分泌腺是人体内一些无输出导管的腺体，它的分泌物称为激素。人体内主要的内分泌腺包括垂体、甲状腺、肾上腺、胰岛、甲状旁腺、性腺和松果体等。散在的内分泌细胞分布比较广泛，胃肠道、下丘脑、心血管、肺、肾、胎盘和皮肤等器官、组织中均存在各种不同的内分泌细胞。

内分泌系统在神经支配和物质代谢反馈调节基础上，分泌特殊生理作用的激素，对一定器官或组织发挥相应的生理效应，调节体内的代谢过程、器官功能、生长发育、生殖、衰老等生理活动，使人体在复杂多变的生活环境中维持物质代谢和体内环境的动态平衡。

（二）腺垂体的内分泌功能

腺垂体是体内最重要的内分泌腺。腺垂体可分泌 7 种激素，其中，促甲状腺激素（thyroid stimulating hormone，TSH）、促肾上腺皮质激素（ACTH）、促卵泡激素（follicle stimulating hormone，FSH）与黄体生成素（luteinizing hormone，LH）均有各自的靶腺，分别构成下丘脑-垂体-甲状腺轴、下丘脑-垂体-肾上腺皮质轴和下丘脑-垂体-性腺轴。TSH、ACTH、FSH 和 LH 均可直接作用于各自的靶腺而发挥作用，故常将这些激素称为促激素。而生长激素（GH）、催乳激素（prolactin，PRL）与促黑素细胞激素（melanocyte stimulating hermone，MSH）是直接作用于靶组织和靶细胞的，起到调节物质代谢、个体生长、乳腺发育与泌乳以及黑色素代谢等调节作用。

（三）下丘脑的内分泌功能

下丘脑是中枢神经系统非常重要的组成部分，下丘脑的一些神经元能分泌激素（神经激素），具有内分泌细胞的作用，又保持典型神经细胞的功能。下丘脑与神经垂体和腺垂体的联系非常紧密，它们可将大脑或中枢神经系统其他部位传来的信息转变为激素的信息，起着换能神经元的作用，从而以下丘脑为枢纽，把神经调节与体液调节紧密联系起来。

下丘脑具有内分泌细胞作用的神经元分泌的神经激素，主要产生调节腺垂体激素释放的激素，称为下丘脑调节肽（hypothalamic regulatory polypeptide，HRP）。目前，已确定的 HRP 有 9 种，各种 HRP 的作用机制略有不同，在其与腺垂体靶细胞膜受体结合后，分别调节腺垂体相应激素的释放。

①促甲状腺激素释放激素（thyrotropin releasing hormone，TRH）：促进 TSH 释放。

②促性腺激素释放激素（gonadotropin releasing hormone，GnRH）：促进 LH 与 FSH 释放（以 LH 为主）。

③生长激素释放抑制激素（growt hormone releaseing-inhibiting hormone，GHRIH）：抑制 GH 释放，对 LH、FSH、TSH、PRL 及 ACTH 的分泌也有抑制作用。

④生长激素释放激素（growth hormone releasing hormone，GHRH）：促进 GH 释放。

⑤促肾上腺皮质激素释放激素（corticotropin releasing hormone，CRH）：促进 ACTH 释放。

⑥促黑（素细胞）激素释放因子（melanocyte stimulating hormone releasing factor，MRF）：促进 MSH 释放。

⑦促黑（素细胞）激素释放抑制因子（melanocyte stimulating hormone inhibiting fastor，MIF）：抑制 MSH 释放。

⑧催乳激素释放因子（prolactin releasing factor，PRF）：促进 PRL 释放。

⑨催乳激素释放抑制因子（prolactin releasing inhibiting factor，PIF）：抑制 PRL 释放。

二、激素及其代谢物的测定

测定血中激素浓度或/和尿中激素（或其代谢物）排泄量是判断内分泌功能的重要方法。激素的分泌率系指在单位时间内释放入血的激素量，常以 mg（或μg）/24h 计算；激素的产生率系指内分泌腺单位时间内产生某种激素的量；激素的代谢廓清率指单位时间内某一激素在血液循环中的清除量，以此数量的激素相当于多少升血浆内的含量来表示，以 L/24h 计算。

激素的血浆浓度与激素的产生率和代谢廓清率有关。体内激素不断地产生，又不断地被廓清，在生理平衡状态下，产生量和廓清量相等，故血浆中激素保持相对稳定。激素在血浆内的浓度一般以μg/100mL 或 ng/mL 计算。

（一）血与尿中激素定性与定量测定方法

1.生物学测定法　利用活动物或离体组织、器官进行激素对生物活性效应的测定。这种方法对激素的化学结构不一定能明确鉴别，所测定的可能是激素的混合物。

2.化学测定法　将血或尿液中的激素抽取提纯，通过比色法、层析法进行。

3.同位素测定法　利用微量同位素的示踪作用，协助测定激素的浓度或分泌率。

4.放射免疫法　灵敏度高，特异性强，临床较多应用。

（二）测定项目

1.测定激素的合成和释放。

2.测定激素在体内的动态变化，包括兴奋和抑制试验。

3.血尿生化检查，测定糖及糖耐量试验，以及蛋白、血脂、电解质、酮体、基础代谢等。

4.药理试验，利用某些药物对内分泌腺的兴奋或抑制作用，测定内分泌功能的变化。

5.形态学检查，包括内分泌腺的形态观察和组织、细胞学的检查。

（三）测定的优、缺点

1.血中激素的测定

（1）优点　a.一般只需少量血，对病人、医师及实验室均方便，能较迅速地测出结果；b.血中激素水平受肝、肾影响小。

（2）缺点　a.激素呈时间性节律波动，只能反映当时水平；b.激素因受某些活性物质影响而发生变化；c.某些激素稳定性差，故血标本放置时间不宜太长；d.传染性的血标本影响工作人员健康。

2.尿中激素的测定

（1）优点　a.尿液测定一般为24h激素的总和；b.有些激素在几小时或几分钟内暂时的变动在血中测不出来，而在尿中可以反映出来；c.尿测定方法比较简便易行。

（2）缺点　a.主要需收集24h尿，病人不方便，有时不够准确；b.在手术麻醉期间不能快速及时获得结果。

三、下丘脑-垂体的功能监测

（一）促甲状腺激素释放激素（TRH）兴奋试验

1.方法　病人不需做特殊准备，受试者静脉注射TRH3~4μg/kg，在注射前及注射后15min、30min、60min、120min分别采集静脉血各2mL，测定血清促甲状腺激激素（TSH）浓度。

2.原理　TRH是下丘脑分泌的，促进垂体前叶合成和释放TSH，而TSH促进甲状腺分泌三碘甲状腺原氨酸（three iodone thynmine，T3）、甲状腺激素（T4），反映垂体功能，原发或继发性甲状腺功能减退症反应不同。正常反应，血清TSH峰值在注射TRH后30min出现，可达5~25mU/L。

（二）禁水合并加压素试验

1.方法　试验前6h开始禁水，严重多尿者可于试验日晨起禁食。试验于清晨开始，每2h测一次尿量及渗透量；当尿渗透压升高达顶峰而不再上升时，即连续2次尿渗透压差小于30mmol/kg·H_2O时，抽血测血浆渗透压，并皮下注射血管加压素（VP）5U，1h后测尿渗透压。

2.原理　血管加压素（VP）又称精氨酸血管加压素（AVP），主要由下丘脑神经元合成分泌，待需要时释放入血。AVP的分泌受人体血浆渗透压（Posm）、血容量、体循环动脉压变化的影响。用放射免疫法测定正常人AVP浓度大多为5ng/mL，禁水一夜后可使AVP升高达11μg/L左右，垂体性尿崩症血浆AVP升高不明显。渗透压的测定对了解垂体后叶功能，诊断尿崩症是很重要的。在禁饮后相当时间后，尿渗透压（Uosm）即可达高峰，注射VP不会进一步提高渗透压。当垂体后叶功能障碍时，禁饮相当时间后Uosm量增高不明显，甚至明显低于Posm。VP由下丘脑分泌，调节血容量和渗透压。

3.临床意义　该试验针对正常人和精神性多饮者，垂体性与肾性尿崩症患者（两者均于禁水后尿量无明显减少，Uosm亦无明显升高。注射垂体后叶素后，垂体性尿崩症患者Uosm升高，而肾性尿崩症患者则无反应）。

（三）血浆ACTH浓度测定

1.原理　垂体分泌ACTH一般以清晨最高，以后逐渐降低，午夜最低，呈V字形，故一般应在早晨抽血测定。

2.临床意义　ACTH升高见于：a.原发性肾上腺皮质功能减退症；b.先天性肾上腺皮质增生；c.异位ACTH分泌综合征；d.下丘脑-垂体功能紊乱；e.家族性艾迪生病；f.严重

应激反应，如创伤、大手术、低血糖、休克等。ACTH降低见于：a.垂体前叶功能减退症，即各种原因引起的垂体前叶功能减退或丧失，如垂体瘤、鞍旁肿瘤、席汉氏病、垂体手术后；b.原发性肾上腺皮质功能亢进症，由肾上腺肿瘤本身所致，如库欣综合征；c.医源性ACTH减少症，由长期大剂量使用糖皮质激素所致。

（四）血浆泌乳素浓度测定

1.原理　泌乳素是由腺垂体细胞合成和分泌的一种多肽蛋白质激素。它的分泌受下丘脑泌乳素释放抑制激素的调节，这种调节主要是抑制作用。

2.临床意义　临床上泌乳素增高的原因为a.下丘脑功能障碍；b.垂体泌乳素瘤；c.刺激乳房或手术、创伤等，均可引起泌乳素升高。

四、下丘脑-垂体-肾上腺皮质轴的功能监测

（一）ACTH兴奋试验

1.原理　ACTH由垂体前叶分泌，可促进肾上腺皮质分泌皮质醇。应用一定量的外源性ACTH后，观察血浆皮质醇的变化，以了解肾上腺皮质功能状态，并鉴别肾上腺皮质功能减退症的性质。

2.方法　试验前收集1~2d24h尿，测17-酮类固醇（17-KS）和17-羟类固醇（17-OHCS）以做对照。试验日晨8时，将ACTH25mg加于5%葡萄糖500mL内静脉滴注维持8h，滴注完毕后采血做嗜酸性粒细胞计数，并收集晨8时至次日晨8时的24h尿测定17-酮类固醇及17-羟类固醇。

3.临床意义　原发性肾上腺皮质功能减退症，17-羟类固醇排泄不变，血浆总皮质醇或尿游离皮质醇无明显增加或仅有轻微上升，嗜酸性粒细胞计数无明显下降；继发于垂体病变的肾上腺皮质功能减退症，17-羟类固醇降低，嗜酸性粒细胞计数高于正常，兴奋后反应情况可视病情轻重而不同，病情轻者反应正常，病情重者无反应，病情处于两者之间者反应延迟。皮质醇增多症病因不同反应各异：双侧肾上腺增生者反应明显高于正常人，腺瘤、癌肿和异位ACTH分泌综合征者多数无反应。

（二）地塞米松抑制实验

1.小剂量地塞米松抑制试验

（1）原理：地塞米松（dexamethasone，DXM）强力抑制下丘脑分泌促肾上腺皮质激素释放激素（CRH）和垂体产生ACTH。正常情况下，应用地塞米松后，抑制了CRH和ACTH，血中皮质醇和尿中的17-羟类固醇含量下降，而皮质醇增多症患者上述指标则无明显下降。

（2）方法：试验前留24h尿，测17-羟类固醇或尿游离皮质醇以做对照，每日口服地塞米松2mg（每6h0.5mg或每8h0.75mg），连服2d，服药第2天复测尿17-羟类固醇。

（3）临床意义：正常人或单纯性肥胖者，17-羟类固醇或血皮质醇均比对照值下降50%以上；皮质醇增多症患者，血皮质醇仍在110nmol/L以上或比对照值下降不足50%；甲亢患者抑制率不如正常人显著。

2.大剂量地塞米松抑制试验

（1）方法：同小剂量地塞米松抑制试验。把剂量每日增大到8mg（每6h口服2mg），主要用于进一步鉴别肾上腺功能亢进的性质。

（2）临床意义：若抑制率>50%，提示双侧肾上腺皮质增生；若抑制率<50%，提示

有肾上腺皮质肿瘤的可能；异位 ACTH 分泌综合征所致的库欣综合征亦不被抑制。

（三）血浆皮质醇的测定

1.原理　皮质醇由肾上腺皮质分泌，在血中与糖皮质激素结合球蛋白结合，少量与白蛋白（Alb）结合。皮质醇分泌有明显的昼夜节律变化，上午 8 时左右分泌最高，以后逐渐下降，午夜零点最低。

2.临床意义

（1）皮质醇升高　a.皮质醇增多症；b.高皮质类固醇结合球蛋白血症；c.肾上腺癌；d.垂体 ACTH 瘤和异位 ACTH 综合征；e.应激反应；f.其他，如肝硬化、前列腺癌、妊娠等。

（2）皮质醇降低　a.原发性或继发性肾上腺皮质功能减退症；b.家族性高皮质类固醇结合球蛋白缺陷症；c.药物影响，如苯妥英钠、水杨酸钠、中枢性降压药；d.其他，如严重肝脏疾病、肾病综合征、低蛋白血症等。

（四）尿 17-酮类固醇的测定

1.原理　17-酮类固醇是部分肾上腺皮质激素的代谢产物，测定此种激素可作为肾上腺皮质及睾丸功能的指标。

2.临床意义

（1）排泄量增高　a.肾上腺功能亢进增多显著，皮质醇增多症、肾上腺皮质增生则显著提高；b.肾上腺瘤可增高至 2 倍。

（2）排泄量减少　神经垂体功能减退症如西蒙病、席汉综合征、垂体侏儒症等。

五、肾上腺髓质的功能测定

（一）冷加压试验

1.原理　皮肤受到寒冷刺激后，引起反射性血压升高。

2.方法　病人静卧 30min，每 15min 测右臂血压 1 次，血压稳定后开始试验。将左手及腕关节以下部位浸入 4℃冰水中，60s 后取出，从手浸入冰水开始，每 15s、30s、60s、2min、5min、20min 各测右臂血压一次。

3.临床意义　鉴别原发性高血压与嗜铬细胞瘤所致高血压，嗜铬细胞瘤病人其最高血压较其发作时或药物激发试验时之水平为低。血压超过 160/100mmHg（21.33/13.33kPa）者，不宜进行冷压试验。

（二）胰高血糖素激发试验

1.原理　胰高血糖素可兴奋肾上腺髓质释放儿茶酚胺，引起血压升高。

2.方法　注射胰高血糖素 0.5~1mg，注射后每分钟测血压 1 次，连续测 10min。

（三）儿茶酚胺的测定

1.原理　脑部和交感神经元分泌去甲肾上腺素，而肾上腺髓质分泌肾上腺素。测定去甲肾上腺素和肾上腺素的含量，对判断交感神经功能状态的特征有重要意义，尿中儿茶酚胺排量变化可反映肾上腺髓质分泌功能。

2.临床意义　血及尿中儿茶酚胺含量增高见于应激反应、嗜铬细胞瘤和高血压。嗜铬细胞瘤病人，血浆肾上腺素常高于 546pmol/L

（四）尿 3-甲氧基-4-羟基苦杏仁酸的测定

3-甲氧基-4-羟基苦杏仁酸（vanily madelic acid，VMA）是去甲肾上腺素的代谢产物。

尿中 VMA 改变可推测血中去甲肾上腺素及肾上腺素的变化，协助判断交感神经功能的状态。VMA 正常值：5~45.4μmol/24h 尿。嗜铬细胞瘤病人显著超过此值，VMA 常为 50.5~1262.5μmol/24h 尿；原发性高血压患者排量与正常人相似，应激情况下可以增高。

六、下丘脑-垂体-甲状腺轴的功能监测

（一）血清总甲状腺激素的测定

1.方法　放射免疫法测定血清总甲状腺激素（total khyroxine，TT_4）。TT_4 正常值：60~180nmol/L。

2.临床意义

（1）TT_4 升高的常见疾病　a.甲亢患者的 TT_4 较正常值升高 2~3 倍；b.甲状腺以外的疾病，如全身感染、心肌梗死、心律失常、充血性心力衰竭、支气管哮喘、肝脏疾病、肾功能衰竭、脑血管意外等；c.药物影响，如胺碘酮、造影剂、β受体阻滞剂、雌激素等。

（2）TT_4 降低的常见疾病　a.甲状腺功能减退症；b.缺碘性甲状腺肿；c.甲亢治疗过程中。

（二）血清总三碘甲状腺原氨酸放射免疫的测定

1.方法　放射免疫法测定血清总三碘甲状腺原氨酸（total of three iodine thyoronine，TT_3）。TT_3 正常值：12~3.4nmol/L。TT_3 平均值：2.15nmol/L。

2.临床意义

（1）TT_3 升高　甲亢患者最为敏感。

（2）TT_3 降低　a.甲状腺功能减退症、慢性肾功能衰竭、肝硬化、心肌梗死、糖尿病；b.其他疾病，如肺炎、支气管炎、肺梗死、严重应激、饥饿、应用糖皮质激素等。

（三）甲状腺摄 ^{131}I 功能试验

检查前晚餐后不再进食，检查当日晨 8 时空腹服碘化钠，服后 3h 及 24h 用射线在甲状腺测定其放射性，并与标准原比较，计算甲状腺摄取百分率。

（四）血清反三碘甲状腺原氨酸的测定

大手术、饥饿和使用皮质激素时，T_4 转化为 T_3 的部分减少，表明 T^4 正常代谢脱碘转化产生 T_3 的功能障碍。

七、胰岛的功能监测

（一）口服葡萄糖耐量试验

胰岛 B 细胞主要受血糖浓度的调节，临床上利用高血糖刺激、低血糖抑制的原理，口服一定量葡萄糖后，通过观察不同时相的血糖水平及其上升和下降的速度，以了解机体对葡萄糖的利用和耐受情况。

1.方法　试验前 3d 保证足够的碳水化合物摄入量，试验前 1d 晚餐后禁食。溶解葡萄糖 75g 于 250mL 水中（儿童按 1.75g/kg 计，每克溶于 2.5mL 水中），一次服下。口服葡萄糖前及服后 1h、2h、3h 分别取血测定血糖，并同时做尿糖定性。

2.临床意义　正常值：空腹血糖<6.67mmol/L，服葡萄糖后 1h<9.52mmol/L，2h 内恢复正常（7.28mmol/L 以下），3h 可降至正常以下，尿糖为阴性。糖耐量降低时，空腹血糖<7.84mmol/L，1h 后血糖高峰超过 10mmol/L，2h 后血糖仍在 7.28mmol/L 以上。糖尿病患者空腹血糖>7.84mmol/L 或更高，同时尿糖呈阳性。

（二）静脉葡萄糖耐量试验

1.方法　试验前准备同口服葡萄糖耐量试验。静脉注射 50%葡萄糖（0.5g/kg），在 3~5min 内注完；若系静脉滴入，时间不超过 30min。于静脉注射或滴注葡萄糖前及之后的 0.5h、1h、2h、3h 分别取血测血糖，并同时做尿糖定性。

2.临床意义　正常人血糖高峰出现在注射完毕时，0.5h 后血糖为 11.1~13.88mmol/L，2h 内降到正常范围。若 2h 后血糖仍>7.77mmol/L，则为异常。

（三）葡萄糖-胰岛素释放试验

口服葡萄糖可兴奋胰岛 B 细胞分泌胰岛素，反映 B 细胞功能状态。

1.方法　在检测空腹及服糖后 0.5h、1h、2h、3h 血糖的同时测血浆胰岛素含量。正常人空腹血浆胰岛素为 5~25mU/L，服糖后迅速升高，在 0.5~1h 内可增高 7~10 倍，3h 内基本降至空腹水平。

2.临床意义　I 型糖尿病患者空腹胰岛素低于正常或不能测得，服糖后无释放高峰；II 型糖尿病患者空腹胰岛素水平可降低、正常或稍高，服糖后胰岛素释放高峰延迟，多出现在 2~3h。

（四）血清 C 肽的测定

C 肽和胰岛素均由 B 细胞呈等分子释放，人 C 肽含 27 个氨基酸的直链，分子量为 3020。凡能刺激或抑制胰岛素分泌的物质，也同样地刺激或抑制 C 肽的分泌，所以 C 肽测定是了解 B 细胞功能的重要方法。C 肽正常参考值是 11~37pmol/L。

八、内分泌功能监测的临床应用

（一）临床应用范围

内分泌功能障碍和疾病的诊断，包括内分泌腺手术病人及合并内分泌疾病或功能障碍的其他外科手术麻醉病人。

了解创伤、感染、手术麻醉等应激情况下内分泌功能变化及其严重程度，做好围手术期监测处理或治疗，防止各种内分泌功能障碍或危象。

系统地观察研究各种麻醉方法、药物对正常内分泌功能的影响，以及内分泌疾病手术麻醉时内分泌功能的病理生理变化。

（二）正确评估检查结果

内分泌功能的检查结果，只是诊断内分泌疾病或功能紊乱的部分指标，应了解影响各种结果的因素，如遗传、性别、年龄、人种等个体差异；还要注意测定时的条件，如饮食（含电解质）、服药、室温、体位（立、卧位）、时间节律（昼夜差、日差、季节差）等；技术上的误差或差别，不同方法的敏感度和精确度均可影响测定值；参考病史、症状、其他实验室和临床检查结果全面分析判断，并参考治疗效果作出正确判断。

（张顶高）

第二节　急危重病人胰岛素应用

急诊危重症患者经常发生高血糖症状，必须注重降低患者血糖水平，改善预后。目前临床上控制急诊危重症患者血糖水平主要以胰岛素治疗为主,确保有效控制血糖水平,但若没有充分发挥胰岛素疗效,则患者依然会出现低血糖情况,影响患者的脑功能,因此必须加强对胰岛素治疗方案的研究。

一、概述

危重病人由于手术、创伤、烧伤、感染、休克等,尤其是存在全身炎症反应综合征/多脏器功能障碍综合征(SIRS/MODS)的患者,机体出现严重的应激反应,发生一系列的神经-内分泌系统变化,破坏了原有生理状态下的平衡,其中升血糖激素包括儿茶酚胺、糖皮质激素、生长激素、胰高血糖素等升高,导致糖异生增加,血糖升高;另外导致血糖升高的更主要的机制还包括胰岛素抵抗、完全或相对的胰岛素缺乏、糖代谢障碍及肠内肠外营养。但这不是不可逆的,随着应激程度减轻、疾病的好转而逐渐降至原有水平。如急性重症胰腺炎病人约有 25%~60%出现暂时血糖升高,可能与原发疾病导致胰岛α细胞受刺激,释放胰高血糖素增多有关;如果持续显著高血糖则提示胰腺广泛坏死,累及β细胞,预后不良。因此,应激性高血糖是疾病严重程度的显著标志之一,血糖水平越高,持续时间越长,预后越差。

胰岛素是调节机体糖代谢的主要激素,胰岛素抵抗是指机体组织对胰岛素的生物反应性低于正常,即胰岛素刺激葡萄糖利用能力降低,血液中的葡萄糖无法正常进入组织细胞被利用,因而血糖升高;而机体为维持糖代谢的正常,胰岛素分泌代偿性增高导致高胰岛素血症。研究表明,胰岛素抵抗是存在于许多病理状态的一种现象。19 世纪 50 年代提出:应激、创伤或感染情况下出现血糖升高等代谢紊乱,与组织对胰岛素敏感性降低有关,损伤后 2h 即可出现,持续 2~3 周,血糖升高及胰岛素抵抗的程度与病情的严重程度正相关,且随病情的缓解恢复正常。王占科研究 70 例各种原因创伤失血的病人,发现应激后高血糖可刺激胰岛β细胞分泌胰岛素,代偿胰岛素抵抗的后果,但创伤失血MODS 时,同时存在胰岛素抵抗和胰岛素相对分泌障碍,造成失代偿,是 MODS 血糖升高和能量利用障碍的主要原因,并与预后有关。

二、术后高血糖与预后

(一)术后高血糖的危害

高血糖,　即使是轻度的高血糖,对机体都是有害的。因为高血糖可降低粒细胞的黏附功能、趋化功能、吞噬作用和细胞内杀伤功能,损伤机体免疫系统,削弱机体抵抗细菌侵袭的防御能力,减弱切口的修复和愈合;可干扰线粒体的代谢途径,超氧化物和氧自由基产生增加;可抑制 ATP 敏感性钾通道,影响脑缺血、缺氧后功能的恢复;导致渗透性利尿,造成血容量不足,机体脱水或细胞内脱水,甚至电解质、酸碱平衡紊乱。高血糖和/或胰岛素缺乏,可引起轴突功能异常和退行性变。

无论病人有无糖尿病史,血糖升高程度与疾病的严重程度一致,病情越重,血糖越高。邓茂辉等认为,高血糖是应激状态下最常见的糖代谢紊乱表现,当血糖持续>270mg/dl,病死率可达 83.3%。Krinsley 回顾分析了综合 ICU 收治的 1826 例病人,发现血糖>300mg/dl 者,ICU 病死率达 42.5%,而血糖控制在正常范围的病人 ICU 病死率仅 9.6%。杜锐峰等的研究也表明,急性重症胆管炎病人血糖控制在 160mg/dl 且无酮症者,术后 ARDS、切口感染等并发症发生率明显低于对照组。

（二）过去对于高血糖控制的研究

尽管对于应激性高血糖的认识已久，但是传统上血糖控制在低于 180~200mg/dl 作为血糖目标值，目的在于改善细胞免疫功能，防止高渗性利尿和非酮症昏迷及酸碱失衡。但是近年来经过几项单中心大宗研究表明，严格控制血糖在正常范围或是<140mg/dl，可降低危重病人的病死率，减少相应并发症的发生。Van den Berghe 曾对于 1548 例 ICU 的危重病人进行了传统治疗和胰岛素强化治疗的对比，发现强化治疗组病死率明显低于传统治疗组（35%vs63%，P<0.04），住 ICU 时间大大缩短，感染性并发症和多神经病变发生率也明显降低，而血糖为 180mg/dl 时病死率是血糖为 100mg/dl 的 2.5 倍。Norhammar AM 等一项荟萃分析中发现平均血糖水平为（140±54）mg /dl 的急性心肌梗死病人，发生非致死性再梗、充血性心力衰竭和严重心血管意外的概率明显增加，并可作为预测危险因素的指标。

三、胰岛素强化治疗方法

胰岛素强化治疗是在 1993 年 6 月世界卫生组织（WHO）公布的北美"糖尿病控制与并发症试验（DCCT）"的报告中首次提出，目的是比较胰岛素强化治疗和胰岛素常规治疗与糖尿病并发症的关系。在传统的常规治疗中，医护人员习惯把患者的血糖控制在 180mg/dl 以下或更高一点作为血糖目标值。而胰岛素强化治疗的血糖控制目标是使血糖接近正常水平，即空腹血糖 70~120mg/dl，餐后 2h 血糖<200mg/dl，清晨无低血糖发生，糖基化血红蛋白<6.5%。以往认为术后应激性高血糖是机体对于手术、创伤等刺激的适应性反应，以满足心脏、脑等重要器官对糖的需求，因此目标血糖控制在 200mg/dl 以下即可，而 Van den Berghe 的研究表明，对 ICU 的病人胰岛素强化治疗（治疗组血糖控制在 80~110mg/dl，对照组 180~200mg/dl）的比较中发现，治疗组抗生素使用的时间较对照组明显缩短（P<0.01），病死率也显著降低（4.6%vs8.0%，P <0.04），多脏器功能衰竭发生率降低 34 %，需要血液透析的肾功能衰竭发生率降低 41 %，多神经病变发生率降低 44 %。Quinn 等的研究也证实接受心脏手术的患者应用胰岛素强化治疗， 可减少急性心脏事件的发生率和病死率， 血糖严格控制组心肌梗死和冠状动脉搭桥者的病死率明显降低。

（张顶高）

第三节　糖尿病酮症酸中毒

糖尿病酮症酸中毒（DKA）为最常见的糖尿病急症，是由于体内胰岛素缺乏引起的以高血糖、高血酮和代谢性酸中毒为主要表现的临床综合征。当代谢紊乱发展至脂肪分解加速、血清酮体积聚超过正常水平时称为酮血症，尿酮体排出增多称为酮尿，临床上统称为酮症。当酮酸积聚而发生代谢性酸中毒时称为酮症酸中毒，常见于 1 型糖尿病患者或 B 细胞功能较差的 2 型糖尿病患者伴应激时。

一、病因

DKA 发生在有糖尿病基础，在某些诱因作用下发病。DKA 多见于年轻人，1 型糖尿病易发，2型糖尿病可在某些应激情况下发生。发病过程大致可分为代偿性酮症酸中毒与失代偿性酮症酸中毒两个阶段。诱发DKA的原因如下。

（一）急性感染

以呼吸、泌尿、胃肠道和皮肤的感染最为常见。伴有呕吐的感染更易诱发。

（二）胰岛素和药物治疗中断

是诱发DKA的重要因素，特别是胰岛素治疗中断。有时也可因体内产生胰岛素抗体致使胰岛素的作用降低而诱发。

（三）应激状态

糖尿病患者出现精神创伤、紧张或过度劳累、外伤、手术、麻醉、分娩、脑血管意外、急性心肌梗死等。

（四）饮食失调或胃肠疾患

严重呕吐、腹泻、厌食、高热等导致严重失水，过量进食含糖或脂肪多的食物，酗酒，或每天糖类摄入过少（<100g）时。

（五）不明病因

发生DKA时往往有几种诱因同时存在，但部分患若可能找不到明显诱因。

二、发病机制

主要病理基础为胰岛素相对或绝对不足、拮抗胰岛素的激素（胰高血糖素、皮质醇、儿茶酚胺类、生长激素）增加以及严重失水等，因此产生糖代谢紊乱，血糖不能正常利用，导致血糖增高、脂肪分解增加、血酮增高和继发性酸中毒与水、电解质平衡失调等一系列改变。本病发病机制中各种胰岛素拮抗激素相对或绝对增多起重要作用。

（一）脂肪分解增加、血酮增高与代谢性酸中毒的出现

DAK患者脂肪分解的主要原因有：①胰岛素的严重缺乏，不能抑制脂肪分解；②糖利用障碍，机体代偿性脂肪动员增加；③生长激素、胰高血糖素和糖皮质激素的作用增强，促进脂肪的分解。此时因脂肪动员和分解加速，大量脂肪酸在肝经B氧化生成乙酰辅酶A。正常状态下的乙酰辅酶A主要与草酰乙酸结合后进入三羧酸循环。DAK时，由于草酰乙酸的不足，使大量堆积的乙酰辅酶A不能进入三羧酸循环，加上脂肪合成受抑制，使之缩合为乙酰乙酸，再转化为β-羟丁酸、丙酮，三者总称为酮体。与此同时，胰岛素的拮抗激素作用增强，也成为加速脂肪分解和酮体生成的另一个主要方面。在糖、脂肪代谢紊乱的同时，蛋白质的分解过程加强，出现负氮平衡，血中生酮氨基酸增加，生糖氨基酸减少，这在促进酮血症的发展中也起了重要作用。当肝内产生的酮体量超过了周围组织的氧化能力时，便引起高酮血症。

病情进一步恶化将引起：①组织分解加速；②毛细血管扩张和通透性增加，影响循环的正常灌注；③抑制组织的氧利用；④先出现代偿性通气增强，继而pH下降，当PH<7.2时，刺激呼吸中枢引起深快呼吸（Kussmaul呼吸），PH<7.0时，可导致呼吸中枢麻痹，呼吸减慢。

（二）胰岛素严重缺乏、拮抗激素增高及严重脱水

当胰岛素严重缺乏和拮抗激素增高情况下，糖利用障碍，糖原分解和异生作用加强，血糖显著增高，可超过19.25mmol/L，继而引起细胞外高渗状态，使细胞内水分外移，引起稀释性低钠。一般来说，血糖每升高5.6mmol/L，血浆渗量增加5.5mmol/L，血钠下

降 2.7mOsm/L。此时，增高的血糖由肾小球滤过时，可比正常的滤过率[5.8~11mmol/（L•min）]高出 5~10 倍，大大超过了近端肾小管回吸收糖[16.7~27.8mmol/（L•min）]的能力，多余的糖由肾排出，带走大量水分和电解质，这种渗透性利尿作用必然使有效血容量下降，机体处于脱水状态。此外，由此而引起的机体蛋白质、脂肪过度分解产物（如尿素氮、酮体、硫酸、磷酸）从肺、肾排出，同时厌食、呕吐等症状，都可加重脱水的进程。在脱水状态下的机体，胰岛素利用下降与反调节激素效应增强的趋势又必将进一步发展。这种恶性循环若不能有效控制，必然引起内环境的严重紊乱。

（三）电解质失衡

因渗透性利尿作用，从肾排出大量水分的同时也丢失 K^+、Na^+ 和 Cl^- 等离子。血钠在初期可由于细胞内液外移和排出增多而引起稀释性低钠，但若失水超过失钠程度，血钠也可增高。血钾降低多不明显，有时由于 DKA 时组织分解增加使大量细胞内 K^+ 外移而使测定的血钾不低，但总体上仍以低钾多见。

三、临床表现

绝大多数 DKA 见于 1 型糖尿病患者，有使用胰岛素治疗史，且有明显诱因，小儿则多以 DKA 为首先症状出现。一般起病急骤，但也有逐渐起病者。早期患者常感软弱、乏力、肌肉酸痛，是为 DKA 的前驱表现，同时糖尿病本身症状也加重，常因大量尿糖及酮尿使尿量明显增加，体内水分丢失，多饮、多尿更为突出，此时食欲缺乏、恶心、呕吐、腹痛等消化道症状及胸痛也很常见。老年有冠心病者可并发心绞痛，甚而心肌梗死及心律失常或心力衰竭等。由于 DKA 时心肌收缩力减低，每搏量减少，加以周围血管扩张，血压常下降，导致周围循环衰竭。

（一）严重脱水

皮肤黏膜干燥、弹性差、舌干而红，口唇樱桃红色，眼球下陷，心率增快，心音减弱，血压下降；并可出现休克及中枢神经系统功能障碍，如头痛、神志淡漠、恍惚，甚至昏迷。少数患者尚可在脱水时出现上腹部剧痛、腹肌紧张并压痛，酷似急性胰腺炎或外科急腹症，胰淀粉酶亦可升高，但非胰腺炎所致，系与严重脱水和糖代谢紊乱有关，一般在治疗 2~3d 后可降至正常。

（二）酸中毒

可见深而快的 Kussmaul 呼吸，呼出气体呈酮味（烂苹果味），但患者常无呼吸困难感觉，少数患者可并发呼吸窘迫综合征。酸中毒可导致心肌收缩力下降，诱发心力衰竭。当 pH7.2 时中枢神经系统受抑制则出现倦怠、嗜睡、头痛、全身痛、意识模糊和昏迷。

（三）电解质失衡

早期低血钾常因病情发展而进一步加重，可出现胃肠胀气、腱反射消失和四肢麻痹，甚至有麻痹性肠梗阻的表现。当同时合并肾功能损害，或因酸中毒致使细胞内大量钾进入细胞外液时，血钾也可增高。

（四）其他

肾衰竭时少尿或无尿，尿检出现蛋白、管型；部分患者可有发热，病情严重者体温下降，甚至降至 35℃以下，这可能与酸血症时血管扩张和循环衰竭有关；尚有少数患者可因 6-磷酸葡萄糖脱氢酶缺乏而产生溶血性贫血或黄疸。

四、实验室检查

（一）尿糖、尿酮检查

尿糖、尿酮强阳性，但当有严重肾功能损害时由于肾小球滤过率减少而导致肾糖阈增高时，尿糖和尿酮亦可减少或消失。

（二）血糖、血酮检查

血糖明显增高，多高达 16.7~33.3mmol/L，有时可达 55.5mmol/L 以上；血酮体增高，正常<0.6mmol/L，>1.0mmol/L 为高血酮，>3.0mmol/L 提示酸中毒。

（三）血气分析

代偿期 pH 可在正常范围，HCO_3^- 降低；失代偿期 pH<7.35，HCO_3^- 进一步下降，BE 负值增大。

（四）电解质测定

血钾正常或偏低，尿量减少后可偏高，血钠、血氯多偏低，血磷低。

（五）其他

肾衰竭时，尿素氮、肌酐增高，尿常规可见蛋白、管型，白细胞计数多增加。

五、诊断及鉴别诊断

DKA 的诊断基于如下条件：①尿糖强阳性；②尿酮体阳性，但在肾功能严重损伤或尿中以β-羟丁酸为主时尿酮可减少甚至消失；③血糖升高，多为 16.7~33.3mmol/L，若>33.3mmol/L，要注意有无高血糖高渗状态；④血 pH 常<7.35，HCO_3^-<10~15mmol/L。在早期代偿阶段血 pH 可正常，但 BE 负值增大。关键在于对临床病因不明的脱水、酸中毒、休克、意识改变进而昏迷的患者应考虑到 DKA 的可能。若尿糖、尿酮体阳性，血糖明显增高，无论有无糖尿病史，都可结合临床特征而确立诊断。

DKA 可有昏迷，但在确立是否为 DKA 所致时，除需与高血糖高渗状态、低血糖昏迷和乳酸性酸中毒进行鉴别外，还应注意脑血管意外的出现，应详查神经系统体征，特别要急查头颅 CT，以资鉴别，必须注意二者同时存在的可能性。

六、急诊处理

治疗原则为尽快纠正代谢紊乱，去除诱因，防止各种并发症。补液和胰岛素治疗是纠正代谢紊乱的关键。

（一）补液

输入液体的量及速度应根据患者脱水程度、年龄及心脏功能状态而定。一般每天总需量按患者原体重的 10%估算。首剂生理盐水 1000~2000ml，1~2h 静脉滴注完毕，以后每 6~8h 输 1000ml 左右。补液后尿量应在每小时 100ml 以上，如仍尿少，表示补液不足或心、肾功能不佳，应加强监护，酌情调整。昏迷者在苏醒后，要鼓励口服液体，逐渐减少输液，较为安全。

（二）胰岛素治疗

常规以小剂量胰岛素为宜，这种用法简单易行，不必等血糖结果；无迟发低血糖和低血钾反应，经济、有效。实施时可分两个阶段进行：

1.第 1 阶段　患者诊断确定后（或血糖>16.7mmol/L），开始先静脉点滴生理盐水，并在其中加入短效胰岛素，每小时给予每千克体重 0.1U 胰岛素，使血清胰岛素浓度恒定达到 100~200μU/ml，每 1~2h 复查血糖，如血糖下降<30%，可将胰岛素加量；对有休克和（或）严重酸中毒和（或）昏迷的重症患者，应酌情静脉注射首次负荷剂量 10~20U 胰岛素；如下降>30%，则按原剂量继续静脉滴注，直至血糖下降为≤13.9mmol/L 后，转第 2 阶段治疗；当血糖≤8.33mmol/L 时，应减量使用胰岛素。

2.第 2 阶段　当患者血糖下降至≤13.9mmol/L 时，将生理盐水改为 5%葡萄糖（或糖盐水），胰岛素的用量则按葡萄糖与胰岛素之比为 3~4：1（即每 3~4g 糖给胰岛素 1U）继续点滴，使血糖维持在 11.1mmol/L 左右，酮体阴性时，可过渡到平日治疗剂量，但在停止静脉滴注胰岛素前 1h 酌情皮下注射胰岛素 1 次，以防血糖的回升。

（三）补钾

DKA 者从尿中丢失钾，加上呕吐与摄入减少，必须补充。但测定的血钾可因细胞内钾转移至细胞外而在正常范围内，因此，除非患者有肾功能障碍或无尿，一般在开始治疗即进行补钾。补钾应根据血钾和尿量：治疗前血钾低于正常，立即开始补钾，头 2~4h 通过静脉输液每小时补钾为 13~20mmol/L（相当于氯化钾 1.0~1.5g）；血钾正常、尿量>40ml/h，也立即开始补钾；血钾正常、尿量<30ml/h，暂缓补钾，待尿量增加后再开始补钾；血钾高于正常，暂缓补钾。使用时应随时进行血钾测定和心电图监护。如能口服，用肠溶性氯化钾 1~2g，3/d。用碳酸氢钠时，鉴于它有促使钾离子进入细胞内的作用，故在滴入 5%碳酸氢钠 150~200ml 时，应加氯化钾 1g。

（四）纠正酸中毒

患者酸中毒系因酮体过多所致，而非 HCO_3^- 缺乏，一般情况下不必用碳酸氢钠治疗，大多可在输注胰岛素及补液后得到纠正。反之，易引起低血钾、脑水肿、反常性脑脊液 pH 下降和因抑制氧合血红蛋白解离而导致组织缺氧。只有 pH<7.1 或 CO_2CP<4.5~6.7mmol/L、HCO_3^-<5mmol/L 时给予碳酸氢钠 50mmol/L。

（五）消除诱因，积极治疗并发症

并发症是关系到患者预后的重要方面，也是酮症酸中毒病情加重的诱因，如心力衰竭、心律失常、严重感染等，都须积极治疗。此外，对患者应用鼻导管供氧，严密监测神志、血糖、尿糖、尿量、血压、心电图、血气、血浆渗量、尿素氮、电解质及出入量等，以便及时发现病情变化，及时予以处理。

（张顶高）

第四节　糖尿病高血糖高渗状态

一、定义

糖尿病高血糖高渗状态（HHS），生化上以严重高血糖与显著增高的血清渗透压，临床上以明显脱水及无明显酮症酸中毒为特征，是一种糖尿病生命攸关的急性并发症。HHS 这一名称与以前的"高血糖高渗性非酮症昏迷"和"高血糖高渗性非酮症状态"或"高血糖高渗性非酮症综合征"略有不同，因为有些患者在出现高血糖、高渗时可无昏迷，或伴有酮症。但目前"高血糖高渗性非酮症综合征"的名称仍在使用中。

HHS 1957 年被 Sament 和 Sahwartz 首先报道,发生率为酮症酸中毒的 1/6~1/10。HHS 最常见于未经诊断的老年 2 型糖尿病患者。上海交通大学医学院附属瑞金医院资料表明,发病前无明显糖尿病及糖耐量异常史者高达 45%。

HHS 一般是由于某种诱因,使糖尿病患者血糖过高,常可超过 33.3mmol/L 或血钠常可超过 150mmol/L,使血清渗透压大于 320mmol/L 所致。

二、诱因

最常见的为感染,高达 1/3,感染中以肺部感染最常见。其次为用药不当,近 17%~25% 的患者以此为糖尿病首发表现。用高渗液、进甜食、大量摄入乙醇（酒精）和咖啡因也与 HHS 有关。此外,老年、中风后、肾功能减退等都是易患因素。心肌梗死、脑血栓形成、胃肠道出血、胰腺炎,药物如利尿剂、肾上腺皮质激素、β受体阻滞剂、苯妥英钠、二氮嗪等;其他如中暑、灼伤、血液透析、腹膜透析、静脉高能营养、心脏手术、脑外伤、脑手术也能成为 HHS 的诱因。老年人的渴感减退也是一个重要原因。由于 HHS 从高血糖到高渗、严重脱水的时间相对较长,可能要 2~14 天,因此不经常监测血糖就是一个危险因素。

三、病理生理

HHS 不发生或较少发生酮症的原因是:①参与糖代谢所需的胰岛素量大,但在抑制脂肪组织分解、抑制酮体所需的胰岛素量则小得多,两者相差 10 倍。HHS 患者门静脉中还保持一定的胰岛素水平,肝脏能以不产生酮体的方式代谢 FFA,而且高渗和脱水也会抑制脂肪分解,使进入肝脏的 FFA 不会太多。②高渗状态能抑制生长激素、儿茶酚胺、糖皮质激素等,而这些激素可促进脂肪分解,增加酮体产生。③肝脏酮体合成在高渗状态时可发生障碍,或摄取游离脂肪酸发生障碍。

UKA 时有葡萄糖和酮体这两种渗透性物质,而 HHS 只有一种葡萄糖,没有酮体,为什么 HHS 的脱水程度反而更重?这可能与 HHS 起病较慢,代谢失代偿时间更长,以及老年患者往往摄水较少、体内缺水时渗透性渴感调节和摄水能力较低等原因有关,因此患者会在没有酮尿的情况下仍然存在更严重脱水。高血糖、高渗透压进一步导致神志改变,使 HHS 患者摄水更少,加重高血糖和高渗,形成恶性循环。虽然 HHS 和 DKA 患者一样,都有电解质的丢失,而且在发病初期,确可能存在低血钠的倾向,但随着病情的发展,脱水时间的延长,特别是比 DKA 更严重的脱水使血钠先趋于正常,最后造成高血钠。

四、临床表现

1.原有糖尿病症状加重,或无糖尿病病史者出现多尿、烦渴　尿量常超过烦渴所致的多饮液量,有些患者缺乏与脱水程度相适应的口渴感,这是因为 HHS 在老年人多见,而老年人常有动脉硬化,口渴中枢不敏感,而且高渗状态也可使下丘脑口渴中枢功能障碍。

2.脱水　由于渗透性利尿,水分的丢失平均可高达 9L（24%的体内总水量）,失水严重时体重明显下降,皮肤、黏膜、唇舌干燥,血压多下降,眼球松软,甚至出现少尿等。

3.神经系统表现　HHS 患者有高血糖和脱水的症状和体征,神志状态与血渗透压紧密相关。20%~25%的患者昏迷，有效血清渗透压>350mmol/L 的患者近半数昏迷。血渗透压<345~350mmol/L 时的昏迷可能另有原因。

常可发现可逆的局限性神经系统体征，如局限性或全身性癫痫（13%~17%）、肌阵挛、偏盲、轻瘫、幻觉、失语及出现病理反射（23%~26%）。应特别注意，如误诊为脑血管意外而使用脱水剂或高渗葡萄糖溶液进行脱水治疗，则可加速患者死亡。

神经系统表现与脑细胞脱水，脑组织渗透压上升，脑循环障碍，血 pH 改变及电解质紊乱有关。

4.感染等诱因的表现　1/3 的患者可有发热与低血压乃至休克的表现。呼吸道症状及胃肠道紊乱表现亦较常见。

5.HHS 的并发症的表现　HHS 出现后，并发症中仍以感染，特别是肺部感染为最常见，此外由于严重的脱水，患者发生血栓（脑、肠系膜动脉等）的危险性明显升高。局限性或全身性抽搐、神经体征提示脑血管意外。

HHS 患者的胃肠道症状少于 DKA。

HHS 死亡多与败血症、休克，内在疾病和栓塞性疾病等有关。

五、实验室检查

HHS 起病相对缓慢，而实验室检查可以提供诊断本症的重要依据。HHS 患者实验室检查结果为：

（1）白细胞、血红蛋白、血细胞比容、血浆蛋白均可因脱水而增加。

（2）血糖常≥33.3mmol/L，上海交通大学医学院附属瑞金医院的资料显示，60%患者血糖≥33.3mmol/L，但绝非唯一诊断标准。血糖≥33.3mmol/L 者，10%~20%有 HHS。回顾性分析发现 22%的患者只有 DKA，45%的患者只有 HHS，而近 33%的患者同时存在 DKA 和 HHS。如果患者的血糖≥33.3mmol/L，血 pH>7.3，尿酮体阳性，血清渗透压超过 320mmol/L，应考虑混合性 DKA 和 HHS。

（3）血钠常>150mmol/L，有报道近 50%。

（4）血钾浓度同 DKA 相近，3.5~5.5mmol/L 者占 73.33%，余下低血钾、高血钾各占一半。

（5）大多数患者的血尿素氮增高。氮质的潴留大于肌酐的升高（正常人尿素氮/肌酐为 10∶1~15∶1，本症可高达 30∶1 或以上）。

（6）血清总渗透压的计算公式为：$2(Na^{+}+K^{+})$+血糖（mmol/L）+BWV（mmol/L）。由于 BUN 可自由透过细胞膜而不影响渗透压。因此可计算有效血清渗透压 $2(Na^{+}+K^{+})$+血糖（mmol/L）。这些不仅是诊断 HHS 的重要指标，更能反映患者的神志状态，总渗透压和有效渗透压分别超过 340mmol/L 和 320mmol/L 时可出现神志改变，如嗜睡、昏迷等。

六、鉴别诊断

本症要与各种糖尿病所致昏迷及其他昏迷鉴别。虽然有时 HHS 及 DKA 同时存在，而称之为混合性昏迷。但两者之间有较明显的差别：HHS 多为老年人、糖尿病多为 2 型、除神志以外的神经系统表现较多，血糖常≥33.3mmol/L，血钠常>150mmol/L，血尿素氮常>21.4mmol/L，预后较差，病死率较高，特别是未认识、未获诊断时。而 DKA 多为青少年，1 型糖尿病多，糖尿病病情较重，局限性可逆性神经系统表现较少，血糖、血钠、血尿素氮等指标增高一般不如 HHS，且预后较 HHS 为好。

七、治疗

1.补液　HHS 的患者脱水更严重，脱水 10~12L。即使不用胰岛素，单纯补液治疗就能使血糖有所下降。但补液的选择和速度也需根据患者的脱水程度，有效血清渗透压和心、肿、肾功能而综合判断。一般情况下，HHS 患者的第一步治疗也是 1~2h 内静脉输入 1000~2000ml 生理盐水，以后的 3~4h 内，根据患者对治疗的反应、血压和尿量等以 1000ml/h 的速度输入液体。对于低血压患者，首先也应给予生理盐水直至血压稳定，如果血压不升可给予胶体补液或升压药物。在血压稳定的情况下，对于严重高渗，如有效血清渗透压≥320mmol/L 的患者可给予 0.45% NaCl 补液（每小时 4~14ml/kg）。当患者血糖接近 16.7mmol/L 时，应予 5%葡萄糖液补液，并加入胰岛素。治疗中血清渗透压的下降速度不应超过每小时 3mmol/L，目的是不让血清渗透压下降过快，以免发生脑水肿。

2.小剂量胰岛素治疗　HHS 患者对外源性胰岛素治疗的敏感性一般较高。治疗也是每小时滴注 0.05~0.1u/kg 正规胰岛素，也可先静脉负荷 0.15u/kg 正规胰岛素。以后随访血糖，调整胰岛素剂量和速度，使血糖稳步下降。当 HHS 患者的血糖接近 16.7mmol/L 时，应加用 5%葡萄糖补液。在高渗未纠正之前，不宜将血糖降得过低，宜使血糖维持于 13.9~16.7mmol/L，直到血渗透压达到 315mmol/L 以下，患者神志清醒为止，以防脑水肿。

3.电解质紊乱的纠正　参照 DKA 治疗原则。

4.治疗诱因　至关重要，适当处理可降低 HHS 患者的病死率。有关细节亦不应忽视，如在使用青霉素时不宜选用钠盐。

5.治疗伴随症　亦不能等闲视之，与抢救成败关系颇大。如再发脑血栓形成，则病死率即明显提高。

八、预防

主要提高对本病的认识。对老年人即使无糖尿病及糖耐量异常病史者，在大量应用葡萄糖、脱水剂或进甜食乃至使用生理盐水均应排除糖尿病及糖耐量异常的可能性。对一些不明原因的昏迷，以及无法解释的特别是局限的、可逆的神经系统体征，均要想到 HHS 的可能性，以早期诊断、早期治疗。

九、预后

与以下因素有关：①能够早期识别、诊断及治疗。②年龄越大预后越差。③有糖尿病慢性并发症者不佳。④诱因为严重感染特别是肺部感染及脑血栓形成、心肌梗死预后不佳。⑤出现癫痫者预后不佳。据报道出现癫痫者的死亡相对危险性高达 5.555。⑥渗透压每上升 10mmol/L，死亡的相对危险性增加 1.055。

HHS 的病死率高于 DKA，达 10%左右，75 岁的老年人为 10%，85 岁以上时为 35%。病死率还与渗透压有关，血清渗透压<350mmol/L 时为 7%，>375~400mmol/L 时，病死率上升至 37%。

死因主要为伴随感染、休克、消化道出血、脑血管意外、败血症、肾衰等。国外分析最常见的死因为感染及血栓栓塞性疾病。

（张顶高）

第五节　低血糖昏迷

低血糖昏迷是由各种原因引起血糖浓度降低所导致的意识障碍，其程度轻重与血糖水平、发展速度、持续时间及病人个体差异等密切相关。如低血糖昏迷历时超过 6h，脑组织可有不可逆性损害，病愈后可遗留各种脑部后遗症，严重可因治疗无效而死亡。

一、诊断

（一）病因

1.空腹性低血糖症

（1）内源性胰岛素分泌过多　　如胰岛 B 细胞异常（胰岛素瘤、B 细胞增生、促胰岛素分泌剂如苯甲酸类衍生物等），自身免疫性低血糖（胰岛素抗体、胰岛素受体抗体、B 细胞抗体）以及异位胰岛素分泌。

（2）药物性　外源性胰岛素、磺酰脲类、乙醇、奎宁、戊双脒、水杨酸等。

（3）系统病变　肝脏疾患（肝淤血、重症肝炎、肝硬化、肝癌晚期等导致的肝糖输出减少）、肾脏疾病、心脏病、严重感染及营养不良等。

（4）胰岛素拮抗激素缺乏　脑垂体功能减退、肾上腺皮质功能减退、儿茶酚胺缺乏、胰高血糖素不足等。

（5）胰外肿瘤。

2.餐后反应性低血糖　常见于胃大部切除术后（滋养性低血糖）、糖尿病早期反应性低血糖、特发性（功能性）低血糖、糖代谢酶遗传性缺陷（遗传性果糖不耐受、半乳糖血症）等。

（二）临床表现

主要表现为交感神经及肾上腺素能受体兴奋的症状，如饥饿、软弱、疲倦、出汗、焦虑、紧张、面色苍白、心动过速、血压偏高、恶心、呕吐、肢体震颤、意识恍惚、昏迷等。其症状的出现与血糖下降的程度与速度、时间长短及病人的机体反应有关。

（三）实验室检查

血糖降至 2.22mmol/L 时，病人即出现症状。血糖在 1.67mmol/L 以下时，可出现昏迷。

二、救治

1.补充葡萄糖　明确为低血糖昏迷后应立即静脉注射 50%葡萄糖溶液 40~100ml，大多在注射后几分钟后苏醒，为防止再次出现昏迷，嘱病人进食或鼻饲饮食。如无效，上述剂量可重复，继之予 10%葡萄糖溶液 500~1000ml 静脉滴注，监测血糖以保持血糖在正常范围内。

2.增加肝糖原分解　紧急情况下皮下注射肾上腺素 0.5mg 或肌注胰高血糖素 1~5mg（但应注意其也可继发促进胰岛素分泌）。

3.抑制胰岛素分泌　对低血糖反复发作者，应使用氢化可的松 100~200mg 或地塞米松 10~20mg 静脉滴注。

4.治疗原发病 如胰岛 B 细胞瘤需手术治疗等。

（张顶高）

第六节 甲亢危象

甲状腺功能亢进危象（下称甲亢危象）又叫甲状腺危象，系指危及生命的甲状腺功能亢进状态。其是在甲亢病情尚未控制时，由于一些诱因使原有症状突然加剧的一组症候群。患者表现为高热、大汗、严重的心动过速、呕吐、腹泻、烦躁不安、谵妄，以至昏迷。病情进展很快，如不及时抢救，病死率很高。多发生于中、老年人。

一、病因和发病机制

（1）血液循环中甲状腺激素水平骤然增加。甲亢手术时因挤压甲状腺或碘治疗甲亢时引起放射损伤性甲状腺炎使甲状腺激素向血循环中"倾倒"，使血中甲状腺激素水平突然增加，但其血中总的 T_3、T_4 并不比无危象的甲亢患者高。已证实这种患者的甲状腺激素与甲状腺结合球蛋白（TBG）及甲状腺结合前白蛋白（TBPA）的结合减少，因而游离的甲状腺激素水平升高较显著，致使甲亢症状加剧。

（2）一些患者血中甲状腺激素水平并不增高，但机体对甲状腺激素的耐受力降低，对甲状腺激素的反应性发生改变。

（3）应激情况下，交感神经兴奋或反应性增高。交感神经系统和肾上腺体质大量释放儿茶酚胺，甲状腺激素本身可使儿茶酚胺的作用加强，且儿茶酚胺结合位点数目增多，尤其心脏和神经组织对其反应增强。

（4）甲亢患者在应激状况时，对肾上腺皮质激素的需求增加，以及甲亢时代谢清除加快，常伴肾上腺皮质功能相对不足。

（5）甲亢危象常见的诱发因素。①甲状腺手术前准备不充分，机体仍处在高代谢状态即进行手术，是发生甲亢危象最常见的原因。麻醉及手术对患者的附加应激，手术过程中对甲状腺的挤压，术中流血过多，血压下降或麻醉不完善，患者烦躁不安等都是引起危象的重要原因。危象常发生在术后 1~2d 以内，如同时伴有其他感染则更加促使危象的发生。②强烈的精神刺激、过度劳累、各种感染、手术、创伤、分娩、心肌梗死、肺梗死、未控制的糖尿病、严重的药物反应（如洋地黄中毒、胰岛素所致低血糖等）、输液反应也可诱发甲亢危象。③碘治疗所致危象常见于甲状腺肿显著及病情较重者，一般发生在同位素治疗后 1~2 周内。④严重甲亢药物尚未奏效时，病情进展，也可自发危象。⑤病情未控制即停用抗甲状腺药物。

二、临床表现

甲亢危象是原有甲亢症状的急剧加重,也有一些患者的甲亢症状实际上已存在数月,但并未诊断，而来诊时已成危象。表现主要为明显的高代谢症状和过量的肾上腺素能反应。典型的危象期包括体温在 39℃以上，一般的解热措施无效；心率超过 160 次/分，心搏动强而有力、呕吐、腹泻；约 1/4 患者可有黄疸；多汗或大汗淋漓；焦虑、烦躁、精神变态、谵妄、昏睡和昏迷。可有心前区疼痛、心律紊乱，如期前收缩、心房纤颤、心房扑动、室上性心动过速、房室传导阻滞等，重时可发生心力衰竭。病情迅速进展有死亡率高，死亡原因为心衰和休克。为进行早期诊断争取治疗的机会，临床上把那些尚未进入危象期，而甲亢症状突然加重疑有危象的早期患者称为危象前期或危象先兆。这时体温在 38~39℃之间，心率在 120~159 次分，部分患者也可有心律不齐。乏力、多汗、焦虑、烦躁不安，有危机感、食欲不振、恶心、大便次数加多。危象先兆进一步发展即为危象期。老年多见，死亡率高。

甲亢危象的患者如果原来有全身衰竭恶病质等，危象症状常不典型。特别是那些不典型的甲亢患者发生危象时的症状也很不典型，可能只具备上述典型危象的部分表现，或仅以某一系统改变为突出表现，如心血管系统突出表现者，可有心房纤颤、心力衰竭，或表现为消化系统症状：恶心、呕吐、黄疸、腹泻，也有仅为精神神经障碍者而误诊为这些系统的疾病。有些患者危象先兆期极短或没有危象先兆而直接进入危象期。淡漠型甲亢患者发生危象时与典型甲亢症状相反，无神经精神等兴奋表现，也无怕热、多汗，表现为淡漠加重，极度衰弱，嗜睡、反应迟钝，甚至木僵、昏迷，体温可中度上升或体温过低，反应迟钝，皮肤干皱，汗少，心率加快也不明显，甚至缓慢，极易误诊。淡漠则甲亢病情多较重，易发生危象而安静的死亡。甲亢危象可因某些诱发疾病如严重感染而引起，危象症状与诱发疾病的表现掺杂在一起，混淆诊断。这时的发热是危象还是感染引起，较难区分，偶尔也有甲亢危象比较轻微者，如某些术前准备不够充分的甲亢患者，甲状腺手术后可出现不好解释的发热反应。

三、实验室及其他检查

（1）血清 T_3、T_4、rT_3 增高、FT_3、FT_4 增高更显著。

（2）基础代谢率多在+60%以上。

四、诊断

甲亢危象与甲亢本身从病理生理角度看并无明显不同，实验室检查也无明确的划分界限。甲亢危象时，基础代谢率多在+60%以上；血清 T_3、T_4 升高，但并不高于一般甲亢；由于甲状腺激素与甲状腺激素结合球蛋白（TBG）、甲状腺激素结合前白蛋白（TBPA）结合减少，血清总 T_3 和总 T_4 反而比原来减少，但游离 T_3 和游离 T_4 的增加比一般甲亢更突出。有报告危象发生时游离甲状腺激素水平可增加 5~10 倍。危象的诊断主要强调临床表现。其临床突出的特征是高热与心率显著加快。甲亢患者在有引起危象诱因的条件下有下列情况就应考虑发生危象：①谵妄、极度烦躁、昏睡、昏迷；②高热伴大汗，一般解热措施难以奏效；③心率超过每分钟 120 次；④呕吐、腹痛，腹泻，大便检查无炎症表现。如果没有甲亢疾病明确的病史，仅有上述症状而疑及本病时，应尽快取血测定激素水平，不要等待具备全部临床症状才诊断甲亢危象。对那些不典型的甲亢患者更应注意共危象发生时的特殊表现。对在手术中患者心率明显加快，收缩压上升者应高度重视，很有可能发生危象。甲亢危象的诊断并不困难，只要想到本病的可能，不片面地强调某一系统的突出表现即不易与其他疾病相混淆。但淡漠型甲亢，其临床表现不典型，发生危象时表现也比较特殊，尤其对老年患者由于其甲亢及危象的表现不典型应提高警惕，可结合血清 T_3、T_4 测定以确诊。

五、治疗

主要是紧急处理原发病和诱因，支持治疗和急性期监护。多在抢救 3d 内脱险，1~2周恢复，死亡率可达 20%左右。

1.一般治疗　避免精神刺激，给氧，补液，补充多种维生素，纠正水、电解质，与酸碱平衡紊乱。

2.去除诱因　感染是最常见的诱因，故须有效地防治感染。

3.抗甲状腺素的措施　硫脲类抗甲状腺药物丙硫氧嘧啶（FTU）600~1200mg/d，分次给药，可迅速抑制甲状腺素合成，1h 起效，1d 内血中 T_3 降低 50%。

碘剂减少甲状腺素释放，用于硫脲类抗甲状腺药治疗后 1h 左右，静脉滴注或口服无机碘制剂、碘化钠 0.25g 加入 10%葡萄糖液 500mL 中静脉滴注，每 8~12h 一次，或口服复方碘液 30 滴/d，在 2 周内逐渐停药。血液净化疗法应用血浆置换、腹膜透析或血液透析迅速降低循环小的甲状腺素水平，可能有效。

4.降低周围组织对甲状腺素的反应性　选用抗交感神经药，阻滞儿茶酚胺释放：①β受体阻滞药，普萘洛尔 10~40mg，每 4~6h 口服一次，或缓慢静脉滴注 1~2mg，并密切观察心脏反应。②周围性交感神经阻滞药，胍乙啶每日 1~2mg/kg，口服，12h 后起效；利血平 1~2mg；肌内注射，每 4~6h 一次，或首次倍量，4h 后起效。

5.保护脏器功能　甲状腺危象常伴有肾上腺皮质功能低下或衰竭，故常规静脉滴注肾上腺皮质激素，氢化可的松 200~500mg 或地塞米松 5mg，每 6h 一次，生效后逐渐减量，不可骤停，可纠正肾上腺皮质功能不全、抑制甲状腺素释放和 T_3 生成。控制高热以物理降温为主，配伍小量对乙酰氨基酚或吲哚类。一般不用阿司匹林，因其提高代谢率，增加血中游离甲状腺素浓度。若出现过高热危象（>40.6℃），出现抽搐、昏迷等脏器衰竭表现可用人工冬眠、机械通气。

抢救过程中；始终重视防治心、脑、肾等重要脏器功能衰竭。

（张顶高）

第七节　甲减危象

甲状腺功能减退危象，又叫甲减危象、黏液性水肿昏迷，是甲状腺功能减退失代偿期的严重表现。病情重笃，危及生命，且症状复杂多变。

一、病因

常见病因来自甲状腺病变（慢性淋巴细胞性甲状腺炎等）和垂体-下丘脑病变，多种诱因促发危象。①甲状腺病变，成人自身免疫性甲状腺炎常见慢性淋巴细胞性甲状腺炎（桥本甲状腺炎），血中存在大量自身抗体，攻击、破坏甲状腺组织，可经历甲状腺炎、甲亢、甲状腺功能正常，后期出现甲状腺功能减退，甚至黏液性水肿，或合并恶性贫血。此外，甲状腺肿瘤切除或放射性碘治疗后，颈部肿瘤放疗后，先天性甲状腺发育障碍或缺如，或硫脲类药物过量等因素也促发甲减。②垂体下丘脑病变，引起继发性甲减、垂体病变，使得促甲状腺激素（TSH）分泌不足，下丘脑病变可使甲状腺激素释放激素（TBH）

分泌不足，均可影响甲状腺素分泌。③诱因，甲减可能是一漫长的病理过程，在诱因作用下，甲状腺功能衰竭出现危象，常见诱因有受寒、用药不当（镇静药促发），手术、感染，创伤等。

二、临床表现

多为老年女性，好发于冬季，表现为嗜睡、昏迷，体温过低（<33℃），生命体征微弱。多种反射消失。一般表现为精神神经异常、代谢和体温调节障碍，以及诱因和甲减表现。患者有面色苍黄、皮肤粗糙、唇厚鼻宽、舌大外置、表情呆滞、反应迟钝等甲减表现，可有肺炎、传染病、卒中、外伤等相关病症。

三、实验室检查

（1）甲状腺功能检查，检测血清甲状腺素（TT_3、TT_4、FT_3、FT_4、rT_3）明显减低。血清促甲状腺素（TSH）低下提示垂体下丘脑病变引起继发性甲减，而 TSH 升高提示原发性甲减。放射核素检查具有诊断价值，但可影响甲状腺功能，故应少用于甲减，如甲状腺吸碘（I）率、甲状腺扫描均可能影响甲状腺功能。

（2）血液一般检查和生化检查，红细胞和血细胞比积下降，白细胞计数减少、核右移。低血糖、低血钠，血清酶可升高，血气分析显示二氧化碳潴留低氧血症。

（3）心电图示心动过缓、低电压、QT 延长、ST-T 改变，超声心动图显示心脏增大或心包积液。

四、治疗

宜早诊早治，争取一两日内好转。若 24h 后不能逆转病情，预后较差，病死率颇高。

（1）补充甲状腺素选用快速作用的甲状腺素制剂三碘甲状腺原氨酸 100μg 静脉注射，然后静脉滴注维持，每 6h 5~15g，直至患者清醒后改为口服，但其药源紧张。也可选用左旋甲状腺素，首剂 200~500μg 静脉注射，以后间歇给药，用量减少。甲状腺片口服也有效，但因甲减危象时 T_4 转化为 T_3 较为缓慢，延缓了生效时间。

（2）控制感染、消除诱因多选用广谱抗生素，并注意心、肝、肾功能监测。

（3）其他抢救措施①氧气疗法，保持气道通畅，危重者采用机械通气。②补充肾上腺皮质激素，氢化可的松 50~100mg 静脉注射，每 4~6h 一次，患者清醒后递减或停用。③纠正低血压可用少量间羟胺、去甲肾上腺素或多巴胺，同时心电监护，及时防治心律失常。④补充营养、调节水电解质和酸碱平衡，适当补充葡萄糖、维生素 B 族、氯化钠或能量合剂。

（张顶高）

第八节　肾上腺皮质功能减退危象

本症是肾上腺皮质功能减退的危重表现。常发生于感染、创伤、手术、分娩、过劳、大量出汗、呕吐、腹泻、失水或突然中断肾上腺皮质激素治疗等应激情况下。表现为恶心、呕吐、腹痛或腹泻、严重脱水、血压降低、心率快、脉细弱、精神失常、常有高热、低血糖症、低钠血症，血钾可低可高。如不及时抢救，可发展至休克、昏迷、死亡。

一、病因

1.感染　肾上腺结核为常见病因，其他有真菌、病毒等。

2.自身免疫性肾上腺炎　近半数患者伴其他器官特异性自身免疫病，称为自身免疫性多内分泌腺体综合征（autoimmune polyendocrine syndrome，APS），多见于女性；而不伴其他内分泌腺病变的单一性自身免疫性肾上腺炎多见于男性。

3.其他　较少见病因：恶性肿瘤转移、淋巴瘤、白血病浸润、淀粉样变性、双侧肾上腺切除、放射治疗破坏、肾上腺酶系抑制药如美替拉酮、氨鲁米特、酮康唑或细胞毒药物如米托坦（o，P'-DDD）的长期应用、血管栓塞等。

二、诊断要点

1.临床表现　可有恶心、呕吐、腹痛或腹泻、严重脱水、血压降低、心率快、脉细弱、精神失常、常有高热、低血糖症、低钠血症，血钾可低可高。

2.实验室检查

（1）肾上腺皮质激素（血皮质醇和尿游离皮质醇）及其代谢产物（17-羟类固醇，17-酮类固醇）：减低。

（2）血浆基础 ACTH 测定：明显增高，超过 55pmol/L，常介于 88~440pmol/L（正常人低于 18pmol/L），而继发性肾上腺皮质功能减退者，ACTH 浓度降低。

（3）兴奋试验：在危象治疗好转后，可做兴奋试验为进一步确诊。

（4）X 线片、CT 或 MRI 检查：于结核病患者可示肾上腺增大及钙化明影。其他感染、血、转移性病变在 CT 扫描时也示肾上腺增大，而自身免疫病所致者肾上腺不增大。

三、病情判断

其预后与诱因的性质、有无休克、年龄及机体状况、能否及时诊治等因素有关。及时应用激素替代治疗可使患者生活质量得到提高。但如不能得到及时治疗则可因多种原因诱发危象。

四、治疗

（1）补充血容量：有胃肠道紊乱或失钠的患者可给 5%葡萄糖盐水，必要时给高张盐水，输液量根据血容量不足的程度定，第一个 24 小时约补 2000~3000mL。有水中毒者，补液应适当，激素的补充更重要。纠正低血糖：血糖过低者，予 50%葡萄糖注射液 60mL，静脉注射，然后输注 10%葡萄糖注射液，低血糖不重者也可直接输注 10%葡萄糖注射液。

（2）去除诱因：如应用足量抗生素控制感染，纠正水电解质紊乱，特别是低钠血症。

（3）糖皮质激素：立即静脉注射氢化可的松或琥珀酸氢化可的松 100mg，使血皮质醇浓度达到正常人在发生严重应激时的水平。以后每 6 小时加入补液中静脉滴注 100mg，第 2 或 3 天可减至每日 300mg，分次静脉滴注。如病情好转，继续减至每日 200mg，继而 100mg。呕吐停止，可进食者，可改为口服泼尼松，10~20mg，1 日 1 次。

（4）病情缓解期治疗：宜模仿激素分泌昼夜节律在清晨睡醒时服全日量的 2/3，下午 4 时前服余下 1/3。一般生理剂量为泼尼松早 5mg，下午 2.5mg，一日 7.5mg。具体需结合患者进食、体力、精神等综合判断。在有发热等并发症时适当加量。

（张顶高）

第九节　垂体功能减退危象

垂体功能减退危象（hypopituitarism crisis，anterior pituitary insufficiency crisis）可见于原有垂体功能不足未能及时诊断治疗或治疗不当，也可见于急性垂体病变，如垂体卒中或全垂体切除术后。由于垂体功能减退引起促性腺激素、促甲状腺激素、促肾上腺皮质激素、生长激素、催乳素等明显缺乏，继发不同的靶器官功能减退，引起多脏器代谢紊乱、机体对外界刺激的抵御能力降低，在某种诱因的应激情况下，垂体及靶腺功能进一步衰竭，导致危象的发生。

一、诊断精要

1.诱因　感染；脱水；饮水过多；手术、麻醉、创伤；药物副作用；饥饿、胰岛素应用、酗酒；治疗不当、过度劳累、寒冷、精神刺激；消化道大出血、心衰、卒中等。

2.临床表现

（1）危象前驱期表现：原有症状进一步加重。患者表现出厌食、恶心、呕吐、收缩压低、脉压差小、性格改变、有精神症状。病情进一步发展会出现血压不能测出、四肢厥冷、神志昏迷。

（2）危象期临床类型

①低血糖型：有阵发性低血糖的表现，进入危象后则出现持续性低血糖昏迷。表现有两种类型：

快速型：血糖值降低快，有明显交感神经兴奋症状，患者出现面色苍白、恶心、心悸、出冷汗甚至抽搐、口吐白沫等癫痫样发作，持续数分钟后迅速进入昏迷。

慢性型：血糖降低相对缓慢，交感兴奋症状不明显，患者可有头痛、视物模糊、语无伦次、行为怪僻，进行性意识障碍，逐渐进入昏迷，血糖可降至 2.2mmd/L，长时间低血糖可导致脑细胞的严重损害。

②低血钠、水中毒型：衰弱无力、食欲不振、嗜睡或躁动；有脑水肿时可出现剧烈头痛、恶心、喷射性呕吐、血压增高、心率呼吸减慢、神志模糊、定向力障碍、精神错乱、抽搐最后进入昏迷。一般血钠<120~125mmol/L 出现精神症状，如血钠<115mmol/L 往往昏迷。

③低代谢型：肛温低于 35℃，表现为皮肤干冷，苍白，脉细弱，神志模糊，嗜睡，逐渐昏迷。

④高热型：体温高达 39~40℃，但脉搏无相应增速，血压低，伴意识障碍或昏迷。

⑤垂体卒中型：详见垂体卒中。

⑥垂体切除后型：术后即刻昏迷，应怀疑手术本身损伤中枢神经引起意识障碍；延迟数天至数周出现昏迷，则多与内分泌功能减退有关，后者多有低血钠、低血糖倾向。

3.实验室检查

（1）生化检查：钠、氯化物低，钾大多正常；空腹血糖常偏低，可达 2.2mmol/L；

血渗透压测定可明显低于正常（280~320mmol/L）。

（2）垂体激素分泌减少：FSH、LH、ACTH、TSH、PRL、GH 均降低。

（3）靶腺激素水平低下：甲状腺激素 T_3、T_4；肾上腺皮质激素血皮质醇、尿游离皮质醇、醛固酮、24h 尿 170H、17KS；性腺激素如雌二醇、睾酮、孕酮、尿雌三醇等测验值均低下。

（4）下丘脑-垂体-靶腺功能兴奋试验：促性腺激素释放激素兴奋试验（LRH-ST）、促甲状腺激素释放激素兴奋试验（TRH-ST）、促肾上腺皮质激素释放激素兴奋试验（CRH-ST）等功能试验的释放曲线呈低平曲线。

（5）肿瘤定位检查：下丘脑及垂体部位的 X 线、CT 扫描、MRI 扫描可能发现局部肿瘤。

二、治疗精要

纠正低血糖状态，解除急性肾上腺功能减退危象，对症处理休克、感染、低温、水电解质紊乱。

三、处方选择

处方一　肾上腺糖皮质激素的使用

　　　　氢化可的松 100mg

　　　　50%葡萄糖溶液　60ml　iv

　　或　氢化可的松 100~300mg

　　　　5%葡萄糖生理盐水 500ml　iv gtt qd

处方二　甲状腺激素应用

　　　　三碘甲状腺原氨酸（碘塞罗宁）20~30 mg po 或鼻饲　q6h

　　或　干甲状腺素片 40mg

　　　　口服或鼻饲 q6~8h

　　或　左旋甲状腺素钠注射液 300μg

　　　　25%葡萄糖溶液 20ml　iv

处方三　水中毒时

　　　　氢化可的松 25mg

　　　　50%葡萄糖溶液 40ml　iv 继之

　　　　氢化可的松 100mg

　　　　10%葡萄糖溶液 250ml　iv　gtt

　　或　可的松 50~100mg（或泼尼松 10~20mg）po 继之

　　　　可的松 25~50mg（或泼尼松 5~10mg）po　q6h

四、经验指导

1.补充血容量，纠正低血糖。根据血糖和失水情况适量补充 10%或 5%葡萄糖生理盐水，必要时静脉注射 50%葡萄糖溶液 40~60ml。

2.应尽早补充肾上腺糖皮质激素，紧急情况下首先用氢化可的松 100mg 加 50%葡萄糖溶液 40~60ml 静推；氢化可的松第一天 200~300mg，第二天 150~200mg，第三天 100~150mg；第四天 100mg，第五天 50mg，第七天改醋酸可的松 25mg 口服，长期替代治疗。

肾上腺皮质激素用量过大可出现精神症状，应及时减量；若有严重感染时，可酌情加至平时剂量的 4~8 倍，感染控制后逐渐减量至维持量，无感染的低温型剂量不宜过大，氢化可的松 100mg/d 即可，如过量，则会抑制甲状腺功能反而加重危象。

3.甲状腺激素主要用于低体温昏迷患者，应在应用肾上腺糖皮质激素的基础上使用，以免诱发急性肾上腺皮质功能衰竭。首选三碘甲状腺原氨酸（碘塞罗宁），其次可用左甲状腺素或干甲状腺素片。

4.纠正水、电解质紊乱，随时监测电解质和血浆渗透压，必要时可以小量血浆多次输入；对水中毒患者应控制补液，氢化可的松可加 50%葡萄糖溶液静推，或可的松、泼尼松鼻饲或口服。

5.禁用镇静剂。

6.去除诱因和对症治疗，针对不同诱因进行抗感染治疗、高热患者进行物理降温、低温患者采取保暖措施。

7.危象过后，恢复适量多靶腺激素（糖皮质激素、甲状腺素）长期替代治疗。

8.加强产前检查，减少分娩并发症，预防产后大出血。如有大出血者，产后要定期健康检查，早期发现垂体功能不全，及时进行替代治疗；已有垂体功能不足者，应早期使用替代治疗，避免各种发生危象的诱因；需手术治疗的患者，术前应适量增加肾上腺皮质激素及甲状腺素。

（张顶高）

第十节　尿崩症

一、概述

尿崩症（diabetes insipidus，DI）为小儿时期常见的内分泌疾病之一，临床上以烦渴、多饮、多尿及排低相对密度尿为特征，分为垂体性尿崩症和肾性尿崩症两类。垂体性尿崩症又称为中枢性尿崩症，是由于下丘脑及垂体分泌和释放精氨酸加压素[AVP，又称抗利尿激素（ADH）]不足所引起。肾性尿崩症是由于受体结合缺陷使肾小管对抗利尿激素不敏感，致水分重吸收减少，尿量增多。本文着重介绍中枢性尿崩症。

1.病因

（1）继发性尿崩症　由于下丘脑神经垂体部位的肿瘤、白血病，严重脑外伤、手术及颅内感染、白血病细胞、朗格汉斯细胞等浸润或其他肉芽肿病变、血管疾病等引起。

（2）特发性尿崩症　临床找不到任何原因，近年有报道患者血中存有下丘脑室旁核神经核团抗体，即针对 AVP 合成细胞的自身抗体，并常伴有肾上腺、性腺、胃壁细胞的自身抗体。

（3）遗传性尿崩症　少数中枢性尿崩症有家族史，呈常染色体显性遗传，由 AVP-神经垂体运载蛋白（AVP-NPII）编码区的基因突变所致。

2.分类　根据 AVP 缺乏的程度，可分为完全性尿崩症和部分性尿崩症。

3.临床特征

（1）症状和体征　①起病较急，以多饮、多尿、烦渴为主要症状。饮水多大于3000ml/m²，喜冷饮，尿量可达 4~10L，甚至更多，尿相对密度低且固定，常在 1.010 以下。夜尿多，遗尿常见。②本病可发生于任何年龄，婴幼儿烦渴时哭闹不肯进食，饮水后安静，喂水不足可发生便秘、发热、脱水甚至休克；儿童由于烦渴、多饮、多尿可影响学习和睡眠。③皮肤干燥苍白、少汗、精神不振、食欲低下、体重不增、生长缓慢等症状。如充分饮水，一般情况正常，无明显体征。

（2）实验室检查

1）尿相对密度　低<1.010，尿渗透压<280mmol/L，尿蛋白、尿糖及有形成分均为阴性。

2）血生化检查　血钠、钾、氯、钙、镁、磷等一般正常，肌酐、尿素氮正常，血渗透压正常或偏高。

3）禁水-加压素试验

试验方法　在试验前 24h 应停用抗利尿药物；试验当日晨 8 时开始禁饮（一般禁水6~8h），可进少许干食，先排空膀胱，测定体重、血钠及血浆渗透压；每 1~2h 收集尿液一次，记录尿量，测定尿相对密度、渗透压；每小时测体重一次，若体重下降>5%或血压明显下降，一般情况恶化时，需迅速终止试验并给予饮水；若患儿禁水后尿量减少，尿相对密度与渗透压均增加，可以除外尿崩，否则，继续血管加压素试验；水试验结束后，皮下注射垂体后叶素 5U（或精氨酸加压素 0.1U/kg），然后 2h 内多次留尿，测定尿量、尿相对密度及渗透压。

试验结果分析

A.禁水试验尿崩症　患儿每小时尿量减少不明显，持续低张尿，尿相对密度<1.010，尿渗透压无明显变化，血清钠和血渗透压分别上升超过 145mmol/L 和 295mmol/L，体重下降 3%~5%。

B.加压素试验　如尿渗透压上升峰值超过给药前的 50%，则为完全性中枢性尿崩症；在 9%~50%者为部分性尿崩症；肾性尿崩症小于 9%。

4）血浆 AVP 测定　测定血浆 AVP 结合禁水试验，对鉴别诊断更有价值。中枢性尿崩症血浆 AVP 浓度低于正常；肾性尿崩症血浆 AVP 基础状态可测出，禁水后明显升高而尿液不浓缩；精神性多饮 AVP 分泌能力正常，但病程长、病情严重者，由于长期低渗状态，AVP 的分泌可受到抑制。

5）影像学检查　选择性进行头颅 X 射线平片、CT 或 MRI 检查，以排除颅内肿瘤，明确病因，指导治疗。

二、防治

1.治疗

（1）病因治疗　对有原发病灶的患儿必须针对病因治疗。①颅内感染者抗炎；②肉芽肿性病变所致者行下丘脑放疗；③肿瘤可行手术切除；④特发性中枢性尿崩症，应检查有无垂体及其他激素缺乏情况；⑤淋巴细胞性漏斗垂体炎所致者用糖皮质激素治疗。

（2）加压素替代治疗

1）鞣酸加压素（长效尿崩停）　初始剂量为 0.1~0.2ml，深部肌内注射，疗效可维持 3~7d，下次注射必须待多饮多尿症状再出现时再用药，可根据疗效调整剂量。

2）精氨酸加压素（DDAVP） 为合成的 AVP 类似物，有 3 种剂型。①鼻黏膜吸入剂：100μg/ml，用量 0.05~0.15ml/d，每日 1~2 次，用前需清洁鼻腔，症状复现时再给下次用药。②口服片剂：弥凝（醋酸去氨加压素），每次 100~200μg，每日 1~2 次。③注射剂：每次 5~20μg，每日 1~2 次。DDAVP 的不良反应很小，偶有引起头痛或腹部不适者。

（3）其他药物治疗 ①噻嗪类利尿剂：一般用氢氯噻嗪（双氢克尿噻），多用于小婴儿中枢性尿崩症减少尿量。剂量 1~2mg/（kg·d），分 3 次服用；②儿童禁用或慎用氯磺丙脲、氯贝丁酯（安妥明）和卡马西平。

（4）肾性尿崩症的治疗 有后天原因者应消除原因。先天性肾性尿崩症治疗困难。治疗目的是保证适当热卡的摄入，保证生长正常和避免严重的脱水。早期治疗是可减轻生长和智力的落后。药物用噻嗪类利尿剂和氨氯比嗪联合治疗。

2.预防

（1）一级预防 避免尿崩症的发病。各类尿崩症发病原因不同，针对其病因，采取一些干预措施，对于避免或减少尿崩症的发病，不无益处。如对于精神疾病、神经官能症者，加强护理，限制每天饮水量，量出为入，可以防止尿崩症的发生。对于低血钾、高血钙、糖尿病、肾盂肾炎等疾病，及早采取有效治疗，也可以作为预防肾性尿崩症发生的一种尝试。有的肾性尿崩症是由药物引起的，权衡利弊，减量用药或停用药物，也可预防尿崩症的发生。积极控制结核、梅毒、脑膜炎等感染性疾病，注意自身安全，避免头部外伤的发生，可以减少诱发尿崩症的机会。加强尿崩症的宣传及教育，加强尿崩症的普查，可以及早发现尿崩症。

（2）二级预防 及早发现尿崩症并进行积极的治疗。实际工作中，中枢性尿崩症最多见，其中 90%以上为特发性、手术或外伤后及颅内占位性病变或浸润性疾病，故对于脑部手术、脑外伤、脑肿瘤患者，应定期随访检查，以早期发现尿崩症。定期随访有尿崩症家族史者，及早发现并诊治多尿、多饮患者，均可以做到尿崩症的早期发现和治疗。

（3）三级预防 预防严重并发症的发生。尿崩症者长期多尿，可有膀胱扩张，输尿管、肾盂积水。部分患者因限制饮水或渴感缺乏，可以发生脱水、中枢神经系统损伤。因垂体-下丘脑肿瘤或浸润性病变而发生尿崩症的患儿，除了脱水外，尚有腺垂体功能减退、肿瘤压迫症状、颅内压增高等，病死率高。尿崩症合并垂体前叶功能减退时，常可因感染、腹泻、呕吐、失水、饥饿、寒冷、中暑、手术、外伤、麻醉、酗酒及服用镇静安眠药、降糖药而诱发垂体危象。出现体温异常（高体温或低体温），低血糖，循环衰竭，呼吸衰竭，水中毒等。严重者还可发生昏迷和惊厥症状，危及生命。故早期发现尿崩症及早抗利尿治疗、治疗原发病、治疗各种并发病，控制各种诱发因素，可以减少上述并发症的发生，提高生活质量，延长患者生命。

（张顶高）

第六章　血液系统急危重症

第一节　出凝血功能监测与评估

一、出血时间（BT）

出血时间指皮肤破口出血到出血自然停止所需要的时间，用以测定皮肤毛细血管的止血功能。正常值 Ducke 法为 1~3min。BT 缩短，提示血液呈高凝状态。BT 延长，提示血液呈低凝状态，可见于血小板减少症、血小板无力症和血管性假性血友病等。但据报道出血时间在预测外科手术出血方面用处不大。

二、凝血时间（CT）

凝血时间指血液离体后至完全凝固所需要的时间，用以测定血液的凝固能力。正常值：毛细玻管法 3~7min，试管法 5~12min，玻片法 2~5min。CT 延长，表示凝血功能障碍或血中含抗凝物质（如肝素等）。CT 缩短，见于血液高凝状态。

三、血小板计数（BPC）

正常值：（100~300）×10⁹/L。血小板数目如急剧减少低于 50×10^9/L 可增加手术出血，稀释性血小板减少症仍是导致止血困难和大量失血最常见的原因。体外循环后血小板功能遭到抑制，故血小板减少的阈值升高。

四、凝血酶原时间（PT）

将过量的组织凝血活酶（兔脑）和适量的 Ca^{2+} 加入受检血浆，观察血浆的凝固时间，即为 PT。PT 是反映外源性凝血通路较敏感的筛选试验，它反映因子Ⅰ，Ⅱ，Ⅴ，Ⅶ和Ⅹ的活性。正常值：12±ls，活动度为 80%~120%，国际比值为 1.00±0.15~0.20。当因子Ⅴ，Ⅶ，Ⅹ活性低于正常 30%时则 PT 延长，但它对凝血酶（FⅡ）的缺乏很不敏感，主要反映外源性通路的活性。PT 在体外循环后阈值比其他情况升高，但只要大于 16s 即为病理情况。用华法林治疗中要求国际比值维持在 2.5~3.5 之间。

五、激活部分凝血活酶时间（APTT）

APTT 反映因子Ⅰ，Ⅱ，Ⅴ，Ⅷ，Ⅸ，Ⅹ，Ⅺ和Ⅻ的活性，它检测内源性凝血通路和共同通路。正常值<31s。由于 APTT 对小剂量肝素比较敏感，对判定肝素反跳可能有较大帮助。

六、凝血酶时间（TT）

TT 是检测共同通路终端上纤维蛋白原变成纤维蛋白的方法。将标准化凝血酶液加入受检血浆，观察血浆凝固所需的时间，即为 TT。正常值为 16~18s。TT 延长如超过正常对照3s 以上，则提示血液含肝素或类肝素物质，纤维蛋白原减少或纤维蛋白降解产物（FDP）的抗凝活性增高。

七、激活全血凝固时间（ACT）

血液中加入惰性硅藻土，可增加血浆接触活性，加速血液凝结过程，从血液注入含硅藻土的试管开始至有血凝块出现即为 ACT。测定 ACT 可了解内源性凝血通路，也是监测肝素水平和鱼精蛋白用量最有用的指标。用硅藻土监测 ACT 的正常值为 60~130s。不过它的变动范围大而且受许多因素如血小板计数和功能、纤维蛋白原水平，温度、抑肽酶及鱼精蛋白过量影响。

在体外循环前静脉注肝素 400u/kg 后 5~10min，ACT 需达到 400~600s 时可转机（用抑肽酶时需达到 750s），以防止凝血和凝血因子的消耗。转流中需每隔 30min 监测 ACT一次。体外循环结束后再测 ACT，并根据 ACT 肝素剂量反应曲线计算出残留肝素量，给予鱼精蛋白，直至 ACT 恢复至接近术前水平。

八、纤维蛋白原测定

血浆加凝血酶后，纤维蛋白原变成纤维蛋白凝块。正常值：定量法为 2~4g/L，半定量法为 1∶64。纤维蛋白原含量减少（<2g/L，<1∶32）见于 DIC 及纤溶期、低（无）纤维蛋白原血症及严重肝病等。纤维蛋白原含量增多见于高凝状态如急性心肌梗死、深静脉血栓形成及烧伤等。

九、凝血弹性描记图（TEG）

TEG 也是全血凝固试验之一，它检测整个血凝块动力学（黏滞弹性）。体外循环后的黏滞弹性试验比常规凝血试验能更好地预测心脏手术后的凝血障碍，尤其有助于床旁检出明显的纤溶。目前这种试验在排除明显凝血紊乱方面具有最好的定性指导，但在指导凝血治疗上的确切作用尚有待更多的研究来确定。

十、纤维蛋白降解产物（FDP）

纤维蛋白（原）溶解时便产生 FDP，利用纤维蛋白原抗血清与 FDP 起抗原-抗体反应，可检测 FDP。正常值：1~6mg/L。FDP 增高（>10mg/L）见于原发性和继发性纤溶症或溶栓治疗。

十一、栓溶二聚体（D-Dimers）试验

它可以检出纤维蛋白降解后散落的亚单位或血栓溶解后降解物中的最小肽段 D-Dimer。用定性或半定量检测血液中的 D-Dimer，对血栓形成性疾病有早期快速诊断意义，可用于血管内弥漫性凝血（D1C）、肺栓塞、深部静脉栓塞及急性心肌梗死等的早期诊断，是 DIC 最特异的试验。亦可用于栓溶药物治疗的疗程和疗效监测。正常人血液中 D-Dimer 的含<100ng/mL，血栓形成后 D-Dimer 含量均>200ng/mL，而 DIC 患者含量一般均在 1000ng/mL 以上。据报道 D-Dimer 比 FDP 敏感。

（冯伟）

第二节　血栓弹力图监测

一、测定原理

血液凝固过程的流变性会发生明显的改变，血栓弹力图就是血液凝固过程中弹性改变的描记。

测定血栓弹力图的仪器（血栓弹力仪）与同轴圆筒式黏度计类似，血样注入两圆筒间的间隙内，内圆筒轴顶端与一具有良好弹性的金属丝相连接，金属丝另一端固定，使内圆筒悬于血样中，若内圆筒受力作用而扭转，金属丝亦扭转，通过传感器使血栓弹力仪在以 2mm/min 恒速走动的纸上描记出表示内圆筒扭转的曲线。外圆筒在驱动力作用下，在 4°45' 角度内往复地振动（摆动），振动（摆动）周期为 9s，开始时，血样未凝固，外圆筒的振动通过血液的传递对内圆筒的影响较小，内圆筒摆动幅度很小，见图 6-2-1，开始时间如虚线所示，随着时间延长，血液逐渐凝固，弹性逐渐增强，内圆筒受力逐渐增大，振动幅度亦逐渐增大，可以想象凝血过程中可描记出，虚线示意内圆筒的摆动（扭摆）曲线，边缘两实线显然是每次振动最大幅度所达到之点的连线，称为血栓弹力图（TEG），这正是血栓弹力仪所描记下来的，描记时间约需 1.5h，血栓弹力图是德国学者于 1960 年首创。

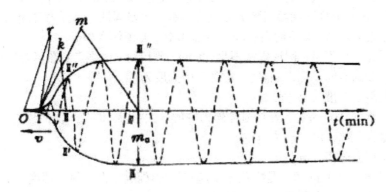

图 6-2-1　血栓弹力图

二、测定方法

通常测定血液血栓弹力图的方法有三种。

（一）自然全血法

用硅化注射器静脉取血，不抗凝，立即注入塑料小杯内，再用 1ml 注射器准确吸取适量血样（用 HELLIGE 血栓弹力仪测定时应取、0.36ml），注入血栓弹力仪外圆筒内，进行测定，从取血到开机测定应在 1min 内完成。

（二）全血复钙法

取 0.1ml3.8% 枸橼酸钠，注入硅化试管内，再加入 0.9ml 静脉血与之混匀，取 1.29% 的氯化钙生理盐水溶液 0.06ml 注入外筒内，再取上述抗凝全血适量（用 HELUGE 血栓弹力仪测定时应取 0.3ml），注入外圆筒内，使内圆筒升降两次，让血样与氯化钙液混匀，然后开机测定。

（三）血浆复钙法

配制血浆样品：将 3.8%枸橼酸钠与静脉血按 1∶9 混合于硅化试管中，以 500~800r/min 的转速离心 15min，获取 PRP 血浆，取一份血浆，以 3000r/min 的转速离心 30min，获取 PPP 血浆，将 PRP 与 PPP 按不同比例混合，配成血小板含量不同的几种血浆样品，如 $200×10^9/L$、$100×10^9/L$ 等。

复钙：取 1.29%氯化钙溶液 0.06ml，注入血栓弹力仪外圆筒内，再加入血浆样品 0.3ml，混匀后开机测定。

三、血栓弹力图指标

血栓弹力仪的走纸方向如图 6-1 中 υ 箭头所示，走纸速度为 2mm/min，因此血栓弹力图长度方向每 1mm 表示 30s，用特制血栓弹力图测定尺，可方便地测出如下指标：

（一）反应时间（r 值）

反应时间，记作 r 值，是指从时间零点到图形幅度（两侧曲线间宽度）达 1mm 所需时间，即图中 0~I 之间的时间，也就是血样注入外圆筒到开始凝固的时间，对正常人全血，约为 12min，正常人全血复钙，r 约为 4min。

（二）凝固时间（A 值）

凝固时间，记作是 k 值，是从 r 值终点到图形幅宽（达 20mm 时所需时间，如图中 I~II 之间的时间，表示血样开始凝固到凝血块已具有一定坚固性，其弹力度相当于 25 时所需的时间，正常人全血，k 值约为 6min，全血复钙，k 值约为 2min。

若血样凝固弹力度不足，图形幅宽不足 20mm，则可将 r 值终点到图形幅宽达 10mm 时所需时间作为凝固时间，记作 k_{10} 值，这时其弹力度为 11。

（三）血栓最大幅度（m_a 值）

血栓最大幅度，记作 m_a 值，是指血栓弹力图的最大幅宽，即从一侧曲线内缘量到对侧曲线外缘的最大距离，以 mm 为单位。

（四）最大凝固时间（m 值）

最大凝固时间，记作 m 值，是指从 6 值起点，即 I 处到达血栓最大幅度（m_a 值）III 处所需时间，m 值表示凝血程度到达 m_a 值的快慢。

（五）血栓最大弹力度（m_ε 值）

血栓弹力度 ε 的计算公式为

$$\varepsilon = \frac{100 \times a}{100 - a}$$

式中 a 为图形幅宽，凝血过程中不同时刻 a 值不同，代入上式求得血栓弹力度亦不同，血栓最大弹力度，记作 m_ε，是指凝血达到 m_a 值时的弹力度，$a=m_a$ 代入公式中即可求得，正常人全血，m_ε 约为 100，全血复钙，m_ε 约为 100~160。

四、血栓弹力图测定的临床意义

血栓弹力仪中的血样，在缓慢振荡的低剪变率作用下，逐渐形成凝血块——血栓，这种凝血块在形态学上与在玻璃试管中形成的凝血块相似，但与体外血栓形成仪形成的血栓不同，通过测定其血栓弹力图，可观察和研究凝血的动态过程及凝血块的坚固性和弹力度，在临床上通常用上述五个指标来表征。

对健康人，用三种血样（方法）所测得的血栓弹力图基本相似，但指标数值不相同。r、k、m 值均以自然全血法为高值则以血浆复钙法为最大，一些研究表明，全血复钙法测得男性值均大于女性，20~40 岁年龄组间血栓弹力面无明显差异，各研究者所测得的血栓弹力图指标值不尽相同。

血样中血小板和纤维蛋白原含量对血栓弹力图影响很大，有研究表明，血栓弹力图幅宽、弹力度和血栓形成速率都随血样中血小板浓度增加而增加，人们对血浆凝块组织中血小板纤维蛋白网络结构进行研究表明，PRP（$25 \times 10^4/\mu L$）凝块组织以血小板为节点，联结多条纤维蛋白纤维，从而相互交联成 A 对有序的纤维蛋白网络构架，而 PPP 凝块组织则节点贫缺，纤维蛋白纤维杂乱无章，呈重叠缠绕状，形成相对无序的网络构架，显然，前者的坚固性，弹力度等力学性能要强于后者，且随血小板和纤维蛋白原含量的增多而增强，血浆复钙法的 m_a、m_ε 值最大，可能是血细胞分离后，血浆复钙液中血小板和纤维蛋白原含量相对增多所致，血栓形成的重要条件是溶胶状的纤维蛋白原变成凝胶状的纤维蛋白网，使血细胞被网罗在其中而形成坚实的血栓，血小板可明显增强纤维蛋白凝胶的硬度。

病理状态下，血栓弹，力图指标发生改变，这对于某些疾病的诊断和治疗有指导意义，一般认为血栓弹力图指标 r 值相当于凝血活酶生成时间，k 值相当于凝血酶生成时间，r+k 值相当于试管失凝血时间，因此，凡凝血因子严重减少，血液中有抗凝物质者，如血友病甲、乙，假血友病等患者 r、k、m 值明显延长，糖尿病、肾病患者 r、k、m 值明显缩短，m_a、m_ε 值明显增大，甚至表现为血栓弹力图高凝状态。

（冯伟）

第三节　输血技术

一、概念

输血技术是指将采集的血液置入含有抗凝剂的容器中，在指定贮存期限内根据不同情况而采取不同方法输给受血者的一种常用治疗技术。它包括静脉输血、动脉输血、骨髓内输血、换血疗法、血浆置换疗法、单采血浆术、血液稀释法、氧饱和血。

二、适应证

1.静脉输血　适用于手术中输血、治疗性输血，操作简单安全，最为常用。

2.动脉输血　适用于急性大出血、出血性休克和循环骤停的临床抢救。

3.骨髓内输血　仅适用于血管途经发生困难时，如婴幼儿或大面积烧伤病人。

4.换血疗法　适用于新生儿溶血症、真性红细胞增多症、严重溶血性疾病、尿毒症、高钾血症、严重的一氧化碳中毒或农药中毒、白血病等。

5.血浆置换疗法　适用于原因不明，常规治疗无效、预后不良的代谢性疾病及免疫异常性疾患。

6.氧饱和血　适用于氧容量不足、战伤性休克、气性坏疽及内源性缺氧症。

7.血液稀释疗法　适用于外周阻塞性动脉炎、红细胞增多症、心脏手术等。

8.单采血浆术　适用于高黏滞综合征、重症肌无力、血栓性血小板减少性紫癜、尿毒症、高血钾、农药中毒等。

三、禁忌证

恶性高血出、充血性心力衰竭、急性肺水肿、重症肝肾功能衰竭及对输血有强烈变态反应者。

四、方法

1.静脉输血　分为输血器法和注射器法，一般选择肘前或内踝前的静脉。输血器法输血速度为 40 滴/min，临床广为应用。注射器法输血量一般为 25~50ml，对象为新生儿。

2.动脉输血　一般选用左侧桡动脉、肱动脉或股动脉，术中则是用主动脉。使用超过收缩压的推力将血液注入颈总动脉时，能迅速向上进入脑循环，向下流经心脏，可显著地改善心、脑等重要器官功能，并刺激血管内感受器及颈动脉分叉处交感神经丛，反射地兴奋呼吸循环中枢。中心静脉快速输血，可收到同样效果。因此，目前很少采用动脉输血。

3.骨髓内输血　一般多采用胸骨、髂骨、胫骨、股骨等部位。输血速度以胸骨柄处髓腔吸收力最强，注入速度可达 60 滴/min。胸骨体次之达 20 滴/min。其他部位的注入速度以患者感觉髓腔略有胀感为宜。如感到髓腔疼痛，则提示血流太快，应减慢注入速度。

4.换血疗法　抽出患者的血液 1500~2500ml，再注入等量新鲜正常血液。

5.血浆置换疗法　自病人抽取全血，经离心分离出血浆丢弃，然后用健康人血浆制品或晶体液补入。或使用选择性血浆分离法清除患者血浆中的致病性抗原、抗体、免疫复合物、其他毒性产物及某些过量的生化成分，把其余正常血液成分再输回给患者。

6.单采血浆术　分为手工法和血细胞分离器法。一般包括采血-离心-血浆-回输红细胞 4 个程序。

7.血液稀释法　经一侧肘静脉采取自体血液贮存于含有抗凝保存液的血袋中，同时以较快速度从另一侧肘静脉输入稀释液。国内多采用羟乙基淀粉或中分子右旋糖酐，或 2 份平衡液与 1 份中分子右旋糖酐。国外采用与采血量相等的 5%人血白蛋白或血浆，或使用 1∶1 的人血白蛋白与中分子右旋糖酐。

8.氧饱和血　分为直接通氧法和加双氧水法。前者是取输液管一根，一端接上玻璃管插入血瓶底部，另一端连接在氧气瓶的盛有乙醇的湿化瓶的输出端，扭开氧气瓶开关，用 3 升/min 的氧流量通氧 5min，待血液变成鲜红色，静置 30min 后即可输加双氧水法为每 200ml 全血内加 3%医用双氧水（H_2O_2）6~10ml，轻轻摇匀后全血呈鲜红色，再置 4℃冰箱内 30min 后输用。

五、注意事项

1.输血前应鉴定血型和交叉配血。

2.取血时及输血前要仔细检查。检查内容包括血型、病人姓名、献血员姓名及血瓶号，血瓶包装、血液质量及贮存时间等。

3.血液离开冰箱后应尽快输用。取、运途中避免激烈摇晃震动。

4.除等渗盐水外，血内不得随意加入药液。

5.输用两个以上献血者血液时，应间隔输入少量生理盐水。

6.输血中严密观察输血不良反应。如出现发热反应、过敏反应、溶血反应，应立即停止输血，查找原因，对症紧急处理。

7.供血者供血前应严格查体进行验血（包括 Hb、肝功能试验、乙肝六项指标、RPR 等），确保血液质量，以免引起各种传染病。

（冯伟）

第四节　弥散性血管内凝血

弥散性血管内凝血（DIC）是许多疾病的一种共同特征，是由于血液内凝血机制的弥漫性活化，促发小血管内广泛纤维蛋白沉着为特征的一种综合征。DIC 过程中所引起的组织和器官损伤及源于凝血因子消耗的出血倾向，是该病突出的临床表现。对 DIC 发病机制和治疗的研究 20 年来虽有进展，但仍有不少争议和不解，亟待解决。DIC 的早期诊断有待于对其病理生理过程的深入了解及敏感而高质量的测定方法，有效的治疗手段等都在进一步探索中。

一、DIC 的基础实验

Blainville（1834 年）报道静脉注射脑组织浸出液可在 2 分钟内引起动物死亡，尸解所见血管壁和心室内充满凝血块，半世纪后 woodridge（英国生理学家）细加澄清，以剂量少得多的组织提出液，包括小牛胸腺、睾丸或红细胞基质，缓慢输注，动物受者虽能存活但血液不凝固，仅少数动物的肺肝肾组织血管中见到稀而细小的血栓。这些实验的意义在当时未被认识；直到 Mills（1921 年）发现肺浸出液静脉输注后动脉血液的不凝固是由于血浆内纤维蛋白原被消耗。之后，输注组织凝血活酶、凝血酶或蛇毒促凝剂都能引起动物的去纤维蛋白原血症。当脑组织浸出液（富含组织凝血活酶）或凝血活酶低剂量缓慢地注入狗，使凝血时间中度延长，可观察到在纤维蛋白原水平下降前，血浆先表现有抑制凝血酶的特性伴有凝血酶原、凝血因子Ⅴ、Ⅷ、Ⅶ等促凝水平下降、血小板减少；进一步输注凝血酶能证实，实验动物血浆内纤维蛋白溶解（以下简称纤溶）活性显露，血浆含形成纤维蛋白的可溶性中间产物——纤维蛋白单体以及纤维蛋白（原）的降解产物，并有纤维连接蛋白（一种能与纤维蛋白原结合的不溶性冷球蛋白）水平的下降，但血管内无血栓可见。

对上述实验的现代概念解释为：脑组织富含的组织促凝血活酶使受体动物的血液通过外源凝血系活化并生成外源 X 酶及凝血酶，因而产生凝血块。组织凝血活酶少量缓慢输入的动物尸检所见栓子稀少或缺乏，是由于：①局部纤溶反应使栓子溶解；②缓慢输入促凝剂使纤维蛋白单体多聚作用不完全，即凝血酶所产生的纤维蛋白单体与纤维蛋白（原）降解产物（fdp 或 FDP），两者结合成复合物，使复合物中的可溶性纤维蛋白单体不能被 FXⅡ多聚。故循环中可溶性单体复合物增多、产生血液不易凝固性去纤维蛋白原血症。

以可溶性纤维蛋白单体输注入兔，肾小球毛细血管内能发现有纤维蛋白凝血块，免疫检测法显示网状内皮细胞内沉积着纤维蛋白相关抗原。但该检测方法不能鉴别后者来自纤维蛋白原（FDP）抑或纤维蛋白。输注 6-氨基乙酸（EACA 为纤溶酶生成抑制剂）或封闭网状内皮系统能增加上述实验中纤维蛋白样物质在肾小球毛细血管及小血管中的沉着。实验提示网状内皮系在清除循环中这些物质的重要性。缓慢输注凝血酶的兔接受 α—肾上腺能受体刺激或去肾上腺素后小血管中栓子沉着增多。

内毒素启动的血管内纤维蛋白形成是实验性 DIC 的一种十分重要的模式，因为与临床的感染诱发性 DIC，可能相关。内毒素单次注入家兔，仅偶见肺肝脾肾小血管中有血栓，而血浆中出现纤维蛋白单体、纤维蛋白原-纤维蛋白降解产物（FDP 或 fdp）与纤维蛋白单体的可溶性复合物（可溶性纤维蛋白多聚体），可见纤维蛋白形成是不完全的。内毒素尚可活化 FI，但这一因子活化并不是引起 DIC，而是促进纤维蛋白溶解活性。此外，内毒素促使血液中单核细胞释出促凝因子，改变血小板功能及损伤血管内皮细胞，所有这些都能促使血管内凝血。Warr 等报道在注射内毒素前先给以组织凝血活酶的抗体（TF-Ab）能抑制兔的实验性内毒素诱发 DIC 的过程。

相隔 24 小时第二次注射内毒素将使兔致死。这一过程相似于临床的施瓦茨曼反应。皮质类固醇或二氧化钍等能阻断内皮系的物质可以替代第一次内毒素注射。妊娠动物都只需一次内毒素注射即可致 Shwartzman 反应。尸解所见小血管广泛血栓、严重的肾皮质坏死和弥漫性出血、肾小球毛细血管被纤维蛋白样物质所闭塞。Shwartzman 反应促发因素的解释是：①非妊娠兔的网状内皮细胞吞噬由第一次内毒素注射所产生的可溶性纤维蛋白产物即纤维蛋白形成的中间体所封闭，因而不能清除由第二次内毒素攻击所促发的纤维蛋白生成，使栓子沉积在微血管中；②推测妊娠、皮质激素、二氧化钍同样能阻断纤维蛋白的清除，故只需单次注射内毒素即足以引起血栓性病灶，妊娠小鼠或妊娠兔注射组织因子（TF）或凝血酶也可引起肾小球病变相似于全身 Shwartzman 反应所见。

二、DIC 的发病机制及病理生理过程

人体血液接触足够量的组织因子，引起凝血系的激活，是 DIC 最常见的促发途径，循环中形成纤维蛋白、凝血和纤溶的异常是 DIC 最基本的病理改变。

（一）DIC 的发病机制

基础疾病诱生的具组织因子活性的促凝物可以是外源或来自血细胞、播散性转移瘤细胞所内生，故发病机制分三类。

1.促凝物质　进入血流大量外源或病理性促凝物进入血流激活凝血系，如蛇毒、多发创伤、颅脑损伤后的脑组织、产科并发症时的子宫内容物、前列腺手术后的前列腺组织、急性早幼粒白血病的早幼粒细胞颗粒、急性血管内溶血，某些分泌粘蛋白的腺瘤，都具有组织因子（TF）活性。肿瘤尚可衍生 FX 活化物而直接激活因子 X，促发凝血过程。

2.白细胞活化　内毒素攻击的兔白细胞表达 TF，经采集后注入正常兔腹腔，则受者肺及肾脏都有血管内凝血及纤维蛋白沉着，由此可见，白细胞（主要是单核细胞）生成并释放的 TF 在内毒素诱发的血管内凝血中起着主要作用，此外，受内毒素攻击的单核细胞、内皮细胞释出一种多肽名为肿瘤坏死因子（TNF）参与 DIC 时的血块形成机理。

体外培养的内皮细胞在内毒素、白细胞介素-1（IL-1）及 TNF 作用下，能很快增加组织因子的活性，并降低血栓调节蛋白（TM）的表达，从而促进血管内凝血。内毒素可损伤血小板、促进血小板第三因子作用于凝血，这也是内毒素诱发 DIC 的基本（但并非主要）原理之一。实验性血小板减少并不能防止血中出现可溶性纤维蛋白。

3.血管内皮抗凝功能受损及表达 TF　内毒素攻击下的内皮细胞除可合成、表达 TF 外，还可减少组织型纤溶酶原激活物（TPA）生成，增加纤溶酶原激活抑制物（PAI）释放，从而消灭或削弱受损内皮本身的促纤溶功能，并通过下调其 TM，使内皮抑制血液凝固的作用也减弱。同时，TNF 会同由单核、巨噬细胞分泌的 IL-1，IL-6，白细胞生成的白三烯（LB4）、血小板活化因子（PAF）以及由补体活化生成的 C5a 等促使内皮表达黏附分子受体，从而促使多核白细胞（PMNs）、巨噬细胞和内皮细胞相互黏附作用。后者使内皮进一步受损并活化。粒细胞活化后生成氧化介质又能消除 α_1-抗胰蛋白酶活性，后者为 PMNS 分泌的弹性蛋白酶攻击内皮细胞间质开拓渠道。FXII 受内毒素直接攻击或被受损血管所活化，使诱生激肽释放酶，后者增强 PMNS 的有害作用；从高分子激肽原（HK）释出的激肽引起血管扩张和低血压。T 细胞则能增强单核细胞表达 TF。上述一系列细胞间及细胞基质间的相互作用，使内毒素攻击下的机体诱生凝血酶，并促使继发纤溶过程。

（二）DIC 的病理生理过程

1.血管内凝血　血管内皮损伤、组织损伤、肿瘤坏死、外来化学物质进入血流，致凝血因子活化都可诱发广泛、散的微血管内凝血。由于纤维蛋白被网状内皮细胞吞噬或局部纤溶，仅在少数情况下尸检时可发现血栓。休克时血流缓慢、低氧血症和酸中毒时更易引起血栓，使 DIC 与多器官功能衰竭互为因果。但休克和低氧血症也可能只引起器官功能衰竭而缺乏 DIC 临床和实验室改变，DIC 前状态的早期诊断及治疗是目前研究的热点之一。

2.继发性纤溶

（1）内皮或单核细胞受血栓刺激释出组织型纤溶酶原活化物（TPA），后者诱生纤溶酶。故 DIC 时血浆 TPA 抗原量增加，但功能测定并不能显示 TPA 活性增加，因为血浆中的 TPA 可被其特异抑制物（主要为 PAI）所中和。血浆中能测得 TPA-复合物抑制复合物水平增加；同时血浆纤溶酶原水平明显下降。

（2）白细胞或其他细胞释出的蛋白酶也能水解纤维蛋白。这些蛋白水解酶不仅能水解小血管栓子，也水解可溶性纤维蛋白单体复合物，故 DIC 时可溶性纤维蛋白单体能在蛋白水解酶的作用之前或之后，被凝血酶活化的纤维蛋白稳定因子共价交联成稳定的纤维蛋白，但是 DIC 患者血浆中 Fr）P/fdp（见下文）能抑制凝血酶的作用，并抑制纤维蛋白的聚合。免疫学法测定血浆 D-二聚体（D-dimer）片段能反映 DIC 伴有纤维蛋白的形成及溶解。D-Dimer 或 FDP 实验阳性均不能帮助判断及鉴别血管外生成的这些肽，例如肺炎时血浆 D-Dimer 升高。

（3）血小板 PAI-1 释放减少：DIC 时血小板减少，使血小板释放的纤溶酶原激活物抑制剂-1（PAI-1）减少，故纤溶酶原活化加速。凝血活化过程中生成的因子 Xa、因子 XIIa 碎片也可激活纤溶酶原。后者生成的纤溶酶是一种强力的丝氨酸蛋白酶，可消化纤维蛋白原及纤维蛋白，形成相应的降解产物。这些降解产物具有抗凝性及抗血小板聚集功能，将加重出血倾向，因此急性 DIC 患者常有明显的临床症状。在血栓性血管阻塞的同时，患者可以出血。

（4）内毒素能直接使 FXII 活化，使局部释出激肽释放酶，继之增加纤溶活性并自高分子激肽原（HK）释出缓激肽（BK）能增加血管通透性并舒张血管，产生低血压。

3.凝血因子消耗　血栓形成将消耗血小板及凝血因子引起严重的血小板减少症并伴血浆凝血因子水平明显降低。患者的血小板也可被凝血酶凝聚随血流去除，或黏附于损伤后暴露的内皮下结构。受损的血小板释出磷脂、β-血小板球蛋白（β-TG）又助长凝血过程。

DIC 时许多凝血因子如 II、V、VII、X、VIII、XII 前激肽释放酶、KH、蛋白 C、蛋白 S 活性水平（凝血测定法）都降低。某些因子的降低是由于凝血酶生成过程中的消耗，某些则是由于与结合蛋白结合。例如血浆凝血酶活化肽片段（F_1+F_2）、蛋白 C 活化肽增高，反映它们的活化及消耗。FVIII：Cc 水平明显低于 vWF：Ag；FvIII、V 水平下降是由于它们被凝血酶、纤溶酶或活化蛋白 C 灭活，以及功能性 PS 水平下降而 PS 的复合物增加；血浆纤维连接蛋白水平下降是由于它能与纤维蛋白（原）结合。此外 AT—III、肝素辅因子 II 水平下降。血浆中可测到各种凝血抑制物如 APC、TFPI 和 α-抗纤溶酶，推断它们在 Die 时各自与相应酶结合，如 α_2—抗纤溶酶能和血管内纤维蛋白结合而降低，也可被细胞蛋白酶所灭活。故 DIC 时各种凝血因子的消耗并不相等。DIC 的后果常取决于 DIC 的程度、诱发速率、凝血酶与纤溶活性等因素之间的平衡和相互影响。急性 DIC，如子宫破裂，短期内大量 TF 进入血流，以致防护机能无充足时间产生反应，纤维蛋白原、凝血酶、因子 V、因子 VIII、因子 XIII 严重消耗，其中因子 V、因子 VIII 作为辅因子几乎完全被耗竭。凝血酶原在转化成凝血酶后，被 ATIII 中和及清除，故消耗也增多，使凝血酶原时间（PT）延长。DIC 早期 PT、APTT 缩短，某些作者认为是与凝血抑制物减少有关。

当 DIC 激发因素是蛇咬伤时，蛇毒液直接使纤维蛋白原转化成纤维蛋白，故不常发生其他凝血因子的改变，血小板数可不低，某些情况下可只发生原发性纤溶。

4.红细胞形态变化　DIC 患者血液红细胞形态改变成碎片状微血管性溶血性贫血。红细胞自血块或网状病灶过滤，被纤维蛋白劈开、膜被折裂而发生溶血。

5.内皮素或其他介质水平　DIC 时血浆内皮素水平升高。内皮素是强烈血管收缩剂，参与诱发多器官功能衰竭，后者是 DIC 特征之一。其他生物活性肽如 TNF、IL-β 在 DIC 时升高。在症状发生了有病理生理意义。

三、DIC 防护和代偿机能

机体有几种对 DIC 的防护和代偿机能，前者中和促发 DIC 的促凝成分，后者纠正 DIC 的病理生理过程。

微循环的内皮表面通过三种机制有效地去除 DIC 过程中产生的凝血酶：①结合在内皮表面硫酸肝素上的抗凝血酶-III（AT-III）能中和凝血酶，继而生成凝血酶-抗凝血酶-III（TAT）复合物。②在内皮细胞表面的血栓调节蛋白（TM），能与凝血酶相结合而废除后者对纤维蛋白原、因子 XIII（FXIII）和血小板的促凝作用，同时 TM-凝血酶复合物能活化血浆蛋白 C。活化的蛋白 C（APC）是一种生理性抗凝物，能使因子 Va（FVa）、因子 VIIIa（FVIIIa）降解，并通过中和 PAI 而刺激纤溶过程。③组织因子途径抑制剂（TFPI）

是一种内皮细胞生成的生理抗凝物。血浆水平<2mol/L。在 DIC 中 TFPI 有消耗。在少量 TF 生成的情况下，TFPI 能灭活 TF-因子Ⅶa 复合物。故对维持微循环灌注、对维护微循环内皮细胞的功能、清除促凝活性至关重要。若大量促凝活性的生成或进入循环，压倒机体的防护机能即发生 DIC。

网状内皮系能去除，TF 及可溶性纤维蛋白单体，故对 DIC 起着重要的代偿和防护功能。TF 是一种在病理情况下才暴露于血流并结合在单核细胞、内皮细胞或血液转移癌细胞表面的膜蛋白成分。网状内皮系则能有效地去除循环中结合在颗粒上的 TF。肝实质细胞能清除循环中的因子Ⅸa（FⅨa）、因子Ⅹa（FⅩa）、因子Ⅺa（FⅪa），并合成被消耗的凝血因子、纤溶因子，如纤溶酶原、α_2-抗纤溶酶原和蛋白 C、蛋白 S、AT-Ⅲ，故起着某些防护和代偿作用。骨髓通过增加血小板生成而对 DIC 起重要代偿作用，但是骨髓巨核细胞反应需一定时间，故在 DIC 发生之后，即使治疗有效，也需几天时间使循环血小板上升。

值得注意的是，所有诱发 DIC 的基础疾病都可使机体的防御和代偿机能受阻。例如白血病可抑制巨核细胞池，肝病可损害合成凝血因子和清除被活化凝血因子的功能。严重性全身感染处于休克状态的患者，因微循环灌注不足而削弱机体抑制凝血的机能。

四、DIC 的临床表现及实验室检查

（一）发病率及临床表现

国内尚无发病率的报道。临床表现与基础疾病有关。重症或急性的临床表现列于表 6-1。早期高凝期，凝血被激活，各种器官发生微血栓阻塞，临床表现以微血栓形成症状为主。中期消耗底凝期及晚期继发纤溶期临床以出血为主。

表 6-4-1　急性 DIC 的临床表现

器官	表现
皮肤	紫癜、损伤部位出血、病灶出血、出血性大疱、肢端坏死
心血管	休克、酸中毒、心肌梗死、血管栓塞
肾脏	少尿、氮质血症、血尿、急性肾小管坏死、肾皮质坏死
肝脏	黄疸、肝实质细胞损伤
肺脏	急性呼吸窘迫综合征、低氧血症、水肿、出血
胃肠	出血、黏膜坏死、溃疡
中枢神经系	昏睡、昏迷、抽搐、灶性病灶性颅内出血
肾上腺	肾上腺皮质功能不全（出血性坏死）

1.微血栓形成及缺血性组织坏死　小动脉、毛细血管或小静脉内血栓可引起各种器官微血栓阻塞，导致器官灌注不足，缺血或坏死。皮肤末端小动脉阻塞时出血性死斑。暴发型则表现为手指或足趾坏疽。肾受侵犯首先表现为输入小动脉或肾小球毛细血管内血栓形成并阻塞血管，同时可存在局部纤溶反应。肾皮质坏死引起血尿、少尿甚至尿闭。因子Ⅻ活化过程中激肽原转化为激肽，使 DIC 的微血栓形成阶段易伴有低血压。引起继发性肾小管坏死，肾功能进一步受损。大脑功能障碍表现为意识改变、抽搐或昏迷。肺间质出血对呼吸功能影响，近似急性呼吸窘迫综合征，伴有不同程度的低氧血症。胃

及十二指肠黏膜下坏死可产生浅表性溃疡，导致消化道出血。24%~57%DIC 患者伴有肝细胞性黄疸，长期存在的感染和低血压常使肝功能损害加重。暴发性严重感染并发 DIC 时，肾上腺皮质呈出血性坏死，即华佛综合征。

因基础疾病不同，组织缺血表现亦不同。约 30%胎盘早剥患者的纤维蛋白原水平明显下降，但仅少数患者发生肾皮质坏死。反之，由革兰氏阴性菌内毒素血症引起溶血性尿毒症患者并发的 DIC，虽不足以降低血浆凝血因子水平，但却产生肾坏死。微循环内血流的分布模式对纤维蛋白的沉积起关键作用。例如去交感神经的肾脏在兔受内毒素攻击后并不发生皮质坏死。毛细血管及静脉内皮存在强有力的纤溶酶原活化物，后者在纤维蛋白沉积小血管内时被释放而引起局部的纤溶。若用 6-氨基乙酸抑制纤维蛋白的溶解，则小血管内纤维蛋白沉积增加。妊娠期血管释放 tPA 受阻，故血管内凝血很容易发生缺血性组织坏死。

2.微血管性溶血性 贫血不稳定的、疏松的纤维蛋白丝在小血管沉积时，使血流中红细胞受损，以致出现红细胞碎片。临床表现为血红蛋白血症及血红蛋白尿。

3.出血症状 64%~87%DIC 患者并发出血症。严重 DIC 时血浆纤维蛋白原水平急骤下降甚至测不到临床称之为无纤维蛋白原状态。DIC 患者血浆低纤维蛋白原水平各例不同。分娩时伴发的出血病常突然全身性出血，血浆纤维蛋白原水平常<1000mg/L，但成人纤维蛋白原均值。3000mg/L。先天性无纤维蛋白原患者只在外伤或月经期才出血，因此，DIC 时纤维蛋白原<1000mg/L 常伴有出血素质可能是由于同时存在其他止血异常。DIC 时若纤维蛋白原为 500mg/L，血小板<20×10/L，常伴发小血管出血症。中心血管出血虽属少见，但常致命。最常见的出血部位是皮肤，其次为肾、黏膜、胃肠道。最严重的出血症是颅内出血。手术中及手术后的不断渗血及血液不能凝固也是常见的严重表现。

4.休克及肺功能不全 因了XII经活化生成激肽释放酶，从高分子量激肽原释出的激肽引起血管扩张和低血压。DIC 导致肺血管内皮损伤、通透性增加，使肺间质出血（低氧血症、肺顺应性降低、X 线显示白肺、肺听诊阴性及血压正常），临床产生急性呼吸窘迫综合征。

5.非细菌血栓性心内膜炎 由 Gross 和 rrriedbeng 首先描述。病理过程中主动脉和二尖瓣游离端的血栓赘生物自 1.5mm 到 3mm 直径或更大。赘生物主要由血小板栓子组成，缺乏炎症反应成分。其后报道在许多疾病可发生，但半数以上病例为肿瘤，特别是分泌黏液性腺癌、AIDS 症群并存 Kaposis 肉瘤、系统性红斑狼疮（SIE）、充血性心力衰竭、肺炎和败血症。至少半数非细菌性心内膜炎与 DIC 相连。内膜只是血栓形成过程中的一个部位。尸检时约 1/4DIC，病例并存非细菌血栓性心内膜炎。

来自赘生物中裂出的栓子可栓塞脑心肾脾的动脉循环或其他结构，造成心肌梗死、脑梗死、肢端发绀等局灶而又分散的栓塞症。故某些肿瘤患者的神经系症状如弥漫的大脑症状记忆力、定向力障碍或意识丧失不是由于转移而可能是由于本病症。

（二）实验室及其他检查

实验室检查见表 6-4-2。常采用的筛选试验包括血小板计数、凝血酶原时间、激活的部分凝血活酶时间、纤维蛋白原水平、纤维蛋白（原）降解产物、副凝固时间、优球蛋白溶解时间、ATIII或 Pc 血浆水平和血片查红细胞碎片。

表 6-4-2 DIC 初筛试验

试验	急性 DIC	慢性 DIC
血小板下降	中-重	中-重
PT	延长	正常/轻度延长
aPTT	延长	正常/轻度延长
TT	延长	正常/轻度延长
纤维蛋白原	降低	轻度降低、正常/增加
Fv 或VIII	降低	正常
3P	阳性	阳性
FDP	阳性	阳性

1.血小板、凝血因子的消耗　直接测定止血因子（血小板、纤维蛋白原）或间接测定反映凝血因子综合水平（PT、PTT、FV、VIII等）的试验均反映止血因子的消耗程度。怀疑 DIC 时应做动态观察。感染、妊娠、肿瘤可使纤维蛋白原水平升高。若并发急性DIC，则纤维蛋白原水平虽下降，仍有可能在正常值低值以上。此外 DIC 早期常伴纤维蛋白原及因子VIII：C 水平增高。重症患者，维生素 K 依赖性凝血因子亦被消耗，APTT、PT 大都延长，但部分早期病例可正常或偏短。

2.继发性纤溶　某些指标代表体内继发纤溶性如 3P 试验、D-二聚体试验或 FDP、优球蛋白溶解时间、凝血酶凝固时间。微血管内纤维蛋白沉积可引起继发性纤维蛋白溶解。后者仅限于局部，对全身循环无影响，故优球蛋白溶解时间并不缩短。但纤维蛋白（原）被纤溶酶降解的碎片（HDP）一旦释入血流后，易与纤维蛋白单体相结合，形成可溶性复合物，从而影响纤维蛋白单体的聚合作用，导致凝血缺陷。某些物质如乙醇、甲苯胺蓝或鱼精蛋白等可使复合物中的纤维蛋白单体沉淀。这种不经凝血酶作用而发生的凝聚现象称为副凝固。临床上常用的是鱼精蛋白副凝固试验即 3P 试验。用此测定可溶性纤维蛋白单体相当敏感，但特异性低。当损伤性静脉穿刺，非 DIC 引起的腹腔内出血或肌肉血肿时，可呈假阳性。反之，阴性结果常不支持进行性 DIC 的诊断。原发性纤溶时，3P 试验阴性。DIC 晚期 3P 试验阴性，因为此时血浆中以 FDP 碎片 Y、E、D 为主，而碎片 X 极少。测定血清中 FDP 水平是 DIC 的敏感筛选指标之一。临床上常用的是乳胶颗粒试验是一种免疫学测定法。乳胶颗粒包被着能与纤维蛋白原或 FDP 起反应的抗体。

由于血清中不含纤维蛋白原，因此该项测定能反映血清中 FDP 的正常值<10μg/ml。然而该项检查具有局限性，即特异性低，故仅有 FDP 水平增高不能诊断 DIC。

其他临床情况，例如肾功能衰减、肺炎、深静脉血栓形成、肺栓塞、肝病、外科手术等亦可有 FDP 水平增高，原发性纤溶中 FDP 水平显著升高。有时，由于降解产物的迅速被清除，尽管存在 DIC，FDP 却测不到。D-二聚体（D-dimer）是纤维蛋白降解产物的一个片段，它是 DIC 有价值的试验。用乳胶凝集法对 D-二聚体进行快速测定，理论上能特异地反映已经交叉联结的纤维蛋白降解产物水平。正因为纤维蛋白单体在交叉联结时需要因子XIIIa，而因子XIIIa活化需凝血酶的参与，故 D-二聚体试验阳性与 3P 试验阳性意义相同，均显示血管内已有凝血酶的形成。理论上 D-二聚体在反映纤溶活性方面比血清 FDP 水平测试更为可靠。但目前尚无理想的测定方法，乳胶凝集试验快速，而敏感性低、重复性差。金胶粒显色法快速，敏感性提高（能识别与 D-二聚体相结合的 X、

D 片段），但特异性低。酶联免疫吸附法不够快速。然而目前商品 D-二聚体的优点是用血浆检测，测定较 FDP 敏感。优球蛋白溶解是血浆在酸性环境下析出的蛋白成分，含纤溶酶原及其活化物和纤维蛋白原，加入凝血酶或钙使之生成纤维蛋白凝块，观察 36℃下凝块溶解时间。因优球蛋白成分含有纤溶系的主要组成，故血块溶解时间能间接反映全身纤溶活性。正常值>90min 不溶，时间缩短固然有诊断价值，但阴性结果不能排除 DIC。因为常在 DIC 晚期才出现阳性结果（<60min），且不能与原发性纤溶亢进相鉴别。

3.凝血酶生成的依据　内源性和外源性凝血系统的激活使凝血酶原裂解出碎片 1、2 后转变为凝血酶。凝血酶即作用于纤维蛋白原，使之释出纤维蛋白肽 A、B 后，形成纤维蛋白单体。显然，若能在循环血液内监测到凝血酶碎片（F1+2）、纤维蛋白肽 A（FPA）、纤维蛋白肽 B（FPB）、纤维蛋白单体，即可显示已有血管内凝血或凝血酶形成的早期产物。但试验费时，临床难以广泛采用。

五、DIC 的诊断与治疗

（一）诊断

DIC 诊断缺乏单一的病症学试验。实验室应避免采用复杂的检测指标。当存在血小板减少以外的三项或三项以上筛选试验异常时（aPTT、PT 异常属同一项；3P、FDP、D-二聚体属同一项），多数情况可诊断 DIC。但是，评估实验标时必须考虑到基础疾病的影响，例如，肝病、白血病累及骨髓、新生儿期、蛇咬伤等，因其本身可产生止血异常。相反，妊娠期凝血因子超过正常水平可掩盖 DIC 的诊断。上述情况的部分解决办法时每 6~8 小时重复实验，测试异常有进展则有助于诊断 DIC。

急性 DIC，见于开放性颅脑损伤、产科并发症、感染。实验室表现比较一致（表 6-4-3）。对 DIC 严重程度的估计尚无统一标准，一般分为轻、中、重三度：

轻度 DIC：纤维蛋白原大于 1g/L，血小板>$50×10^9$。

中度 DIC：纤维蛋白原 500~1000mg/L，血小板（20~30）×10^9。

重度 DIC：纤维蛋白原小于 500mg/L，血小板少于 $10×10^9$。

表 6-4-3　DIC 的实验室检查

机　制	实验室检查
纤维蛋白形成过程中的早期产物出现	↑纤维蛋白肽 A
	↑纤维蛋白肽 B
	↑纤维蛋白单体复合物
凝血因子激活及消耗	↓纤维蛋白原
	↓血小板计数
	↓因子 V 水平
	↓VII：CAT-III
	↑F1+2
纤维蛋白溶解	↑FDP
	↓优球蛋白溶解时间
多种因素	↑APrT+Frr+1vr
	↓纤维联结蛋白

　　某些作者主张采用积分法判断 DIC 的严重程度。由于器官受损广度、深度常与止血系受损严重程度及实验室异常相关，故认为积分评估法对疗效及预后判断有一定价值。

　　下列几种因素影响 DIC 的临床及实验室表现，在诊断和治疗前必须做出判断：①发病速度：急性或慢性，轻度或重度 DIC。对发展速度快的急重症 DIC，必须针对其消耗性凝血进行特殊治疗。DIC 发展速度的估计必须基于对原发病因及病理过程的了解。如脑膜炎双球菌性脓毒血症和急性早幼粒白血病，DIC 一开始就是急性全身性的。虽然在程度上各有差异，但常引起典型的 DIC。有些疾病如主动脉瘤及巨大血肿，在解剖位置上较局限，一般仅引起局限性凝血或巨大血块，周身 DIC 表现不明显。有些局部疾病如胎盘早剥可促发周身性 DIC。②部位：单一部位或周身性，血管内或血管外 DIC。如巨大血肿或腹腔内出血均可以出现类似 DIC 的某些阳性实验室结果，但并非 DIC。③临床分期：判断处于高凝期还是纤溶期对决定治疗有帮助。其他机制引起的 DIC 如血栓性血小板减少性紫癜（TTP），一般只引起血小板减少，而不伴有低纤维蛋白血症。

　　（二）治疗

　　DIC 死亡率为 50%~80%，可因不同基础疾病而差异。产科疾病并发 DIC 者死亡率已明显降低，例如胎盘早剥并发 DIC，死亡率已低于 1%，反之由感染、休克所诱发的 DIC，死亡率高达 90%。DIC 的病因多，临床表现多样性复杂性，且各期交叉存在，故缺乏可比性临床研究资料，在治疗上存在争议。然而，根据理论推理、回顾性资料分析和 DIC 特殊类型的治疗经验，下列处理原则已获公认：①DIC 诊断一旦确定，积极治疗原发病至关重要。维持血流灌注，积极治疗休克，纠正低血容量，对生命、体征、主要器官功能（心、肺、肾）进行监测。是否需要对 DIC 本身采取治疗措施，将根据临床情况而定。DIC 治疗决不能单纯以实验室指标为依据。羊水栓塞并发 DIC 时应立即对肺、心血管进行有效的支持以挽救患者的生命。②血栓栓塞为主要临床症状者有使用肝素的指征。若出血为主要临床症状，则应替代性输注血小板和新鲜血浆，如治疗失败可考虑加用肝素，若再次失败则可考虑合并应用纤溶抑制剂。③每 8~12h 评估临床及实验室指标。

1.替代治疗　患者如有明显出血或需手术，或在消耗性低凝期和继发纤溶期，血小板数、纤维蛋白原及凝血因子水平均低，应适当补充凝血因子，输注新鲜冰冻血浆（FFP）、冷沉淀、浓缩血小板或新鲜全血。推荐剂量 8U 血小板浓缩物（1U 来自 200ml 鲜血）、8U 冷沉淀、2UFFP。每 8 小时根据血小板计数、纤维蛋白原、APTT、PT 输入的容量而调整替代治疗剂量。对替代治疗曾有争议，过去有的作者认为在凝血酶继续生成时，输注凝血因子如同"火上加油"，可加重血管内凝血。这一理论上的推测在实践中未被证实。

2.肝素治疗　尽管在 DIC 治疗上使用肝素已有较长历史，但对肝素使用仍有争议，并缺乏对照性观察。主张使用肝素的理论依据：肝素是抗凝血酶Ⅲ（ATⅢ）的辅因子。在肝素存在的情况下，ATⅢ中和凝血酶的能力增加 1000 倍，并可抑制因子X、Ⅸ、ⅩⅠ、Ⅻ的激活。反对使用肝素的依据为：①实验资料表明，肝素在 DIC 发生前使用方能奏效。一旦 DIC 发生则血浆 ATⅢ水平低下、纤维蛋白单体及中性粒细胞释出的弹性蛋白酶干扰肝素-ATⅢ复合物与凝血酶的反应；②应用肝素虽可使血浆凝血因子水平略上升，但死亡率未改变；③应用肝素可使出血发生率增加，并可致命。45%患者应用肝素诱发抗肝素抗体，促使血小板聚集、血小板数减少。少数情况下，应用肝素甚至可诱发 DIC。

总括起来，目前一般认为下列情况是 DIC 使用肝素的指征：

（1）持续出血、经替代治疗血小板和凝血因子不上升。以肝素中和凝血酶活性，继之以补充性治疗，常可成功的止血并使凝血因子上升，实验室指标改善。

（2）证实有纤维蛋白的沉积，如皮肤坏死、暴死性紫癜、肢端缺血或静脉血栓栓塞。

（3）对下列疾病一般认为肝素治疗有效：死胎潴留伴有低纤维蛋白原血症诱导分娩前，感染性流产。急性早幼粒白血病化疗前，主动脉瘤或转移癌手术前，血型不合输血诱发 DIC，羊水栓塞等。个别作者对肝素治疗羊水栓塞者持保留意见。我们认为在急诊子宫切除时，应用肝素和纤溶抑制剂（肾功能损害不明显者）能够取得良好疗效。但必须强调对肺和心血管功能进行有力的支持治疗。

肝素治疗量：虽然 DIC 高凝期或明显的栓塞者肝素治疗可能有效，但对肝素的用量也存在着不同的观点。从理论角度来说，人体纤维蛋白原水平为 3g/L，以血容量为 5000ml 计算，人体纤维蛋白原总量约为 10~15g。因为 1 单位凝血酶可使 1mg 纤维蛋白原转变为纤维蛋白，也就是说需要对抗 10000~15000U 的凝血酶才能阻止纤维蛋白的形成。1mg 肝素可中和 32UXa 及 1000U 的凝血酶，因此每日只需微剂量肝素（15mg）就足以中和凝血酶的作用。且肝素在催化 AT-Ⅲ与凝血酶的结合过程中自身并不消耗。因此，用目前肝素量较过去明显减少。至于微剂量与不用肝素之间有无差别，尚需更多实践资料证实。此外，暴发性紫癜可抑制凝血酶的生成，则需应用高剂量肝素。

目前推荐剂量为 5~10U/（kg•h），不负载。输血错误、暴发性紫癜则肝素 10000U 静脉冲入，继之以 1000U/h 泵入。肾功能衰竭患者不需减量，因为低剂量肝素由内皮黏附、网状内皮摄取所清除，大剂量时才通过肾脏清除。肝功能衰竭时凝血因子及凝血抑制因子生成减少，肝素应慎用。

3.纤溶抑制剂　纤溶抑制剂阻断 DIC 的代偿机制、妨碍组织灌注的恢复。对于急性早幼粒白血病、巨大血肿、热休克羊水栓塞、前列腺癌等易并发纤溶亢进的患者，若发生严重出血、治疗失败优球蛋白溶解时间缩短等情况，才有指征在肝素抗凝、替代治疗的基础上，使用 6-氨基己酸（EACA）、氨甲苯酸或氨甲环酸等纤溶抑制剂，以抑制纤溶酶原的活化和纤溶酶的水解作用，故原则上说 EACA 在 DTC 时不用，纤溶过盛致危及生命出血时。推荐剂量氨甲环酸 100~200mg/次，每日 2~3 次静脉输注。EACA、氨甲环酸尿路内浓度高易因血块形成而梗阻尿路，故 DIC 伴血尿或泌尿道手术后慎用。

危及生命的纤溶亢进性出血伴有血尿者可采用抑肽酶，后者不经尿路排泄，治疗出血成人先以 10000KU10 分钟内缓慢静脉输注，观察过敏反应，再以 500000~1000000KU 静脉泵入，最大速率 50000KU/min，儿童，20000KU/（kg•d）。

4.其他治疗　1970 年首次报道 DIC 时，曾用 ATIII 浓缩剂或合并肝素进行治疗。狒狒的感染性 DIC 实验资料表明，大剂量 ATIII 浓缩剂仅在诱发 DIC 前输注可防止动物死亡。发生 DIC 后给相同剂量则无效，故不推荐应用于临床治疗，ATIII 纯品与肝素合用治疗 DIC 正在进行中但资料尚不足以评估该方案的价值。活化蛋白 C 浓缩剂、变异的 α_1-抗胰蛋白酶、抗组织因子单抗、抗内毒素或细胞因子等治疗均在试验研究中。

（冯伟）

第五节　急性溶血

一、概述

溶血是由各种原因引起的红细胞寿命缩短，破坏加速，红细胞在血管内或在单核-巨噬细胞系统（血管外）被破坏，而发生一系列病理生理改变及相应临床表现的一类疾病。正常红细胞的平均寿命为 120 天，其破坏与新生保持着动态平衡，当红细胞存在内在缺陷或细胞外不利因素（免疫、感染、物理、化学等），或两者同时存在时即可发生溶血。根据溶血发生的速度、程度和持续的时间，可分为急性溶血和慢性溶血。急性溶血由于短期内出现大量红细胞破坏，起病急，病情重，贫血及黄疸较明显，常伴有全身症状和血红蛋白尿，多见于血管内溶血。慢性溶血起病缓慢，病情相对较轻，黄疸轻或不明显，常有脾肿大，多见于血管外溶血。

二、病因及发病机理

较为复杂，临床上通常根据红细胞破坏增多的原因，将其分为两大类，即红细胞内在缺陷所致的溶血和红细胞外在因素所致的溶血，前者多为先天性或遗传性，后者系获得性（表 6-5-1）。根据溶血发生的主要场所不同可相对的分为血管内溶血及血管外溶血。血管内溶血指红细胞在血管内被破坏，血红蛋白直接释放入血浆；血管外溶血指红细胞在单核-巨噬细胞系统被破坏，主要是在脾脏。通常急性溶血多见于血管内溶血，而慢性溶血多见于血管外溶血。红细胞存有先天性或获得性缺陷者、感染、药物（伯氨喹啉、磺胺类、解热止痛剂或某些抗生素）以及过度劳累、精神创伤或寒冷刺激等因素均可诱发急性溶血。红细胞正常者，在遇有血型不合的输血、物理或机械损伤（如大面积烧伤、高温与强烈紫外光照射、长途步行、体外循环、人工瓣膜等）、动植物毒素（如蛇毒、毒蕈等）作用时，也可发生急性溶血。

表 6-5-1　溶血的原因

红细胞内在异常所致的溶血	细胞外因素所致的溶血
红细胞结构与功能缺陷（如遗传性球形细胞增多症、遗传性椭圆形细胞增多症、阵发生睡眠性血红蛋白尿等）	免疫因素（存在有破坏红细胞的抗体，如新生儿溶血性贫血、血型不合的输血反应、自体免疫性溶血性贫血，药物免疫性溶血性贫血等）
红细胞内酶缺陷（如丙酮酸激酶缺陷，葡萄糖-6-磷酸脱氢酶缺陷，谷胱甘肽合成酶缺陷及磷淀-5'-核酸酶缺陷等）	化学因素（例如苯肼，砷化氢，蛇毒等）
珠蛋白的异常（包括珠蛋白肽量的异常-海洋性贫血及珠蛋白肽质的异常-镰形细胞性贫血，血红蛋白C、D、E等）	物理和机械因素（如大面积烧伤、心脏瓣膜异常、人造瓣膜、血管病变、微血管病性溶血性贫血等）

三、临床表现

主要表现为血红蛋白分解的增加和红细胞系统的代偿性增生。急性溶血时大量红细胞被破坏，血红蛋白被直接释放到血中，使血浆游离血红蛋白急剧增加而引起血红蛋白血症，由于血浆中的结合珠蛋白能与游离血红蛋白结合，结合后由肝细胞从血浆中清除，故出现低结合珠蛋白血症。当血浆中游离血红蛋白超过了结合珠蛋白所能结合的能力，多余的游离血红蛋白便可经肾小球滤出形成血红蛋白尿。经肾小球滤出的游离血红蛋白，在近端肾小管中可被重吸收，并在肾小管上皮细胞内被分解，分解出的含铁血黄素沉积于上皮细胞内，上皮细胞脱落随尿排出即成为含铁血黄素尿。大量血红蛋白尿可致肾血管痉挛和管腔阻塞，肾缺血坏死，加上大量溶血，血容量下降，而发生急性肾功能衰竭及休克。溶血发生时，血内胆红素升高，出现高胆红素血症，主要为非结合胆红素，表现为中轻度黄疸。急性溶血时大量红细胞破坏可导致严重贫血。在溶血发生后12~24小时内即可出现骨髓代偿性增生，可有网织红细胞增多及末梢血中出现幼稚红细胞，网织红细胞正常为0.005~0.015，溶血增多时多在0.05~0.20，急性溶血时可高达0.50~70，此系血红蛋白分解产物刺激造血系统所致。在急性溶血过程中有时可突然发生急性骨髓功能衰竭，表现病情急剧加重，网织红细胞减少或消失，或全血细胞减少等，此称再生障碍危象，发生之原因可能与感染、中毒有关，或为免疫机理所致。

四、辅助检查

（一）确定是否为溶血性贫血

1.红细胞被破坏增加的证据

（1）红细胞计数下降，一般呈正细胞正色素性贫血。

（2）血清间接胆红素增多。血清胆红素浓度不仅决定于溶血的程度，还决定于肝脏清除间接胆红素的能力，故黄疸为轻度或中度，血清胆红素一般在 17.1~51.3μmol/L（1~3mg/dl）左右，很少超过 136.8μmol/L（8mg/dl），当黄疸不明显时，并不能排除溶血性贫血。

（3）尿内尿胆原的排泄量增多。尿内尿胆原和尿胆素常增加。在肝功能减退时，肝脏无能力重复处理从肠内吸收来的尿胆原，尿中尿胆原也会增加，故对溶血性贫血的诊断，价值不是很大。粪内尿胆原是增加的，但粪内尿胆原的定量测定现在已不再用作诊断方法之一。尿内胆红素阴性，除非同时有阻塞性黄疸。

（4）血浆结合珠蛋白明显减少或消失。结合珠蛋白在肝脏产生能与血红蛋白结合的血清糖蛋白，正常值为 0.7~1.5g/L（70~150mg/dl）。血管内和血管外溶血结合珠蛋白含量均降低。在感染、炎症、恶性肿瘤或皮质类固醇治疗时可以增多。因此，在解释结果时须考虑其他因素的影响。

（5）血浆游离血红蛋白浓度增高。正常血浆内有少量游离血红蛋白，一般正常不超过 50mg/L（5mg/dl），当大量血管内溶血时，血浆游离血红蛋白浓度增高可达 2.0g/L（200mg/dl）。血浆中有高铁血红蛋白存在时，血浆变成金黄色或棕色，可用分光光度计或血清电泳证明其存在。在血管内溶血后，它在血液中存在的时间为几小时至几天。

（6）尿内出现血红蛋白（急性溶血）或含铁血黄素（慢性溶血）。

（7）红细胞生存时间缩短。红细胞的生存时间因溶血的轻重不同可有不同程度的缩短，可用放射性铬（$^{51}C_\gamma$）加以测定。正常红细胞的 T1/2（$^{51}C_\gamma$）为 25~32 天。此值低于正常表示红细胞的生存时间缩短，也表示溶血增多。由于放射性核素检验的技术操作不够简单方便，观察时间又长，故临床工作中应用较少，大多用于科研工作。

2.骨髓代偿性增生的证据

（1）网织红细胞增多。这是溶血性贫血重要证据之一。网织红细胞增多至 5%~20%，急性溶血者可高达 50%~70%以上，但在发生再障危象时，网织红细胞数可减低或消失。

（2）末梢血中出现有核红细胞，数量一般不多。并可见到嗜多色性和嗜碱性点彩红细胞，红细胞大小不均和异形较明显，可见到球形、靶形、镰形、盔形或破碎红细胞。血小板和白细胞计数大多正常或增多。但在某些溶血性贫血时也可以减少。急性大量溶血可引起类白血病反应。

（3）骨髓内幼红细胞增生明显增多，粒红比例下降或倒置。少数病例如有叶酸缺乏，可出现类巨幼细胞，经用叶酸治疗后即消失。个别病例如"再生障碍危象"发作时，红系细胞显著减少。

（二）确定属于哪一种溶血性贫血

1.红细胞形态观察　成熟红细胞形态改变可为溶血性贫血诊断提供重要的线索。如球形红细胞增多，见于遗传性球形红细胞增多症及免疫性溶血性贫血；靶形细胞提示地中海贫血，血红蛋白 E 病，血红蛋白 C 病等；盔形细胞、破碎细胞，表示机械性溶血性贫血；镰形细胞表示镰形细胞性贫血，数量往往不多。

2.红细胞脆性试验　是反映红细胞表面面积与容积比例关系的一种检验方法。如红细胞表面面积/容积比例缩小，则脆性增加；比例增大则脆性减低。脆性增高见于遗传性球形红细胞增多症，红细胞脆性减低见于靶形红细胞症。

3.抗人球蛋白试验（Coombs 试验）　测定体内有无不完全抗体。直接抗人球蛋白试验是测定思考红细胞上有无附着不完全抗体，间接抗人球蛋白试验是测定患者血清中有无不完全抗体。抗人球蛋白试验阳性，表示自体免疫溶血性贫血，可进一步作：①血清学检查以明确抗体的性质；②查明原发病的性质，例如系统性红斑狼疮、淋巴肉瘤等。

4.酸化血清溶血试验（Ham's 试验）　即将患者红细胞与加有 1/6N 盐酸的同型正常血清混合。37℃温箱中孵育 1~2 小时后，可见溶血现象，即为阳性，阳性结果表示阵发性睡眠性血红蛋白尿。糖水溶血试验也作为诊断阵发性睡眠性血红蛋尿之筛选试验。

5.高铁血红蛋白还原试验　正常高铁血红蛋白还原率>75%，G-6-PD 缺乏时还原率降低。此外，荧光点试验，抗坏血酸-氰化物试验及（或）变性珠蛋白小体生成试验阳性结果也表示 G-6-PD 缺乏。G-6-PD 缺乏决定性的试验需要酶定量。红细胞溶血产物与 G-6-PD 和 NADP 孵育，以分光光度计 340nm 测定 NADP 生成 NADPH 的还原率。

6.自溶血试验　溶血能被 ATP 纠正而不被葡萄糖纠正提示丙酮酸激酶缺乏。

7.异丙醇试验及（或）热度性试验　阳性结果表示不稳定血红蛋白。

8.血红蛋白电泳和抗碱血红蛋白试验　用于诊断地中海贫血和其他血红蛋白病。通过血红蛋白电泳可分辨某些血红蛋白及其含量，HbA 是正常人 Hb 的主要成分，占 95%。HbA_2 含量不超过 3%。而抗碱试验则是利用 HbF 对碱性溶液的抵抗力比其他各种血红蛋白高。在碱性溶液中作用一定时间后，其他各种血红蛋白可变性或沉淀，而 HbF 则不受影响，以此可检查 HbF 之含量，正常人 HbF 含量小于 2%。

五、诊断及鉴别诊断

急性溶血多数起病急骤，可有腰背痛及四肢酸痛，以双肩、肾区疼痛最著。起病时常有寒战、高热，体温可达 39℃ 以上，伴有胸闷，烦躁不安，也可有恶心、呕吐、腹痛等胃肠道症状，这是由于红细胞大量破坏，其分解产物对机体的毒性作用引起。由于溶血进展迅速或主要发生在血管内，可出现血红蛋白尿，尿呈葡萄酒样或浓茶色，多见于急性溶血发作后第一、二次排尿时。反复出现血红蛋白尿提示溶血在继续发展中。由于溶血产物引起肾小管上皮细胞坏死和管腔梗阻，加之溶血造成血容量下降，可发生少尿或无尿，最终导致急性肾功能衰竭及休克。大量红细胞破坏还可诱发 DIC 引起出血，DIC 又可加重休克及肾功能衰竭。急性溶血常见于以下情况。

（一）溶血性输血反应

主要见于 ABO 血型不合之输血（Rh 血型不合，多引起血管外溶血）。一般在输入 10~15ml 血液即可产生症状，输入血量愈大，溶血反应愈重。如在全身麻醉状态下，可无寒颤和发热，仅表现为创面渗血、血压下降及血红蛋白尿。急性肾功能衰竭、DIC 及休克是溶血性输血反应的严重并发症。

（二）自身免疫性溶血性贫血

温抗体型大多呈慢性经过，当遇有急性病毒或细菌感染时病情可急速加重而出现急性溶血，重者病情凶险。

（三）葡萄糖-6-磷酸脱氢酶（G-6-PD）缺陷所致的溶血性贫血

某些县有 G-6-PD 缺乏的患者在进食蚕豆或某些药物（如氨基喹啉类、磺胺类、硝基呋喃类、镇痛药等），或细菌、病毒感染后，可引起蚕豆病、药物诱发的溶血性贫血及感染诱发的溶血性贫血，均可表现为严重的急性溶血。

（四）阵发性睡眠性血红蛋白尿（PNH）

本病是由于红细胞膜的获得性缺陷，对激活补体异常敏感的一种慢性血管内溶血。部分患者在病程中可因感染、输血、疲劳、精神紧张、手术或服用某些药物（如铁剂、抗坏血酸、磺胺等）而发生急性溶血。

（五）血管外溶血性疾病

某些以血管外溶血为主的疾病如遗传性球形红细胞增多症，镰状细胞性贫血，自身免疫性溶血性贫血，血红蛋白病等。通常病情轻微或仅有轻度贫血和脾肿大。在疾病过程中如遇病毒或细菌感染，也可发生急性溶血。部分患者尚会发生"再生障碍危象"，表现为骨髓中幼红细胞增生低下，外周血中网织红细胞急剧减少或消失。

六、治疗

急性溶血的处理原则是尽快终止溶血进展，消除高血红蛋白血症，防治急性肾功能衰竭及出血等并发病。

（一）去除病因

急性溶血发生后，首先要仔细查找原因，去除引起溶血的各种因素，如为溶血性输液反应，应立即停止输入；药物诱发者，及时停用可疑药物；感染因素诱发者，给有效的抗菌或抗病毒的治疗。

（二）肾功能衰竭的防治

（1）维持血容量，改善微循环，可给予低分子右旋糖酐 500~1000ml 静脉滴注。溶血性输血反应的患者应于 12 小时内输液 4000ml 以上，以保证有足够的尿量（每小时 40ml 以上），收缩压应维持在 13kPa 以上，以保证有足够的肾血流量。

（2）早期应用碳酸氢钠以碱化尿液，可防止或减少血红蛋白结晶堵塞肾小管，但在少尿或无尿时使用，则有诱发碱中毒或肺水肿之危险。一般每次给 5%碳酸氢钠液 200ml，使尿液 pH 达 7.0 以上。

（3）利尿，在纠正血容量后可静脉快速滴注 20%甘露醇 250ml 以利尿，每 4~6 小时重复 1 次。如注射甘露醇 500ml 后不发生利尿，提示肾功能严重损害，不宜再应用甘露醇。如 25 小时无尿或少尿，可给速尿 40~100mg 静脉注射，必要时可重复应用或剂量加倍，争取使尿量维持在每小时 100ml 以上。

（4）肾功能衰竭的紧急处理，控制液体入量，纠正酸中毒，治疗高血钾，进行血液透析。

（三）肾上腺皮质激素及免疫抑制剂的应用

肾上腺皮质激素对自身免疫性溶血、药物免疫性溶血、溶血性输血反应等有一定治疗作用。可用氢化可的松每天 300~1000mg 或地塞米松每天 10~30mg，静脉滴注 3~7 天，治疗见效后逐渐减量至停用。自身免疫溶血性贫血治疗有效后可改用强的松口服，疗效差者可加用硫唑嘌呤或环磷酰胺等免疫抑制剂。

（四）输血

大量溶血常引起严重贫血，应根据不同病因给予输血治疗，但必须严格掌握输血指征及各项要求，否则反会加重溶血。对于 PNH，主张输注经盐水洗涤的红细胞悬液，避免使用全血，以免输入的同种抗体激活补体而使溶血加重。自身免疫性溶血性贫血时，患者的自身抗体有时对输入的红细胞有致敏作用，除存在交叉配血困难外，输血常使溶血加重，故一般以不输血为宜。遗传性球形红细胞增多症伴严重贫血时，输血无禁忌。严重的溶血性输血反应确诊后，在利尿，保护肾脏与扩充血容量的同时，宜尽早采取换血治疗，换血量应达全身血量的 85%。一般主张放血 2000ml，输入 3000ml。换血过程中注意观察尿色是否转清。

（冯伟）

第六节　过敏性紫癜

过敏性紫癜是一种常见的变态反应性血管炎，又称出血性毛细血管中毒症。由于机体对某种致敏原发生变态反应，毛细血管脆性及通透性增高，血液外渗，导致皮肤紫癜、黏膜及某些器官出血。起病方式多种多样，可急可缓。本病主要见于儿童及青少年，男性略多于女性，冬春季发病较多。成人发病者少见。

一、病因及发病机制

本病的病因尚不明了，可能的病因如下：感染因素、理化因素、遗传因素及食物、药物等诱发，特别是一些含特殊蛋白质的食物如海鲜类食品。本病是一种免疫复合物疾病，约半数患者可产生 IgA 型类风湿因子。本病的主要病理变化是小血管炎，除毛细血管外，也可累及微动脉和微静脉，无血小板减少和凝血功能障碍。

二、诊断要点

（一）临床表现

多数患者发病前 1~3 周有全身不适、低热、咽痛、乏力及上呼吸道感染等前驱症状，临床上由于病变部位不同而有不同的表现。

1.单纯型　为最常见的类型，主要表现为皮肤紫癜，以下肢大关节附近及臀部分批出现对称分布大小不等的丘疹样紫癜为主。

2.腹型　除皮肤紫癜外，因消化道黏膜及腹膜脏层毛细血管受累，而产生一系列消化道症状及体征，如恶心、呕吐、呕血、腹痛、腹泻、便血等。

3.关节型　除皮肤紫癜外，因关节部位血管受累出现关节肿胀、疼痛、压痛及功能障碍等表现，关节腔可有渗液，但不留后遗症。

4.肾型　在皮肤紫癜基础上，因肾小球毛细血管炎性反应而出现血尿、蛋白尿及管型尿，偶见水肿、高血压及肾衰竭等表现。肾脏损伤是影响过敏性紫癜预后的最主要因素。

5.混合型　皮肤紫癜合并其他临床表现。

一般认为儿童较成年患者预后好，表现为肾炎或肾病综合征者预后差。本病常可自愈，但约 1/3 患者可复发，首次发作较严重者复发率较高，复发通常在 4 个月内发生。本病的病程长短与急性期的严重程度、重要脏器有否受累、是否反复发作等因素有关。病程平均为 4 周（1~6 周）。单纯皮肤和关节受累者病程较短，约 1~2 周。胃肠受累者病程约 3~5 周。肾脏受累者病程最长，最长达 4~5 年。

（二）辅助检查

1.血常规　白细胞计数正常或增多，嗜酸性粒细胞增多，血小板计数正常。

2.出凝血功能检查　出凝血时间正常，血块收缩良好，毛细血管脆性试验多阳性。

3.免疫学检查　血清 IgA 和 IgG 常增高，以前者明显；IgA 型免疫复合物增高及 IgA 类风湿因子可阳性。

4.尿常规　可有蛋白、红细胞及管型。

（三）鉴别诊断

注意与其他疾病引起的血管炎，如冷球蛋白综合征、环形毛细血管扩张性紫癜及良性高球蛋白性紫癜等非血小板减少性紫癜相鉴别。鉴别诊断有困难的，则可做病理检查。

三、治疗

目前本病尚无有效的治疗手段。主要是对症及支持治疗。应避免接触或服用可能致敏的物品、药物及食物。可酌情给予抗组胺药物苯海拉明、阿司咪唑、异丙嗪、氯苯那敏等。

（一）消除致病因素

控制感染，驱除寄生虫，避免接触过敏食物和药物等，是防止复发和治愈本病的根本措施。部分患者在消除致病因素和对症治疗后能好转。

（二）药物治疗

1.对症治疗　对于有荨麻疹或血管神经性水肿的患者可选用苯海拉明、阿司咪哇、异丙嗪、氯苯那敏等抗过敏药物。也可选用维生素 C、复方芦丁、卡巴克络等，以降低毛细血管通透性及脆性。一般剂量宜大，维生素 C 以静脉注射为好。对于腹痛患者，可以皮下注射阿托品、山莨菪碱、东莨菪碱等解痉剂。

2.肾上腺皮质激素　目前，尚无肾上腺皮质激素应用的前瞻性对照试验。然而，少数回顾性的研究发现，其对关节和胃肠受累有效。没有明确的证据表明其对皮肤受累的改善、发病时间的缩短、复发频率的减少有明显的效果。

肾上腺皮质激素可抑制抗原-抗体反应，改善毛细血管通透性，故对减少出血和减轻症状有效。一般泼尼松 1~2mg/（kg•d）。严重者可用氢化可的松 100~200mg/d 或地塞米松 10~20mg/d，静脉滴注，连用 3~5 天，病情好转后改为口服。病情被控制后，宜将剂量递减至最小维持量。疗程视病情而定，一般需 2~3 周。

对肾脏受累者，甲泼尼龙冲击治疗[30mg/（kg•d），持续 3d]随后给予口服泼尼松[1mg/（kg•d），持续 3 个月]可能有效。这一治疗的主要目的是逆转炎症过程。

3.免疫抑制剂　对肾脏受累、病情迁延不愈或肾上腺皮质激素无效者，可采用免疫抑制剂，如环磷酰胺、硫唑嘌呤等。环磷酰胺 2~3mg/（kg•d），连用数周至数月；也可用硫唑嘌呤 2~3 mg/（kg•d），但应注意血象变化及其他副作用。近期疗效尚可，但远期疗效不肯定。

4.普鲁卡因封闭疗法　普鲁卡因具有调节中枢神经系统，抑制过敏反应，使血管功能恢复的作用。皮试阴性者，以普鲁卡因 3~5mg/（kg•d）加入 5%葡萄糖注射液，静脉滴注，每天一次，连用 7~10 天为一疗程。

5.其他药物　有人主张应用尿激酶治疗肾脏受累者，其作用是减少纤维蛋白在肾小球的沉积。用量为 1 万~2 万 U/d×20d，静脉注射。另外，雷公藤也可用于肾脏受累者，可能有效。

（三）其他治疗

静脉注射免疫球蛋白及血浆置换均被试用于肾脏受累的重症患者，疗效尚不肯定，而且还存在潜在的毒性，应用时需谨慎。终末期肾衰竭患者可做透析及移植治疗。有报道本病肾移植后 5 年复发率为 35%。本病的复发通常与肾外病变活跃有关，甚至可以引起移植肾功能的丧失，这在那些起病剧烈，3 年内发展为肾衰的患者中较易发生，因此，一般建议应在活动性病变静止一年以后再做肾移植。

（冯伟）

第七节　血栓性血小板减少性紫癜

血栓性血小板减少性紫癜（TTP）是一种突然发作的威胁生命的疾病，是以微血管血栓形成、微血管性溶血、血小板减少性出血倾向为特征的一个综合征。临床表现为微血管性溶血性黄疸、血小板减少性紫癜、精神神经异常（三联征）、发热及肾功能损害（五联症）。发病年龄在 10~40 岁之间多见，女性发病率较高。

一、病因及分类

根据病因及病程 TTP 的分类如下：

（一）原发性

原因未明，先有血管内皮细胞损伤而后发生血小板聚集而形成微血栓，还是先有血小板聚集形成微血栓后而发生微血管病变。

先有血管内皮损害的依据是内皮损伤后，胶原纤维暴露、内皮细胞膜上的负电荷消失，易使血小板黏附、聚集及激活凝血因子形成微血栓。

先有血小板聚集的依据是有微血栓处的内皮细胞并不是都有损害。

原发性根据病程分为：

1.急性型　起病急，病情进展快，一般 7~10 天出现典型的 TIP 的临床表现。严重者可发生颅内出血，肾脏、肺脏及心脏功能衰竭。若不经有效的治疗，可在 3 个月内死亡。此型多见。

2.慢性型　发病隐袭，常为恶化与缓解交替发作，病程可持续几个月到几年。此型少见。

3.复发型　此型可反复发作好几次，病程可达 9~12 年。

4.先天型　此呈急性型的临床表现。

（二）继发性

此型 TTP 可继发于：

1.感染　如病毒、肺炎支原体、细菌感染后。

2.自身免疫病　如系统性红斑狼疮、多动脉炎、类风湿关节炎、干燥综合征。

3.恶性肿瘤　如淋巴瘤、各种腺癌。

4.妊娠　多见于子痫、先兆子痫，产后亦可发病。

5.药物　如环孢素 A、口服避孕药、抗肿瘤药。

6.中毒　如一氧化碳中毒、蜂毒。

二、诊断要点

（一）临床表现

1.因血小板减少引起的出血倾向　此表现为皮下出血、黏膜出血，表现为淤点、瘀斑、紫癜。鼻出血、牙龈出血、视网膜出血及内脏出血。

2.因微循环病溶血　出血、黄疸、贫血。

3.精神神经症状　多成一过性、变化不定、反复发作，表现为头痛、头晕、眩晕、性格改变、失语、感觉异常、定向力差、谵妄、惊厥、嗜睡、昏迷，并可发生软瘫、偏瘫。

此因脑部发生广泛的小出血灶、微血栓所致。大面积的脑栓塞少见。若发生昏迷，很可能发生脑内出血灶。脑出血是 TIP 致死最主要的原因，但发生率并不高，只有 1% 左右。

4.肾脏损害　表现为镜下血尿，少数发生肉眼血尿、蛋白尿、氮质血症。可因广泛肾小球血栓形成而发生急性肾衰竭，但只见于少数患者。

5.发热　体温最高可达 40℃以上。发热的原因可能因感染、溶血反应、组织坏死及下丘脑病变所致。

6.因微循环血栓引起其他脏器病变　①心脏：因冠状动脉微循环血栓形成，可发生心肌病变。表现为各种心律失常、心力衰竭，甚至心肌梗死。②肺脏：因发生肺泡、肺间质纤维化，而发生呼吸困难、发绀，肺功能衰竭（ARDS）。③胰腺：可发生胰腺炎，表现为腹痛。血、尿淀粉酶升高。④胃肠道：可发生恶心、呕吐、腹痛及消化道出血。⑤肝脏：可发生肝大、肝功能损害。但发生急性肝功能衰竭罕见。

此外若为继发性 TIP，尚可有其原发病的临床表现。

（二）辅助检查

1.血常规　血小板减少，多在（10~50）×10⁹/L，可见巨大血小板，50%的患者血小板小于 20×10⁹/L。

血红蛋白多在 100g/L 以下，最低可少于 60g/L。血涂片可见大量变性细胞及破碎红细胞，并可见球形红细胞、有核细胞。网织红细胞增多常在 6%~30%。破碎红细胞产生的原因为当红细胞通过微循环时，受纤维蛋白网或微血栓挤压割裂引起。

白细胞有 50%的患者增多，可达 20×10⁹/L。可有明显的核左移，并可见幼稚的粒细胞。

2.尿常规　有血尿、蛋白尿、管型尿。

3.血生化及酶学检查　可有血肌酐、尿素氮、胆红素、AST、ALT 升高，乳酸脱氢酶可升高。

4.有关溶血的检查　①血中间接胆红素、游离血红蛋白增加。游离胆红素常>40mg/L。结合珠蛋白降低或消失。②尿 Rous 试验可呈阳性。

5.有关凝血的检查　血纤维蛋白减少。凝血时间延长，凝血酶原时间正常或稍延长，凝血酶时间可延长。血块收缩不良，束臂试验阳性。

6.免疫学检查　血 PAIgG、免疫复合物可增多。若继发于系统系红斑狼疮等免疫性疾病时，Coombs 试验、血抗核抗体可呈阳性。

7.骨髓象　红细胞系呈代偿性增生。巨核细胞增多或正常，但血小板可有产生障碍。

8.皮肤活检　取淤点，如皮肤，50%可有本病特征性改变。小动脉及毛细血管壁可见透明玻璃样血栓，一般无炎症细胞浸润但可有坏死。

9.胸部 X 线平片　可有肺淤血及肺间质病变。

（三）诊断标准

该病的诊断目前主要靠临床表现，诊断标准并不统一。国外 Cottorman 提出的诊断标准如下：

1.主要表现　溶血性贫血，外周血涂片可见红细胞碎片或者异型红细胞；血小板计数<$100×10^9$/L。

2.次要表现　发热，体温超过 38℃；神经系统症状；肾损害，肌酐>177μmol/L 及（或）尿常规检查发现血尿、蛋白尿、管型尿。

以上两个主要表现加上任一次要表现，诊断即可成立。

（四）鉴别诊断

注意与溶血性尿毒症综合征、特发性血小板减少性紫癜、DIC 等的鉴别。

三、治疗

若不治疗，本病的死亡率接近 100%。在 20 世纪 70 年代以前，脾切除是本病唯一可能有效的治疗措施。自从血浆置换用于临床以后，TIP 的死亡率由过去的 90% 下降到现在的 10% 左右。血小板输注可使本病的病情加重，要注意避免使用。血浆置换是目前治疗本病最有效的方法，因此，在本病确诊后应尽快进行；若无血浆置换的条件，可以考虑血浆输注。

（一）血浆置换

血浆置换是本病的首选治疗手段。如果条件允许应该尽早进行血浆置换。血浆置换的血浆剂量为 40Ml/（kg•d），一般选用新鲜冻存血浆（FFP）。血浆置换治疗中止的指征为血小板数目正常和神经系统症状恢复正常，血色素稳定，乳酸脱氢酶正常。如果患者对开始的血浆置换不敏感，可以考虑用冷上清替代 FFP，因为血浆中的冻存上清被认为是 TTP 的有效治疗成分。血浆置换在各项指标恢复正常后还应该再继续用一段时间，如果病情无反复，可以在一两周的时间内逐步减量。复发患者多发生在血浆置换减量后 1 周到 1 个月时间内。大约有 12%~40% 的患者在治疗后还会出现少量并发症，但是一般都能够耐受。这些并发症的原因多与枸橼酸毒性有关，常见症状包括感觉异常、抽动、肌紧张、低钙时的手足抽搐。

（二）输入新鲜血浆

每次 200~400ml/d。对病情较轻的患者，有一定的效果，但需注意因血容量增加，使心脏负荷过大，引起心力衰竭，因此需定期检查血浆蛋白，观察颈静脉是否过度充盈。

（三）肾上腺皮质激素

肾上腺皮质激素单用无效，通常与血浆置换或输注联合应用。若有免疫因素参与 TTP 的发病机制，可通过该药对减少血管通透性的作用，抑制免疫复合的产生、减少免疫复合物附着于血小板，而被巨噬细胞吞噬。一般用地塞米松 10~20mg/d，静脉滴入；或甲泼尼龙 80mg/d，静脉滴入。可连续应用 7~10 天，若无效逐渐停药，若有效可改口服。也需逐渐减量。

（四）免疫抑制剂或者细胞毒药物

有报道认为硫唑嘌呤和环磷酰胺对于难治性 TTP 可以通过抑制自身抗体产生而达到治疗的目的。

（五）脾切除

脾切除适用于那些血浆置换或输注无效的患者以及其他保守治疗无效的患者，脾切除可以作为补救治疗的手段。理论上讲，脾切除后红细胞和血小板扣留和破坏的场所消失，从而达到治疗的目的。

（六）抗血小板药物

如阿司匹林、双嘧达莫等，有效率约 10%，因此，仅可以作为辅助药物使用。

（七）病因治疗

原发性 TTP 原因不明。继发性 TTP 可根据原发病进行治疗，如控制感染，停用某些药物，治疗免疫性疾病，如系统性红斑狼疮。

（冯伟）

第八节　自身免疫性血小板减少性紫癜

免疫性血小板减少性紫癜又称特发性血小板减少性紫癜（ITP），是由于血小板免疫性破坏，外周血血小板减少，而引起的一种出血性疾病。其特点是皮肤、黏膜或内脏广泛出血，血小板寿命缩短，骨髓巨核细胞增多伴成熟障碍。

本病可分为急性型和慢性型。急性型多见于儿童，多是由于病毒抗原刺激机体产生抗体，抗体附着于血小板表面使之致敏，致敏的血小板被单核-巨噬细胞破坏。慢性型好发于青年女性，是一种自身免疫性疾病，由于体内产生原因不明的血小板抗体（PAIgG、PAIgA、PAIgM、PAC3、PAC4），该抗体与血小板膜糖蛋白 IIb/IIIa、Ib 等结合，致使血小板在单核-巨噬细胞中破坏。正常血小板的平均寿命是 8~11d，而与抗体结合血小板寿命只有数小时至数天。其主要破坏场所是在脾脏（占 2/3），其次是肝、骨髓等。

一、诊断依据

（一）病史

急性 ITP 患者，大多在发病前 1~2 周有上呼吸道感染特别是病毒感染史，如风疹、水痘、麻疹等。慢性 ITP 常因感染、劳累等因素诱发加重。

（二）临床表现

1.急性型　儿童多见，无性别差异。发病前 1~2 周常有病毒感染史。起病急骤，可有畏寒、发热。主要症状为全身皮肤紫癜，甚至有血疱及血肿形成。鼻出血、牙龈出血、口腔黏膜及舌出血常见，腭垂血疱往往导致吞咽困难。严重者（血小板低于 $20×10^9$/L）可有内脏出血，如消化道、泌尿道、阴道出血，甚至发生致命性颅内出血。少数患者有结膜及视网膜出血。10%~20%患者有轻度脾大。病程呈自限性，一般不超过半年，仅少数可能转为慢性型。

2.慢性型　多见于 20~40 岁青年女性，男女比例为 1∶3。起病缓慢，常无前驱症状。出血症状相对较轻，多为皮肤、黏膜出血。女性可表现为月经过多，甚至为唯一或首发症状。严重内脏出血少见。本型常反复发作，甚至迁延数年，很少自然缓解。病程较长、出血过多者可出现贫血。10%患者有轻度脾大。

（三）辅助检查

1.血象　血小板计数减少，急性型常低于 $20×10^9/L$，慢性型常为（30~80）$×10^9/L$。血小板体积增大。红细胞和白细胞一般正常。少数患者因出血过多而致小细胞低色素性贫血。

2.骨髓象　巨核细胞正常或增多，发育成熟障碍，急性型幼稚型巨核细胞增加，慢性型颗粒型巨核细胞增加，但产板型巨核细胞显著减少（小于 30%）。红细胞系和粒细胞系一般正常。

3.其他检查　出血时间延长，凝血时间正常；用 ^{51}Cr 标记血小板可发现其寿命明显缩短，急性型约 1~6h，慢性型约 1~3d。80%以上 ITP 患者 PAIgG、PAIgM、PAC3 阳性。

（四）诊断标准

（1）多次化验检查血小板计数减少。

（2）脾不增大或轻度增大。

（3）骨髓检查巨核细胞正常或增多，有成熟障碍。

（4）以下五项中应具备任何一项：①泼尼松治疗有效；②切脾治疗有效；③PAIgG增多；④PAC₃增多；⑤血小板寿命测定缩短。

（5）排除继发性血小板减少症，如再生障碍性贫血、白血病、系统性红斑狼疮、药物免疫性血小板减少等。

二、治疗措施

本病治疗的主要目的是减少血小板破坏，提高血小板数量，从而改善出血症状。当 ITP 患者血小板大于 $60×10^9/L$，无出血倾向时，则无须特殊治疗。当血小板低于 $50×10^9/L$ 或有出血倾向时，应选择药物进行治疗。急性 ITP 患者应注意卧床休息，去除病因，多数可自然痊愈。当血小板低于 $20×10^9/L$ 时，可选用甲泼尼龙或大剂量丙种球蛋白等方法治疗。慢性 ITP 患者以肾上腺糖皮质激素、脾切除及免疫抑制剂治疗为主。

（一）急性 ITP 的治疗

1.一般治疗　注意卧床休息，防止外伤。禁止应用一切对血小板有抑制作用的药物，如阿司匹林、双嘧达莫（潘生丁）等。

2.血小板输注　输入患者体内的血小板，不但寿命缩短，且反复输注易产生同种抗体，故不宜常规使用。当血小板<$20×10^9/L$ 或有致命性的出血时，可作为一种紧急防治出血的措施。血小板输注量要大，每次至少在 8U 以上（4000ml 全血分离所得），根据病情可重复使用。有条件的医院最好采用单采血小板。

3.肾上腺糖皮质激素（激素）　尽管激素不能缩短急性 ITP 的自然病程，但可抑制单核-巨噬细胞对血小板的破坏，提高血小板的数量，有效控制患者出血症状，缓解病情。可用地塞米松每日 10~20mg 或氢化可的松每日 300~400mg，静脉滴注，待出血症状减轻后改为口服激素（用法同慢性 ITP）。也可用大剂量甲泼尼龙冲击疗法，即 30mg/（kg•d）静脉滴注，3~5d 为一疗程。在激素冲击治疗时，最好同时应用利尿剂和抗酸药物，以免发生钠水潴留、应激性溃疡等，同时注意观察血压、血糖的变化。

4.静脉注射大剂量丙种球蛋白　其主要作用是封闭单核-巨噬细胞的 Fc 受体；干扰单核-巨噬细胞的免疫廓清作用；调节细胞免疫等。用法为 400mg/（kg•d）静脉滴注，连用 5d 为一疗程。一个月后可重复。其疗效较激素快且高，但停药后血小板常再次下降，故应严格掌握其适应证。急性 ITP 出血严重、慢性 ITP 急性发作或手术、分娩前可考虑应用。

5.血浆置换 血浆置换疗法是一个暂时治疗措施，无根治作用。其目的是迅速清除体内的血小板抗体，减少血小板的破坏，缓解出血症状。用法为每天置换患者血浆3000ml，连用 3d。

（二）慢性 ITP 的治疗

1.肾上腺糖皮质激素（激素） 是治疗慢性 ITP 的首选药物。

（1）作用机制：①减少血小板抗体产生，抑制抗体与血小板结合；②抑制单核-巨噬细胞破坏表面有抗体附着的血小板；③降低毛细血管壁通透性，改善出血症状；④刺激骨髓造血及血小板的释放。

（2）常用制剂及用法：泼尼松 1~2mg/（kg·d）分次口服，待血小板计数正常，出血症状改善后，维持治疗剂量 2~4 周，然后逐渐减量，每周减少日服量 10~15mg。待每日量达 30mg 后，每周或每两周减少日服量 5mg，至每日量仅 15mg 后，每两周减少 2.5mg，小剂量激素（每日 5~10mg）维持至少 3~6 个月。危重病例可用地塞米松或氢化可的松静脉滴注，病情稳定后改为口服。

（3）疗效：多数患者用药数天后出血停止，80%患者血小板在 2 周内有所上升，但停药后易复发。如激素正规治疗 4 周无效，应加用其他治疗。

2.脾切除 可减少血小板抗体产生及致敏血小板的破坏。

（1）适应证：①正规激素治疗 3~6 个月无效；②激素停药或减量后复发或需大剂量（每日 15mg 以上）才能维持者；③对激素有禁忌者，如糖尿病、高血压、结核病等；④^{51}Cr 标记血小板扫描脾区放射指数增高者。

（2）禁忌证：①年龄小于 2 岁（术后易发生不易控制的感染）；②妊娠期；③不能耐受手术者，如心脏病患者。

（3）疗效：脾切除后约 1~2d 血小板开始升高，1~2 周达高峰，维持正常水平 2 个月以上者视为有效。2/3 患者可达长期缓解，1/3 患者无效。一般认为血小板抗体浓度不高，^{51}Cr 标记血小板的主要破坏场所是脾者，脾切除疗效较好。

3.免疫抑制剂 适应证：①激素疗效不佳或需大剂量才能维持者；②脾切除无效或复发者；③对激素或脾切除有禁忌者；④与激素合用以提高疗效并减少激素用量。常用药物有：①长春新碱每周 2mg 加入生理盐水 500ml 中，缓慢静脉滴注，维持 6~8h，4~6 周为一疗程。一般 1~2 周血小板回升，但疗效不巩固。其主要副作用是周围神经炎。②环磷酰胺 2~3mg/（kg·d），分 3 次口服，连用 3~6 周为一疗程。或每日 400~600mg 静脉滴注，每 3~4 周 1 次。③硫唑嘌呤 1~3mg/（kg·d），分 3 次口服，连用 3~6 周为一疗程。用药期间应定期检查血象，以免发生骨髓抑制。

4.其他治疗

（1）达那唑：作用机制可能是有免疫调节作用，使血小板抗体产生减少。常用于难治性 ITP 患者。用法为每次 0.2g，每日 3 次口服，持续 1~3 个月，显效后减至每日 0.2g，维持数月。与激素合用有协同作用。应注意检查肝功能。

（2）环孢素 A：是一种免疫抑制剂，主要用于难治性 ITP。每日 250~500mg 口服，3~6 周一疗程。维持量每日 50~100mg，持续半年以上。应注意肝、肾功能。

（3）维生素 C：每日 2.0g 顿服，对难治病例有一定疗效。作用机制未明。

（4）氨肽素：作用机制可能是促进骨髓巨核细胞成熟。成人每次 1.0g，每日 3 次口服，连用 2 个月，无效则停用，有效继续服用。

（三）急症处理

急症包括血小板<$20×10^9/L$，出血严重者；疑有或已有颅内出血者；准备近期手术或分娩者。其治疗同急性 ITP。

（四）妊娠合并 ITP

由于 ITP 好发于育龄妇女，故妊娠合并 ITP 者并不少见。尽管妊娠本身并不明显促进 ITP 的发展恶化，但 ITP 却给母婴带来极大危害，如胎儿死亡或自然流产，分娩过程中及产后大出血，常危及母亲生命，故应引起临床重视。一般认为，孕妇血小板>$50×10^9/L$，无出血倾向时，不需特殊处理。当血小板低于 $50×10^9/L$，有明显出血时，可选用激素或大剂量丙种球蛋白治疗，不宜使用有致畸作用的免疫抑制剂。如无产科指征，应选择阴道分娩，分娩前输注血小板及大剂量丙种球蛋白，以度过分娩危险期。

（五）疗效标准

1.显效　血小板恢复正常，无出血症状，持续 3 个月以上。维持 2 年以上无复发者为基本治愈。

2.良效　血小板升至 $50×10^9/L$ 或较原水平上升 $30×10^9/L$ 以上，无或基本无出血症状，持续 2 个月以上。

3.进步　血小板有所上升，出血症状改善，持续 2 周以上。

4.无效　血小板计数或出血症状无改善或恶化。

（冯伟）

第九节　急性再生障碍性贫血

再生障碍性贫血（简称再障）是一组由化学物质、生物因素、放射线或不明原因引起的骨髓造血功能衰竭，以造血干细胞及造血微环境损伤、骨髓脂肪化、外周血全血细胞减少为特征的疾病。临床表现为贫血、出血倾向及感染。

根据病情，可将再障分为急性及慢性两型。慢性再障起病缓慢，出血不严重，多限于体表；感染症状轻、少见；血象示全血细胞减少较轻，网织红细胞>1%，骨髓增生减低，病程较长，经过治疗，部分可治愈，大部分好转或进步。而急性再障起病急，病情重，常合并严重大出血、感染，全血细胞重度减低，骨髓增生极度低下，预后极差。本节重点讨论急性再障。

一、病因及发病机制

（一）病因

临床上约 50%~75%的再障病例原因不明，为特发性，而继发性病例主要与药物（如氯霉素、抗肿瘤药、解热镇痛药、磺胺类药物、抗癫痫药物、抗甲状腺药物、抗结核药物及治疗糖尿病药物等）及化学物质（如苯、甲苯等）、电离辐射、病毒感染（如肝炎病毒、EB 病毒、巨细胞病毒及登革热病毒等）及其他因素（如妊娠等）相关。

（二）发病机制

本病的发病机制尚不清楚，可能与下列因素有关：①原发性或继发性造血干细胞量和（或）质的缺陷；②异常免疫反应损伤造血干细胞；③造血微环境支持功能缺陷；④遗传倾向。

二、诊断要点

发病前部分患者有明显诱因，如有害药物应用、化学毒物接触史、病毒感染史等。患者以青壮年为主，男性多于女性。

（一）临床表现

1.发热 因白细胞减少，易发生感染，如肺炎、口腔感染、肛周炎、皮肤感染等，易导致败血症，而且常为首发症状之一，多为持续高热，一般抗菌治疗不易控制。

2.出血倾向 因血小板减少及微血管病变，易发生皮肤、黏膜出血，近 50% 左右的患者有内脏出血，如便血、尿血、阴道出血，亦可发生眼底出血而影响视力，颅内出血虽不常见但常为危及生命的原因之一。出血倾向也常为首发症状，且不易控制，是常见的死亡原因。

3.贫血 早期贫血常不太明显，随病情进展，短期内进行性加重，血红蛋白可低达 30g/L。虽经大量输血，仍不能改善，或短暂改善后有加重。

4.体征 表现皮肤、黏膜苍白，或可见出血斑点及瘀斑，甚或血肿。一般无肝、脾、淋巴结肿大。

（二）辅助检查

1.血常规 呈全血细胞减少，且进展较快，程度较重。白细胞减少，中性粒细胞可降到 $1.0×10^9$/L 以下。血红蛋白可降到 30g/L。血小板可降到 $20×10^9$/L 以下。淋巴细胞相对增加，网织红细胞多在 1% 以下。

2.骨髓象 多部位穿刺均表示骨髓增生低下或极度低下，间质水肿，血窦扩张，造血细胞几乎消失。偶见散在的少数形态正常的中幼、晚幼阶段的粒细胞系、红细胞系、巨核细胞罕见。淋巴细胞、浆细胞、组织细胞相对增多。脂肪细胞增生不著。

3.骨髓细胞培养 CFU-GM、CFU-E、BFU-E、CFU-Meg 的集落形成均明显减少。

4.血清铁、铁蛋白增高。

（三）鉴别诊断

应与阵发性睡眠性血红蛋白尿、急性白血病、恶性组织细胞增生症及急性造血功能停滞等其他引起全血细胞减少的疾病相鉴别。

三、治疗

（一）一般治疗

避免感染、少与外界接触；注意口腔卫生；注意加强营养，给予高蛋白、高维生素饮食；注意室内清洁、空气新鲜。白细胞过度减少者最好在层流室隔离。

（二）防止感染

在发热时作血、尿、便培养，不必等结果即可适当选用抗生素；尽早选用对骨髓造血无抑制作用的广谱抗生素，联合应用。长期应用广谱抗生素易出现菌群紊乱和真菌感染，应注意预防。抗生素应用至少 7 天，或体温正常后再用 5 天。尽量避免使用退热药，以免掩盖感染的重要体征。

（三）输血的指征

输血是一个重要的治疗措施，主要目的在于争取时间，使患者能较安全地度过危险期，以挽救生命。但输血过多可增加输血反应的机会及产生继发性血色病，且输血过多增加对移植物组织相容性抗原（HLA）的免疫反应，影响骨髓移植的成功率，故应严格掌握适应证，根据需要补充必需的血液成分。输血的指征：①血红蛋白低于 60g/L，输全血。②白细胞低于 $1.5×10^9$/L，输白细胞。③血小板低于 $20×10^9$/L，输血小板。

（四）药物治疗

1.抑制免疫药物

（1）抗胸腺细胞球蛋白（ATG）及抗淋巴细胞球蛋白（ALG）：本品是人的胸腺淋巴细胞或胸导管淋巴细胞，免疫兔、马等，制出抗血清，其主要成分为 IgG。其作用机制可能是抑制免疫淋巴细胞对造血干细胞的抑制作用，使干细胞分化、增值，恢复造血功能。但也有不同意见，认为可能是通过外周 T 淋巴细胞增生，可促使 CFU-MG、BFU-E 生成增加。

用法：以 ATG 或 ALG，10mg/（kg•d），加入生理盐水 250~500mL 中，静脉缓慢滴入，持续 12 小时，连用 5 天为一疗程。1~3 个月才可出现疗效，有效率在 50%左右，复发率为 10%左右。若无效可再试用一次。关于本品用量问题，并不统一，主要根据病情。

用药前需作皮试。为防止发生过敏反应，可同时抗过敏及肾上腺皮质激素。激素的用量不宜过大。

本品的副作用有发热、皮疹、关节痛、出血倾向、水肿、高血压等，并可发生白细胞、淋巴细胞、血小板减少，若减少明显，可适当输入血小板、白细胞。

（2）环孢素 A（CSA）：以本品 5~10mg/（kg•d），口服，10~12 天为一疗程。其作用机制为抑制 T 细胞分化生成白介素 2（IL-2），防止 IL-2 激活细胞毒细胞。也可封闭激活的 T 细胞表达 IL-2 受体。抑制 T 细胞生成干扰素 7。浓度低时，CSA 不影响 CFU-U 的生成。高浓度的 CSA，则起相反结果。

（3）甲泼尼松龙：以本品 1g/d，静脉滴入连用 3 天；后每隔 3 天减量一半；减至 80mg/d 时改为 3~7 天，后逐渐减量以至停用。对本病短期内有血象改变，对出血倾向也可好转。减量时需注意肾上腺皮质功能不全；停静脉给药时，可以泼尼松口服，逐渐停用。注意消化道出血、发生感染、低血钾、高血压。

（4）大剂量免疫球蛋白：其作用机制是免疫球蛋白可封闭巨噬细胞表面的 Fc 受体与带有抗体的白细胞结合，而被吞噬。同时有抗感染，也可能有抗病毒作用。但用量与用法很不一致，0.5~1.0g/kg，静脉滴入，每日 1 次，连用 5 日，或每月 1 次，连用几个月。

2.增强造血的药物

（1）重组人粒-巨噬细胞集落刺激因子（rhGM-CSF，生白能、沙格司亭）：可刺激粒细胞及单核祖细胞的增殖、分化，使成熟细胞数目增加。用法：生白能，3~10μg/（kg•d），皮下注射，连用 7~10 天。剂量根据病情的轻重而定。

（2）重组人粒细胞集落刺激因子（rhG-CSF，非格司亭、惠而血、优保津）：以本品（kg·d），皮下或静脉注射，连用 7~10 天。可使粒细胞增多，对红细胞及血小板多无改善。停药后较快恢复原状。

（3）红细胞生成素：大剂量 3000U 开始，后增加到 12000U，每周 3 次，静脉滴入，可连续应用几周。可能有效。

（五）骨髓移植

这是首选的治疗方法，但常因为各种因素较少能进行这项治疗。

（冯伟）

第十节　急性白血病

急性白血病是危及造血系统的恶性肿瘤。临床上具有发病急、病程进展快、预后差之特点，其自然病程一般少于半年。为能合理治疗和正确判断预后，我国依据白血病细胞的形态学特点（包括细胞化学），结合国外 FAB 协会分类法，将其分为急性非淋巴细胞白血病（急非淋）和急性淋巴细胞白血病（急淋）两大类。从治疗效果出发，又将其分为若干型和亚型。

急性非淋巴细胞白血病：①急性粒细胞白血病未分化型（ml）。②急性粒细胞白血病部分分化型（m_2），又分 m_{2a}、m_{2b}。③急性早幼粒细胞白血病（m_3），又分 m_{3a}、m_{3b}。④急性粒-单核细胞白血病（m_4），又分 m_{4a}、m_{4b}、m_{4c}、m_{4ED}。⑤急性单核细胞白血病（m_5），又分为 m_{5a}、m_{5b}。⑥红白血病（m_6）。⑦急性巨核细胞白血病（m_7）。

急性淋巴细胞白血病：①第一型（L_1）：原始和幼稚淋巴细胞，以小细胞为主。②第二型（L_2）：原始和幼稚淋巴细胞，以大细胞为主。③第三型（L_3）：原始和幼稚淋巴细胞大小不一，但以大细胞为主。

一、病因

病因尚不完全清楚，仅与以下因素有关。

（一）病毒学说

现已证实 C 型 RNA 病毒可以使鼠、猪、猫、狗、牛、猴等哺乳动物发生白血病，从而推断人类白血病可能与病毒感染有关。

（二）放射线

射线能引起白血病已被公认，其发病机制尚不完全明确。目前认为射线可致胸腺和骨髓受损，使机体免疫功能受到抑制，从而引起血细胞恶性增殖。

（三）化学因素

苯、氯霉素、乙双吗啉、烷化剂等，可使骨髓造血功能受损、干扰核酸合成等，特别是在细胞发生丝状分裂时，可使基因发生突变而出现异常的细胞株。

二、病理

（一）白血病细胞的增殖和浸润

白血病特异性病理改变，全身各处皆可受累，但以骨髓、肝、脾、淋巴结为主。全部患者骨髓皆被白血病细胞浸润。淋巴结内可见白血病细胞弥漫性浸润。儿童急淋脾脏可肿大，约有15%的脾脏有梗死表现。中枢神经系统，脑组织及脑膜常被浸润。其他如肝、心、肺、消化道、泌尿道、皮肤、性腺、内分泌腺也有浸润。

（二）出血

几乎所有患者造血组织、皮肤、黏膜、上消化道、呼吸道及脑组织皆可出血。其病理表现是白血病细胞浸润灶周围出血，呈弥散渗血或有较大溢血灶。

（三）组织营养不良和坏死

这种病理改变主要是因白血病细胞浸润、淤滞及出血和梗死所致，全身组织皆可有程度不等的病理改变。如睾丸可因浸润淤滞压迫曲精管而致萎缩。

（四）继发性感染的原因

正常的中性粒细胞减少。

白血病细胞的趋化、吞噬、杀菌及免疫功能降低。

常见感染部位如口腔、肛门、肠道、肺、泌尿道等。炎症反应细胞为幼稚血细胞组成，易被误为白血病浸润灶。

三、临床表现

（一）主要症状

以发热、贫血、出血三大症状为主。

1.发热　其特点是可出现于病程的任何阶段，可有各种热型。主因是感染，其次是核蛋白代谢亢进。病原菌多为革兰阴性杆菌，次为真菌和病毒。

2.贫血　常在早期出现并呈进行性加重。主因是幼红细胞代谢受到异常增殖的白血病细胞干扰，其次是红细胞寿命缩短及出血所致。

3.出血　可遍及全身，常见于皮下、黏膜、齿龈、鼻黏膜、口腔、消化道和呼吸道，严重者可有颅内出血。其因主要是血小板减少，次为白血病细胞形成血栓致小血管破裂、纤维蛋白溶解、感染时的细菌多酶体增多、弥散性血管内凝血等。

（二）主要体征

为白血病细胞浸润所致。

1.骨骼　胸骨下端局部压痛。儿童多出现四肢关节痛和骨痛，部分急性粒细胞白血病患者骨膜可出现无痛性肿块，称为绿色瘤。

2.肝、脾、淋巴结　急性淋巴细胞白血病患者多有脾、浅表淋巴结和纵隔淋巴结肿大，肝大不多见。

3.皮肤和齿龈　皮肤可出现紫红色、硬、微隆起的浸润灶，皮下可扪及较硬、稍痛的结节而肤色无变化。急性单核细胞白血病、急性粒一单核细胞白血病患者可出现齿龈肿胀。

4.中枢神经系统（CNS）　20%~30%患者发生CNS白血病，可出现脑膜刺激征和脑实质损害表现，个别患者可发生脊髓压迫症。

5.生殖系统　个别男性患者有阴茎异常勃起，无痛性一侧睾丸肿大。

四、诊断

（一）依据症状体征

主要依据发热、贫血、出血三大症状和白血病细胞对全身浸润的主要体征。

（二）实验室与其他检查

1.外周血象　血红蛋白、红细胞、血小板中度至重度减少，贫血多为正色素正细胞性。白细胞有质和量的变化，多数患者白细胞呈中度增高，多为（10~50）×10⁹/L，少数可高于 100×10⁹/L。也有计数正常或减少，有的低于 3×10⁹/L。绝大多数患者血片中成熟的中性粒细胞明显减少，而出现大量有核仁的原始和（早）幼稚细胞，一般为 30%~90%。

2.骨髓象　白血病决定性诊断依据。大多数骨髓象为增生明显活跃或极度活跃，可见某一系列呈病理性增生。

3.血尿酸　在放疗或化疗中的患者，血尿酸可高达 730μmol/L 以上。

4.脑脊液　当出现 CNS 白血病时，压力增高，白细胞和蛋白定量升高，涂片中检到白血病细胞。

根据以上所述诊断不难，但应与类白血病反应、再生障碍性贫血、阵发性睡眠性血红蛋白尿、传染性单核细胞增多症、原发性血小板减少性紫癜、急性粒细胞缺乏症、骨髓增生异常综合征、风湿热等相鉴别。

五、治疗

（一）一般处理

支持疗法，用抗生素和其他防治感染措施，输血或输成分血，高尿酸肾病和髓外白血病防治，注意休息、高蛋白营养等。

（二）化学药物疗法

1.诱导缓解

（1）急性淋巴细胞白血病：①VP 方案：V（VCR，长春新碱）1~2mg 加入生理盐水 40ml 中，静脉推注，第 1、8、15、21d 各 1 次；P（Pred，泼尼松）30~40mg/d 口服，第 1~28d。②VMP 方案：V 使用同 VP 方案；M（6MP，6-巯基嘌呤）150mg/d 口服，第 1~28d；P 使用同 VP 方案。以上两方案均间歇 2 周再用。

（2）急性非淋巴细胞白血病：常用①DA 方案：D（DNR，柔红霉素）30~60mg 加入生理盐水 40ml 中，静脉推注，第 1、2、3d 各 1 次；A（Ara-C，阿糖胞苷）50mg 肌注，每 12h 一次，连用 1~7d。②HOAP 方案：H（三尖杉或高三尖杉酯碱）2~4mg 静注，第 1~7d；O（VCR，长春新碱）2mg 静注，第 1d；A 使用同 DA 方案；P 使用同 VP 方案，但只用第 1~7d。上两方案均间歇 1 周再用。

以上诸方案，一般用 2~4 疗程可达完全缓解（CR），如急性淋巴细胞白血病经两疗程未达 CR 时，可改用急性非淋巴细胞白血病方案。

2.巩固治疗　急性白血病经化疗达 CR 后，用原方案再治疗 2~4 疗程为巩固治疗。

3.维持治疗

（1）对急性淋巴细胞白血病：巩固治疗后，每 2~3 个月用原方案治疗一疗程，连续治疗 3~5 年以上。

（2）对急性非淋巴细胞白血病：巩固治疗后，每月用原方案治疗一疗程，也可用不同方案交替进行，一般要求连续治疗应达 5 年以上。

（三）手术疗法

1.自体骨髓移植术

（1）急性淋巴细胞白血病：第一次 CR 后复发，再化疗又达 CR 后，如为 50 岁以下，若机体允许，可行自体骨髓移植。

（2）急性非淋巴细胞白血病：通过化疗达 CR 后，若年龄在 50 岁以下，又全身性其他疾患，可考虑行自体骨髓移植。

2.异体骨髓移植术

条件同上，但骨髓来源困难，如有献髓者，疗效要比行自体骨髓移植好。

（冯伟）

第十一节　急性粒细胞缺乏症

外周血中性粒细胞绝对值计数低于 $0.5 \times 10^9/L$ 时，称粒细胞缺乏症。急性粒细胞缺乏症是指突然起病，粒细胞陡降乃至完全缺乏（极期），伴发热、感染为特征的综合征，常可危及患者的生命。

一、病因及发病机制

（一）病因

引起急性粒细胞缺乏症的病因很多，大致可分为：

1.**药物**　此最为常见，目前已知 200 种以上的药物可引起急性粒细胞缺乏症。常见抗肿瘤药如环磷酰胺、阿霉素、白消安；抗甲状腺功能亢进药物如他巴唑、甲硫氧嘧啶；解热镇痛药如氨基比林、对乙酰氨基酚；抗生素如氯霉素、半合成青霉素；磺胺类药物如复方新诺明、磺胺嘧啶；抗结核药如利福平、异烟肼、对氨基水杨酸；抗风湿药如保泰松；抗痛风药别嘌呤醇及抗癫痫药苯妥英钠等。

2.**感染性疾病**　如伤寒、病毒感染、革兰氏阴性杆菌感染。

3.**自身免疫病**　如系统性红斑狼疮。

4.**辐射**　X 线、γ 线辐射。

5.**血液系统疾病**　如恶性组织细胞病、再生障碍性贫血。

6.**中毒**　如尿毒症、铅中毒。

7.**营养因素**　如缺少叶酸、维生素 B_2。

（二）发病机制

1.**骨髓增生障碍**　如再生障碍性贫血、骨髓转移瘤等。

2.**粒细胞破坏增加**　如免疫因素引起者、脾功能亢进。

3.**中性粒细胞分布异常**　如病毒血症、过敏性休克，血液中性粒细胞由边缘池转移到循环池减少。

4.**药物引起本症的发病机制**　①对骨髓的毒性损害。常见于抗肿瘤药、抗甲状腺功能亢进药物，与药物量关系密切。②免疫因素。与药物量关系不太密切。

二、诊断要点

（一）临床表现

起病急骤，早期表现为极度疲乏无力，突然寒战、高热、头痛、关节痛、出汗、全身衰竭。口腔咽喉发生红肿、疼痛，并出现黏膜表面有淡黄色或灰白色坏死，脱落后出现溃疡及组织坏死,有特征性,称粒细胞性减少性咽喉炎。严重者肛门、直肠、阴道也可发生同样病变。口腔中有明显恶臭。

多由淋巴结、肝脏、脾脏肿大,也可发生黄疸及肝功能损害。严重者可发生肺部或其他部位的感染,很易发生败血症、感染中毒性休克而危及患者的生命。

（二）辅助检查

1.血常规　外周中性粒细胞绝对值在 $0.5 \times 10^9/L$ 以下,分类中性粒细胞多只有 1%~5% 左右,有时无中性粒细胞。在中性粒细胞胞质中可有中毒颗粒、空泡变性及核固缩。淋巴细胞相对增多,单核细胞可相对或绝对增多。红细胞、血小板多无明显异常。

2.骨髓象　在骨髓中粒细胞系明显减少,严重者粒细胞系极度低下,仅有少数原幼粒及早幼粒细胞。若由于免疫因素引起者,可出现粒细胞系成熟障碍现象。若病因去除后在 2 周后,在骨髓中可出现相当数量的原始粒细胞,而似急性白血病。

3.其他检查　做血、尿、粪便培养及咽拭子培养和涂片,根据致病菌的种类及药物敏感试验的结果,对选用抗生素有参考价值。

（三）鉴别诊断

有高热、感染时须鉴别是粒细胞缺乏症引起的感染,还是严重感染所致的粒细胞缺乏,病史有助于鉴别诊断。本病尚需与急性再生障碍性贫血及急性非白血性白血病相鉴别,骨髓检查有助于诊断。

三、治疗

（一）病因治疗

如停用可疑药物,停止接触可疑毒物,针对导致中性粒细胞减少的各种原发性疾病的治疗等。

（二）一般处理

粒细胞缺乏患者出现发热时,应以内科急诊患者对待,立即收入院治疗,严格隔离以避免发生感染,最好住层流室,进行严格定时消毒,注意口腔护理,进食无菌饮食。避免与外界接触。

（三）感染的治疗

在进行皮肤、咽喉、血、尿、大便等部位的病菌培养检查后,立即给予经验性广谱抗生素治疗。经验性治疗选用抗生素的原则是抗生素必须是杀菌剂、抗菌谱广、能减少耐药菌的发生以及毒副作用小具有安全性。经验性治疗常用方案:其一为单药治疗方案,可选用头孢吡肟、头孢他啶或碳青霉烯类抗生素如亚胺培南西司他丁、美洛培南;其二为双药联用方案,可采用氨基糖苷类+抗假单胞菌青霉素（如注射用哌拉西林钠他唑巴坦、头孢吡肟、头孢他啶、碳青霉烯类抗生素）;其三,如患者高度提示 G+菌感染则选用万古霉素+头孢吡肟、头孢他啶、碳青霉烯类抗生素+氨基糖苷类。如病原菌明确患者,应根据药敏试验改用针对性窄谱抗生素。如未发现病原菌,但经治疗后病情得以控制者,在病情治愈后仍应继续给予口服抗生素 7~14 天。若未发现病原菌,且经前述处理 3~5 天后病情无好转,对病情较轻者可停用经验性抗生素治疗,再次进行病原菌培养;若病情较重者应在原有治疗基础上加用抗真菌药,如两性霉素 B、卡泊芬净、伏立康唑等。

（四）集落刺激因子治疗

是迄今疗效最为肯定的升粒细胞药物，主要有重组人粒细胞集落刺激因子（rhG-CSF）[2~5μg/（kg•d）皮下注射]和重组人粒-巨噬细胞集落刺激因子（rhGM-CSF）[3~10μg/（kg•d），皮下注射]。治疗不仅通过促进骨髓内粒细胞生成和释放而使中性粒细胞数升高，而且可以激活成熟中性粒细胞，从而使其吞噬功能增强而有利于感染的控制。中性粒细胞>1.0×10^9/L 停药。

（五）粒细胞输注

下列三种情况同时存在时应用，一般不用作预防性输注：①粒细胞缺乏症（<0.5×10^9/L）；②伴有严重感染；③高级抗生素治疗 48 小时无效。粒细胞输注的注意事项有：①ABO 血型相同，输前作交叉配血试验；②最好在制备后 6 小时内输注，最多不超过 24 小时；③输注前须经 15~30Gy 照射，以预防移植物抗宿主病；④每次输注量应>10^{10}/m^2 每天一次，一般连用 4~6 天；⑤输注速度不宜过快，再输注过程中应密切观察，如出现呼吸困难、肺水肿、休克等严重不良反应，应立即停止输注；⑥输注效果不看白细胞增加数，而看感染控制情况。粒细胞输注的主要不良反应有：①肺浸润和呼吸衰竭是最严重的不良反应；②最常见的反应是发热；③由于同种抗体产生，可导致粒细胞和血小板无效输注；④如果粒细胞悬液未经照射灭活有免疫活性的 T 淋巴细胞，则可引起移植物抗宿主病；⑤输后导致巨细胞病毒感染等其他输血反应。

（六）肾上腺皮质激素

可促使骨髓释放粒细胞进入外周血循环，改善中毒症状抑制免疫反应。用法：氢化可的松每日 200~300mg 静脉滴注，或泼尼松每日 30~60mg。待体温下降后逐渐减量抑制停药。如用药后无效即停药，以避免加重感染。

（七）其他治疗

静脉输注丙种球蛋白可改善患者体液免疫缺陷状态，推荐剂量为 5~10g，每周一次；应补足热量，纠正水、电解质紊乱；对极度衰竭或严重感染时，可输注新鲜血浆以增加机体抵抗力。

（冯伟）

第十二节　创伤性凝血病

创伤性凝血病是指由于大出血及组织损伤后激活凝血、纤溶、抗凝血途径，在创伤早期出现的急性凝血功能紊乱。创伤后的凝血病表现为凝血酶原时间（PT）和部分凝血活酶时间（APTT）延长、血小板（PLT）计数和纤维蛋白原（Fib）水平降低等。创伤性凝血病的发生是创伤后死亡的主要原因之一。

一、流行病学

近年来创伤治疗水平不断提高,但是对大出血导致的死亡仍占创伤死亡人数的40%,其中25%~30%创伤患者发生创伤性凝血病且病死率较高。入院时即存在凝血病的创伤患者，凝血功能紊乱会导致出血量的增加，加重休克的过程，导致住 ICU 时间和住院时间的延长，更容易发生多器官功能障碍综合征。因而尽早诊断和积极正确处理凝血病有助于更好地控制出血，也是降低创伤病死率的关键。

二、病因及发病机制

创伤性凝血病的发生是多因素共同作用的结果，病理生理学机制较为复杂，涉及损伤严重度、失血、凝血底物的消耗、纤溶、低体温、低钙血症、酸中毒、机体对创伤及后续治疗的反应等。具体发病机制如下。

1.组织损伤 组织损伤在创伤中普遍存在，损伤的严重程度与凝血病的严重程度密切相关。血管内皮损伤后内皮下的胶原蛋白Ⅲ和组织因子暴露，通过与 Von Willebrand 因子、血小板以及活化的 FVII（VII因子）结合启动凝血过程。内皮损伤后释放组织型纤溶酶原激活物（tPA），同时纤溶酶原激活物抑制剂I（PAI-1）的功能受到抑制，从而促进了纤溶亢进。组织损伤是创伤性凝血病发生的基础，是凝血系统和纤溶系统的起始因子。因而积极处理原发伤对创伤性凝血病的救治极为重要。

2.休克 组织低灌注时，内皮细胞释放血栓调节蛋白增加，结合凝血酶并抑制其功能，同时激活蛋白C而抑制V、VIII因子的功能，使机体抗凝血活性增强。休克的严重程度与凝血功能的障碍有着明显的量效关系。

3.酸中毒 创伤患者由于组织灌注不足，氧输送能力下降，组织缺氧而发生无氧代谢，酸性物质蓄积，血乳酸水平上升，代谢性酸中毒发生很常见。酸中毒可以抑制各种凝血因子的活性，也促进纤维蛋白原的降解。

4.血液稀释 凝血因子被稀释是引起凝血病的重要原因，创伤失血直接丢失凝血因子，从而迅速降低体内少量储备的纤维蛋白原和血小板。多发性创伤患者又常存在休克，需要进行液体复苏，而大量输液、输血往往导致凝血因子、血小板的稀释最终导致稀释性凝血病。

5.低体温 创伤患者由于失血、躯体暴露、环境低温、大量输注没有加温的液体、手术、肌肉产热减少等各种原因而发生低体温的情况较常见。由于患者处于低血容量、低灌注状态，手术过程中及术后 ICU 治疗过程中应用镇静药、镇痛药、肌松药等可使代偿性周围血管收缩反应丧失，从而加重低体温。低体温可抑制血小板的激活和聚集，抑制凝血酶活性和纤溶系统。

6.炎性反应 凝血系统与免疫系统之间有很强的相互作用，如凝血蛋白酶的激活通过细胞表面跨膜的蛋白酶受体可以诱导炎性反应，而炎性反应的激活反过来可加剧凝血紊乱。创伤后炎症反应的免疫激活被认为在导致创伤患者凝血病的级联反应中起主要作用，尤其与内皮细胞的激活和免疫系统介质的释放有关。

三、诊断与监测

对于创伤性凝血病的诊断首先要重视早期识别高危因素，包括损伤严重程度、休克、活动性大出血，预期会接受大量输血等，对这类患者应给予足够的重视。

创伤性凝血病缺乏特异性症状、体征，临床可根据创面、皮肤黏膜表面、手术切口、血管穿刺处等部位的出血情况进行判断，同时进行凝血、纤溶等相关指标的检测，包括：血小板计数，凝血酶原时间（PT）（INR），部分活化凝血酶原时间（APTT），纤维蛋白原（FiB），D-二聚体，纤维蛋白降解产物（FDP）。根据病情需要可间隔 2~4h 重复检测，同时应注意体温和酸中毒的监测。

创伤性凝血病的特点是凝血酶原时间、部分活化凝血酶原时间延长，血小板和纤维蛋白原降低。临床对创伤患者的早期凝血功能的监测较为困难，凝血酶原时间、部分活化凝血酶原时间，血小板和纤维蛋白原等传统凝血功能监测指标只是对凝血级联反应中的某个部分的检测，均不能全面反映凝血的病理生理过程。与常规实验室检查比较，血栓弹力图（TEG）能反映全血的凝血和纤溶水平，可以作为创伤性凝血病的常规监测和评估的证据，是目前比较理想的方法。临床可应用血栓弹力图评估凝血病的特征和指导止血治疗。

血清钙离子浓度：在对创伤患者的救治过程中，往往需要大量输注血液制品易引起低钙血症，特别是在缺血、低温、肝功能不全时低钙血症可能显著而持久，严重影响凝血过程。因而在大量输注血液制品时应监测血清钙离子浓度。

持续、动态进行动脉血乳酸、碱剩余的监测，实现对组织缺氧情况的把握.辅助休克的早期诊断并指导液体复苏对创伤性凝血病患者的救治有积极的作用。联合应用动脉血乳酸、碱剩余及生命体征等指标可能提高对创伤患者伤情危重程度评估的敏感度。

四、治疗

"损伤控制外科（damage control surgery，DCS）"理论强调对严重创伤患者简化止血和去污染手术的操作，将患者转入 ICU 积极救治"致死性三联征"，在伤员内环境改善后再施行确定性手术。随着对创伤后凝血病认识的加深，近年来在相应的处理上也较以往更为积极和时间提前，并提出了"损伤控制复苏（damage control resuscitation，DCR）"的概念。DCR 的主要内容包括：①允许性低血压复苏；②识别和预防低体温；③纠正酸中毒；④早期立即纠正凝血病。强调在创伤早期、实施 DCS 的同时就应该积极采取措施来纠治凝血病。

1.积极止血　处理原发创伤，控制活动性出血，避免继续失血而加重休克、酸中毒和血液稀释。要积极采取各种辅助检查手段，按照标准的创伤评估方案，尽快确定出血部位。对外出血可使用局部加压包扎、填塞压迫、使用止血带、必要时结扎血管等方法止血活动性内出血应尽快行血管介入或手术止血，切不可一味地为等待血流动力学稳定而丧失手术机会。尽量实施 DCS 策略，以简单的方法在最短时间内实现止血和去污染。

2.及时、恰当地纠正休克　休克是创伤性凝血病发生的关键诱因，要及时纠正。对于活动性出血，在实施确定性手术止血之前进行"限制性液体复苏"可以明显减少失血量和并发症，提高救治成功率。但对于合并颅脑和脊髓损伤、缺血性心脏病、伤后时间过长者应该除外。对老年患者需要慎重，若存在高血压病史，由于基础血压可能不明确，为限制性液体复苏的禁忌证。在液体的选择上，为防止高氯性酸中毒，宜使用氯离子浓度接近生理水平的乳酸林格液，避免使用高氯的生理盐水和林格液，以减少凝血病程度和出血量。液体复苏的初始阶段宜选用晶体液，可考虑使用高张液体。在确切手术止血后，要积极纠正隐匿性休克，防治组织低灌注和酸中毒。

3.体温监测　防治低体温并避免由低体温诱导的凝血功能障碍。注意保温的同时对液体或血液制品使用前进行加热，使用简易输液加热器，也有专门的动静脉转流体外加温装置可实现快速复温。对特殊病例可考虑使用体外复温设备。

4.出血和凝血病的处理　积极选择合适的血液制品，补充凝血底物，对于创伤大出血的患者应该尽早输入血浆，建议在输首剂红细胞的同时就给予。

（1）纠正贫血：对于大量出血的患者约只有2%需要大量输血，一般将输血的标准定为Hb≤8g/dl或者出现症状（胸痛、直立性低血压或心率过快、充血性心力衰竭）。一般将血红蛋白浓度维持在70~80g/L（7~9g/dl）。除了对血小板的迁移有流变学作用外，红细胞有助于血栓素的产生。对于大量出血患者有助于止血的最佳血红蛋白浓度尚不清楚。

（2）对于大量出血的患者，应早期使用冻融的新鲜冰冻血浆。推荐的起始剂量为10~15ml/kg。然后根据凝血功能和其他血液制品的输注量来决定进一步输注的剂量。增加血浆与红细胞输注的比例，达到1∶1时可能改善患者预后。

（3）输注血小板以维持其计数>50×10⁹/L。对于严重大出血或伴有创伤性脑损伤的多发伤患者，要将血小板计数维持在100×10⁹/L以上。输注的起始剂量为4~8单位血小板或1个全血单位的血小板成分。

（4）如果出血明显且血栓弹力图表现为功能性纤维蛋白原缺乏或血浆纤维蛋白原低于1.5~2.0g/L，应输注纤维蛋白原或冷沉淀。一次给予纤维蛋白原推荐的起始剂量为3~4g。冷沉淀的起始剂量为50mg/kg，相当于给予体重70kg的成年人输15~20单位。重复剂量根据血栓弹力图或实验室评估纤维蛋白原水平。相对于其他血液制品，纤维蛋白原或冷沉淀治疗无特殊风险，需要注意的是过敏反应和变态反应。

（5）对出血的创伤患者考虑使用抗纤溶药物。应对所有患者监测纤溶功能，对于明确存在纤溶亢进的患者应给予抗纤溶药物。氨甲环酸的建议剂量是首剂10~15mg/kg，随后每小时1~5mg/kg或者ε-氨基己酸100~150mg/kg随后15mg/（kg•h）。如果有可能应根据血栓弹力图指导抗纤溶治疗。一旦出血得到有效控制，应停止使用抗纤溶药物。

（6）推荐大量输血时监测钙离子浓度。大量输血后如果钙离子浓度低或心电图提示存在低钙血症可补充氯化钙溶液。

（7）对于钝性损伤患者，如果采取常规措施控制出血并积极使用血液制品后仍然持续存在大出血，推荐使用活化Ⅶ因子（rFⅦa）。

（冯伟）

第七章　消化系统急危重症

第一节　胃肠功能监测与评估

多器官功能障碍与衰竭是各种急危重症患者常见的临床综合征，胃肠功能障碍与衰竭既继发于其他器官功能障碍与衰竭，也可以引起其他器官功能的相继障碍和衰竭，在多脏器功能衰竭过程中起重要作用。1986年，Meakins和Marshall首先提出肠道是发生MODS的原动力。现在认为肠道是MODS的枢纽器官，是炎症介质的扩增器，是全身性菌血症和毒血症的发源地。因此，在危重病救治中，加强对胃肠道功能的监测，积极预防和治疗胃肠道功能障碍非常重要。

一、胃肠道的生理功能概述

1.营养吸收功能　各段吸收功能差异很大，胃和十二指肠吸收很少，空肠上段吸收碳水化合物、蛋白质和大多数水溶性维生素，脂肪则主要在小肠。上段小肠液稀释食糜，可达摄入容量的5~8倍，故上段空肠对水、电解质和营养的吸收平衡非常重要。小肠大部切除后，随着时间的延长，剩余小肠和结肠的结构和功能将发生适应和代偿性变化。

2.免疫功能　现代研究表明胃、肠道是机体最大的免疫器官，其主要组成为胃肠道相关样淋巴组织（gut associated lymp-hatic tissue，GALT），约占人体总体液免疫的80%，细胞免疫的50%。

3.特殊的营养吸收机制　机体所有的组织器官均接受动脉血液供应的营养，唯独肠黏膜从血供接受的养分只占其总需求的30%，余70%直接从肠腔内摄取。全肠外营养可以供给全身所有组织器官的需要，满足其组织代谢更新需求，但有可能会导致肠黏膜萎缩，这也是长期静脉营养可引起肠屏障功能障碍，发生细菌易位的重要原因。

4.屏障功能　胃肠道是人体四大菌库之首（其他为呼吸道、阴道、皮肤）。肠道内菌群与肠黏膜上皮、机体总体状态处于动态平衡中。一般认为上消化道及空肠上部细菌数小于或等于10^3，被认为是无菌。人体中存在三种生物屏障，除过去已非常清楚的血脑屏障与胎盘屏障外，还有现在认识比较清楚的肠道屏障。肠道屏障是存在于肠道内的具有高效选择性功能的屏障系统。肠道屏障包括机械屏障、免疫屏障、化学屏障及生物屏障。肠黏膜屏障在保护机体免受食物抗原、微生物及其产生的有害代谢产物的损害，维护机体内环境的稳定等方面起重要作用。

二、临床症状和体征监测

患者发生胃肠功能障碍时，可在原发病的基础上出现腹痛、腹胀、腹泻或便秘、消化道大量出血、肛门排便排气停止和（或）减少等，同时常伴有消化、吸收功能的障碍，可出现不能耐受食物、鼻饲营养等症状。但需要注意的是重症患者在病情危重的情况下，对腹胀、腹痛等不适的反应水平降低，同时表达与沟通能力下降。因此，不能单以临床症状作为判断危重患者的胃肠功能障碍的依据。

发生胃肠功能障碍的患者可出现消化道体征如肠鸣音减弱或消失等。肠鸣音是一种在自然条件下记录胃肠运动的简便、可靠的办法，是重症患者监测肠功能的重要方法。近年来，研究者试图研制科学、客观的肠鸣音监测仪器，以克服人为听诊的主观性，但临床应用尚有难度。

三、内环境监测

危重患者全身炎症反应，血管通透性增加，大量液体积聚在机体的第三间隙，使有效血容量减少，肠功能障碍引起的水、电解质吸收障碍，肠道积液，肠瘘、肠造口引起的胃液、胰液、肠液、胆汁和水分等的丢失容易造成水、电解质和酸碱失衡。因此，监测患者每天的出入量，以及电解质和酸碱等内环境情况非常重要。

四、胃肠动力功能检查

胃肠动力功能包括胃肠推进性蠕动、胃肠平滑肌收缩的压力梯度和频率、胃肠排空、胃肠压力等。反映胃肠动力学特性的胃肠运动生理参数已成为胃肠动力障碍性疾病的重要诊断方法。目前，临床上应较多的有腔内测压、放射学检查、超声检查、核素显像、胃肠电图、呼气试验、胶囊内镜等。本节就腔内测压、胶囊内镜两种方法进行简述。

1.**胃肠测压法** 胃肠道内的压力参数是评价胃肠道动力性疾病的一个重要参数。测量腔内压力的方法主要有低顺应性的灌注测压法和腔内微型传感测压法。灌注测压时，用微泵向导管内恒速注水，导管末端侧孔溢水时克服的阻力即为胃肠腔内压力。另一种为微型压力传感器导管法，是在一根细的导管顶部安装几个微型压力传感器，末端通过导线与压力记录仪连接。通过微型压力传感器导管可以直接感受腔内压力的变化，但由于胃肠测压管带侧孔或传感器的导管部位需安置在患者肠道的相应准确部位，如胃窦部、十二指肠、空肠、回肠等处，这样才能测量肠道移行性复合运动，故用于危重患者的监测难度较大。

2.**胶囊生理参数遥测和胶囊内镜** 生理参数遥测胶囊可定时测量胃肠道 pH 值、压力和温度变化，从而较准确地测算胃排空、肠转运时间，与作为金标准的核素显像检查有较高的一致性。胶囊内镜一般由智能胶囊、图像记录仪和影像工作站 3 个部分组成，是集图像处理、信息通讯、光电工程、生物医学等多学科技术为一体的典型的微机电系统高科技产品。检查时患者吞服下智能胶囊，然后胶囊随着胃肠肌肉的运动节奏沿着胃、十二指肠、空肠与回肠、结肠、直肠的方向运行，同时对经过的腔段进行 2 次 A 的连续摄像，并以数字信号传输图像给患者体外携带的图像记录仪进行存储记录，检查时间达6~8h，共摄取图像数千幅，可检查全消化道的黏膜病变状况和肠道转运时间。但多数危重患者不能吞咽，且其检查价格昂贵，限制了其使用。

五、肠消化吸收功能检测

碳水化合物吸收检测：①粪便 pH 值检查，腹泻患者粪便 pH 值<5.5，是碳水化合物吸收不良的有力证据。②短链脂肪酸和乳酸：是细菌对碳水化合物进行分解代谢的产物，可通过滴定法来检测其在粪便中的量。

脂肪吸收检测：①粪便脂肪定量分析（Vande Kamer）法，是一种对脂肪酸化学当量进行滴定分析的测量方法。②粪便脂肪半定量分析，以随机挑取的粪便为标本进行分析，其对脂肪泻诊断比 Vande Kamer 方法有更高的灵敏度和特异度，但对一些便脂肪含量处于临界点和需要测定粪便中脂肪损失的患者，则不能用以代替定量分析。③粪便脂肪定性分析，将随机挑取的粪便标本加上冰醋酸和苏丹Ⅲ染液后在显微镜下进行脂肪分析。优点是易操作，对诊断脂肪泻有一定意义。

六、胃肠激素检测

胃肠激素与胃酸调节和胃肠运动功能密切相关。胃动素（motilin，MTL）的主要生理作用是引发消化间期移行性复合运动（migrating motor complex，MMC）。胃泌素（gastrin，GAS）是引起消化道应激损伤的原因之一，危重患者易发生消化道出血，可能与高胃泌素有关，监测危重症患者胃肠功能障碍时胃肠激素水平对判断患者胃肠功能有积极意义。

七、肠屏障功能检测

①糖分子探针：例如，尿乳果糖与甘露醇比值（L/M）。乳果糖和甘露醇在体内不代谢，受肠腔内渗透压影响较小，乳果糖和甘露醇从肠腔入血后由尿中排除，故可在尿中进行准确的定量测定。②血浆内毒素水平：血浆内毒素水平在一定程度上反映肠通透性的改变。内毒素是革兰阴性细菌细胞壁的脂多糖成分，肠黏膜屏障功能下降，肠道内细菌或内毒素向肠腔外迁移。血液中可出现一段时间内的增高。目前多采用改良鲎实验定量测定。③血浆二胺氧化酶（DAO）活性：DAO 是人类和所有哺乳动物肠黏膜绒毛上皮细胞中具有高度活性的细胞内酶，以空、回肠活性最高。血浆 DAO 增高提示存在肠屏障的破坏。目前有较多学者应用此指标来判断患者的肠屏障功能。④外周血 D-乳酸水平：D-乳酸是细菌代谢、裂解的产物。肠缺血等原因致肠黏膜细胞损伤细胞间紧密连接破坏、肠通透性增加后，肠腔中 D-乳酸水经受损黏膜入血，故测定血中 D-乳酸含量可反映肠黏膜损伤程度和肠通透性的改变。

危重患者机体多种器官功能减弱，循环、呼吸等不稳定，不宜进行复杂、有创的检查和操作。到目前为止，临床上还没有一种较好适用于危重患者的较为简便、准确、客观、廉价的、能够对整个胃肠道多项参数进行长时间动态监测的可靠方法。因此，医护人员在临床监护工作中应及时严密观察患者症状和体征，利用可能的方法和条件进行胃肠动力、胃肠消化吸收及胃肠屏障功能的动态监测，为及早发现和防治胃肠功能障碍提供依据，从而避免重症患者因胃肠功能损害向多器官功能障碍发生、发展，提高危重症患者救治成功率。

（古长维）

第二节　肝功能监测与评估

一、肝脏的生理功能概述

肝脏为人体重要器官，担负着重要而复杂的生理功能。

1.分泌胆汁　每日持续不断地分泌胆汁 600~1000mL，经胆管流入十二指肠，帮助脂肪消化以及脂溶性维生素 A、维生素 D、维生素 E、维生素 K 的吸收。胆汁排入肠道，参与肝肠循环。

2.代谢功能 食物消化后由肠道吸收的营养物质经门静脉系统进入肝。肝能将碳水化合物、蛋白质和脂肪转化为糖原，储存于肝内。当血糖减少时，又将糖原分解为葡萄糖，释放入血液。

在蛋白质代谢过程中，肝主要起合成、脱氨和转氨三个作用。蛋白质经消化液分解为氨基酸而被吸收，肝又利用氨基酸再重新合成人体所需要的各种重要的蛋白质，如清蛋白、纤维蛋白原和凝血酶原等。如肝损害严重，就可出现低蛋白血症和凝血功能障碍。体内代谢产生的氨是对人体有害的物质，肝能将大部分的氨合成尿素，经肾排出。肝细胞受损时，脱氨作用减退，血氨因此增高。肝细胞内有多种转氨酶，能将一种氨基酸转化为另一种氨基酸，以增加人体对不同食物的适应性。

肝在脂肪代谢中起重要作用，并能维持体内各种脂质（包括磷脂和胆固醇）的稳定性。

肝也参与多种维生素代谢。肝内胡萝卜素酶能将胡萝卜素转化为维生素 A，并加以储存。肝还储存维生素 B、维生素 C、维生素 D、维生素 E 和维生素 K。

在激素代谢方面，肝对雌激素、垂体后叶分泌的抗利尿激素具有灭活作用；肾上腺皮质酮和醛固酮的中间代谢大部分在肝内进行。

3.凝血功能 肝是合成或产生许多凝血物质的场所。除上述的纤维蛋白原、凝血酶原的合成外，还产生凝血因子V、VII、VIII、IX、X、XI和XII。另外，储存在肝内的维生素 K 对凝血酶原和凝血因子VII、IX、X的合成是不可缺少的。

4.解毒作用 代谢过程中产生的毒物或外来的毒物，在肝内主要通过单核-吞噬细胞系统进行吞噬和通过分解、氧化和结合等方式而成为无毒物质。参与结合方式的主要是葡萄糖醛酸、甘氨酸等，与毒物结合后使之失去毒性或排出体外。

5.吞噬或免疫作用 肝通过单核-吞噬细胞系统的 Kupffer 细胞的吞噬作用，将细菌、抗原抗体复合物、色素等从血液中除去。此外，肝内有维生素 B_{12}、叶酸等造血原料，故间接参与造血。肝又储存大量血液，当急性失血时，可起到调节血液循环的作用。

另外，与一般脏器不同的是，肝的再生能力巨大。动物实验证明将正常肝切除70%~80%，仍可维持正常的生理功能，且能在 6 周后修复生长到将近原来的重量。因此，当肝有局限性病变时，可施行肝段、肝叶乃至更大范围（如右三叶）肝切除术。值得注意的是，肝对缺氧非常敏感，在常温下阻断注入肝的血流超过一定的时限，将可能引起严重的血压下降和不可逆的肝细胞缺氧坏死。

二、肝脏功能生化监测

重症监护方面，患者缺乏主诉，肝脏功能监测主要依赖肝脏生化试验（liver biochemical tests，LBT），这是判断有无肝损害、评估肝病严重程度、追踪肝病进展以及判断治疗效果和预后的重要方法。常用肝脏生化试验主要包括血清丙氨酸氨基转移酶（ALT）、天冬氨酸氨基转移酶（AST）、碱性磷酸酶（ALP）、γ-谷氨酰转移酶（GGT）、胆红素（Bil）、白蛋白（Alb）和凝血酶原时间（PT）等检测项目。

1.血清氨基转移酶 血清氨基转移酶主要包括丙氨酸氨基转移酶（ALT）和天门冬氨酸氨基转移酶（AST）。ALT 广泛存在于组织细胞内，以肝细胞含量最多，其次为心肌、脑和肾组织中。组织中 ALT 位于胞浆，其肝内浓度较血清高 3000 倍，血清半衰竭期为（47±10h），是肝细胞损害的敏感指标。AST 主要分布于心肌，其次为肝脏、骨骼肌和肾脏等组织中，存在于胞浆和线粒体两个部位，线粒体型 AST 活性占肝脏 AST 总活性 80%左右。成人血清 AST 和 ALT 比值的正常值约为 0.8。心肌梗死和慢性酒精性肝病等情况下以线粒体型 AST 活性升高为主，血清中 AST/ALT 比值升高；病毒性肝炎或其他肝病时，若肝细胞损伤加重和（或）累及线粒体，则 AST/ALT 比值也可明显升高。对血清 ALT 和 AST 的正常值上限（ULN），一般定为男 40U/L、女 35U/L。氨基转移酶轻度（<5 倍 ULN）至中度（<10 倍 ULN）升高可见于多种疾病和生理情况。而氨基转移酶水平显著升高（>15 倍 ULN）仅见于少数疾病，如急性病毒性肝炎、缺血性肝炎、急性药物或毒物诱导性肝损害。也可见于自身免疫性活动性肝炎的急性恶化、慢性乙型肝炎活动、急性布-加综合征（尤其是伴有门静脉血栓者）、HELLP 综合征、妊娠期急性脂肪肝、肝梗死等。但是氨基转移酶水平高低与肝损害严重程度并不一定相关，不能仅凭氨基转移酶的水平来判断病情的严重程度。

在急性病毒性肝炎及药物或毒物诱导的肝损害患者，其氨基转移酶水平需数周至数月恢复正常。而在缺血性肝损伤如低血压、心肌梗死、大出血的患者，只要其缺血缺氧状态得到纠正或缓解，其氨基转移酶水平在达到高峰之后的 24h 或数天内可降至正常。结石引起的一过性胆总管阻塞，在胆管阻塞解除后 24~48h 内显著下降。

血清氨基转移酶活性升高是反映肝损害的敏感指标。一般情况下，ALT 反映肝损害的灵敏度高于 AST，但它们的水平高低与肝损害的严重程度常常并不平行，且应注意骨骼肌、心脏、肾脏等其他组织器官病变也可导致血清 ALT 和（或）AST 活性升高，临床中应引起重视。

2.血清碱性磷酸酶和γ-谷氨酰转移酶　血清碱性磷酸酶（alkaline phosphatase，ALP）主要来自肝脏和骨骼，也可来源于胎盘、肠道或肾脏。妊娠 3 个月后，胎盘型 ALP 进入血液循环，可达到正常的 2~3 倍，并在分娩后持续升高数周。在周岁儿童以及 10 岁后青春期少年血清 ALP 水平高于成年人，青春发育长高期的血清 ALP 水平甚至可达成人的 3 倍。高脂饮食后可使血清 ALP 水平短暂升高。排除上述生理因素及其骨骼疾病，血清碱性磷酸酶明显升高提示胆汁疾病。血清 ALP 升高程度与肝胆疾病来源有一定的相关性。大约 75%的长期胆汁淤积患者血清 ALP 显著升高（≥4 倍 ULN）。血清 ALP 轻度升高（≤3 倍 ULN）可见于各种类型的肝病及充血性心力衰竭。动态观察血清 ALP 活性有助于黄疸病情判断。如果血清中 ALP 持续低值，则阻塞性黄疸的可能性很小；若血清胆红素逐渐升高，而 ALP 不断下降提示病情恶化。导致单项 ALP 升高或以 ALP 升高为主的肝生化指标异常病因很多，可见于：①结石或肿瘤所致的胆管部分梗阻。②原发性硬化性胆管炎和原发性胆汁性肝硬化的早期。③肝脏浸润性疾病：如淀粉样变性、结节病、肝脓肿、肝结核及转移性肝癌。④肝外疾病：如骨髓纤维化、腹膜炎、糖尿病、亚急性甲状腺炎、胃溃疡。⑤肝外肿瘤：包括骨肉瘤，肺、胃、霍奇金淋巴瘤等恶性肿瘤。⑥各种肝损害的药物：如苯妥英钠。

γ-谷氨酰转移酶（γ-glutanmytransferase，GGT）分布在多种组织包括肾、胰、肝、脾、心、脑及生精管等多种组织的细胞膜上。血清 GGT 升高主要见于肝胆胰疾病。GGT 的临床价值在于它有助于判断高碱性磷酸酶的组织来源，因为 GGT 活性在骨病时并不升高。血清 GGT 水平升高也见于服用巴比妥类药物或苯妥英钠的患者，以及酗酒或酒精性肝病，亦见于慢性阻塞性肺病、肾功能不全、急性心肌梗死后等疾病状态。

3.血清胆红素 胆红素代谢功能的常规检测，主要包括血清总胆红素（STB）、结合胆红素（CB）和非结合胆红素（UCB）。其中，血清非结合胆红素水平的增高源于生成过多、摄取或结合胆红素生成过程障碍；而结合胆红素水平增高则可能由于分泌减少或它的逆行渗漏所致。肝细胞生成胆红素的限速步骤是结合胆红素分泌入毛细胆管，因而肝细胞功能严重低下会导致以结合胆红素升高为主的高胆红素血症。在肝胆管疾病的恢复后期，几乎所有的结合胆红素都以与白蛋白结合的大分子形式存在，形成δ胆红素，使原有结合胆红素的半衰期 4h 延长至接近白蛋白的半衰期（12~24d），导致血清胆红素水平缓慢下降，并且出现血清结合胆红素升高而尿胆红素阴性征象。

许多因素可以影响血清胆红素和体内总胆红素含量的关系。水杨酸、磺胺类药物及游离脂肪酸等物质可以加重黄疸；而血清白蛋白浓度升高（如血液浓缩），则能使胆红素暂时从组织向血液循环转移，减轻黄疸。由于肝脏具有较强的清除胆红素储备能力，血清总胆红素不是评价肝功能异常的敏感指标。即使在中度至重度的肝实质损害，部分或短暂的胆总管梗阻，其血清胆红素浓度亦可正常。血清总胆红素升高的程度几乎没有指导黄疸病因诊断的价值，大致规律为：①一般程度的溶血很少能使血清胆红素值超过 5 倍 ULN（85.5mmol/L）；②肝实质疾病或胆管结石所致的不完全性肝外胆道梗阻，较胆总管的恶性梗阻所致血清胆红素浓度要低；③在病毒性肝炎的患者中，血清胆红素浓度越高，经组织学证实的肝细胞损害越重，病程越长。在酒精性肝炎患者，血清胆红素浓度超过 5 倍 ULN 是预后不良的表现。在原发性胆汁性肝硬化，胆红素水平持续升高提示预后不良。肝衰竭患者血清胆红素常较高，且呈进行性升高，每天上升≥1 倍 ULN，达到或超过 10 倍 ULN；也可出现胆红素与 ALT 和 AST 分离现象。将总胆红素分解成结合胆红素（CB）和非结合胆红素（UCB）两部分有利于单纯性血清胆红素水平升高的分类和鉴别诊断。当血清总胆红素升高>1.5×ULN，结合胆红素/总胆红素<20%，可做出非结合型高胆红素血症的诊断。血清结合胆红素升高提示肝胆疾病，但难以准确分辨实质性（肝细胞性）和胆汁淤积性（梗阻性）黄疸。需要结合血清氨基转移酶、碱性磷酸酶等其他肝脏生化试验指标综合分析。

4.血清白蛋白 白蛋白（Albumin）是血浆含量最多的蛋白质，肝脏是其唯一合成部位。血浆白蛋白半衰期较长，约为 20d，每天约 4%被降解。任何时间的血清白蛋白水平反映了此时该蛋白质合成与降解的速度及其分布容量。低白蛋白血症通常反映了肝损害严重和白蛋白合成减少，常见于慢性肝病如肝硬化患者。肝硬化腹水时血清白蛋白浓度降低，尚与此时分布容积增大有关。低白蛋白血症并非对肝病特异，尚见于蛋白质丢失（肾病综合征、烧伤、蛋白质丢失性肠病）、白蛋白转化增加（分解代谢状态、糖皮质激素）和蛋白质摄入减少（营养不良、极低蛋白饮食），以及感染和恶性肿瘤等。

5.血浆凝血酶原时间 血浆凝血酶原时间（prothrombin time，PT）：用于反映凝血酶原转变为凝血酶，导致血浆凝固的时间，是外源性凝血系统较为灵敏和最常用的筛选试验，可反映肝脏合成凝血因子的能力。PT 检查结果以秒表示，通常将 PT 超过正常对照 4s 作为肝损害诊断和预后的截断值，用于评价急性肝损害的严重程度和预后。

组织凝血活酶试剂的质量是凝血酶原时间测定结果的重要影响因素，这种敏感性目前用"国际敏感性指数（ISI）"来表示。ISI 值越小。表示该试剂对相关凝血因子的减少越敏感。结合市售凝血活酶试剂标明的 ISI 值，可计算报告凝血酶原时间的国际标准化比率（international normalized ratio，INR），常用于指导华法林等抗凝治疗时的临床用药剂量。凝血酶原时间延长并非肝病特异，尚见于先天性凝血因子缺乏、纤溶亢进、DIC 和服用抗凝药等。

6.血氨　人体内血氨（plasma ammonia）含量极微，血液中氨的来源主要为肠道中细菌分解尿素和由氨基酸脱氨所生成。此外，组织细胞中有多种脱氨酶，能使蛋白质、核苷酸脱氨而生成氨。在正常情况下，氨的主要去路是在肝脏通过鸟氨酸循环合成尿素，另外，脑和肾脏等器官的氨与谷氨酸作用生成谷氨酰胺后被运输到肝脏，在肝脏转变成尿素或其他含氮化合物后由肾脏排出体外，或形成铵盐随尿排出。

引起血氨增高的原因有：重症肝病时尿素生成功能低下、门静脉侧支循环增加、静脉营养、尿路感染、休克、白血病、心衰竭等一过性的血氨增高，以及 Reye 综合征和鸟氨酸氨基甲酰酶缺乏症等。

值得注意的是，血氨的测定虽可以间接反应肝功能有无异常。但由于血氨增高的肝外因素较多，特异性较差，临床中只有在明确血氨增高是肝功能异常的情况下才可以用于监测肝功能损害的程度。

三、肝脏功能临床监测

肝功能异常时往往会出现许多特异和非特异的临床症状，有些症状需要较长时间出现，有的在短期内即可出现，这在重症监护室尤其须关注。

1.消化功能异常，致食欲减退、厌油腻、恶心、呕吐、腹泻或便秘等症状。

2.胆色素代谢异常，可致黄疸，主要症状变现为皮肤、巩膜等组织的黄染，黄疸加深时，尿、痰、泪液及汗液也被黄染。

3.白蛋白合成异常，白蛋白低，血液的胶体浓度下降，血液中的水分透过血管进入组织中，严重时导致腹水、胸腔积液等。

4.维生素 K 代谢及凝血因子合成异常，可致全身出血倾向增加。

四、临床常用肝功能评分

1.Child-Pugh 分级　广泛应用于评估肝硬化患者肝功能储备、手术风险及预后。根据 5 项的总分判断分级，A 级 5~6 分；B 级 7~9 分；C 级 10~15 分。Child A 级为代偿期肝硬化，Child B 和 C 级为失代偿期肝硬化。其具体评分，见表 7-2-1。

表 7-2-1　Child-Pugh 分级

临床生化指标	1 分	2 分	3 分
肝性脑病（级）	无	1~2	3~4
腹水	无	轻度	中、重度
总胆红素（μmol/L）	<34	34~51	>51
白蛋白（g/L）	>35	28~35	<28
凝血酶原时间延长（秒）	<4	4~6	>6

2.终末期肝病模型（model for end-stage liver disease，MELD）评分　可有效评价各种中晚期肝脏疾病的严重程度，并将其作为终末期肝病患者进行肝移植的器官分配标准。

现多采用 Kamath 提出的改良 MELD 法：R=3.8×ln（胆红素，mg/dL）+11.2×ln（INR）+9.6×ln（肌酐，mg/dL）+6.4×病因分值（胆汁性或酒精性 0，其他 1）。R 值越高，肝移植的风险越大，患者生存率也越低。

（古长维）

第三节　腹内压测定

腹内压（intra-abdominal pressure，IAP）即指腹腔内的压力，反映了腹腔内自组织和脏器总体的压力情况，是临床监测腹腔脏器情况的重要生理学参数之一。各种因素引起腹内压持续升高可导致腹腔高压症（intra-abdominal hypertension，IAH），继而进展为腹腔间隔综合征（abdominal compartment syndrome，ACS），危及患者生命。在 ICU 内常规进行腹内压监测，可准确预测 IAH 患者病情变化，及早防止 ACS 的发生，降低危重患者的死亡率。

一、腹内压概述

危重患者的正常腹内压（IAP）为 5~7mmHg，腹内压的测量单位国际标准采用毫米汞柱（mmHg）。腹内压可分为 4 级：12~15mmHg 为I级，16~20mmHg 为II级，21~25mmHg 为III级，>25mmHg 为IV级。通常将 IAP 持续或反复的病理性升高大于等于 12mmHg 确定为腹内高压，将持续的 IAP>20mmHg，并伴有新的器官功能不全或衰竭定义为腹腔间隔室综合征（ACS）。

近年来，腹内压监测在危重患者的监护中得到高度重视，可为患者提供诊断、治疗依据，观察手术治疗后的效果。IAP 增高常发生于创伤后或腹部手术后，对此类患者应常规进行腹内压监测，可及时发现病情变化，预防并发症的发生，整体提高危重患者的监护水平。ICU 内引起腹内压升高的原因很多，常见的如腹腔内感染、急性胰腺炎、复杂的腹腔血管手术、术后腹腔内出血、腹腔内或盆腔内或腹膜后血肿形成、严重腹水、肠梗阻、使用抗休克裤或腹腔内填塞止血、腹腔镜操作中腹腔内充气等，故在 ICU 中监测腹内压非常重要。

二、腹内压的测量

腹内压测量方法分为直接测量法和间接测量法，直接测量法即通过腹腔引流管或穿刺针连接传感器进行测压，测量值准确。但此方法为有创操作，加之大多数患者腹腔情况复杂，故临床少用。间接测压法即通过测量腹腔内脏器的压力间接反映腹腔内压力。临床上常采用间接测压法，即通过测定直肠、胃、上腔静脉、下腔静脉及膀胱的压力来估计腹内压。

1.直肠压力　通过开放性连续缓慢经直肠导管灌肠的方法进行直肠压力测量，经常使用一种特殊的充满液体的气囊导管，但该导管较为昂贵因此限制了使用，由于剩余粪便可以阻止导管尖端张开因而导致 IAP 偏高且技术要求高，操作也较麻烦。

2.胃内压　腹内压与胃内压呈显著正相关，方法是通过鼻胃管向胃内注入 50~100mL 等渗盐水，连接至压力计或传感器，以腋中线为零点进行测量。胃内压测量可用于外伤后盆腔血肿或骨折、膀胱外伤、腹膜粘连等不能用膀胱压监测 IAP 的情况，该方法操作简单且便宜，但会受鼻饲物质或胃内气体影响。

3.上下腔静脉压　动物实验证实在不同腹腔内压条件下，膀胱压、上腔静脉压、下腔静脉压与腹腔内压明显相关，此方法可以对腹腔内压进行连续性动态监测且不受尿量的影响，但需要进行深静脉置管且为有创性操作，有感染、静脉血栓形成等危险，所以一般只应用于已深静脉置管的危重患者。

4.膀胱内压　此方法最早由 Kron 等提出。该方法为无创操作、简便易行、相关性好，被认为是目前间接测定腹腔内压力的金标准，因而最常用。测量方法：患者应仰卧和腹肌松弛，排空膀胱内尿液后注入 25mL 无菌生理盐水，以腋中线为 0 点线，在呼气末测定。如果在急性膀胱炎、膀胱肿瘤、神经源性膀胱或腹腔粘连等情况下，用膀胱压来估计腹腔内压力就不太可靠。

三、ACS 分类

IAH 的病因及其持续时间为影响 ACS 发展和患者预后的重要因素，国际指南把 ACS 分为原发性、继发性和复发性三类。①原发性 ACS：过去称为外科性、手术后或腹腔性 ACS。以腹腔内病因导致的、相当短时间内发生的急性或亚急性 IAH 为特征，多发于腹部严重创伤和腹部术后，如腹主动脉瘤破裂、腹腔积血、急性腹膜炎、继发性腹膜炎、腹膜后出血和肝移植等。②继发性 ACS：过去称为药物性或腹腔外 ACS。以腹腔外病因导致的亚急性或慢性 IAH 为特征，多见于药物治疗或烧伤患者，包括脓毒血症、毛细血管渗漏、大面积烧伤或其他需液体复苏的患者。③复发性 ACS：可发生于腹腔开放之时，也可见于关腹术后新出现的 ACS，多为急性 IAH 和意味二次打击，患者病情险恶，预后极差。

四、ACS 危险因素及监测要点

危险因素：①腹壁顺应性减弱：见于急性呼吸衰竭，尤其是伴有胸膜腔内压升高；一期腹部筋膜闭合术；大面积创伤、烧伤；俯卧时床头高度>30 度；高体重指数（BMI）和中央型肥胖。②胃肠内容物增加：胃轻瘫、肠梗阻和结肠假性梗阻。③腹腔内容物增加：腹腔积血/积气、腹水、肝功能不全。④毛细血管渗漏/输液：见于酸中毒（pH 值<7.2），低血压，低温（<33℃），大量输血，凝血功能障碍，大量输液，胰腺炎，少尿，败血症，大面积烧伤、创伤。

如出现两个或两个以上的 IAH/ACS 危险因素，应获得 IAP 的检测基础值；如患者存在 IAH，则在患者危重期整个过程均要动态测量 IAP；并且应采用指南所推荐的标准化 IAP 测量方法。

五、ACS 的损害机制

腹膜和内脏水肿、腹腔积液致腹内压急剧升高引起腹腔室隔综合征时，可损害腹内及全身器官生理功能，导致器官功能不全和循环衰竭。

1.腹壁张力增加　腹内压升高时，腔壁张力增加，严重时可致腹膨胀、腹壁紧张。此时多普勒超声检查发现腹直肌鞘血流减弱，如开腹手术后强行关腹，其切口感染和切口裂开发生率高。腹腔 dV/dP（容量/压力）曲线不是呈直线型，有如氧离解曲线那样陡然上升，至一定限度后腹腔内容量即使有较小的增加就足以使腹内压大幅度升高；相反，部分减压就可明显降低腹腔高压。

2.心动过速、心排出量减少 腹内压升高后明显降低每搏输出量，心排出量也随之下降。腹腔镜手术时，低至 10~15mmHg 的腹内压即可产生不良反应。心排出量（及每搏输出量）下降原因有静脉回流减少、胸腔压力升高所致的左室充盈压增加和心肌顺应性下降、全身血管阻力增加。静脉回流减少主要由毛细血管后小静脉压与中心静脉压压差梯度下降、下腔静脉回流血减少、重症肝背侧大静脉外伤填塞止血后膈肌处下腔静脉功能性狭窄或机械性压迫、胸腔压力升高等所致。此时股静脉压、中心静脉压、肺毛细血管楔压和右心房压等与腹内压成比例升高。

心动过速是腔内压升高最先出现的心血管反应，以试图代偿每搏输出量的降低而维持心排出量。显然，心动过速如不足以代偿降低的每搏输出量则心排出量急剧下降，循环衰竭将随之发生。

3.胸腔压力升高和肺顺应性下降 腹腔高压使双侧膈肌抬高及运动幅度降低，胸腔容量和顺应性下降，胸腔压力升高。胸腔压力升高一方面限制肺膨胀，使肺顺应性下降，结果表现为机械通气时气道压峰值增加，肺泡通气量和功能残气量减少。另一方面，使肺血管阻力增加，引起通气/血流比值异常，出现低氧血症、高碳酸血症和酸中毒。用呼吸机支持通气时，需要较高压力方能输入足够潮气量；如腹腔高压不及时解除，机械通气使胸腔压力继续升高，上述变化将进一步恶化。

4.肾脏血流减少 腹内压升高最常见的表现是少尿。有研究表明腹内压升至10mmHg 尿量开始减少，15mmHg 时尿量平均可以减少 50%，20~25mmHg 时显著少尿，40mmHg 时无尿，减压 1h 尿量才恢复。腹内压升高时尿量减少也是多因素所致，包括肾表浅皮质区灌注减少、肾血流减少、肾静脉受压致肾血管流出部分受阻、肾血管阻力增加、肾小球滤过率下降，肾素活性及醛固酮水平上升。上述因素均因腹腔高压直接压迫所致，但输尿管受压迫致肾后性梗阻的可能并不存在。

实验研究证明，腹内压升高至少尿后，腹腔高压解除并未立即出现多尿，而是在约60min 后少尿才开始逆转，说明腹腔高压机械性压迫并非是少尿的唯一原因。少尿与腹内压升高后醛固酮和 ADH 作用有关。

5.腹内脏器血流灌注减少 腹内压升高时，肝动脉、门静脉及肝微循环血流进行性减少，肝动脉血流变化较门静脉血流变化更早、更严重；肠系膜动脉血流和肠黏膜血流，以及胃十二指肠、胰和脾动脉灌注均减少。总之，除肾上腺外所有腹内脏器血流灌注均减少。上述变化超过心排出量下降的结果，也可以出现在腹内压升高而心排出量和全身血管阻力仍属正常时。

肝硬化腹水患者的腹腔高压可引起肝静脉压升高，肝静脉楔压和奇静脉血流进一步增加，但腹内压升高是否引起食管静脉曲张破裂出血仍有争论。

六、腹内压增高的处理

1.腹腔灌注压（APP） 单一 IAP 阈值难以适用所有危重患者的决策。与广泛应用的脑动脉灌注压类似，APP 大于等于 60mmHg 及以上具有良好的预后判断价值；持续 IAH和不能维持 APP 大于等于 60mmHg，并维持 3d 以上则成为患者生存的分水岭。APP 检测具有显著益处和较低风险，建议 IAH/ACS 患者的 APP 应维持于 50~60mmHg。

2.镇静和止痛 疼痛、激动、人与呼吸机不协调等均可增加胸腹肌肉紧张和 IAP 升高；镇静和麻醉可减低肌肉紧张，理论上能降低 IAP。但由于缺乏镇静和麻醉治疗对 IAP/ACS 的受益和安全的前瞻性研究资料，目前尚无足够证据作出临床建议。

3.神经肌肉阻滞剂 疼痛、腹壁紧张缝合和第三间隙积液等均可降低腹壁顺应性和增高 IAP，神经肌肉阻滞剂（NMB）可逆转轻至中度 IAH 的负面作用，但对重度 IAH 或进展为 ACS 的患者则疗效不佳，还必须平衡 NMB 降低腹肌紧张的潜在受益与延长麻醉所带来的风险。因此，对轻至中度 IAH 患者，除其他降 IAP 措施外，可考虑短时试用神经肌肉阻滞剂。

4.体位 抬高头部可预防吸入性肺炎，但抬高床头可显著升高 IAP，尤其是针对 IAP 较高的 IAH 患者；床头抬高 20 度可使 IAP 明显升高 2mmHg，以俯卧位升高更甚。因此，在临床中，对中至重度 IAH 或 ACS 患者，应考虑到体位有潜在增加 IAP 的作用。

5.胃肠减压和促动力药物 胃肠梗阻常伴发肠腔积气积液，升高 IAP 和导致 IAH/ACS。鼻胃管和（或）肛管、灌肠和内镜减压作为简便和相对非侵入性的降 IAP 疗法，可用于治疗轻至中度 IAH。胃肠促动力药有助于排空肠腔内容物，为降 IAP 治疗带来新希望。

6.液体复苏过量液体输入为 IAH/ACS 的独立评估因素和继发性 ACS 的重要病因，对存在 IAH/ACS 危险因素的患者，应严密监测补液量以防止过量输液；对 IAH 患者应给予高渗晶体和胶体补液，以避免进展为继发性 ACS。

7.利尿剂和血液滤过治疗 有利用间歇性或持续性血液滤过或超滤方法治疗 IAH 伴少尿和无尿患者的报道；一旦患者血流动力学稳定，利尿剂联用胶体也可用于第三间隙水肿的治疗。

8.经皮插管腹腔减压治疗 B 超或 CT 引导下经皮插管减压术被证实能有效降低 IAP 和纠正 IAH/ACS 导致的器官功能衰竭，避免外科开腹减压术，已成为治疗游离性腹腔积液、积气、脓肿或积血等导致的 IAH 或继发性 ACS 的微侵袭减压疗法代表。因此，对腹腔积液、脓肿或积血等表现为症状性 IAH/ACS 患者，可考虑实施经皮插管减压术。

9.腹腔减压术 外科腹腔减压术作为 ACS 的标准疗法可有效缓解药物治疗无效且伴有明显器官功能不全的 IAH，而开腹减压术后应使用保护物覆盖或暂时关腹，如筋膜开放法、巾钳关闭法等。

（古长维）

第四节　人工肝技术

人工肝技术是包含血浆置换、血液透析、血液滤过、血液/血浆灌流、分子吸附循环系统、连续性血液净化治疗等联合应用治疗重型肝炎的技术和治疗方法。

一、适应证

（1）重型病毒性肝炎，包括急性重型、亚急性重型和慢性重型肝炎，原则上以早、中期为好，凝血酶原活动度控制在 20%~40%，血小板 $>5 \times 10^9$/L 者为宜。晚期重型肝炎和凝血酶原活动度 $<20\%$ 者也可进行治疗，但并发症多见，应慎重。

（2）其他原因引起的肝衰竭（包括药物、毒物、手术、创伤、过敏等）。

（3）晚期肝病肝移植围手术期的治疗。

（4）各种原因引起的高胆红素血症（肝内胆汁淤积、术后高胆红素血症等），内科治疗无效者。

（5）临床医师认为适合人工肝支持系统治疗的其他疾病。

二、禁忌证

（1）疾病晚期，出现难以逆转的呼吸衰竭、重度脑水肿伴有脑病等濒危状态。

（2）有严重全身循环功能衰竭。

（3）伴有弥散性血管内凝血状态。

（4）有较重的活动性出血者。

（5）对治疗过程中所用药品如血浆、肝素、鱼精蛋白等高度过敏者。

（6）临床医师认为不能耐受治疗的其他情况患者。

三、操作方法

1.人工肝方法的选择　如伴有肝性脑病时，选用血浆置换加血浆灌流；伴有肾衰竭时，选用血浆置换加血液透析或血液滤过；伴有高胆红素血症时，选用血浆特异性胆红素吸附；伴有水、电解质紊乱时，选用血浆置换加血液滤过或血液透析；有时同时予三种以上方法联合应用。应根据病情决定治疗频率和次数，第1、2周每周2~5次，以后每周1~2次，平均3~5次，每次血浆置换量3000~4600ml（50~70ml/kg），血流速度一般为60~150ml/min，分离血浆速度为血流速度的15%~30%，补入血浆及代用品量，白蛋白20~40g，血浆置换液的补充速度应与血浆分离速度保持平衡。治疗前常规应用地塞米松或10%葡萄糖酸钙、肝素，用量应根据患者的具体情况而定。治疗中反复监测凝血活酶时间（ACT），根据ACT值调整肝素量和结束时鱼精蛋白量。治疗中进行心电、血压监护，密切观察病情变化及跨膜压和动、静脉压变化。

2.治疗时常见的报警原理及处理

（1）停电报警　治疗时碰到突然停电，用人工转动血泵，维持血流量100~130ml/min。

（2）气泡报警　应检查除泡器以上静脉管路有无气泡或除泡器血液平面是否太低。

（3）静脉压观察　静脉压增高的原因有回血不畅，肝素量不足，管道受压、成角、扭曲、阻塞。静脉压下降的原因有管道脱落，血压下降。

（4）动脉压观察　动脉压增高多为动脉管道血流不畅。应减少血泵流量或调整穿刺位置和方向，或检查一下血浆分离器是否阻塞及不必要的钳子夹在回路上。

（5）温度调节　大量温度较低的血浆置换入患者体内，可产生畏寒、寒战。预防方法：血浆袋外加热至37℃，治疗时管路适当加温到38~39℃。

（6）跨膜压观察　跨膜压增高多为肝素剂量不足或血流速度太快所致。处理方法：加大肝素量，减慢血流速度，用生理盐水冲洗加以调节。

3.人工肝支持系统治疗的疗效判断

（1）近期疗效

1）治疗前后有效率临床治疗前后有效率是以患者乏力、食欲缺乏、腹胀、尿少、出血倾向和肝性脑病等临床症状、体征的改善，血胆红素下降，胆碱酯酶活力增高；凝血酶原活动度改善；血内毒素下降及血芳香氨基酸和支链氨基酸比值的好转等指标来评价。

2）患者出院时的治愈好转率

临床治愈标准：乏力、食欲缺乏、腹胀、尿少、出血倾向和肝性脑病等临床症状消失。黄疸消退，肝脏恢复正常大小。肝功能检查基本恢复正常。PT恢复正常。慢性重型肝炎以临床好转率为判断标准。

临床好转标准：乏力、食欲缺乏、腹胀、出血倾向等临床症状明显好转，肝性脑病消失。肝功能检查明显好转（总胆红素降至正常的1/2~1/5以下，凝血酶原活动度在0.40以上）。

（2）远期疗效　存活率分治疗后半年存活率和1年后存活率两种。

四、注意事项

（1）正确保存和融化血浆、蛋白制品。冷冻血浆应在37℃水浴中摇动融化，水温不宜过高，否则会引起蛋白凝固，备好的血浆应在6h内应用，天气炎热时为4h。

（2）严格执行"三查七对"制度。应以同种血型为原则，并查对血浆标签上的时间，包装有无破损。

（3）及时处理过敏反应　轻者如皮肤瘙痒，可口服阿司咪唑（息斯敏）4mg，重者如血压下降、恶心、呕吐、发冷，应立即停止输注血浆，暂改输白蛋白，并给予吸氧。地塞米松5mg静脉推注或异丙嗪（非那根）注射液12.5mg肌内注射，经处理无效的患者停止治疗。

（4）及时诊断和治疗并发症。

（古长维）

第五节　急性消化道出血

消化道黏膜极易受各种因素影响发生出血，尤其是上消化道更易发生急性大出血。上下消化道的分界线在屈氏韧带。上消化道出血包括食管、胃、十二指肠、胆道和胰腺出血；下消化道出血包括空肠、回肠、结肠和直肠出血。前者主要临床表现除有呕血或呕咖啡样物质外，大便一般呈柏油样；后者若不是在肠内停留时间过长，大便一般呈暗红或鲜红色。由于病因、症状、诊断及处理方法不一样，应将上下消化道出血分开叙述。

一、急性上消化道大出血

急性上消化道大出血是指数小时内出血量在1000ml以上，或失血大于血循环容量的20%~30%。表现为呕血或柏油便并产生失血症状甚至周围循环衰竭。

（一）病因与发病机制

（1）食管疾病：食管炎、食管溃疡、食管贲门黏膜撕裂（Mallory-Weiss综合征）及食管癌。

（2）胃及十二指肠疾病：胃及十二指肠溃疡、急性出血性胃炎（包括应激性溃疡及非甾体消炎药引起的出血）、胃及十二指肠憩室或血管畸形出血、Dieulafoy病变出血、胃切除术后吻合口溃疡出血。

（3）门脉高压引起的食管、胃底静脉曲张破裂出血：包括各种原因引起的肝硬化、门静脉炎、门静脉血栓、门静脉受压狭窄远端压力过高形成静脉回流障碍的静脉曲张。

（4）其他：胆道出血（胆管结石，胆道蛔虫及肝小动脉破裂和肝动脉瘤破裂出血从胆道流出），胸主动脉瘤破入食管，各种全身性及血液病在上消化道黏膜表现的出血性病变。上消化道异物、胃石、内镜检查及治疗等引起的黏膜损伤出血，结缔组织病如系统性红斑狼疮、先天性结缔组织发育不良综合征（Ehlers-Danlos 综合征）引起的出血。

（二）症状与体征

病人原有身体条件好坏加上失血速度、失血量的大小、有无并存的心血管疾病及贫血决定了病人机体的反应。

（1）轻度失血：出血量达 10ml 以上时大便潜血出现阳性。出血量 60~100ml 时可出现柏油样便短时间出血量 250~300ml 时可发生呕血。当失血量为全身血容量的 10%~15% 以下时为轻度出血。此时，机体通过静脉收缩，组织液向血管内转移，2d 内可代偿维持血容量并恢复正常水平，血流动力学指标正常。2 周内血红细胞计数和血红蛋白恢复正常。

（2）中度失血：丢失血量达全身血容量的 15%~30%（700~1400ml）时，机体代偿不全，心率增加，心缩力量加强，外周及内脏血管收缩，组织液向血管内转移致血液稀释。开始时，呼吸增快致碱中毒，后来，因乏氧等因素导致代谢性酸中毒及休克。

（3）严重失血：失血达血容量的 30% 以上时，严重的血容量不足可出现休克。各脏器灌注不足导致组织及器官功能损血管收缩剂或血管栓塞剂进行止血。

（三）治疗

1.补充血容量　建立通畅的输液通道，保证病人有足够的血容量以纠正和预防休克。应由有经验的护士操作，若静脉穿刺不成功，做静脉切开或锁骨下静脉穿刺置管。因失血量大，有效血容量肯定不足，应立即配血备用。先可用快速输入血浆代用品如 706 代血浆或低分子右旋糖酐在 15~30min 注入 50ml，每次 500~1500ml，扩充血容量，维持血压使收缩压不低于 12kPa（90mmHg），然后根据血红蛋白及其他检查情况输入全血。

2.止血治疗

（1）药物止血：对非呕血的黑便病人可用云南白药、白及粉等口服，也有的高位上消化道出血可用 5%孟氏（Monsell）液 10~20ml 口服，然后用 4%碳酸氢钠含漱并吐掉。也可以用去甲肾上腺素 8mg 加入 100ml 冷盐水中胃管内注入，数小时可重复 1 次，不得已时也可口服。对消化性溃疡，急性胃黏膜病变及应激性溃疡出血用 H_2 受体阻滞剂类药物甲氰咪胍 0.4~0.6g 置于 5%葡萄糖液 500ml 中 2 次/d 或雷尼替丁 0.1g 置于 5%葡萄糖 500ml 中 2 次/d 静滴，或法莫替丁 40mg 置于葡萄糖 100ml 中 2 次/d 静滴。目前，用质子泵抑制剂奥美拉唑（洛塞克）40mg 稀释于 5%葡萄糖 100ml 中 1 次/d 静脉点滴，效果更佳。对于食管静脉曲张破裂出血，用垂体后叶素 20U 加入 5%葡萄糖 200ml 中缓缓静滴。近来，用生长抑素（somatostatin）的人工合成物施他宁（stilamin）250μg 在 1~2min 静脉注完。然后以 250μg/h 速度连续静滴，出血停止后再静脉继续用药 24~48h。此外，亦可用奥曲肽（octreotide）是八肽环化合物，其商品名为善得定（sandostatin），用法是 100μg 静脉缓缓注射，然后 25μg/h 速度静滴 24~48h，必要时加大剂量，延长给药时间。

（2）胃内降温可抑制胃酸分泌，降低胃蛋白酶活性，防止血凝块溶解。方法是双腔管置入胃中，注入冰盐水，循环灌洗胃腔，可望止血。亦可经胃管注入含 8mg 去甲肾上腺素的冰盐水 100ml，然后吸出代替前者。

（3）双囊三腔管压迫止血：主要用于食管静脉曲张破裂出血的处理。有的只用胃囊注气即可压迫胃腔来的静脉血流，使食管静脉血流减少，达到止血的目的。应该注意的是注气囊要紧贴黏膜，定时（一般 12h）放气，防止黏膜压迫过久产生坏死。停出血后24h 放气观察若无再出血再过 24h 拔管。压迫止血一般不宜超过 3d。

（4）内镜下止血：在施行内镜检查诊断出血原因的同时，可进行内镜下急症止血。具体方法有：①5%孟氏液经塑料导管向出血局部喷洒，或用凝血酶 2000U，或用巴曲酶（立止血，raptilase）1~2U（Klobusitzky 单位）喷洒亦可。②出血局部镜下注射：注射药物有 7%高渗盐水 10ml 与 1：1000 肾上腺素 1ml 混合液，或无水乙醇，或黏合剂等对出血处周围多点注射，以达到压迫、凝固及收缩血管的目的来止血。对 Dieulafoy 病变止血最为适用。③对食管静脉曲张破裂出血可用硬化剂静脉内，静脉旁或二者兼用的注射止血。方法有少量多点、少点多量注射因人而异。对食管静脉破裂出血用套扎治疗甚为满意，有单发、连发及密集套扎或套扎加硬化剂治疗等。④微波、高频电灼及激光止血都有效。

（5）X 线血管造影介入止血治疗：当腹腔动脉、肠系膜上动脉选择性造影成功后，注射血管收缩剂及栓塞剂达到止血的目的。对食管静脉曲张破裂出血可经颈静脉肝内门腔静脉分流术（TIPSS）减低门脉压力并对冠状静脉进行栓塞止血。

（6）手术治疗：内科保守治疗无效者，尤其是肿瘤出血，胆道出血、憩室出血、外伤出血、血管畸形出血、止血无效者应考虑手术治疗。

二、急性下消化道出血

屈氏韧带以下消化道出血，称之下消化道出血。主要包括大肠，也有部分少见的空肠、回肠出血。后者诊断稍感困难。一般下消化道出血者较多见，但大出血者较上消化道为少。引起明显症状，血压下降，甚至休克者约占 10%。

（一）病因

下消化道急性出血病因主要有大肠（结肠及直肠）癌、炎症性肠病、肠息肉、肠血管畸形、缺血性肠炎、肠憩室、小肠平滑肌瘤、肠套叠出血及全身出血性疾病的消化道表现，肛门病变有痔疮出血。

（二）症状与体征

便血是下消化道出血的主要症状。少数右半结肠病变出血，存留时间较长可有黑便，一般进入监护病房的大出血都是出血猛，短时间就排出体外，因此，大便都是鲜红色或暗红色。由于不同原因引起的下消化道出血，其全身症状也不尽相同，都有失血导致的贫血改变如皮肤黏膜苍白、心慌、出冷汗、头昏、眼花、口渴、尿少。不同的是炎症性肠病急性期有发热、腹痛；小肠肿瘤可有腹痛、腹部包块；肠套叠出血有急腹症改变并触及肿物；大肠恶性肿瘤有消瘦，腹部包块，便秘或腹泻、便秘交替，大便有黏液；直肠癌有大便频数及里急后重。

（三）诊断要点

（1）据症状及体征。

（2）内镜检查：急性下消化道出血，若怀疑部位靠下者，可先用硬式直肠镜或乙状结肠镜检查，准备工作不必太严格，排便后即可检查，对直肠癌、肛门部位病变出血可很快作出诊断。若发现出血来自更上部，就用纤维结肠镜或电子结肠镜检查。术前可用数支开塞露或少量液体灌肠，将远端大肠硬结的大便及凝血块排出即可检查。因下消化道出血时肠蠕动很活跃，成形的肠内容较易排出。因此，观察也不是十分困难，在有经验的内镜医师操作下，可以达到较深的部位。若血来自回盲瓣以上，结肠镜检查有困难，病情又迫切需要外科手术，则可在手术中手术者将肠管套向镜子的操纵部，内镜医师观察肠腔往往可发现小肠一些出血性病变，如 Meckel 憩室、平滑肌瘤及血管畸形等。

（3）X 线钡剂检查：诊断仍然不清，只要情况允许，出血停止后 2~3d 可试行 X 线钡剂造影检查。钡灌肠或小肠气钡双重对比检查可发现一些隆起性或憩室性病变。

（4）放射线介入诊断：经腹腔动脉及肠系膜上、下动脉选择性造影检查，可发现病变出血部位，还可注射血管收缩药物令其出血减缓及停止。

（四）治疗

治疗原则与急性上消化道出血相似，补充血容量，纠正休克，根据病因进行止血或手术。

（1）建立良好的输液通道，进行扩容、先用血浆代用品，继而输血纠正休克。若无禁忌证可静脉滴注垂体后叶素，亦可用立止血输注。

（2）用 200ml 冷盐水加去肾上腺素 16mg 反复灌肠，以达到止血目的。

（3）结肠镜下进行各种镜下止血，措施基本与急症上消化道内镜止血相同。

（4）对息肉出血应行高频电灼摘除止血。对大的无蒂广基息肉或恶性肿瘤出血，内镜止血困难应考虑手术治疗。

（5）对肠梗阻、肠套叠、肠血管畸形和合并大出血不止的炎症性肠病，特异性炎性肠病，除止血外应给抗生素、柳氮磺胺吡啶（SASP）或肾上腺皮质激素治疗。

（五）监护要点

对上下消化道急性大出血都应该做到：

（1）每 15min 测脉搏呼吸及血压 1 次，每 4h 测体温 1 次。

（2）严密注意呕血、便血情况，准确记录出入量（包括输液、输血、灌注及抽出液体；尿量应>30ml/h）。

（3）注意皮肤是否温暖，结膜、甲床是否苍白，颈静脉是否充盈。

（4）必要时测定中心静脉压，正常应为 5.88~9.81kPa（60~100mmH$_2$O）。

（5）下胃管监测胃内血液的变化，注意注入药后的止血效果，为防止胃管堵塞，应用少量冷盐水冲洗之。

（6）监测血红蛋白，红细胞比容变化至少 1 日 1 次，必要时加查。

（7）休克时注意血浆纤维蛋白原、血小板及其他凝血因子测定。

（8）注意血电解质的变化，有无酸中毒及低氧血症，动脉血气分析，有助于肺功能判定。

（古长维）

第六节　急性胃肠损伤

胃肠损伤包括胃、十二指肠、小肠及系膜、结肠、直肠损伤，但损伤处理各有其特点。

一、胃损伤

（一）病因

胃有肋弓保护，活动度大、柔韧性好，腹部钝伤损伤中，胃损伤较少见。穿透性腹部损伤中，常损伤胃。胃损伤时常合并其他内脏损伤。

（二）临床表现

胃损伤的临床表现取决于损伤的范围、程度。胃壁部分损伤可无明显症状。胃破裂后，由于胃酸有很强的化学刺激性，腹痛剧烈，呕吐血性物。腹部检查，肺肝浊音界消失。腹部 X 线检查，膈下可见游离气体。单纯性胃后壁或不全性胃壁破裂，诊断有一定困难。若放置胃管引流出血性液体，均提示胃破裂的可能。

（三）辅助检查

X 线检查膈下可见游离气体及胃管内有血性液体。

（四）诊断与鉴别诊断

上腹部有外伤史，腹部剧痛和腹膜刺激症状，结合 X 结果及腹部穿刺结果，可以诊断。常需与实质性脏器破裂鉴别。

（五）急救措施

一旦确诊应立即手术探查，探查时必须彻底，注意有无其他脏器损伤。胃损伤黏膜，出血量少，可行非手术治疗，密切注意血压、出血的变化。若发生失血性休克立即手术探查。胃壁血肿可能伴有胃壁全层破裂，应切开血肿边缘浆膜层，清除血肿、修补。边缘整齐的裂口，可止血后直接缝合；损伤严重时，修整后或部分切除后缝合。

二、十二指肠损伤

（一）病因

十二指肠大部分位于腹膜后，损伤的发病率低，临床少见，损伤多见于十二指肠二、三部。损伤分为穿透性、钝性和医源性损伤。钝性伤：多由于暴力直接作用，或者挤压，使十二指肠的压力突然增高，发生破裂。十二指肠损伤虽较少见，但属严重损伤，诊断和治疗上都存在不少困难。

（二）临床表现

十二指肠破裂，发生在腹腔的部位，可有胆汁和胰汁流入腹腔，早期即可引起腹膜刺激征，术前虽不易明确受伤部位，但因有明显腹部症状，一般不致耽误手术时机。腹膜后十二指肠破裂：早期症状和体征不明显，数小时甚至 1~2 天后，自破口溢出的气体及胆汁和胰液在腹膜后逐渐扩散，造成严重的腹膜后感染。此时，腹部或腰部出现持续性、进行性加重疼痛，可向右肩及右睾丸放射；右上腹及右腰部有明显压痛，但无腹膜刺激征。腹部相对轻微体征和全身情况的恶化不相符。直肠内指检：直肠窝触及捻发音时，应怀疑十二指肠损伤。

（三）辅助检查

腹部 X 线平片可见右肾及腰大肌轮廓模糊，有时可见腹膜后积气，经口服水溶性造影剂可见外溢。

（四）诊断与鉴别诊断

典型的外伤史、腹部体征、结合腹部 X 线及腹穿结果可作为诊断根据。常需术中与相邻脏器损伤进行鉴别。

（五）急救措施

腹部损伤有剖腹探查指征就应立即手术，手术探查时发现十二指肠附近腹膜后血肿，组织被胆汁黄染或在横结肠系膜根部触及捻发音，应考虑腹膜后十二指肠破裂的可能。

十二指肠壁的血肿，可首先行非手术治疗 2 周，若血肿致梗阻仍不解除，可手术治疗。清除血肿或作胃空肠吻合。十二指肠裂口不大，边缘整齐、血运良好者，可单纯缝合修补；十二指肠裂口较大者，不能直接缝合，可将一段带蒂空肠切开后，覆盖于破裂处缝合。十二指肠完全断裂者，可闭合断端，另行胃空肠吻合，或行端端吻合。腹膜后破裂者，修补后应在修补附近放置引流管。

不论施行何种手术方式，充分的十二指肠减压引流，有利于伤口愈合。另外，充分的腹膜外引流和营养支持及维持水、电解质和酸碱平衡对十二指肠损伤有重要意义。

三、小肠及其系膜损伤

（一）病因

小肠及其系膜在腹腔内分布广，又无骨骼保护，在受到钝性损伤或穿透伤时易发生破裂。开放性腹部外伤，可发生于任何部位，常为多发。闭合性腹外伤，多发生在相对固定的肠段，如空肠起始段和回肠末段。

（二）临床表现

小肠损伤的临床表现与损伤程度与有无其他脏器损伤有关。小肠破裂后主要表现腹膜刺激征，休克和中毒症状不明显。在肠系膜血管断裂出血时，可表现为失血性休克。腹腔诊断性穿刺，可抽出消化液或血性液。部分小肠钝性损伤，症状和体征发展较慢，早期不明显应密切注意病情变化，并有可能出现延误诊断。

（三）辅助检查

X 线检查膈下可见游离气体，CT 可在损伤肠管周围或（和）肝周可见气泡影。

（四）诊断与鉴别诊断

患者有腹部外伤史，可伴有创伤性休克症状，恶心呕吐及腹膜刺激症状，X 线可见膈下游离气体，CT 可在损伤肠管周围或（和）肝周可见气泡影，腹穿可抽出混有肠内容物的混浊液或血性液体。

鉴别诊断同十二指肠损伤。

（五）急救措施

小肠破裂确诊后，立即手术。应对小肠及其系膜进行全面检查。手术方式以修补为主，一般采用间断横向缝合。有以下 4 种情况宜采用小肠壁切除肠吻合术：肠壁大部或完全断裂，小肠肠壁多处破裂，且较靠上者；裂口较大或肠壁挫伤严重；肠系膜受损，肠壁有血液循环障碍者；肠系膜挫裂伤妥善止血，修补缝合系膜裂孔。肠系膜大血管损伤，需行血管修补或吻合术。静脉侧支循环较丰富，结扎后发生缺血坏死机会较少，但仍宜慎重。

四、结肠、直肠损伤

（一）病因

结肠、直肠有独特的解剖结构和生理特性，腹部损伤中是较复杂的难题之一。大多伴有其他脏器损伤。结肠、直肠损伤分为穿透性和钝性伤。穿透伤可发生在任何部位，钝性伤以横结肠和乙状结肠多见。骨盆骨折严重者可引起直肠损伤。

（二）临床表现

结肠损伤主要表现为细菌性腹膜炎，但结肠内容物液体成分少而细菌多，因而结肠损伤症状和体征发展缓慢，但是较严重。尤其是腹膜后损伤，容易漏诊，常导致严重的腹膜后感染。

直肠腹膜返折以上损伤，临床表现与结肠破裂相似。腹膜返折以下直肠损伤，肛门指检可及直肠破口，肛门流血是直肠损伤的重要表现。

（三）辅助检查

腹腔穿刺和腹部 X 线检查有助于诊断。乙状结肠镜可提供直肠损伤的情况。

（四）诊断与鉴别诊断

有腹部外伤史、腹膜刺激症状、典型的 X 线表现，或者肛门有血性液体流出、腹穿可抽出带有粪便的液体者常可确诊。

鉴别诊断同十二指肠。

（五）急救措施

结肠损伤的治疗原则，因为结肠壁薄，血液供应差，易积气，愈合能力差，并且含有大量细菌，破裂后腹腔污染重，所以与小肠治疗原则不同。结肠裂口小，腹腔污染轻，全身情况良好者，可考虑一期修补或一期切除吻合（限于右半结肠）。大部分结肠破裂者因腹腔污染严重，均需采用结肠造口术或肠外置术，待 3~4 周后，视具体情况，再行关闭瘘口。

直肠腹膜返折以上破裂，处理原则与结肠相同，修补破口，同时行乙状结肠双腔造口术。腹膜返折以下损伤处理为直肠裂口一期缝合，和（或）乙状结肠造口，充分引流直肠周围间隙，防止感染。

（古长维）

第七节　急性肝损伤

（一）基本概述

在创伤性急腹症中，肝损伤（liver injury）颇为常见，但其分类较为复杂。文献报道 171 例肝损伤，其中开放性损伤 34 例（19.9%）、闭合性损伤 137 例（80.1%）。另据 134 例肝损伤统计表明，单纯肝损伤仅 15 例（11.2%）、肝损伤合并一处损伤 75 例（56%）、合并二处损伤 30 例（22.3%）、合并三处以上损伤 14 例（10.5%）。有学者按肝损伤的病理性质将闭合性肝损伤分为：①肝包膜下血肿，即肝实质表面破裂，但包膜完整，血液聚集在肝包膜下与肝表面之间；②肝破裂伴肝包膜撕裂，血液和胆汁进入腹腔。还有学者按损伤程度将其分为：①肝实质挫裂伤；②肝实质离断伤；③肝实质毁损伤；④肝中央破裂。肝损伤的程度越重，损伤的脏器越多，死亡率愈高。

影像学检查包括超声、CT、MR 等均可明确肝损伤的类型和程度以及有无复合伤，而且具有很高的敏感性和准确性，这对合理选择治疗方案具有重要意义。肝损伤的主要危险在于出血性休克、胆汁性腹膜炎和继发性感染，如不能得到及时诊断和处理，后果极为严重，故肝损伤的早期诊断和及时治疗对本病的预后至关重要。

（二）临床要点

1.患者有右下胸部及右上腹部外伤史，且多为直接暴力伤。

2.主诉右上腹疼痛，有时向右肩部放射，严重者伴恶心、呕吐、烦躁、口渴、心慌、出冷汗及血压下降等休克症状。

3.腹部触诊时有明显压痛、反跳痛、腹肌紧张及移动性浊音等。

4.腹腔穿刺可抽出不凝固血液，有时含有胆汁。

5.实验室检查红细胞、血红蛋内、红细胞压积均有下降。

（三）影像诊断

1.CT 表现　CT 显示肝损伤具有很高的诊断价值，急性包膜下血肿在横断面 CT 平扫上表现为新月形或双凸透镜状高密度影，边界清楚，CT 值 60~90Hu。肝实质内血肿多表现为不规则形高密度影，比正常肝实质密度高，边界模糊，随时间延长，其密度可逐渐减低。肝实质断离或肝实质梗死分别表现为不规则形及扇形低密度区，增强后一般不出现强化表现。肝挫裂伤表现为界限不清的高低混杂密度影（图 7-7-1，图 7-1-2）。

2.MR 表现　MR 可清楚显示肝实质断离及肝内血肿的部位、形态、范围和伴发的肝挫裂伤，对肝损伤可作出分型诊断。肝包膜下血肿表现为半月形或双凸透镜状，可一处或多处，边界清楚。肝实质内血肿多为不规则形或圆形，急性血肿的信号强度一般与磁场强度有关，在中高场 T_1 加权像上血肿为低信号，在 T_2 加权像上为高信号，有时在高信号血肿中央可见一低信号区，代表脱氧血红蛋白；亚急性期血肿由脱氧血红蛋白转变成正铁血红蛋白，这种变化常从血肿周围向中央延伸，故在加权像上血肿呈厚薄不均的环状高信号影。肝断裂多为长条状或分支状长 T_1 长 T_2 信号，可延伸至肝边缘。肝挫伤在 T_1 加权像上表现为低或高、低混杂信号影，在 T_2 加权像上表现为不均匀性高信号影。值得一提的是，腹部 MR 检查时间相对较长，故对危重患者检查时应密切观察患者情况，以防发生意外。

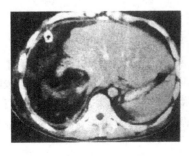
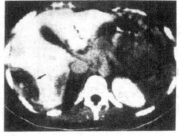

图 7-1-1　肝包膜下血肿

A：CT 增强见肝右叶包膜下巨大不规则性低密度影；

B：CT 增强见肝右叶后段双凸镜状低密度影（箭头所示）

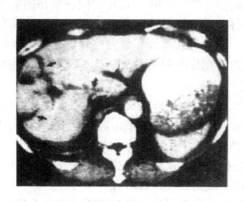

图 7-2　肝右叶损伤 CT 增强见肝右叶多处条状低密度影（箭头所示）

3.超声显像　超声评价肝脏损伤是简便、快捷、有效的方法。肝脏挫伤表现为局限性增强回声，边界欠清楚，内部回声分布不均匀。如有血肿形成则显示为液性暗区。肝包膜下血肿表现为肝脏增大，肝边缘处可见液性暗区或低回声区，肝脏断裂伤表现为条状不规则性液性暗区，裂口表浅者仅可见肝包膜回声不整，对于表浅的肝裂伤，尤其是裂口位于膈顶部时，超声不易显示裂口的直接征象，而仅见腹腔积血时，应建议 CT 扫描。

4.肝动脉造影　选择性肝动脉造影对肝损伤的诊断与治疗有重要意义，它能明确肝内血管损伤的部位和程度，当发现有造影剂外溢时，应考虑为肝血管破裂，当血管断裂或闭塞时，可见肝实质呈尖端指向肝门的楔形充盈缺损，当肝实质断裂或有血肿时，在动脉造影实质期可见充盈缺损和裂缝或血管受压移位，选择性肝动脉栓塞术是治疗肝外伤出血的重要方法之一。

（古长维）

第八节　重症急性胰腺炎

一、概述

急性胰腺炎是指多种病因导致胰酶在胰腺内被激活后引起胰腺自身消化的炎症反应。临床上以急性腹痛及血、尿淀粉酶的升高为特点，病情轻重不等。按临床表现和病理改变，可分为轻症急性胰腺炎（MAP）和重症急性胰腺炎（SAP）。前者多见，临床上占急性胰腺炎的 90%，预后良好；后者病情严重，常并发感染、腹膜炎和休克等，死亡率高。

二、病因和发病机制

1.胆管疾病 胆石、蛔虫或感染致使壶腹部出口处梗阻，使胆汁排出障碍，当胆管内压超过胰管内压时，胆汁、胆红素和溶血磷脂酰胆碱及细菌毒素可逆流入胰管，或通过胆胰间淋巴系统扩散至胰腺，损害胰管黏膜屏障，进而激活胰酶引起胰腺自身消化。

2.十二指肠疾病与十二指肠液反流 一些伴有十二指肠内压增高的疾病，如肠系膜上动脉压迫、环状胰腺、胃肠吻合术后输入段梗阻、邻近十二指肠乳头的憩室炎等，常有十二指肠内容物反流入胰管，激活胰酶，引起胰腺炎。

3.大量饮酒和暴饮暴食 可增加胆汁和胰液分泌、引起十二指肠乳头水肿和 Oddi 括约肌痉挛；乙醇还可使胰液形成蛋白"栓子"，使胰液排泄受阻，引发胰腺炎。

4.胰管梗阻 胰管结石或蛔虫、狭窄、肿瘤、胰腺分裂症等均可引起胰管阻塞，管内压力增高，胰液渗入间质，导致急性胰腺炎。

5.手术与外伤 腹部手术可能直接损伤胰腺或影响其血供。ERCP 检查时可因重复注射造影剂或注射压力过高，引起急性胰腺炎（约 3%）。腹部钝挫伤可直接挤压胰腺组织引起胰腺炎。

6.内分泌与代谢障碍 甲状旁腺功能亢进症、甲状旁腺肿瘤、维生素 D 过量等均可引起高钙血症，产生胰管钙化、结石形成，进而刺激胰液分泌和促进胰蛋白酶原激活而引起急性胰腺炎。高脂血症可使胰液内脂质沉着，引起血管的微血栓或损坏微血管壁而伴发胰腺炎。

7.感染 腮腺炎病毒、柯萨奇病毒 B、埃可病毒、肝炎病毒感染均可伴急性胰腺炎，特别是急性重型肝炎患者可并发急性胰腺炎。

8.药物 与胰腺炎有关的药物有硫唑嘌呤、肾上腺糖皮质激素、噻嗪类利尿药、四环素、磺胺类、甲硝唑、阿糖胞苷等，使胰液分泌或黏稠度增加。

另外，有 5%~25% 的急性胰腺炎病因不明，称之为特发性胰腺炎。

急性胰腺炎的发病机制尚未完全阐明。相同的病理生理过程是胰腺消化酶被激活而造成胰腺自身消化。胰腺分泌的消化酶有 2 种形式：一种是有活性的酶，如淀粉酶、脂肪酶等；另一种是以前体或酶原形式存在的无活性酶，如胰蛋白酶原、糜蛋白酶原、弹性蛋白酶原、磷脂酶 A、激肽酶原等。胰液进入十二指肠后被肠酶激活，使胰蛋白酶原转变为胰蛋白酶，胰蛋白酶又引起一连串其他酶原的激活，将磷脂酶原 A、弹性蛋白酶原、激肽酶原分别激活为磷脂酶 A、弹性蛋白酶、激肽酶。磷脂酶 A 使磷脂酰胆碱转变为溶血磷脂酰胆碱，破坏胰腺细胞和红细胞膜磷脂层、使胰腺组织坏死与溶血；弹性蛋白酶溶解血管壁弹性纤维而致出血；激肽酶将血中激肽原分解为激肽和缓激肽，从而使血管扩张和通透性增加，引起水肿和休克。脂肪酶分解中性脂肪引起脂肪坏死。激活的胰酶并可通过血行与淋巴途径到达全身，引起全身多脏器（如肺、肾、脑、心、肝）损害和出血坏死性胰腺炎。研究提示，胰腺组织损伤过程中一系列炎性介质（如氧自由基、血小板活化因子、前列腺素、白三烯、补体、肿瘤坏死因子等）起着重要介导作用，促进急性胰腺炎的发生和发展。

三、临床特点

（一）症状

1.腹痛　为本病最主要表现。95%急性胰腺炎患者腹痛是首发症状，常在大量饮酒或饱餐后突然发作，程度轻重不一，可以是钝痛、钻顶或刀割样痛，呈持续性，也可阵发性加剧，不能为一般解痉药所缓解。多数位于上腹部、脐区，也可位于左右上腹部，并向腰背部放射。弯腰或起坐前倾位可减轻疼痛。轻症者在 3~5d 即缓解；重症腹痛剧烈、且持续时间长。由于腹腔渗液扩散，可弥漫呈全腹痛。

2.恶心、呕吐　大多数起病后即伴恶心、呕吐，呕吐常较频繁。呕吐出食物或胆汁，呕吐后腹痛不能缓解。

3.发热　大多数为中等度以上发热。一般持续 3~5d，如发热持续不退或逐日升高，则提示为出血坏死性胰腺炎或继发感染。

4.黄疸　常于起病后 1~2d 出现，多为胆管结石或感染所致，随着炎症消退逐渐消失，如病后 5~7d 出现黄疸，应考虑并发胰腺假性囊肿压迫胆总管的可能，或由于肝损害而引起肝细胞性黄疸。

5.低血压或休克　重症常发生低血压或休克，患者烦躁不安、皮肤苍白湿冷、脉搏细弱、血压下降，极少数可突然发生休克，甚至猝死。

（二）体征

轻症急性胰腺炎腹部体征较轻，上腹有中度压痛，无或轻度腹肌紧张和反跳痛，均有腹胀，一般无移动性浊音。

重症急性胰腺炎上腹压痛明显，并有腹肌紧张及反跳痛，出现腹膜炎时则全腹明显压痛、腹肌紧张，重者有板样强直。伴肠麻痹者有明显腹胀、肠鸣音减弱或消失，可叩出移动性浊音。腹水为少量至中等量，常为血性渗液。少数重症患者两侧胁腹部皮肤出现蓝-棕色瘀斑，称为 Grey-Turner 征；脐周皮肤呈蓝-棕色瘀斑，称为 Cullen 征，系因血液、胰酶、坏死组织穿过筋膜和肌层进入皮下组织所致。起病 2~4 周后因假性囊肿或胰及其周围脓肿，于上腹可扪及包块。

（三）并发症

1.局部并发症

（1）胰腺脓肿：一般在起病后 2~3 周，因胰腺或胰周坏死组织继发细菌感染而形成脓肿。

（2）假性囊肿：多在起病后 3~4 周形成。由于胰液和坏死组织在胰腺本身或胰周围被包裹而形成囊肿，囊壁无上皮，仅为坏死、肉芽、纤维组织。囊肿常位于胰腺体、尾部，数目不等、大小不一。

2.全身并发症　重症急性胰腺炎常并发不同程度的多脏器功能衰竭（MOF）。

（1）急性呼吸衰竭（呼吸窘迫综合征）：呼吸衰竭可在胰腺炎发病48h即出现。早期表现为呼吸急促，过度换气，可呈呼吸性碱中毒。动脉血氧饱和度下降，即使高流量吸氧，呼吸困难及缺氧也不易改善，乳酸血症逐渐加重。晚期 CO_2 排出受阻，呈呼吸性及代谢性酸中毒。

（2）急性肾衰竭：少尿、无尿、尿素氮增高，可迅速发展成为急性肾衰竭，多发生于病程的前 5d，常伴有高尿酸血症。

（3）心律失常与心功能不全：胰腺坏死可释放心肌抑制因子，抑制心肌收缩，降低血压，导致心力衰竭。心电图可有各种改变，如 ST-T 改变、传导阻滞、期前收缩、心房颤动或心室颤动等。

（4）脑病：表现为意识障碍、定向力丧失、幻觉、躁动、抽搐等，多在起病后 3~5d 出现。若有精神症状者，预后差，死亡率高。

（5）其他：如弥散性血管内凝血（DIC）、糖尿病、败血症及真菌感染、消化道出血、血栓性静脉炎等。

（四）辅助检查

1.白细胞计数　多有白细胞增多及中性粒细胞核左移。

2.淀粉酶测定　淀粉酶升高对诊断急性胰腺炎有价值，但无助于水肿型和出血坏死型胰腺炎的鉴别。

（1）血淀粉酶：在起病后 6~12h 开始升高，24h 达高峰，常超过正常值 3 倍以上，维持 48~72h 后逐渐下降。若淀粉酶反复升高，提示复发；若持续升高，提示有并发症可能。需注意：淀粉酶升高程度与病情严重性并不一致。在重症急性胰腺炎，如腺泡破坏过甚，血清淀粉酶可不高，甚或明显下降。某些胰外疾病也可引起淀粉酶升高，如胆囊炎、胆石症、溃疡穿孔、腹部创伤、急性阑尾炎、肾功能不全、急性妇科疾病、肠梗阻或肠系膜血管栓塞等，均可有轻度淀粉酶升高。

（2）尿淀粉酶：尿淀粉酶升高较血淀粉酶稍迟，发病后 12~24h 开始升高，下降缓慢，可持续 1~2 周，急性胰腺炎并发肾衰竭者尿中可测不到淀粉酶。

3.血清脂肪酶测定　急性胰腺炎时，血清脂肪酶的增高较晚于血清淀粉酶，于起病后 24~72h 开始升高，持续 7~10d，对起病后就诊较晚的急性胰腺炎患者有诊断价值，而且特异性也较高。

4.血钙测定　急性胰腺炎时常发生低钙血症。低血钙程度和临床病情严重程度相平行。若血钙低于 1.75mmol/L，仅见于重症胰腺炎患者，为预后不良征兆。

5.其他生化检查　急性胰腺炎时，暂时性血糖升高常见，与胰岛素释放减少和胰高糖素释放增加有关。持久性的血糖升高（>10mmol/L）反映胰腺坏死。部分患者可出现高三酰甘油血症、高胆红素血症。胸腔积液或腹水中淀粉酶可明显升高。如出现低氧血症、低蛋白血症、血尿素氮升高等，均提示预后不良。

6.影像学检查　超声与 CT 显像对急性胰腺炎及其局部并发症有重要的诊断价值。急性胰腺炎时，超声与 CT 检查可见胰腺弥漫性增大，其轮廓及其与周围边界模糊不清，胰腺实质不均，坏死区呈低回声或低密度图像，并清晰显示胰内、外组织坏死的范围与扩展方向，对并发腹膜炎、胰腺囊肿或脓肿诊断也有帮助。肾衰竭或因过敏而不能接受造影剂者可行磁共振检查。

X 线胸片可显示与胰腺炎有关的肺部表现，如胸腔积液、肺不张、急性肺水肿等。腹部平片可发现肠麻痹或麻痹性肠梗阻征象。

四、诊断和鉴别诊断

急性上腹痛，血、尿淀粉酶显著升高时，应想到急性胰腺炎的可能，但重症胰腺炎淀粉酶可能正常，故诊断必须结合临床表现、必要的实验室检查和影像检查结果，并排除其他急腹症者方能确立诊断。具有以下临床表现者有助于重症胰腺炎的诊断：①症状：

烦躁不安、四肢厥冷、皮肤呈斑点状等休克征象；②腹肌强直，腹膜刺激征阳性，Grey-Turner 征或 Cullen 征出现；③实验室检查：血钙降至 2mmol/L 以下，空腹血糖>11.2mmol/L（无糖尿病史），血尿淀粉酶突然下降；④腹腔穿刺有高淀粉酶活性的腹水。

前已述及，胰腺外疾病也可出现淀粉酶升高，许多胸腹部疾病也会出现腹痛，故在诊断急性胰腺炎时，应结合病史、体征、心电图、有关的实验室检查和影像学检查加以鉴别。

五、急诊处理

（一）一般处理

1.监护　严密观察体温、脉搏、呼吸、血压与尿量。密切观察腹部体征变化，不定期检测血、尿淀粉酶和电解质（K^+、Na^+、Cl^-、Ca^{2+}）、血气分析、肾功能等。

2.维持血容量及水、电解质平衡　因呕吐、禁食、胃肠减压而丢失大量水分和电解质，需给予补充。尤其是重症急性胰腺炎，胰周大量渗出，有效血容量下降将导致低血容量性休克。每天补充 3000~4000mL 液体，包括晶体溶液和胶体溶液，如输新鲜血、血浆或白蛋白，注意电解质与酸碱平衡，尤其要注意低钾和酸中毒。

3.营养支持　对重症胰腺炎尤为重要。早期给予全胃肠外营养（TPN），如无肠梗阻，应尽早进行空肠插管，过渡到肠内营养（EN）。可增强肠道黏膜屏障，防止肠内细菌移位。

4.止痛　可用哌替啶 50~100mg 肌内注射，必要时可 6~8h 重复注射。禁用吗啡，因吗啡对 Oddi 括约肌有收缩作用。

（二）抑制或减少胰液分泌

1.禁食和胃肠减压　以减少胃酸和胰液的分泌，减轻呕吐与腹胀。

2.抗胆碱能药物　如阿托品 0.5mg，肌内注射 1 次/6h，能抑制胰液分泌，并改善胰腺微循环，有肠麻痹者不宜使用。

3.制酸药　如 H_2 受体拮抗药法莫替丁静脉滴注，或质子泵抑制剂奥美拉唑 20~40mg 静脉注射，可以减少胃酸分泌以间接减少胰液分泌。

4.生长抑素及其类似物奥曲肽　可抑制缩胆囊素、促胰液素和促胃液素释放，减少胰酶分泌，并抑制胰酶和磷脂酶活性。

（三）抑制胰酶活性

可抑制胰酶分泌及已释放的胰酶活性，适用于重症胰腺炎早期治疗。

1.抑肽酶　①抑制胰蛋白酶；②抑制纤溶酶和纤溶酶原的激活因子，从而阻止纤溶酶原的活化，可以防治纤维蛋白溶解引起的出血。

2.加贝酯　是一种合成胰酶抑制药，具有强力抑制胰蛋白酶、激肽酶、纤溶酶、凝血酶等活性作用，从而阻止胰酶对胰腺的自身消化作用。

（四）抗生素

因胆管感染、急性胰腺炎继发感染及肠道细菌移位，故可给予广谱抗生素。

（五）并发症的处理

急性呼吸窘迫综合征除用地塞米松、利尿药外，还应做气管切开，并使用呼吸终末正压人工呼吸器。有高血糖或糖尿病时，使用胰岛素治疗；有急性肾衰竭者采用透析治疗。

（六）内镜下 Oddi 括约肌切开术（EST）

适用于胆源性胰腺炎合并胆管梗阻或胆管感染者，行 Oddi 括约肌切开术和（或）放置鼻胆管引流。

（七）手术治疗

适应证有：①急性胰腺炎诊断尚未肯定，而又不能排除内脏穿孔、肠梗阻等急腹症时，应进行剖腹探查；②合并腹膜炎经抗生素治疗无好转者；③胆源性胰腺炎处于急性状态，需外科手术解除梗阻；④并发胰腺脓肿、感染性假性囊肿或结肠坏死，应及时手术。

（古长维）

第九节　腹腔间室综合征

腹腔室隔综合征（abdominal compartment syndrome，ACS）又称腹腔间室综合征，是由于腹腔高压引起心、肺、肾等多器官功能损害的临床综合征。

一、定义和分级

正常情况下，人体腹内压（intra-abdominfil pressure，IAP）为 0mmHg 到 1 个大气压。

腹腔高压（IAH）定义：持续 IAP≥12mmHg，在 4~6h 内分别至少 3 次标准化测量，有/无 APP（腹腔灌注压=MAP-IAP）<60mmHg。

腹腔间隔综合征（ACS）定义：持续 IAP≥20mmHg，有/无 APP<60mmHg，合并 1 个或多个新发生的器官功能衰竭。

根据 IAP 的高低，可将 IAH 分为 4 级。IAP12~15mmHg 为I级，16~20mmHg 为II级，21~25mmHg 为III级，>25mmHg 为IV级。

二、病理生理学改变

1.腹壁　腹内压升高可引起腹壁血流下降，导致组织缺氧、腹壁顺应性下降，腹壁几乎无缓冲能力，同时又加重了 IAH，此时，腹壁的切口极易感染或裂开。

2.胃肠道　肠黏膜血流量是维持肠上皮细胞正常生理状态及黏膜屏障功能的重要基础。腹内压升高造成小肠黏膜和黏膜下灌注受损，导致组织无氧代谢、酸中毒发生，氧自由基、细胞因子的释放，使器官进一步受损。胃肠缺血造成肠壁通透性增高，胃黏膜pH 下降，内毒素及肠道病原菌移位，大量细胞炎性因子释放，从而诱发或加重 MODS。

3.呼吸系统　腹内压的升高，可导致低氧血症、高碳酸血症、代谢性酸中毒等。膈肌抬高，胸腔内容量减少，胸腔压力随之增高，肺扩张受限，肺顺应性降低，肺通气量下降，肺功能性残气量及气道阻力的增加，肺小动脉压（PAWP）升高，肺通气/血流比值失调和肺无效腔量增加。持续的胸膜腔内压升高和缺氧性肺血管收缩会引起肺动脉高压。ACS 时肺功能受影响往往是最早和除腹胀以外最显著的临床表现，常表现为呼吸增快和呼吸困难，低氧血症和高碳酸血症，气道压力升高。

4.循环系统　由于腹内压的升高，直接压迫下腔静脉，使回心血量减少；膈肌抬高导致胸腔内压力的上升，进一步减少下腔静脉和上腔静脉的回心血量，心脏前负荷降低；胸膜腔内压增高后静脉回流障碍，心脏受压，心室舒张末期容量降低、心室顺应性下降、室壁运动减弱；腹内压升高，压迫毛细血管床和小动脉，使心脏后负荷增加。其结果是心排血量减少，心率代偿性加快，外周阻力增加，肺小动脉压（PAWP）及中心静脉压偏高，因而造成容量评估困难。

5.肾　IAH 直接压迫下腔静脉，回心血量减少，血压下降，肾灌注量下降，肾小球滤过率减少；与此同时，激素系统活性增高，导致肾血管收缩，水钠潴留，尿量和含氮物质的排出减少；肾动静脉受压，肾血流下降，肾血管阻力增加，肾静脉薄壁压力低更易受压，静脉阻力增加，肾皮髓质的血液分流再分布，肾素-血管紧张素-抗利尿激素分泌增多，加重肾损害，导致了肾小管急性坏死及肾衰竭的发生。

6.中枢神经系统　腹内压升高可以引起颅内压升高，脑灌注压下降，是胸腔内压和中心静脉压升高导致颅内静脉血流受阻所致。临床上有明显的精神症状，腹腔减压后可使精神症状消失。

7.肝　IAP 升高时，肝动脉、肝门静脉血流减少.血乳酸清除率下降，葡萄糖代谢减少，肝线粒体和细胞色素 P450 功能下降。IAH 时由于 CO 下降，肝动脉血流减少，IAH 使肝机械性受压及肝静脉穿过膈肌处的解剖性狭窄，从而使肝静脉和肝门静脉血流量降低。

8.炎症介质　IAP 急剧升高后机体应激反应加重，导致全身炎症反应进一步加剧，炎症介质大量释放是导致 ACS 后多器官功能障碍的重要原因，包括 IL-1、IL-6、TNF 等浓度明显升高，肺组织中中性粒细胞浸润和炎性细胞丙二醛和髓过氧化酶活性均明显增加，从而加重肺组织损伤。

三、分型及临床表现

ACS 可分为原发性、继发性和复发性 3 种，原发性 ACS 为腹部疾病所致，常见于胰腺炎等疾病引起的腹膜炎、肠梗阻、胃肠穿孔、腹腔盆腔外伤，尤其是腹腔、腹膜后大出血。继发性，ACS 常见于烧伤等腹腔以外的疾病；抢救、复苏过程输入过量液体，特别是输入过量晶体液体所致；强行加压关闭腹腔，或腹腔巨大缺损和巨大切口疝强行进行一期修复，也会造成 IAP 增高而引起继发 ACS。复发性 ACS 常见于原发性 ACS 和继发性 ACS 经治疗后病情加重。

根据原因的不同，IAH/ACS 可分为胃肠型（I型）和腹膜后型（II型）。I型 IAH/ACS 对邻近脏器功能的影响主要表现为呼吸影响较大，患者因限制性呼吸功能障碍而出现呼吸频率明显增快，血氧饱和度显著下降，心率增加，但血压变化不明显，尤其是肾功能影响较II型小，可不出现无尿或者明显少尿。CT 检查表现为腹腔纵径/横径>0.8，肾静脉、下腔静脉受压不明显。II型 IAH/ACS 主要由腹腔后大量组织坏死、渗出血等因素引起，临床以腰肋部大量水肿、皮下出血、少尿及循环变化为特征，而对胃肠道和呼吸系统的影响相对较小。腹部叩诊呈实音，胃肠蠕动可以存在，血氧饱和度下降不明显。CT 检查表现腹膜后前后径/腹腔前后径比值较大，肾静脉、下腔静脉受压明显。

四、诊断

1.ACS 的诊断通常包括：①腹内压（IAP）>20mmHg；②合并 1 个或多个新发生的

器官功能衰竭；③采用腹腔减压后器官功能明显改善。

2.临床上有下述表现者往往提示可能存在 ACS：①急性腹胀和腹壁紧张；②液体复苏后心率加快和（或）血压下降；③气道峰压（PIP）逐步增加，出现低氧血症必须增加吸氧浓度；④出现少尿或无尿，液体复苏后应用利尿药无效。

五、腹内压的监测

直接法是一种创伤性检查，在腹腔高压操作时存在危险，临床上基本不使用。

间接法有以下几种：①胃内测压法，容易受胃内气体影响，误差较大；②下腔静脉测压法，由于本法有侵袭性，偶可并发静脉血栓形成，重复性差，应用不够方便，临床上较少应用；③膀胱测压法，膀胱是腹膜间位器官，膀胱壁良好的顺应性能很好地反映腹内压力的改变。易操作、重复性好，被认为是测量腹内压的金标准。具体方法是向膀胱内置 1 根 Foley 导管，排空膀胱，注入 50~100ml 生理盐水，通过"T"形连接或三通接头导管与测压器连接。患者仰卧，以耻骨联合为点，水柱高度即为腹内压（1kPa=10.2cmH$_2$O）。但部分患者结肠上区水肿、渗出严重，上腹张力很高，而下腹张力基本正常；或胰腺炎病变局限，腹膜后水肿、渗出严重，但游离腹腔内压升高不明显，此时膀胱内压测定正常不能排除 ACS 的存在，必须结合临床和其他检查才能明确诊断。

六、预防

1.积极治疗原发病，避免诱发因素。

2.动态监测腹内压。

3.液体治疗。尽量减少液体尤其晶体输注量可减少由于脏器水肿、血管内液体向组织间隙渗漏增加导致的 IAP 增高趋势。

4.对于行腹部手术治疗的患者，当具有 IAH 的多项危险因素时，可采用临时关腹，待 IAH 的诱发因素解除后再缝合腹腔。

5.其他监测。观察和监测患者意识、呼吸频率、血氧饱和度、血气分析、心率、平均动脉压、中心静脉压、每小时尿量、出入量，胃黏膜 pH、乳酸、肌酐、尿素氮，及早发现 ACS 的征象，及时对症处理。其中 IAH 与 Starling 定律不相符，一般情况下，PAWPXVP 升高，CO 下降，意味着液体过多，应快速利尿和限制液体，但在 IAH 情况下则相反，应积极实施液体复苏。右心室舒张末期容积指数（RVEDVI）是该情况下反映血管内容积的较好指标。

6.预防栓塞，尤其 DVT 的发生。

七、治疗

1.监测　ICU 内进行监护与治疗，常用措施包括生命体征、IAP 和血流动力学的监测。

2.体位　腹内压的监测患者一般取仰卧位。最近经常用床头抬高预防吸入性肺炎的发生，但这种体位的改变反而可以增加 IAP，床头提高>20°腹内压增高 2mmHg。ARDS 俯卧位通气同样会增加腹内压。

3.液体复苏　一般情况下，PAWP 和 CVP 升高，CO 下降，提示液体过多，应予立即利尿。但在 IAH/ACS 时则相反，要求给予液体输入，而不是利尿。

4.机械通气　由于气管内压力升高，患者易发生高碳酸血症、肺泡萎陷、功能残气量下降、肺内分流升高。因此，要求降低患者的潮气量，并采用压力控制机械通气，推荐使用呼气末正压（PEEP）。

5.奥曲肽　使用奥曲肽不仅可减少胃肠道消化液分泌从而降低 IAP，还可以通过抑制中性粒细胞浸润而减轻腹内脏器灌注时的氧化损伤。

6.肌松药物　通过松弛腹壁来降低 IAP，尽管近期效果较好，但患者此后可死于严重的感染和心肺并发症。

7.胃肠动力药　肠梗阻时肠腔内的气体和液体会导致腹内压升高和 ACS 的发生。胃肠动力药.如红霉素、甲氧氯普胺（胃复安）、新斯的明可以帮助清空肠内容物和减少腹腔容积。但至今为止，仍未有明确获益的循证医学证据。

8.血液滤过　床旁血液滤过治疗 ACS 取得好的效果。通过对流或吸附.血液滤过可降低炎症介质浓度和减轻机体炎症反应；同时通过过滤作用可减轻腹腔内脏器和腹壁水肿，从而可以降低 IAP。

9.穿刺引流　患者存在明显的腹腔内积液时可在 CT 或超声的引导下进行腹腔穿刺。存在明显的腹膜后液体积聚时，也可腹膜后穿刺引流。

10.开腹减压手术　分为 3 个阶段：①打开腹腔，控制出血和（或）腹腔污染，腹部临时封闭；②主要是恢复重要器官的生理功能，给予有效复苏、复温；③待生理正常，处理好伤口即最终闭合腹腔。

11.多种模式的临时关腹　①毛巾钳夹封法；②波哥大袋法；③聚丙烯网；④真空辅助技术。真空辅助技术其优点是使腹腔与外界隔开，对肠管起到了保温、保湿作用，减少腹壁和肠道之间粘连的形成，有助于更好延期腹腔闭合；持续的负压利于炎症和水肿的消退，大大减少换药次数，也减少院内感染发生率；负压提高组织灌注，促进局部血流量和组织氧合，并刺激肉芽组织的形成，加速伤口愈合。

（古长维）

第十节　急性肠功能衰竭

一、肠功能衰竭与肠黏膜屏障损害的综合概念及病理生理

肠功能衰竭（gut failure）是近年来被医学界日益重视的一项新的概念。当肠道的消化和吸收功能不能满足人体的营养需要时，称为部分性肠功能衰竭；当肠道完全丧失消化和吸收功能时，称为急性肠功能衰竭。

应注意的是，目前对器官"衰竭"的定义标准尚未统一，并因此影响到诊断、治疗及疗效判定。美国危重医学会等组织曾就多脏器功能衰竭（multiple organ failure，MOF）等有关问题进行讨论，提出"衰竭（failure）"的确切含义应指器官出现严重的不可逆损害，即最严重的功能障碍（dysfunction）。从出现轻度器官功能障碍到最终发生衰竭，中间要经历一段过程。临床治疗（包括肠外与肠内营养支持）的目的在于防止与逆转这一过程。因此，该学会建议采用"器官功能障碍（organ dysfunction）"替代"器官衰竭（organ failure）"。但无论如何，对器官功能障碍的早期诊断及鉴别诊断都有极为重要

的意义。

　　肠道作为人体的消化器官，在维持机体正常营养中起着极其重要的作用。肠黏膜面积约 $10m^2$，在某些情况下是细菌及毒素侵入人体的危险通道。在创伤、手术、放疗、化疗、严重感染、重症胰腺炎等应激状态或长期进行胃肠外营养的情况下，肠道黏膜的结构和功能可能受到严重的损害，表现为肠黏膜萎缩，肠黏膜通透性增高。在创伤和重度感染的患者，因炎性介质和细胞因子的介导及细菌内毒素的作用，肠黏膜水肿，肠系膜血管收缩，血流量减少，并加速细胞凋亡，导致肠功能衰竭。

　　发生肠功能衰竭后，肠道的消化和吸收功能完全丧失，肠液大量排出，造成脱水，可出现肠粘连及细菌和毒素移位。进一步加重时，常合并肠梗阻，肠液排进第三间隙及腹腔，造成体液丢失，细菌和毒素移位，可发展成为肠源性败血症，造成内源性感染。临床上出现不规则高热，血细菌培养阳性，并可导致多脏器功能衰竭（MOF）或败血症而危及生命。这些病人常需肠外与肠内营养治疗，但长期使用又可加重肠屏障损害；早期诊断肠屏障损害有重要临床意义。

二、肠功能衰竭及肠黏膜屏障损害的诊断

　　国外临床研究肠屏障功能有近十年的历史（德国，荷兰的少数单位），他们采用肠黏膜通透性判断病人的肠屏障功能。我们从 1992 年开始肠黏膜通透性的动物研究，应用乳果糖和甘露醇研究肠黏膜通透性变化。1996 年开始的临床研究发现大型手术 6 天后的病人中，60%的肠黏膜通透性升高。

　　目前临床上采用乳果糖和甘露醇比值（L/M）和周围静脉内毒素测定。其原理为：乳果糖和甘露醇在肠道内的吸收途径不同。乳果糖的分子量为 342（0.92nm），它主要通过小肠黏膜上皮细胞间的紧密连接而吸收；而甘露醇的分子量为 182（0.67nm），主要通过小肠上皮细胞的细胞膜上的水溶性微孔而吸收。二者在小肠内不代谢，故从肠道吸收入血，然后由血中排除时，可在尿中进行准确和定量测定，并由此反映出其吸收量。肠道黏膜屏障损伤导致上皮细胞间的结构发生改变而使通透性增加，这可造成乳果糖的吸收量增加；而从细胞膜途径吸收的甘露醇的吸收量并无大的变化。因此，尿中乳果糖和甘露醇比值（L/M）升高。

　　该方法的优点在于可排除一些常见因素，如胃排空时间、肠蠕动大小、肠黏膜表面积大小、心输出量、肾排出量和尿液收集误差等对测定结果的影响。

　　如没有皮肤、呼吸道及泌尿道损害，则内毒素与细菌移位的最大可能来自肠道。为进一步确定内毒素来自肠道内细菌，正在研究采用 PCR 技术检测血中可能存在的肠道细菌以辅助诊断。

三、肠黏膜屏障损害所致毒素及细菌移位的鉴别诊断

　　1.呼吸道黏膜屏障损害亦可产生与肠黏膜屏障损害相似的毒素细菌移位，临床上区分二者有一定难度。近一年来，我们正在发展用 PCR 技术发现血中细菌的 DNA 片断，并找出菌种（如大肠杆菌等），有助于区别细菌的来源。

　　2.泌尿道黏膜屏障损害与肠黏膜屏障损害症状相似，但患者有泌尿系感染症状，可表现为膀胱炎、肾盂肾炎或无症状菌尿等。膀胱炎有尿频、尿急等膀胱刺激征，有时伴有耻骨上疼痛，偶然可有肉眼血尿（出血性膀胱炎）。肾盂肾炎尚有高热、寒战、腰痛等全身症状和肾区叩击痛等。多数病人有脓尿，尿细菌培养阳性，可用 PCR 方法帮助区

别细菌的来源。

3.胆道感染所致菌血症及内毒素血症也可出现与肠黏膜屏障损害相似的毒素细菌移位，但患者原先存在胆道疾病。采用 L/M 方法可帮助区别毒素细菌入血的部位。

4.试验性治疗 采用谷氨酰胺和生长激素治疗后，如有效亦支持肠黏膜屏障损害的诊断。

（古长维）

第八章　泌尿系统急危重症

第一节　肾脏功能监测与评估

肾脏的生理功能包括：肾脏的排泄代谢产物功能、调节体液、维持水与电解质平衡、维持酸碱平衡、维持机体内环境稳定的功能、分泌多种内分泌激素、影响全身和肾脏自身的代谢功能。肾脏功能具有很大的储备能力，即使丧失半数的肾单位，剩下的健全肾单位仍可维护机体的正常生理功能。因此，现今任何一个单项的肾功能测定，所反映的只是肾脏的某一种功能状态，而不能反映其全貌。当出现某项检测异常改变时，则表明肾脏损害已达到一定程度，临床上应充分认识到这一点。

1.肾小球滤过率的测定　肾小球滤过率（GFR）是肾功能监测中最主要的一种方法，常用的有菊粉清除率、肌酐清除率、血清肌酐值测定、尿素氮检测等。"清除"一词是指血液流经肾脏时，肾脏将其血浆中所含的某种物质从血中清除，并从尿中排泄出去的能力。"清除率"是指单位时间内肾脏清除了多少毫升血浆中的该种物质，肾脏清除率的单位是每分钟多少毫升（ml/min），其计算公式为：

$$C = \frac{UV}{P}$$

其中，C 为清除率，U 为尿中的某种物质浓度，V 为每分钟尿量，UV 为每分钟某物质在尿中排出的总量，P 为血浆中该物质的浓度。

在尿液形成的过程中，肾脏的各种物质的清除方式不同，有的主要通过肾小球滤过，有的除肾小球滤过外还有肾小管的分泌或排泄作用，还有一些物质经滤出后再被肾小管重新吸收。因此，正常情况下各种物质的清除率不尽相同。由于菊粉极易滤过，不泄漏、不吸收，定量滤出尿液中，故菊粉清除率是测定 GFR 的最准确方法。

（1）菊粉清除率测定：将菊粉用量一次静脉注射，使血浆浓度达到 20~30mg/dl 时最有利于化学测定。注射剂量按重的 20% 计算即可。一次大剂量注射后，继续给予维持剂量，待血浆含量稳定后可收集 3~4 次尿液，两次留尿之间抽静脉血 1 次，计算每次 GFR 后，取其平均值。正常值男每分钟（124±26）ml/1.73m²，女每分钟（119±13）ml/1.73m²。

（2）内生肌酐清除率（Ccr）：内生肌酐清除率能较早地反映出肾小球功能损害，并估计其受损程度。在许多肾脏疾病的初期，血中各种氮质代谢物尚未升高时，内生肌酐清除率已开始下降，且可动态地观察病情的发展变化。由于肌细胞衍化内生肌酐的速度基本恒定，约 176.8μmol/（kg•d），故其血浆浓度、尿排泄量甚少变化。方法是收集 24 小时尿液，测定肌酐含量，并于集尿的开始和终末取标本各 1 次，测定血浆肌酐浓度，计算 Ccr。正常值男每分钟 110~150ml/1.73m²；女每分钟 105~132ml/1.73m²。

（3）血清肌酐值（Scr）和尿素氮（BUN）：体内肌酐生成量比较恒定，在稳定情况下血清肌酐值反映了肌酐产生的速度、分布量及排泄速度，测定血清肌酐值是每天了解肾小球功能最为常用的方法。正常人血清肌酐值约为 $88.4\mu mol/L$，男性和肌肉发达者可增高，肌肉特别发达者可达 $130\mu mol/L$，而特别消瘦者可降低至 $26.5\mu mol/L$，剧烈的肌肉活动或肌肉组织炎症、坏死时，血清肌酐值可升高。另外，还与年龄有关。BUN 易受肾外因素影响，如高蛋白质摄入、消化道出血、机体高分解代谢状态等，应予注意。

BUN/Scr 之比值正常为 $10：1$（单位为 mg/dl），在高蛋白饮食、高分解状态、脱水、血容量不足、肾缺血、内出血、急性感染等情况下，其比值可以增高；在低蛋白饮食或去蛋白饮食、肝功能不全蛋白质合成障碍时则其比值可以降低。此比值变化可助鉴别肾前性及肾性氮质血症。当发生氮质血症且 BUN/Cr 增高时，常说明此氮质血症系肾前性因素引起；氮质血症伴 BUN/Cr 下降时，多为肾脏本身实质性病变所致。尿素氮在肝内由蛋白质及氨代谢合成，它与肌酐不同，肌酐的产生比较稳定，而尿素氮的生成易受诸多因素的影响，故不能作为一个非常基本的 GFR 标志，但在严重肾衰时尿素氮清除率仍可作为 GFR 的标志。

2.肾脏血流量　肾脏血流量（RBF）是由某些物质的最大清除率来推算出来的单位时间内流经肾脏的血流量，即肾有效血流量。如某一物质既可从肾小球滤过，又可从肾小管排出，其清除率是肾小球滤过和肾小管分泌或排泄的综合。如肾脏能在一次血流中将该物质完全自肾动脉血中清除掉，这即为肾脏的最大清除率。因为肾脏只能清除流经肾脏的血液中的该种物质，故从对这种物质的最大清除率便可推算出肾血流量。临床可以根据碘锐特、对氨马尿酸等的清除率来推算肾脏有效血流量。由于对氨马尿酸不进入血细胞，故更为准确。其清除率正常值为 $600\sim800ml/min$，按血细胞比容算出正常肾有效血流量为 $1200\sim1400ml/min$。因为对氨马尿酸大部分是由肾小管排出，所以它的清除率又提示了肾小管的功能状况。

3.肾小管功能监测

（1）尿β_2-微球蛋白测定：血循环中的β_2-微球蛋白（β_2-MG）可由肾小球滤过，其中 99.9%在近曲肾小管重吸收，而且经肾小管上皮细胞吞饮作用在细胞内分解成氨基酸而吸收于血中。不会因为重吸收的量的不同而影响血中浓度。滤出的β_2-微球蛋白只有0.1%从尿中排出体外，故含量极微。由于β_2-微球蛋白主要在近曲肾小管吸收处理，所以尿中微球蛋白含量是反映肾脏近曲肾小管功能受损非常敏感和具有特异性的指标。各种肾小管间质病、重金属中毒性肾脏病、各种肾毒性药物的肾脏损害时，尿中β_2-微球蛋白可明显升高。正常值$<100\mu g/g$ 肌酐。另外应当注意，在某些肿瘤、各种身体免疫性疾病、妇女妊娠等情况时，尿中β_2-微球蛋由可以因血液中浓度的增高而增高。

（2）尿酶测定：相对分子质量小于 6000 道尔顿的血清酶经肾小球滤过后，绝大多数在肾小管被重吸收。当血中此酶升高时，尿中此酶增多可视为肾小球滤过增多，超过肾小管回吸收的能力所致；如血液中此酶含量正常，尿中出现此酶时则表明有肾小管功能受到损害。因而，测定尿中某些酶类的含量可作为监测肾小管功能状态的一种指标。常用的有以下几种：

①溶菌酶正常血浓度为 $3\sim30\mu g/ml$，尿中小于 $2\mu g/ml$。

②N-乙酰-β-氨基葡萄糖酶（NAG）：是一种溶酶体，肾小球功能正常时，尿中的

NAG 来源于肾小管。因而，尿中 NAG 活性升高表明有肾小管功能损害的存在。

③丙氨酸氨肽酶（AAP）：不能通过肾小球滤过，尿中 AAP 主要来源于肾脏的近曲肾小管上皮细胞。故任何原因的肾小管损害，均可导致尿中 AAP 活性的增高。

④乳酸脱氢酶（LDH）：乳酸脱氢酶在肾脏实质性病变中，其尿中活性可见升高，但缺乏特异性。

（3）肾小管最大重吸收量和最大排泄量：临床上可以测定肾小管最大重吸收量和最大排泄量来观测肾小管的功能状态和有效肾小管数量。例如：血浆葡萄糖浓度为 100mg/dl（5.5mmol/L）时，尿中无葡萄糖排出，如按生成原尿 125ml/min 计算，此时有 125mg 葡萄糖随原尿滤出，因而近曲肾小管也就全部同量地重吸收了这些葡萄糖。如果人为地使血中葡萄糖浓度提高，原尿中滤出的葡萄糖增多，肾小管重吸收的葡萄糖亦随之增加。当达到一定高限浓度的血糖水平时，肾小管即不能够将滤出的葡萄糖全部进行重吸收而有一部分葡萄糖随尿排出，这时血中浓度的数值即为葡萄糖这种标志物的最大重吸收量。

最大排泄量的测定常采用对氨马尿酸排泄监测法。当血浆中对氨马尿酸的浓度达到 50mg/dl 时，肾脏清除对氨马尿酸的能力已达最大水平，继续提高对氨马尿酸的血浆浓度亦不能增加每分钟的排泄量，此时排出的量即是对氨马尿酸的最大排泄量。

临床进行此项检查，如肾小管的最大重吸收量和最大排泄量降低，提示肾小管功能的受损或功能缺陷。如血中葡萄糖水平正常，而尿中出现未重吸收的葡萄糖，说明肾小管功能缺陷、肾糖阈值降低而出现的肾性糖尿。

（陶宁）

第二节　尿液的监测

进行尿液的检查和监测在临床上最常用且简便。尿液数量和化学成分上的变化，反映了饮食情况、肾脏功能和体内物质代谢的变化。因此的数量、物理性状和化学成分的检测对临床疾病的诊治具有十分重要的意义。

（1）尿量：尿量受膳食性质、水分摄入量、外界气温等多种因素的影响而有所增减。一般情况下正常成人尿量为 1000~2000ml/d，当 24 小时尿量经常大于 2500ml 时即为多尿，可见于尿崩症、糖尿病、肾小管间质性损害、急性肾小管坏死的多尿期等。如 24 小时尿量小于 400ml，或每小时尿量小于 17ml 称为少尿。24 小时尿量小于 100ml 称为无尿，是急性肾衰竭十分重要的早期表现和诊断指标。有时虽然 24 小时尿量大于 800ml，但尿素氮、肌酐等呈进行性升高，则见于非少尿型急性肾衰竭。

（2）尿比重：正常人 24 小时混合尿液的比重为 1.010~1.025，尿比重的检测可反映出肾脏对于水分的吸收功能。尽管其检查结果易受饮水量、出汗等因素的影响，但在某些情况下如急性肾小管坏死等，对其诊断和鉴别仍有重要意义，且因测定方法简单便捷仍为临床所用。

（3）尿糖和酮体：尿糖和酮体检测为临床常用的尿液检查项目。尿糖阳性是诊断糖尿病的重要依据，但应排除非糖尿病因素所致的尿糖阳性；尿中酮体阳性是糖尿病酮症酸中毒的主要特征，但应考虑到其他情况下脂肪动用加速、肝脏酮体生成增多的原因，如饥饿、剧烈运动、妊娠等因素。

（4）尿酸碱度（pH）：正常尿液 pH 一般为 5 最低为 4.4，最高可达 8.2。尿液的 pH 变化与进食的食物成分关系甚大，进食富于蛋白质的食物如瘦肉类、蛋类等，在体内生成硫酸、磷酸等，尿酸性增加，pH 降低。如进食富含有机酸盐的水果、蔬菜等，由于碱性物质的排出增加，故尿液的 pH 可见增高。

5.放射性核素在肾功能监测中的应用　放射性核素应用于肾脏病的诊断和肾脏功能监测已有 40 余年历史，随着科学技术和仪器设备的不断发展和进步，放射性核素检查技术已形成了一门独立的学科，称为核医学科。可选用不同的放射性核素对不同的组织器官进行检查和功能监测。在肾脏监测方面，肾脏的各种显像方法可显示出肾脏生理情况或病理情况下的形态和功能变化，为临床诊断疾病和动态观察病情变化提供了更为直观和准确的依据。常用的放射性核素检查有关项目简介几种如下：

（1）肾有效血浆流量（ERPF）和肾小球滤过率（CFR）：本法简便快捷，患者不需要反复抽血和收集尿液，检测结果与经典方法基本一致。

（2）肾动脉灌注显像：可观察了解肾脏实质病变的血供情况，观察肾脏移植手术后植入肾脏的血供情况，分肾观察、有无肾动脉的狭窄等。

（3）肾动态显像：本项检查可监测分侧肾功能变化、单侧肾脏血管的狭窄情况、有无尿路梗阻及其部位和程度，亦能观察肾脏移植术后植入肾的情况等。

（陶宁）

第三节　血液净化技术

血液净化在医学史上是一门年轻的学科，是近年来在透析疗法的基础上发展起来的系列疗法。当初主要治疗尿毒症，但很快扩大到其他领域，特别是一般疗法无效的顽固性疾病。随着科学的进步，将会出现越来越多的血液净化新技术，许多难治性疾病都可能通过各种新型的血液净化手段来处理。

一、血液透析

血液透析（hemodialysis，HD）是将患者的血液与透析液同时引入透析器半透膜两侧，通过扩散、对流、吸附、渗透、超滤等作用清除体内毒素和过多的水分，同时也可补充必需的物质。HD 可替代正常肾脏的部分功能，是治疗急、慢性肾衰竭最有效的措施之一。

（一）适应证

1.急性肾衰竭　急性肾衰竭行 HD 时指征可适当放宽。

（1）心力衰竭、急性肺水肿。

（2）高钾血症，血钾>6.0mmol/L 或心电图提示高血钾。

（3）高分解代谢状态，每日血钾升高>1~2mmol/L，血尿素氮升高>6mmol/L，血肌酐升高>177pmol/L，血碳酸氢盐下降>2mmol/L。

（4）无尿 2d 或少尿 2d 以上。

（5）血尿素氮>17.9mmol/L，血肌酐>442pmol/L。

2.慢性肾衰竭　对于何时开始透析治疗，目前尚缺乏统一标准，尤其是对症状不明显者。目前提倡早期透析，预防各种并发症的发生。

（1）内生肌酐清除率 5~10mL/min（正常为 76~1O2mL/min）。

（2）血肌酐>442μmol/L。

（3）高钾血症。

（4）代谢性酸中毒。

（5）水潴留、心力衰竭、尿毒症性心包炎等。

3.急性药物、毒物中毒

4.其他　如高尿酸血症、高胆红素血症、肝性脑病、银屑病等。

（二）相对禁忌证

（1）低血压[收缩压<10.7kPa（80mmHg）]，休克。

（2）严重高血压[收缩压>26.7kPa（200mmHg），舒张压>17.3kPa（130mmHg）]。

（3）严重出血。

（4）严重心力衰竭、心律失常。

（5）其他，如严重感染、脑血管意外等。

（三）装置与方法

HD 的装置包括透析器、透析液供给装置、自动监视装置三部分。透析膜是透析器的关键部分，可分为纤维素膜和聚合物膜两大类。

透析液必须用净化纯水配制，电解质、葡萄糖等成分和浓度与正常血浆相似，渗透压略高于血浆，pH 值略偏碱性。

急诊透析时，多采用留置静脉插管、动静脉外分流（外瘘）、直接穿刺动静脉等建立临时血管通路。动静脉内分流（内瘘）是维持性 HD 最常用的血管通路。

（四）并发症

（1）失衡综合征：主要表现为神经系统症状，如头痛、恶心、呕吐、烦躁、震颤、嗜睡，甚至惊厥、昏迷等。

（2）首次使用综合征：主要是过敏现象。

（3）心血管系统并发症：如低血压、心力衰竭、心律失常、心绞痛等。

（4）贫血。

（5）透析性骨病。

（6）其他：如出血、急性溶血、发热、空气栓塞、透析性脑病、透析性周围神经病变等，

二、血液灌流术

血液灌流术（hemoperfusion，HP）是血液净化技术之一，使患者的动脉血流经体外的吸附装置，靠吸附作用清除血中外源性或内源性毒物，从而达到血液净化的作用，经灌流器后的血液再经导管从静脉流回体内。

（一）适应证

1.药物过量和毒物中毒　一般认为，急性中毒出现下列情况时，应及时进行血液灌流。

（1）严重中毒导致低血压、低体温、低通气等。

（2）长时间昏迷伴有肺炎或慢性阻塞性肺病等。

（3）其他治疗方法实施后仍呈进行性恶化者。

（4）具有迟发毒性的毒物中毒或药物具有继续吸收可能者。

活性炭具有强大的吸附能力，所以血液灌流可清除多种药物和毒物，如有机磷、有机氯、洋地黄类、安眠药、解热镇痛药、三环类抗抑郁药、奎尼丁类、茶碱、抗肿瘤药、抗结核药等。

在清除蛋白结合率高、脂溶性高的药物或毒物时，血液灌流优于 HD，而对非脂溶性伴酸中毒的药物中毒时血液灌流的解毒作用则不如 HD。

2.尿毒症　血液灌流能有效清除肌酐、尿酸、酚、吲哚及多种中分子物质，但不能清除水分、尿素、磷、钾等。联合应用血液灌流与 HD，可取长补短，增强治疗效果，对尿毒症周围神经炎、尿毒症性心包炎等症状有明显的改善作用。

3.肝性脑病　有学者应用血液灌流治疗肝性脑病，发现可提高存活率。但目前对于其疗效仍有较多争议。

4.其他　可治疗某些风湿病（如系统性红斑狼疮）、皮肤病（如银屑病）、甲状腺危象、精神分裂症等。

（二）装置和技术

1.装置　血液灌流的回路与 HD 的回路相似。灌流器由吸附剂、微囊膜和灌流罐组成。常用的吸附剂有活性炭和树脂两种。

2.技术要点

（1）血管通路：情况紧急时可采用直接穿刺动静脉、留置静脉插管或动静脉外瘘；须多次血液灌流或并用 HD 时，多采用动静脉内瘘。

（2）操作方法：将灌流器垂直固定，置于相当于患者右心房水平，且动脉端向下，静脉端向上。将动脉管道连接灌流器的动脉端，静脉管道连接静脉端。回路灌填后进行肝素化，首次量为肝素 1~2mg/kg，以后每小时追加 8~10mg。应根据试管法凝血时间调节用量，灌流结束前用等量鱼精蛋白中和。血流量一般控制在 100~200mL/min，如循环衰竭，血压过低致流速不佳者可用血泵推动灌流。灌流一般持续 2~3h。术中应严密观察血压、呼吸、脉搏、体温等情况。

3.并发症　主要的并发症是血小板减少所引起的出血，其他如低血压、热原反应、微血管栓塞、肝素不良反应、心力衰竭等。

三、腹膜透析

腹膜透析（peritoneal dialysis，PD）是利用腹膜作为透析膜，向腹腔内注入透析液，通过弥散和过滤作用，清除机体代谢废物和过多的水分；同时由透析液中补充必要的物质，达到清除代谢废物和纠正水、电解质、酸碱平衡紊乱的目的。

（一）适应证

1.急性肾衰竭　指征同 HD。

2.慢性肾衰竭　指征同 HD。部分急、慢性肾衰竭患者，因出血倾向、急性心肌梗死、糖尿病等而无法耐受 HD 时，PD 尤为适用。

3.急性药物、毒物中毒

4.严重的顽固性水、电解质、酸碱平衡紊乱

5.其他　如急性出血性胰腺炎、急性广泛性腹膜炎、肝性脑病、银屑病等。

（二）禁忌证

PD 无绝对禁忌证，相对禁忌证如下：

（1）广泛腹腔内粘连。

（2）腹部皮肤广泛感染，无法置管。

（3）腹部新近手术。

（4）腹部有外科引流管。

（5）高度肠梗阻。

（6）腹腔内血管疾患。

（7）晚期妊娠、腹内巨大肿瘤、多囊肾等。

（8）腹部疝。

（9）呼吸功能不全。

（10）高分解代谢状态。

（11）长期不能摄入足量的热量和蛋白质。

（三）装置和方法

1.装置　PD 装置包括透析管、连接管、消毒装置、透析液及透析机。

（1）透析管：常用的有 Tenckholl 管等。采用穿刺或切开等方法，将透析管一端植入腹腔，置于膀胱直肠窝或子宫直肠窝，另一端留于腹壁外。

（2）连接管：连接透析管与透析液的管路，现多用"Y"形管、"O"形管。

（3）消毒装置：如紫外线消毒，使用 B 型钛接头、聚乙烯吡酮碘海绵保护接头等。

（4）透析液：现有多种配方，均需一定条件。

（5）透析机：电脑设定程序，自动进行透析治疗。某些 PD 方式需透析机完成。

2.方法

（1）间歇性腹膜透析（IPD）：每次腹腔保留透析液 1h，每日交换 10~20 次。适用于持续性非卧床腹膜透析的初始阶段。

（2）持续性非卧床腹膜透析（CAPD）：每次注入透析液 1500~2000mL，腹腔保留4~8h 后放出，每日交换 4 次。主要用于慢性肾衰竭。

（3）持续性环式腹膜透析（CCPD）：患者夜间休息时由透析机自动完成透析液交换 4~6 次，白天腹腔内放置 2000mL 透析液，患者可自由活动。

（4）夜间间歇腹膜透析（NIPD）：由透析机完成，每晚交换透析液 8~10 次，白天腹腔内不保留透析液。

（四）并发症

1.腹膜炎　主要的并发症，包括细菌性、真菌性、结核性、化学性腹膜炎等。

2.腹痛

3.腹透液外漏

4.透析管功能障碍，引流不畅

5.腹膜超滤功能减退　腹膜炎反复发作，溶质清除功效下降，水超滤功能减退。

6.丢失综合征　长期 PD 后，蛋白质、氨基酸、维生素及微量元素丢失。

7.水、电解质、酸碱平衡紊乱

8.其他　如高脂血症、肥胖、肺部感染、背痛、腹疝、心血管系统并发症等。

四、治疗性血浆置换

血浆除去（plasmapheresis）通常指小量（<1L）血药被除去。血浆置换（plasmaexchange）指大量血浆（1~10L）被去除，并代之以血浆替换液（血浆、白蛋白或其他代血浆），是将患者血液引入血浆分离器或分离机，使血细胞与血浆分离，弃去分离出的全部血浆或血浆中病理蛋白部分，补充一定量血浆、白蛋白或代血浆，借以清除有害大分子量物质及与蛋白结合的有害物质的一项技术。过去主要用于治疗各种难治性免疫疾病、代谢性疾病、神经系统疾病和血液病。近年来，随设备及技术进步，已逐渐进入危重病急救医学领域，成为清除循环中有害物质的重要方法。

（一）适应证

1.药物中毒　适用于清除与血浆蛋白结合度高的中毒的药物，这类药物不易被 HD 等除去。药物中毒应首选单滤膜血浆滤器。

2.败血症或感染性多系统脏器功能衰竭　这类疾病的患者血浆中含有多种有害物质，如细菌内毒素、激活的补体、白细胞介素-1、心肌抑制因子、肿瘤坏死因子、氧自由基及多种血管活性物质（如血管紧张素Ⅱ、血栓素）等。它们介导或直接损害机体细胞，是感染性多系统脏器功能衰竭的重要发病因素。因此，早期、彻底清除这些毒性物质，就有可能改善患者的预后。

3.代谢紊乱性疾病　可用血浆置换治疗的代谢紊乱性疾病包括家族性高胆固醇血症（血中 LDL 增高，相对分子质量为 2200000~2700000）、甲状腺危象（血中游离 T_4 增高，相对分子质量为 77000）、高黏滞度综合征及肝功能衰竭等。

4.免疫性疾病　免疫性疾病患者血中存在不同的大相对分子质量物质，清除或降低这些物质在血浆中的浓度，可缓解或中止病理过程，改善症状。这组疾病应首选双滤膜血浆分离器进行选择性治疗，以减少经济上的浪费。但在条件不足而患者病情又十分需要置换血浆时亦可应用非选择性血浆分离法。

（二）血浆置换术的种类

1.非选择性血浆置换术　该法系弃去全部分离出的患者血浆，清除存在于整体血浆中或与蛋白结合的毒性物质，可用单滤膜分离器或离心式血浆分离器完成。前者多用于危重病急救医学领域，后者主要用于免疫及代谢病，但从经济角度考虑，免疫性疾病的治疗以应用双滤膜型血浆滤器法为好。

2.双滤膜式选择性血浆置换　该法系第 2 个滤膜血浆分离器——血浆成分分离器。将从单滤膜血浆分离器或离心血浆分离器中分离出的血浆进行有选择性地再分离，将大相对分子质量溶质截留在血浆成分分离器内，通过管道弃去，将富含白蛋白的那部分血浆与第 1 次血浆分离时分离出的富含血细胞部分及置换液一起输还给患者，故这种方法又称双滤法。因这种方法可选择地去除血浆中大的相对分子质量物质，所以主要用于免疫性疾病。

3.冷滤法和冷沉淀法选择性血浆置换　此两种方法统称血浆冷沉淀技术。其工作原理为：在冷冻条件下，血浆中多种可能致病的大分子量物质（如免疫复合物、冷球蛋白、纤维蛋白原等）发生聚合，可用冷滤器（cryofilter）或沉淀法去除，从而达到清除某些大相对分子质量物质的治疗目的。冷滤法（cryofiltration）要求极为复杂，冷滤器也不易获得，难以推广应用。冷沉淀法是我国学者创造的一项新技术，用"沉淀"代替"过滤"。即将患者初次分离出的血浆密封冷藏于-30℃冰箱内72h，然后中速（-4℃，2000g）离心30min，将上清液与白色絮状物分离。白色絮状沉淀物经测定其主要成分为冷球蛋白、免疫复合物、纤维蛋白原及少部分γ-球蛋白，弃去这部分沉淀物，即清除了部分致病的大分子物质。上清液即为经过"净化"的血浆，可留待下次治疗时（复温）作为置换血浆使用。此法技术及设备要求均较冷滤法简单，易于推广。主要适应证为免疫复合物、纤维蛋白原等明显增高的免疫性疾病。

（三）注意事项

（1）注意变态反应，变态反应常与置换的血浆有关，应采取积极治疗。必要时应中止此项治疗。

（2）血流量不宜超过120mL/min。超过此量时血浆分离量并不增加，超过200mL/min，偶可发生溶血反应；低于30mL/min，则几乎无作用。

（3）进口跨膜压超过血流速2倍时，可发生溶血，进口跨膜压（inlet TMP）=Pbi−Pbl，式中Pbi=血泵后，血浆分离器进入管道处的压力；Phl=血浆腔室内的压力。

（4）治疗结束时，不能用空气驱尽整个系统中的余血，以防气栓。

（5）要有详细的治疗记录。

五、连续性肾脏替代疗法

连续性肾脏替代疗法（continuous renal replacement therapy，CRRT）是近年来血液净化治疗技术的一项重要发展。CRRT在重症监护病房（ICU）重症急性肾衰竭（acute renal failure，ARF）、系统性炎症反应综合征（systemic inflammatory response syndrome，SIRS）、多脏器功能障碍综合征、急性呼吸窘迫综合征（acute respiratory distress syndrome，ARDS）和急性坏死性胰腺炎治疗中的应用已越来越广泛，为其他危重患者的救治带来了新途径。其实际临床应用意义已远远超出了肾脏病的领域。

随着人们对ARF的病理生理和发病机制的研究及血液净化技术的不断革新，ARF的预后已有所改观。但直至最近其病死率仍在30%~70%，无并发症的ARF病死率仅为3%，而合并MODS者则预后极为凶险，传统HD技术未能缩短ARF的病程和降低死亡率。Kramer等在1977年首次提出了连续性动-静脉血液滤过（continuous arterio-venous hemofiltration，CAVH），并推荐在重点治疗单位首选以CAVH治疗重症ARF。1983年，Lauer等描述其独特的治疗机制，并将其用于危重患者，使ARF的治疗得到广泛应用。经过20多年的实践，CAVH技术已衍生一系列治疗方式，如连续性静脉-静脉血液滤过（continuous veno-venous hemofiltration，CVVH）、连续性动-静脉血液透析滤过（continuous arterio-venous hemodiafiltration，CAVHDF）、连续性静脉-静脉血液透析滤过（continuous veno-venous hemodiafiltration，CVVHDF）、连续性动-静脉血液透析（continuous arterio-venous hemodialysis，CAVHD）、连续性静脉-静脉血液透析（continuous veno-venous hemodialysis，CVVHD）及缓慢连续性超滤（slow continuous ultrafiltration，SCUF）。目前将这些治疗方式统称为CRRT。CRRT在治疗重症ARF，特别是无法应用传统透析疗法的患者更具有独到之处，而非其他透析方法所能比拟。因此，CRRT有广泛的应用前景。

（一）CRRT 的原理

1.CAVH　CAVH 是利用人体动、静脉之间压力差，驱动血液直接通过一个小型高效能、低阻力的滤器，血浆中的水分被不断滤出，以对流的原理清除体内的尿毒症毒素及水分，根据原发病治疗上的需要补充一部分置换液。CAVH 的原理与血液滤过（HF）相似，在模仿肾小球的功能上比 HD 进了一步。又由于它是连续滤过，故比 HF 更接近于人肾小球滤过功能，同时大大简化了治疗设备。

2.CVVH　清除溶质原理与 CAVH 相同，与 CAVH 不同的是采用静脉留置单针双腔导管建立血管通路，避免动脉穿刺的危险，应用血泵辅助进行体外循环。

3.CAVHDF 和 CVVHDF　CAVHDF 和 CVVHDF 是在 CAVH 和 CVVH 的基础上弥补 CAVH 和 CVVH 对氮质清除不足的缺点，每日加做 3~4h 透析，其原理是对流及弥散结合的治疗方式。

4.CAVHD 和 CVVHD　CAVHD 和 CVVHD 主要是以单纯弥散及少量对流原理清除溶质。

5.SCUF　SCUF 是一种缓慢的超滤，以对流的方式清除溶质。

（二）CRRT 的指征

（1）适用于任何原因 ARF 少尿期需静脉营养疗法。

（2）ARF 伴有 MODS，如 ARDS。

（3）体液负荷过多。

（4）心脏手术后。

（5）新近心肌梗死。

（6）败血症。

（7）对强心利尿无效的泵衰竭。

（8）容量负荷性心力衰竭和急性肺水肿。

（9）严重电解质紊乱、酸碱平衡失调，特别是代谢性酸碱中毒、高钠或低钠血症。

（10）药物及毒物中毒。

（三）CAVH 装置及操作方法

1.CAVH 装置　基本由动-静脉管路、血滤器及滤液计量收集器等组成。

2.操作方法及步骤

（1）血滤器的准备：①在无菌操作下将血滤器从无菌包装中取出，以动脉端向下的形式将血滤器固定在相当于患者心脏水平的支架上。此种方式有助于排尽微细血滤器中空纤维内的空气。②拔下血滤器血管入、出口处的保护盖并牢固接上血管管路。③夹住血管回路管，将滤出液管接在静脉端处的血滤器排液孔上，滤出液管的另一端接滤出液收集器。该收集器应低于血滤器 40~50cm。④将肝素泵接在动脉管路的肝素支管上。⑤配制肝素生理盐水（0.5 万~1 万 U/L）2000mL。先用 1000mL 由动脉管路滴入，滤液自滤出液管中流到收集器中（此过程需 5min）。然后夹住滤出液管，并放开静脉端血管管路上的夹子，继续滴注肝素生理盐水。与此同时应排除管路及滤器中的空气。然后夹住两端的血管管路，使肝素生理盐水停留在整个 CAVH 系统中。这段时间越长，肝素渗到中空纤维内的量越多，有利于防止中空纤维内的丝中血液凝固。

（2）建立血管通路。

（3）抗凝：滤器和管路先以肝素盐水预充。一般无出血倾向者用普通肝素抗凝，首剂 15~30U/kg，以 5~15U/（kg·h）维持，以使动脉端血液部分凝血酶原时间（PTT）维持在 45s，静脉端血液维持在 90s 为宜；也可用静脉端血液试管法凝血时间维持在 30~45min 作为抗凝指标。有出血倾向者用低分子量肝素，首剂 2000~4000U，追加 400~800U/h。依据抗 Xa 因子水平调整剂量，而 PPT 对调整低分子量肝素剂量无帮助。严重出血倾向和手术后患者，不用抗凝剂，定时生理盐水冲洗滤器和管路。

（4）将已准备好的 CAVH 系统与患者动静脉管路接通，如需排除原存留的肝素生理盐水，则可先开放静脉管路，只连接动脉管道；排空原液后再接通静脉管路；如不需排除原液，则可同时建立动静脉管路。建立循环后，开放滤出液管，计滤液量。

（5）置换液：置换液组成与 HF 应用者相同。输注途径大多采用后稀释法。用量依据临床需要，一般每小时计算一次滤出液量。在需要尽快清除过多体液者，应在滤出一定置体液，临床情况有所缓解后，再按需补充置换液。此外，与 HF 相同，亦应考虑氨基酸、激素等的丢失及补充问题。

（6）CAVH 过程中的监护：CAVH 操作简单，不需专职透析人员操作，但对患者需严格监护。密切监护与 CAVH 操作有关的问题：①超滤率下降。超滤率应>10mL/min，如<5mL/min，则应检查患者血压，管道有否扭曲，滤器有无漏血及滤液收集器位置等。并应监测血细胞比容，如血细胞压积过大，表明脱水过多；血黏滞度升高，应增加补液量。如患者收缩压>12kPa（90mmHg），且无上述异常而超滤率仍<5mL/min，则应计算滤过分数（FF%）。

如 FF% 为 20% 属正常状态，<20% 提示跨膜压不足或管路过长。如调整后 FF% 仍低于 20%，则有滤器内凝血可能，滤器内凝血时血流减慢，滤器内血液颜色黑暗，有时可见条纹，应予更换。②滤器破膜漏血。③患者出现体液电解质失衡、肝素过量性出血及感染等。

（四）CAVHDF

它是 1984 年意大利科学家 Rondo 首创的。即在标准 CAVH 的基础上，每日加做 3~4h 透析。方法为将每袋 4L 的透析液，自血滤器壁上的孔输入滤器内。搜集袋置于滤器下方 60~100cm。透析液流率以超过 200~300mL/min 为宜，过小则小分子物质清除差，过大则影响超滤效果。CAVHDF 对氨的清除可达 CAVH 的 3 倍，每小时可达 544~714mg。CAVHDF 是包括肾衰竭在内的多系统脏器官衰竭合并代谢紊乱者的理想血液净化方法。

（五）CAVHD

1.操作方法

（1）血管通路：与 CAVH 相同。

（2）机件组成：因血流阻力与通过导管的长度成正比，所以动脉连接用的管路应从实用出发，越短越好。在使用透析器之前应先用 2L 肝素化的生理盐水冲洗（肝素为 5U/mL），排除气泡。血液循环建立后，则需用温热的腹透液通过透析孔道，通常流速为 1L/h。用无钾透析液每天可丢失 129mmol 的钾。为了减少总体钾的丢失可用等钾透析液。收集透析液和滤过液的混合液，每小时计量一次。混合液量减掉透析液量即为超滤量。

2.抗凝及防凝　在连接体外循环之前，先给患者注射肝素 5000U，此后用肝素泵以

500~1000U/h 的速度，从动脉端注入。决定肝素治疗水平主要取决于体外循环中的血液凝固性。如果超滤率突然减少或回流管道血液颜色变深，则提示凝血，此时应调整肝素用量以防止凝血的发生。出血高危患者不适合用上述的肝素方法，可用低分子量肝素、前列腺素或局部枸橼酸盐抗凝。管路中血温降低能导致血黏度增高和血流减少，所以应使用短管路并注意加热、保温。在这方面 CAVHD 较 CAVH 有着更多的优点，在 CAVH 时用超滤导致滤器中的血细胞比容和血浆蛋白浓度增高，使血黏度增加而易于凝固。相反，CAVHD 时超滤较少，透析器中血黏度无明显增加，故不易凝固。

3.超滤量和透析液量　由于进行 CAVHD 时肌酐和尿素的清除主要是通过"弥散"，而不是依靠"对流"机制，所以并不像 CAVH 那样，需要极大的超滤量。其超滤率取决于患者接受静脉药物、高营养液或输血及血浆制品等需要的"空间"。小分子物质的清除率在超滤量<2.5L/d 时就可以达到满意的水平。因此 CAVHD 可以避免应用 CAVH 时为达到有效的清除而不得不需要用大量输液的困难。超滤液量的多少可用改变收集袋与血透器位置的方法调节。将收集袋放在血透器的同一水平或之上，跨膜静水压差减少。相反，降低位置可以增加两者之间的垂直距离，则超滤率即增加。透析液用量通常为1L/h。如将透析液流量增加到 50mL/min 左右，则可进一步加大溶质的清除率。超过此值，清除率不再增加。但实际应用中透析液的流率很少超过 30mL/h（2L/h）。为维持患者血清肌酐、尿素在可以接受的水平，甚至在高分解代谢的情况下，血浆尿素在 25mmol/L 以下，通常透析液的量不超过 1L/h。有高分解代谢患者，为保持血清尿素<30mmol/L，每小时需 2L 的透析液。如果过去每天用 1L/h 透析液能很好控制尿素氮骤然升高，则提示患者处于高分解状态，最大可能是发生了败血症。

4.磷及葡萄糖　进行 CAVHD 时有磷的净丢失。磷清除率平均为 21.3mL/min。透析液中无磷，而血磷可自由通过膜进行弥散而丢失，通过静脉补磷易于纠正。在进行 CAVHD 时有葡萄糖的净摄取，从而导致血糖增高，尤其是当透析液速度为2L/h 时。若腹透液中葡萄糖的浓度由 1.5%降到 0.8%，则可减少高血糖的发生。高血糖可以通过持续输入胰岛素得以纠正，但应密切观察血糖水平。由于 CAVHD 设备简单、操作简单，可以使患者在低血流量、低透析注流量和低超滤率的情况下于床旁进行，且可有效地清除水、尿素氮、肌酐及钾等，所以 CAVHD 又被称为 "无人工肾主机血液透析"是抢救危重病患者的重要手段，具有极广阔的发展前景。

（六）CVVH

本法与 CAVH 不同处为用静脉及血泵代替动脉血源，可避免穿刺及损伤动脉血管。血泵可使血流量达到 100~150mL/min。平均超滤率可达 11±3mL/min，尿素氮可维持在20~30mmol/L 可接受的范围内。

（七）CVVHDF

本法与 CAVHDF 不同处亦为用静脉及血泵取代动脉管路，优点亦为可避免损伤动脉血管。

（八）超滤泵辅助 CAVH（U-PCAVH）

与 CAVH 不同处为在滤液侧加用负压泵，以增加超滤率，增加小分子清除，其超滤率可达 400~1200mL/min。

（九）CRRT 在重症 ARF 中的应用

1.ARF 伴有心血管功能衰竭　重症患者最常见的器官衰竭是心血管系统。心血管系统的衰竭可由原发性心脏疾病、感染以及其他 SIRS 所致。IHD 明显加重心血管系统的负担，因为在肾脏替代治疗时循环血容量因超滤而减少，然后由间质水分再充盈。当再充盈量不能与超滤量保持一致，将使组织和细胞内水分不能进入有效血循环，从而不能缓解肺水肿及心力衰竭。另外，IHD 时小分子物质快速清除，使细胞外渗透压降低，水分由细胞外进入组织内和细胞内，进一步影响血管再充盈，临床表现为肺水肿加重。在这种情况下，血容量减少的人体生理代偿机制是增加心排血量，静脉和动脉血管收缩，血管床减少，使前负荷增加，从而提高血压。但是，在 IHD 这种代偿机制被破坏，其原因可能由于醋酸使血管扩张，使用生物不相容膜产生血管舒张介质，以及未完全阐明的与弥散相关的因素抑制了血管收缩。

在微循环中，由于毛细血管前血管收缩不完全，使静水压增高，也影响再充盈。危重患者的病理生理变化也进一步损害了这些代偿机制。SIRS 导致血管通透性增加和血管扩张，损伤了 IHD 时维持循环血量和血管收缩及再充盈功能，炎症介质和原有的心肌病变也限制了心肌收缩的储备能力。总之，大多数危重患者的心血管系统不能耐受 IHD 造成的负担。而 CRRT 由于缓慢和等渗性去除液体，甚至在休克和严重液体超负荷状态而必须去除大量液体者，也能保持血流动力学的稳定。CRRT 时能使外周血管阻力和心输出容量增加，清除炎症介质，改善心功能。此外，CRRT 还可以在任何时间内改善水和溶质的清除参数，能很快改善患者血流动力学的稳定性，有助于保护和恢复肾功能。

2.ARF 合并脑水肿　HD 中发生透析失衡综合征，由于血浆渗透压下降或脑内酸中毒，从而引起脑组织渗透压升高，使水分进入脑组织。病理改变是脑组织中水分增加。临床表现为中枢神经系统异常，表现为躁动、头痛、恶心、呕吐、抽搐、昏迷，甚至死亡。IHD 后，水分进入脑组织明显增加，而在持续性血液滤过时，脑组织水分保持稳定。如原发或继发缺血、代谢紊乱，如肝衰竭、创伤或手术导致的脑水肿时，IHD 可以导致致命性颅内压增高。CRRT 使血浆渗透压缓慢下降，从而可防止透析失衡综合征。因为 CRRT 血流动力学稳定，可进一步保护脑灌注压。所以，这就是 ARF 伴脑水肿的患者应该选择 CRRT 治疗的理由。

3.ARF 伴高分解代谢　尽管治疗 ARF 时对营养支持中所用的营养液成分有争议，但是对 ARF 高分解代谢型患者需要补充足够的热量和蛋白质的观点是一致的。防止机体进一步消瘦，因此需要输入大量液体。而在 IHD 中，由于血流动力学不稳定，需要限制液体，否则发生水肿，难以达到液体平衡。CRRT 可以安全和充分调控液体平衡，能接受全部肠外营养（TPN）所需要剂量。

ARF 伴高分解代谢状态，需要充分清除氮质代谢产物。不能充分控制氮质血症是 CRRT 的一个缺点，然而这个缺点仅在应用 CAVH 及 CVVH 时存在。CVVHDF 可以使尿素清除率增加到 $20\sim50\text{mL/min}$。充分控制氮质血症，可以影响 ARF 的预后。CRRT 能完成 ARF 患者营养支持需要高强制性液体输入，确保足够营养，从而可以达到极好的控制代谢异常状态。

ARF 应用 CRRT 系列治疗后，多尿期已不明显，出现所谓透析后少尿现象，尿量、尿钠已无助于判断是否度过少尿期。在连续治疗中的患者，血肌酐有无持续下降是唯一可靠的指标，如属间歇性净化治疗的患者，要观察每次间歇治疗前血肌酐升高的程度有否逐渐降低，以及尿肌酐是否逐渐增高等，这些参数是决定何时停止净化治疗的重要指标。

（陶宁）

第四节　急性肾损伤

近年来，国内外学者对于急性肾衰竭（acute renal failure，ARF）的概念进行了广泛而深入的论证。越来越多的研究表明，急性、相对轻度的肾损伤或肾功能受损，即表现为尿量与血液生化指标的变化，常提示将发生严重的临床结局。基于此，2005 年，国际肾病及重症医学界使用急性肾损伤（acute kidney injury，AKI）替代 ARF。

AKI 是指各种原因引起的肾功能损害，在短时间（数小时至数日）内出现血中氮质代谢产物积聚，水、电解质和酸碱平衡失调及全身并发症，是一种严重的临床综合征。

大量研究证明，肾功能的轻度改变即对预后产生影响，所以，提出 AKI 概念的意义在于早发现、早诊断、早治疗，改善 AKI 患者的预后。AKI/ARF 反映急性肾衰竭的整个发展过程，是同一个疾病的不同病理过程，而不是 2 个独立的疾病。

一、诊断标准

2002 年的一项调查显示目前关于急性肾衰竭的诊断标准有 30 余种，缺少共识，而且原有的诊断标准过于严格，范围过小，确诊的患者多属病程晚期，缺少预防价值，失去了改善预后的机会。所以，2002 年，ADQI（Acute Dialysis Quality Initiative）制定了 ARF 的 RIFLE 分级诊断标准，并得到广泛认可。RIFLE 标准依据血清肌酐（SCr）、肾小球滤过率（GFR）和尿量的变化将 ARF 分为 3 个等级，即危险（risk）、损伤（injury）和衰竭（failure），以及 2 个预后级别，即肾功能丧失（loss）和终末期肾病（end stage renal disease，ESRD），并发表于 2004 年，使 AKI 的定义和诊断标准化（表 8-1）。

2005 年 9 月，急性肾损伤网络（acute kidney injury network，AKIN）工作组，在 RIFLE 基础上对 AKI 的诊断及分级标准进行了修订，并将 AKI 分为 3 期，分别与 RIFIE 标准的危险、损伤和衰竭等级相对应，仍强调 SCr 和尿量的变化（表 8-1）。此修改是基于一些研究证据证实 SCr 的轻度变化，即上升 $26.4\mu mol/L$（$0.3mg/dl$），可使病死率上升 4.1 倍。

图 8-4-1　AKI 的 RIFLE 和 AKIN 诊断标准

	Scr 指标/GFR 指标	尿量指标
RIFLE 标准		
Risk	SCr 增加值≥基础值的 1.5 倍，或 GFR 降低>25%	<0.5ml/（kg•h）×6h
Injury	SCr 增加值>基础值的 2 倍，或 GFR 降低>50%	<0.5ml/（kg•h）×12h
Failure	SCr 增加值≥基础值的 3 倍，或 GFR 降低>75%，或 SCr≥354μmol/L，伴有急性升高>44μmol/L	<0.3ml/（kg•h）×24h，或无尿×12h
Loss	持续 ARF>4 周	
ESRD	终末期肾病>3 个月	
AKIN 标准		
1 期	SCr 增加值≥26.4μmol/L，或增加值≥基础值的 1.5~1.9 倍	<0.5ml/（kg•h）×6h
2 期	SCr 增加值≥基础值的 2~2.9 倍	<0.5ml/（kg•h）×12h
3 期	SCr 增加值≥基础值的 3 倍，或 SCr≥354μmol/L，伴有急性升高>44mol/L，或接受了 RRT	<0.3ml/（kg•h）×24h，或无尿×12h

1.AKI 诊断标准

（1）肾功能突然恶化（48h 内）。

（2）SCr 升高：绝对值>26.4μmol/L，或增加值>50%（基础值的 1.5 倍）。

（3）尿量减少：少于 0.5ml/（kg•h），至少 6h。

2.RIFLE 和 AKIN 诊断标准见表 8-4-1。

二、流行病学

实际上，AKI 是一个严峻的问题，很长时间以来，因为缺少有关 ARF 的统一定义，阻碍了对 AKI 流行病学正确的分析和比较。然而，RIFLE 分级诊断标准实现了对 AKI 流行病学的调查和研究。

按照 RIFLE 分级诊断标准，AKI 发病率为每年 2000~3000/百万人，2%~7%的住院患者可能会发生 AKI，超过 35%的 ICU 患者可能会发生 AKI，而且 5%~6%的重症患者会接受肾替代治疗（renal replacement therapy，RRT），AKI 发病率和需要 RRT 的比例持续增长。AKI 患者较非 AKI 患者住院时间延长，花费增加，是病死率增加的独立危险因素，而且，随着 AKI 病情的加重，其住院病死的风险随之增加，接受 RRT 的患者，病死率为 50%~80%。

三、病因及发病机制

1.病因　传统上将 AKI 的病因分为肾前性、肾性和肾后性，其中脓毒症、大手术、严重创伤、静脉应用造影剂及应用具有肾毒性的药物，如抗生素、化疗药，如顺铂等。虽然 AKI 的病因是多因素的，但脓毒症一直是 AKI 的首要原因，占 50%以上，而且脓毒症患者 10%~50%发生 AKI。

2.发病机制　AKI 的发病机制复杂，并且与特定的病因相关，现未完全阐明，主要矛盾是泌尿功能障碍，与下列因素有关。

（1）肾血流灌注减少：AKI初期存在肾血流量不足和肾内血液分布异常，肾皮质外层血流量明显减少，从而使肾小球滤过率降低。原有的血容量不足，常是缺血性损伤引起急性肾衰竭的先决条件。一些体内和肾内的体液因素，如儿茶酚胺释放增多、肾素-血管紧张素系统激活、激肽与前列腺素生成减少等介导血管血流动力学的异常变化，同时还有血液黏滞度升高、白细胞变形能力降低、白细胞对血管壁的黏附增加等血液流变学的变化参与。

（2）炎症反应、凋亡：传统的观点认为肾的缺血/低灌注即肾血流动力学的改变是脓毒症AKI的主要发病机制，但越来越多的研究证实，灌注在低动力血流动力学状态下可能是重要的，但是，在液体复苏后、高动力持续进展的脓毒症AKI中，可能不是关键性的；而炎症反应、细胞凋亡可能在脓毒症AKI的发病机制中起着关键作用，但是确切机制不明。

（3）肾小管阻塞：管型阻塞在缺血性肾衰竭及肾小管被血红蛋白或肌红蛋白阻塞所致的AKI的持续期，是导致肾小球滤过率降低的重要因素，而在肾毒物引起的AKI中，并不起主要作用，但可能是加重肾衰竭的因素。

（4）原尿回漏：对解释肾衰竭持续期中少尿的发生机制有较大的意义。

四、临床表现

AKI在临床上常是多因素的，它综合了包括脓毒症、肾低灌注和肾毒性药物等因素，临床病程典型可分为3期。

1.起始期　此期患者常遭受一些打击，例如低血压、缺血、脓毒症和肾毒素等，但尚未发生明显的肾实质损伤，在此阶段AKI是可预防的。但随着肾小管上皮细胞发生明显损伤，GFR进一步下降，临床上AKI综合征的表现变得明显，则进入维持期。

2.维持期　又称少尿期。典型的为7~14d，也可短至数天，长至4~6周。（JFR处于低水平，少尿为突出表现（也有的患者不出现少尿，称为非少尿型AKI），同时出现以下一系列表现。

（1）AKI的全身并发症：①消化系统症状，如食欲缺乏、恶心、呕吐、腹胀、腹泻等，严重者可有消化道出血；②呼吸系统症状，因容量过负荷，可出现呼吸困难、咳嗽、胸闷等症状；③循环系统症状，因容量过负荷，出现高血压、心力衰竭、肺水肿表现，因毒素滞留、电解质紊乱、贫血及酸中毒引起各种心律失常及心肌病变；④神经系统症状，出现意识障碍、躁动、抽搐、谵妄、昏迷等尿毒症脑病的表现；⑤血液系统症状，可有出血倾向及轻度贫血。

（2）水、电解质和酸碱平衡紊乱：可表现为①代谢性酸中毒；②高钾血症；③低钠血症；④还可以有低钙、高磷血症，但远不如慢性肾衰竭时明显。

3.恢复期　肾小管再生、修复，肾小管完整性恢复，GFR逐渐回复正常或接近正常范围，少尿型患者开始出现多尿表现。通常持续1~3周，继而逐渐恢复。与GFR相比，肾小管上皮细胞功能（溶质和水的重吸收）恢复相对延迟，常数月才能恢复。少数患者可最终遗留不同程度的肾结构和功能缺陷，进入慢性肾病期。

五、辅助检查

1.血液检查　可有轻度贫血、SCr、BUN进行性上升，血钾增高，血pH降低，血钠正常或降低，血钙降低，血磷升高。

2.尿液检查　尿蛋白多为±~+，常以小分子蛋白为主。尿沉渣检查可见肾小管上皮细胞管型、颗粒管型及少许红细胞、白细胞等；尿比重降低或增高；尿渗透浓度降低或增高；尿钠含量增高或降低等。应注意尿液检查结果受很多因素影响，如输液、使用利尿药、高渗药物应用等，要注意分析。

3.影像学检查　尿路超声影像对排除尿路感染、梗阻很有帮助，可以应用超声评价肾血流的变化；CT 血管造影、MRI 或核素检查可以评价血管有无阻塞；核素检查还可以评价肾灌注、GFR。

六、鉴别诊断

在鉴别诊断方面，首先应明确是否是在慢性肾病的基础上合并 AKI，慢性肾病表现为双肾缩小、贫血、尿毒症面容、肾性骨病和神经病变等；其次应除外肾前性和肾后性原因；在确定为肾性因素后，还要鉴别是肾小球、肾小管还是间质性病变引起。

1.肾性少尿与肾前性少尿鉴别

（1）病史及体格检查：有无肾前性因素，如体液或血容量降低所致低血压、充血性心力衰竭、严重肝病；有无肾性因素，如严重烧伤、创伤性休克、感染性休克、应用肾毒性药物治疗等。体格检查有助于鉴别诊断。

（2）补液试验：若考虑存在容量不足，可以补充一定量的液体，如复方氯化钠溶液或生理盐水 250~500ml，观察尿量的变化，如果尿量增多，提示是肾前性因素起着一定作用；但是，即使通过补液试验，患者尿量没有增加，除了考虑是肾性因素外，还要考虑可能存在心功能障碍所导致的有效循环不足，而这些患者的 AKI 可能要获益于尿液和利尿。

2.肾性 AKI 与肾后性尿路梗阻 AKI 鉴别　有结石、肿瘤或前列腺肥大病史患者，突发完全无尿或间歇性无尿；肾绞痛，胁腹或下腹部疼痛；肾区叩击痛阳性；膀胱出口处梗阻等所导致的膀胱区膨胀，均提示可能存在尿路梗阻的可能。超声影像和 X 线检查可帮助诊断。

3.不同疾病导致的肾性 AKI 鉴别　可根据各种疾病所具有的特殊病史、临床表现、化验异常及对药物治疗的反应做出鉴别诊断。肾活检常可帮助鉴别。

七、治疗

1.病因治疗　早期、及时纠正原发病是 AKI 治疗的根本。

2.预防避免 AKI 发生、发展，是改善 AK1 危重患者预后的最有效手段。因此，应尽可能地避免应用肾毒性药物，如万古霉素、阿米卡星、造影剂和乙酰水杨酸类药物，尤其是那些具有发生 AKI 高危因素的患者，如高龄、糖尿病、充血性心力衰竭和慢性肾病。保证肾灌注是预防 AKI 的关键，在进行容量、血流动力学管理时，应该进行实时监测。在保证灌注时要警惕容量过负荷。

3.纠正全身循环血流动力学障碍　对于 AKI 患者和具有发生 AKI 高危因素的患者，应该密切监测患者的血流动力学状态，以避免低血压加重肾损伤。在血流动力学管理中，应该密切滴定液体和血管活性药物的应用。

（1）如果不存在失血性休克，建议应用等渗晶体液进行扩容，而不是人血白蛋白和人工胶体。

（2）如果伴有休克，建议在补液的基础上加用血管活性药物，对于感染性休克，首选去甲肾上腺素，合并心功能不全者，可去甲肾上腺素与多巴酚丁胺联合应用，不建议应用多巴胺。血管加压素在那些对去甲肾上腺素抵抗的难治性休克中的优势越来越明显。

（3）对于那些感染性休克和具有高危因素的围术期患者，建议应用目标指导性管理策略，如早期目标指导性治疗（early goal directed therapy，EGDT），优化血流动力学和氧合指标，防止 AKI 发生和进展。

4.血糖控制和营养支持

（1）对于危重患者，建议应用胰岛素控制血糖，目标为 6.1~8.3mmol/L。

（2）AKI 患者，建议优先使用肠内营养，营养摄入量 83.7~125.5kJ（kg•d）。

（3）不需要限制蛋白质摄入，对于那些没有高分解代谢的、非透析患者，建议蛋白质摄入量 0.8~1.0g/（kg•d），接受 RRT 的患者，1.0~1.5g/（kg•d），需用持续肾替代治疗（continuous renal replacement therapy，CRRT）的患者.可达到 1.7g/（kg•d）。

5.其他药物应用

（1）利尿药：不建议应用利尿药来预防 AKI 的发生，利尿药应该用于那些伴有容量过负荷的患者。

（2）血管扩张药：不建议应用小剂量多巴胺以及非诺多泮、心房尿钠肽来扩张肾血管、预防和治疗 AKI。

6.纠正酸碱、电解质紊乱。

7.肾替代治疗

（1）RRT 开始和终止的时机。毫无疑问威胁生命的高钾血症、代谢性酸中毒、尿毒症性心包炎是开始 RRT 的绝对指征，而且在出现这些并发症之前尽早开始 RRT 会降低病死率，但是最佳时机仍然不能确定。无论是哪一人群的重症患者，"尿量的减少、液体正平衡的量、非肾脏器官衰竭的程度"等临床指标较其他指标相对可靠。其中，"非 AKI 重症患者"可能会获益于更早期 RRT，如重症感染、急性肝衰竭等。另外，终止 RRT 的时机也没有固定的指标，而需要根据患者的临床表现做出决定。

（2）对于那些血流动力学不稳定的患者，建议应用 CRRT。

（3）RRT 的治疗剂量。如果应用间断或延长 RRT，应该保证每周 Kt/V 达到 3.9，如果应用 CRRT，应该保证废液流速达到 20~25ml/（kg•h）。

（4）抗凝血。对于那些没有出血风险的患者，如果是间断 RRT，建议应用普通肝素或低分子肝素，如果是 CRRT，建议应用局部枸橼酸抗凝血，如果有禁忌证，可以应用普通肝素或低分子肝素抗凝血；如果有出血的高危因素，建议应用局部枸橼酸抗凝血。

八、预后

近年调查显示，AKI 病死率有下降趋势，AKI 患者如能存活出院，长期存活率好，能够逐渐恢复日常生活，但是，部分 AKI 患者肾功能不能完全恢复，特别是原有慢性肾病的患者，这也是导致 ESRD 的一个主要原因。

（陶宁）

第五节　泌尿系统结石

　　泌尿系统结石是肾、输尿管、膀胱及尿道等部位结石的统称，是泌尿系统的常见疾病之一。肾、输尿管结石称为上尿路结石，膀胱、尿道结石称为下尿路结石。多数原发于肾脏和膀胱，输尿管结石往往继发于肾结石，尿道结石往往是膀胱内结石随尿冲出时发生梗阻所致。泌尿系统结石的发生率，男性高于女性，肾与输尿管结石多见于20~40岁的青壮年，膀胱和尿道结石多发生在10岁以下儿童和50岁以上老年患者。结石引起尿路梗阻和感染后，对肾功能损害较大，尤以下尿路长期梗阻及孤立肾梗阻时，对全身影响更为严重，处理方法也比较复杂。

一、病因及发病机制

　　尿路结石大多在肾和膀胱内形成。上尿路结石与下尿路结石的形成机制、病因、结石成分和流行病学有显著差异。上尿路结石大多数为草酸钙结石。膀胱结石中磷酸铵镁结石与上尿路相比，更多见。

　　（一）尿路结石形成的因素

　　尿中形成结石晶体的盐类呈超饱和状态、尿中抑制晶体形成物质不足和核基质的存在，是形成结石的主要因素。

　　（1）全身因素：①代谢紊乱：甲状旁腺功能亢进症、甲状腺功能亢进症、痛风、皮质醇症等代谢障碍性疾病所致的代谢异常可使尿钙或尿酸排出增加、尿中晶体成分过多而形成结石，这类结石称为代谢性结石。②遗传性疾病：如原发性肾小管酸中毒、高尿酸尿症、高钙尿症等。③药物因素：过量维生素D、磺胺类药物、肾上腺皮质激素、维生素C、噻嗪类利尿剂等。④环境因素：自然环境和生活环境如高温、出汗多、饮水少；不良饮食习惯如饮用水中含矿物质成分过高；饮食成分和结构不合理等。⑤其他因素：年龄、性别、职业、长期卧床等。

　　（2）局部因素：①尿路感染：尿路感染时细菌分解尿液中的尿素产生氨，使尿液碱化，尿中磷酸盐等成分发生沉积形成结石；同时，细菌菌落、坏死组织等可成为尿中晶体物质附着的核心，也是促使结石形成的因素，这类结石称为感染性结石。②尿路梗阻：如尿道狭窄、前列腺增生、输尿管口囊肿等引起尿液引流不畅，尿液淤滞使晶体沉淀、聚合形成结石。③异物：如期留置尿管、手术缝线等成为尿液中晶体附着的核心而形成结石。

　　（二）尿结石成分及其性质

　　草酸钙结石，占75%，在酸性或中性尿中形成，质硬，粗糙，不规则，常呈桑椹样，棕褐色，磷酸钙、磷酸镁铵结石，占14%~17%，在碱性尿中形成，易碎，表面粗糙，不规则，灰白色、黄色或棕色，在X线片中可见分层现象，常形成鹿角形结石。尿酸结石，占6%，在酸性尿中形成，当尿中pH值>6.7时结石溶解，质硬，光滑或不规则，常为多发，黄色或红棕色，纯尿酸结石在X线片中不被显示。胱氨酸结石，占2%，在酸性尿中形成，尿 pH 值>7 时结石溶解，光滑，淡黄色至黄棕色，蜡样外观。

（三）病理改变

尿路结石所致之病理改变，与结石部位、大小、数目、继发炎症和梗阻程度等因素有关。主要表现为泌尿系统局部损伤、尿路梗阻和感染。

（1）尿路梗阻：结石部位不同引起梗阻的程度和扩张的范围也不同，肾、输尿管结石故容易在输尿管狭窄处停留，引起尿路梗阻。上尿路结石的梗阻常常引起肾积水和输尿管扩张，肾积水时，肾脏实质受到挤压，影响肾功能。下尿路结石可引起尿潴留或排尿困难，久之也可引起两侧输尿管扩张、肾积水，损害肾脏。

（2）感染：结石时损伤尿路黏膜导致出血、感染。在有梗阻时更易发生感染。二者互为因果，尿液引流不畅容易发生感染，感染加重了肾功能损伤。感染与梗阻反过来又可促使结石迅速长大或再形成结石，形成恶性循环。

（3）局部损伤：体积小的结石，可以在尿路内自由活动，容易损伤尿路局部黏膜引起充血、水肿、出血。体积大的比较固定的或鹿角形的泌尿系统结石，虽然疼痛感并不严重，但结石在局部长时间停留，反复刺激尿路黏膜，使上皮脱落，以至于结石与输尿管管壁形成粘连，严重的还可能引起癌变。

二、临床表现

泌尿系统结石临床表现差异较大，轻者无症状，典型者表现为疼痛和血尿，部分可出现尿频、尿急、尿痛等尿路感染的症状，严重者可导致尿路梗阻和肾功能损伤。因结石所在部位不同而表现各异。

（1）肾结石：①疼痛：疼痛的性质和程度与结石的部位、大小、是否出现梗阻等因素有关。当结石局限于肾盂肾盏时，疼痛症状多不明显，可表现为腰部隐痛或钝痛、胀痛，活动后加重；当结石脱落进入输尿管引起梗阻时，出现肾绞痛，起病急、疼痛剧烈，似刀割样，多伴有放射痛，疼痛从腰部向下腹部、腹股沟、会阴部放射，患者坐卧不安，大汗，恶心、呕吐，持续数分钟至数小时不等，发作后或有小的沙粒状结石排出，

②血尿：肾结石常伴有镜下血尿或肉眼血尿，常常在剧痛后出现，活动后加重。偶有大量血尿或无痛血尿。

③其他：结石合并尿路感染时，可有尿频、尿急、尿痛等；梗阻可引起肾积水，检查时发现肾脏增大或上腹部肿块；部分患者无任何症状，往往在体检时才发现。④叩击痛：体检时可有肾区叩击痛。

（2）输尿管结石：90%以上的结石原发于肾，下移至输尿管狭窄处而滞留。结石堵塞在输尿管中上段者，突发一侧腰部绞痛和镜下血尿，疼痛向同侧阴部及大腿内侧放射，可伴有恶心、呕吐、冷汗等，严重时发生休克。结石堵塞在输尿管下段者，可引起尿频、尿急、尿痛等膀胱刺激症状，体检时可有肾区叩击痛，有时沿输尿管走行部位有压痛，合并肾积水时可触及肾脏增大。

（3）膀胱结石：排尿突然中断，并剧烈疼痛，向外生殖器放射，伴排尿困难和尿频、尿急等膀胱刺激症状，经活动或改变体位后又能排尿。多伴有终末肉眼血尿，小儿患者排尿时啼哭不止，用手拉阴茎。前列腺增生患者继发膀胱结石时，排尿困难加重或伴感染症状，结石位于膀胱憩室时无症状。

（4）尿道结石：结石多来自膀胱，好发于男性。主要症状为急件尿潴留伴会阴部疼

痛。也可表现为排尿困难，尿线变细、点滴状排尿及尿痛。前尿道结石疼痛局限在结石停留处，后尿道结石疼痛可放射至会阴部或阴茎头。

三、实验室检查及其他检查

（一）实验室检查

（1）尿常规检查：可有镜下血尿、伴有尿路感染时出现脓细胞。

（2）血常规检查：不伴有感染时外周白细胞计数在正常范围，合并感染时内细胞计数升高，核左移。

（3）其他检查：肾功能测定、尿细菌培养，血钙、尿钙、尿酸、血尿酸盐测定等。

（二）影像学检查

（1）X线检查：腹部平片是诊断泌尿系统结石的主要方法，90%的尿路结石能在X线平片中发现。腹部平片上可显示结石的大小、部位、形状等。

（2）静脉肾盂造影：在腹部平片的基础上静脉肾盂造影，有助于了解结石所致肾脏结构和功能改变，静脉肾盂造影还可以确定肾积水的程度、肾实质的残存情况及有无尿路畸形。以上这些信息对选择治疗方式和预计治疗效果很有帮助。在经皮肾穿刺肾镜碎石前，静脉肾盂造影有助于穿刺入路的选择。

（3）逆行性尿路造影：逆行性尿路造影是静脉肾盂造影的补充，主要用于对静脉肾盂造影剂过敏患者，可清楚显示结石梗阻部位和输尿管、肾盂肾盏解剖异常。

（4）B超检查：B超检查具有无创伤性、可重复性、方便、准确性高等优点，已成为常规检查项目，可显示泌尿系统结石大小、部位、肾积水情况、肾实质有无变薄及尿路畸形。

（5）CT检查：能发现X线平片、尿路造影和B超检查不能显示的或较小的肾结石。

四、诊断要点

根据典型临床表现结合影像学检查即可基本明确泌尿系统结石的诊断及结石所在部位。

五、防治原则

根据结石大小、部位、数目、形状、有无梗阻、有无伴发感染、肾功能受损程度等选择有效的治疗方案。泌尿系统结石的治疗分手术、非手术和体外震波碎石几种方法。

（一）非手术疗法

非手术疗法一般适合于结石直径小于0.6cm、周边光滑、无明显尿流梗阻及感染者，对某些临床上不引起症状的肾内较大鹿角形结石，亦可暂行非手术处理。直径小于0.4cm光滑结石，90%能自行排出。

（1）大量饮水：不仅能增加尿量起到冲洗尿路、促进结石向下移动的作用，而且还可稀释尿液减少晶体沉淀。保持每天尿量在2000mL以上。

（2）调节饮食：含钙结石患者应限制牛奶、乳制品、巧克力等高钙食物摄入；多食用含纤维素丰富食物；草酸钙结石应少食浓茶、番茄、菠菜、芦笋等含草酸钙高的食物；尿酸盐结石不宜食用高嘌呤食物，如动物内脏。

（3）控制感染：伴有尿路感染者，根据细菌培养和药敏试验选用敏感抗生素。

（4）解痉止痛：对肾绞痛患者常用杜冷丁和阿托品，阿托品0.5mg及杜冷丁

50~100mg 肌内注射。

（5）调节尿液酸碱性：口服碳酸氢钠、枸橼酸钾等，以碱化尿液，对尿酸和胱氨酸结石的防治有一定意义。口服氯化铵使尿液酸化，有利于防治磷酸钙结石。

（6）感染性结石治疗：控制感染，取出结石。

（7）中草药治疗：常用清热利湿、通淋排石中药，如金钱草、海金沙、瞿麦、扁蓄、车前子、木通、滑石、鸡内金、石苇等。

（8）其他：经常做跳跃活动，或对肾下盏内结石行倒立体位及拍击活动，也有利于结石的排出。对体内存在代谢紊乱者，应积极治疗原发病。

（二）体外冲击波碎石

体外冲击波碎石是一种安全、有效、无创伤的新疗法。自从 1980 年首次应用体外冲击波治疗肾结石取得成功以来，这一方法发展迅速，通过 X 线检查、B 超检查对结石定位，将冲击波聚焦后作用于结石。击碎的结石随尿液排出或用内镜取出。大多数上尿路结石均采用此法，碎石成功率可达 90%左右。对具体患者的治疗，应根据患者年龄、结石大小、部位等，采用相应的碎石参数及辅助措施，以获得满意效果。

（三）手术疗法

结石引起尿路梗阻已影响肾功能或经非手术疗法无效，无体外冲击波碎石条件者，应考虑手术治疗。双侧肾结石先取手术简便安全的一侧；一侧肾结石，另一侧输尿管结石，先取输尿管结石；双侧输尿管结石先取肾积水严重的一侧。对有严重梗阻、全身虚弱不宜行较复杂的取石手术者，可先行肾造瘘。

术前必须了解双侧肾功能情况，有感染者先用抗生素控制感染。输尿管结石患者应在临手术前摄尿路平片做结石的最后定位。手术方式分为开放性和非开放性两种。非开放性手术有输尿管肾镜取石或碎石、经皮肾镜取石或碎石、腹腔镜输尿管取石、经尿道膀胱镜取石或碎石等。开放性手术目前临床少用。

（陶宁）

参考文献

[1]李卫国,陈开红,方勇,等.急性冠脉综合征患者介入治疗分析[J].实用心脑肺血管病,2011,19（10）：1717-1718.

[2]赵水英,王章明.早期肝性脑病患者的临床观察及中西医结合护理[J].中外医疗,2011,30（22）：151-152.

[3]孙晓梅,王宏杰,冯学亮.强的松等治疗242例肾病综合征分析[J].西北药物杂志,2011,26（5）：373-374,

[4]翟晓丹,单忠艳.甲状腺危象的处理[J].内科急危重症杂志,2011,17（2）：65-66.

[5]付学英,陈启亮.脑梗死患者158例治疗与护理体会[J].贵州医药,2011,8：766-767

[6]江荣林.危重症急性胃肠损伤学.杭州：浙江大学出版社,2017

[7]陈维萍主编.新编急危重症临床救治 上、下.长春：吉林科学技术出版社,2016

[8]李静艳主编.临床危重症救护与处理措施 上、下.长春：吉林科学技术出版社,2016

[9]辛美云主编.急危重症救护精要 上、下.长春：吉林科学技术出版社,2016

[10]张印明,鲍明征,沈凤娟等主编.实用急危重症医学.广州：世界图书广东出版公司,2014

[11]（美）诺布尔,（美）纳尔森著.急诊与危重症监护超声手册.成都：四川大学出版社,2015

[12]宋洁主编.急危重症护理学.北京：北京理工大学出版社,2013.

[13]蔡端,王炳生,张元芳.外科学.上海：复旦大学出版社,2006.

[14]陈金良,卫俊枫,张海军.心脏病急救学.北京：中国科学技术出版社,2007.

[15]陈孝平,刘允怡.外科学.北京：人民卫生出版社,2009.

[16]邓青南,敦振辉.老年呼吸系统急危重症学.北京：人民军医出版社,2009.

[17]丁自安,王明武.现代危重病诊疗学.北京：中国文联出版社,2006.

[18]高景利.临床急危重症学.天津：天津科学技术出版社,2008.

[19]郭祥坤.现代创伤急救学.北京：中国人口出版社,2008.

[20]胡富荣,胡淑华.刘丽,等.常见急危重症救护手册.武汉：湖北科学技术出版社,2007.

[21]黄怀宇,高绪胜,王建民,等.实用临床急救诊断治疗学.天津：天津科学技术出版社,2009.

[22]黄显凯.急诊医学.北京：人民卫生出版社,2009.

[23]黄艺仪,李欣,张美芬.现代急诊急救护理学.北京：人民军医出版社,2008.

[24]贾彩凤,黄志红.创伤与急救.开封：河南大学出版社,2009.

[25]菅向东.中毒急危重症诊断治疗学.北京：人民卫生出版社,2009.

[26]姜淑君,宋秀远,沈艳丽.常见急症的急救与护理.上海：第二军医大学出版社,2007.

[27]李汉忠,袁铭.泌尿外科急症诊断与处理.北京：中国协和医科大学出版社,2008.

[28]李亚洁.实用内科危重症监护学.北京：人民卫生出版社,2009.

[29]林雪清，季忠军，王晶，等.现代临床内科常见急危重症诊疗.天津：天津科学技术出版社，
　　2010.

[30]刘钦亮，陈建昌，张志香，等.内科急危重症诊断与治疗.北京：中央民族大学出版社，2004.

[31]卢钦安.临床急危重症诊断与治疗学.天津：天津科学技术出版社，2010.

[32]马其江.常见内科急危重症诊治.济南：山东科学技术出版社，2004.

[33]马秀敏.常见急危重症诊疗与护理.北京：中国科学技术出版社，2010.

[34]孟庆义.急诊临床思维.北京：科学技术文献出版社，2010.

[35]孟羽俊，芮炳峰.社区急救.北京：人民军医出版社，2007.

[36]庞国明.院前急救指南.北京：中国医药科技出版社，2011.

[37]彭福英，朱翠岚，杨翠娜，等.常见危重病的急救与治疗.上海：第二军医大学出版社，2007.

[38]秦桂玺，阎明.急危重症病与急救.北京：人民卫生出版社，2005.

[39]邱海波，杨毅.急诊科医师手册.合肥：安徽科学技术出版社，2008.

[40]任海舟.现代临床急危重症学.天津：天津科学技术出版社，2009.

[41]宋洁，魏秀华.急危重症护理学.北京：中医古籍出版社，2009.

[42]孙秀华.急危重症应急预案与救护.天津：天津科学技术出版社，2006.

[43]孙学江.常见急危重症诊治.北京：中国人事出版社，2005.

[44]唐光华.急危重症.北京：中国中医药出版社，2008.

[45]赵祥文.儿科急诊医学.北京：人民卫生出版社，2010.

[46]赵玉哲.现场急救指南.西安：陕西科学技术出版社，2009.

[47]钟栩，刘凯.内科急诊•急救学.兰州：甘肃文化出版社，2007.